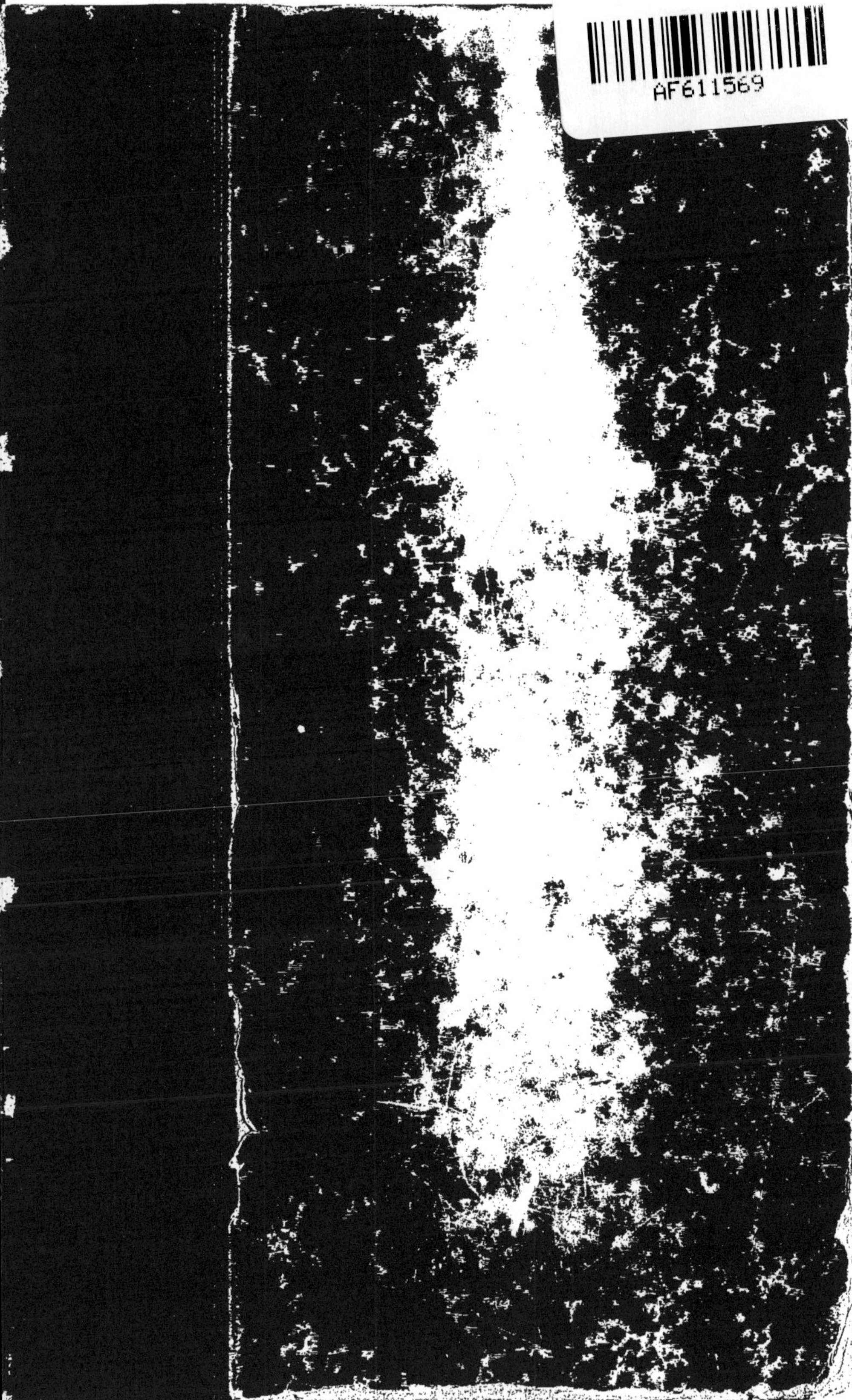

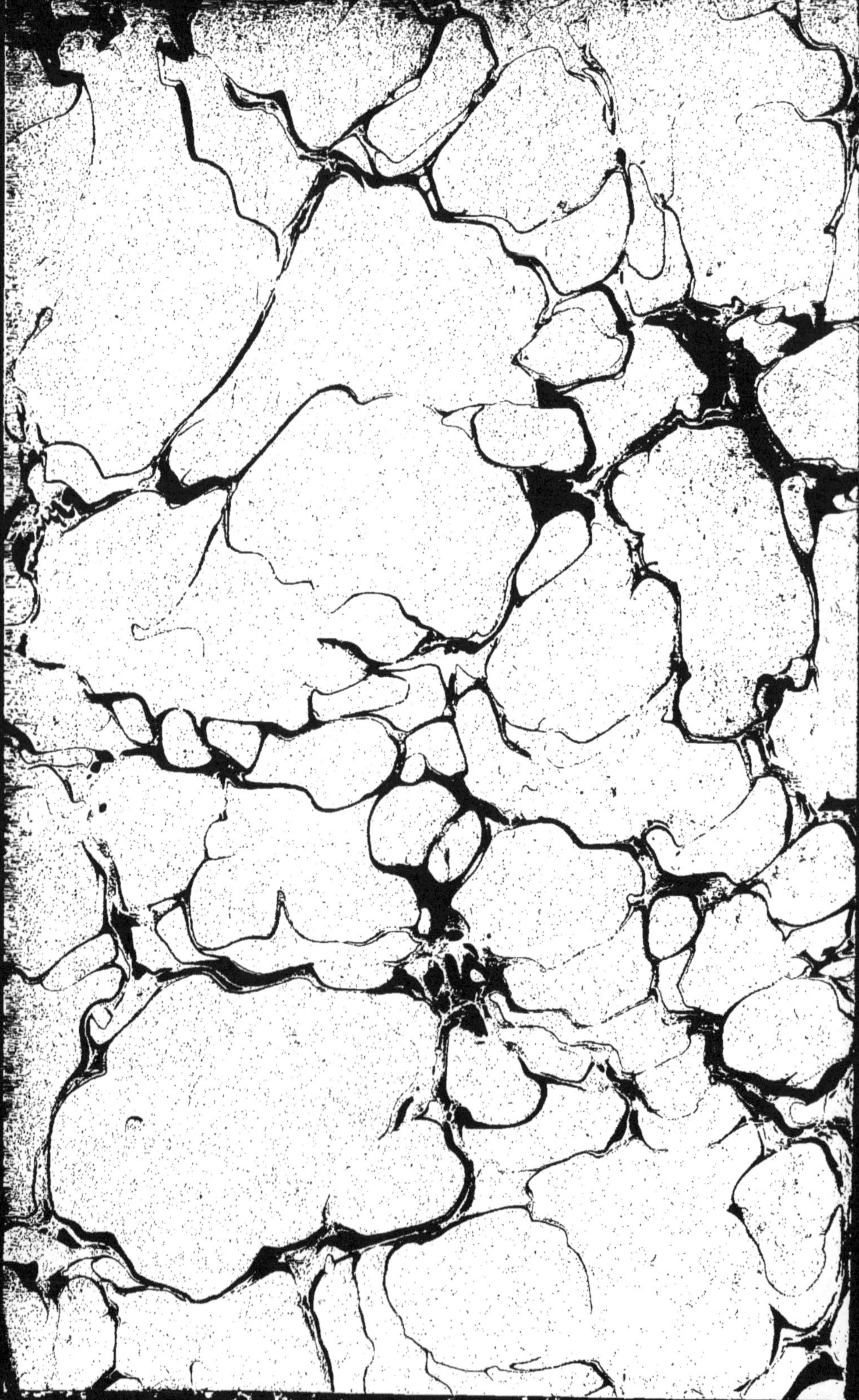

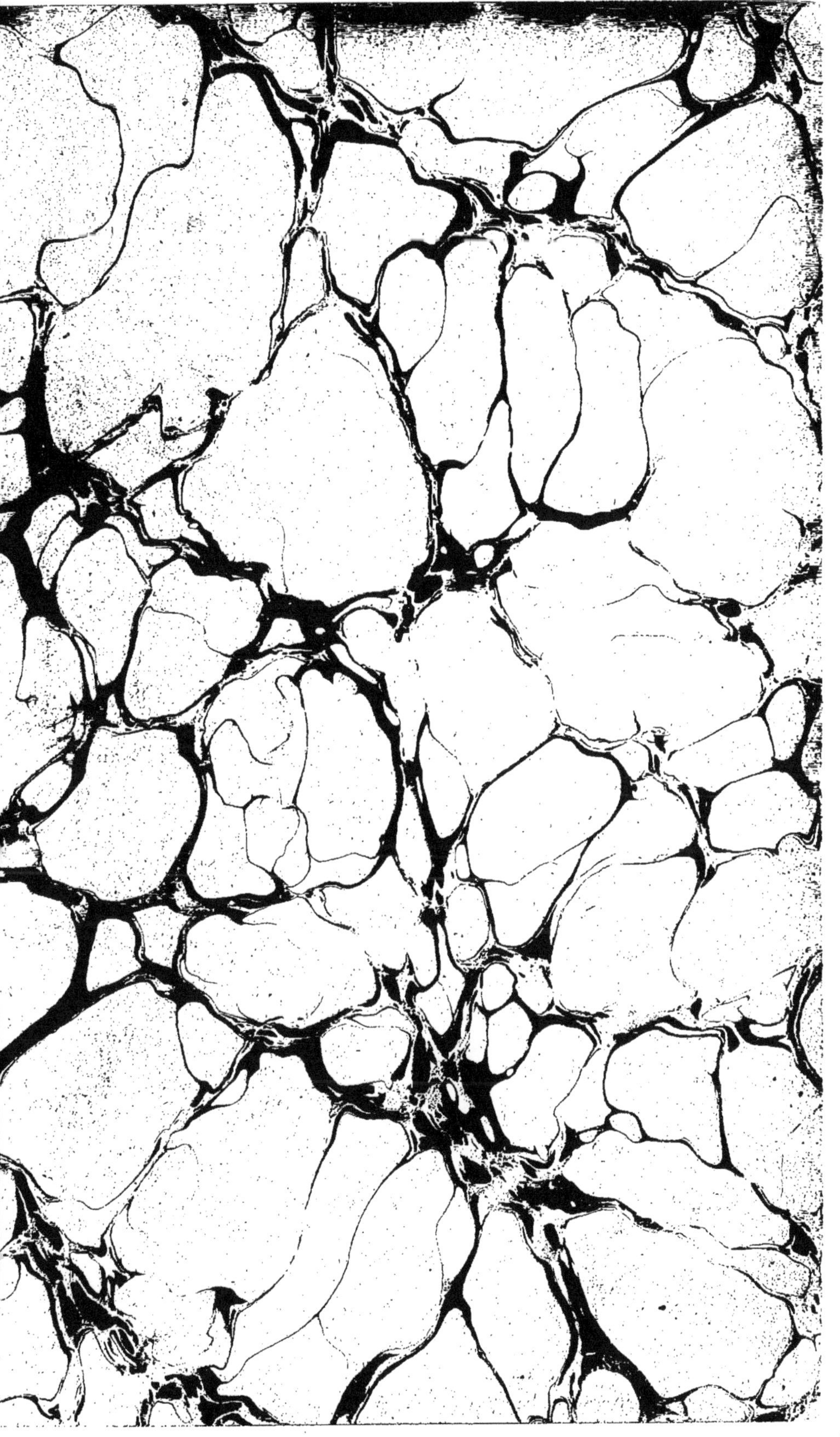

Conserver la couverture

TRAITÉ

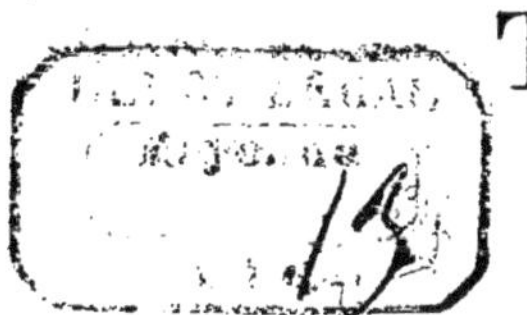

1748

DE

MICROBIOLOGIE

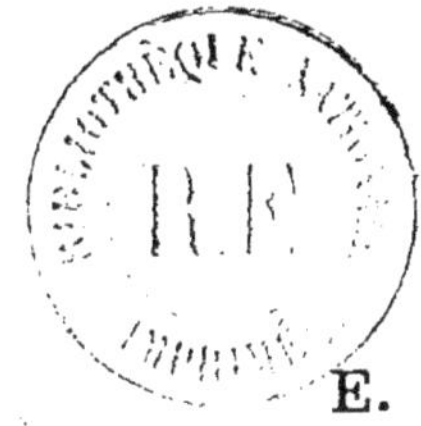

PAR

E. DUCLAUX

Membre de l'Institut

Directeur de l'Institut Pasteur

Professeur à la Sorbonne et à l'Institut agronomique

TOME II

DIASTASES, TOXINES ET VENINS

PARIS

MASSON ET Cie, ÉDITEURS

LIBRAIRES DE L'ACADÉMIE DE MÉDECINE

120, Boulevard St-Germain

1899

TRAITÉ

DE

MICROBIOLOGIE

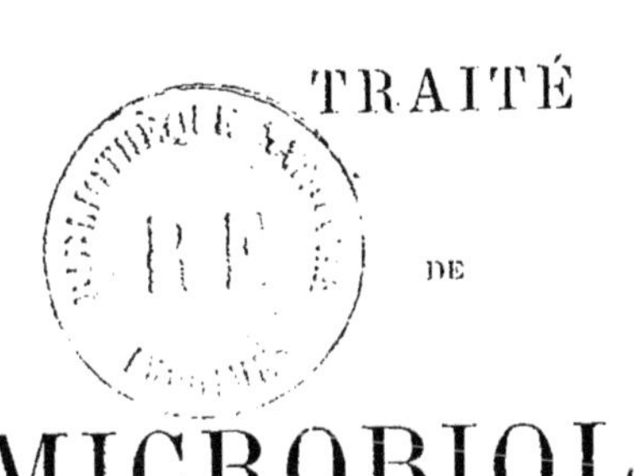

TRAITÉ

DE

MICROBIOLOGIE

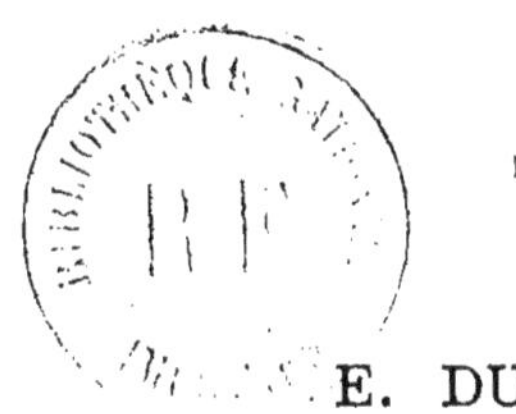

PAR

E. DUCLAUX

Membre de l'Institut
Directeur de l'Institut Pasteur
Professeur à la Sorbonne et à l'Institut agronomique

TOME II

DIASTASES, TOXINES ET VENINS

PARIS

MASSON ET Cie, ÉDITEURS
LIBRAIRES DE L'ACADÉMIE DE MÉDECINE
120, Boulevard St-Germain

1899

former le sucre en alcool et en acide carbonique, de sorte que la puissance particulière et presque spécifique que possède la levure, et qui lui donne son importance industrielle, lui est en quelque sorte extérieure et peut, une fois créée par elle, fonctionner en dehors d'elle. Enfin, tout récemment, M. Croft Hill nous a prouvé que des diastases, qu'on croyait vouées à des œuvres de décomposition, d'analyse, de simplification de la molécule, étaient parfois en même temps des diastases de synthèse et de construction ; de sorte que parmi les fonctions physiologiques essentielles de la cellule, parmi celles qui la caractérisent le mieux comme être vivant, il n'y en a quasi pas qui lui appartienne en propre, ou du moins ne puisse en être distraite au profit d'une substance chimique capable d'agir en dehors de la cellule qui l'a produite.

Voilà pour le terrain gagné par la chimie sur la physiologie, et dont j'ai dû jalonner soigneusement les limites. Mais en même temps que se faisaient ces conquêtes nouvelles, l'ancien domaine des diastases s'élargissait de son côté. Ces diastases digestives, presque culinaires, découvertes dans le canal digestif des animaux supérieurs, se retrouvaient identiques dans tout le monde vivant, animal, végétal, microbien. L'unité du plan général de la nutrition se manifestait ainsi. Puis Metchnikoff donnait à cette fonction digestive une extension inattendue en montrant qu'elle était aussi une fonction de protection et de thérapeutique. Nos meilleurs médecins sont ces globules blancs, ces leucocytes, ces phagocytes du sang et des tissus qui se jettent sur les ennemis, de quelque nature qu'ils soient, qui ont pénétré dans l'organisme, et entament contre eux une lutte pour laquelle leur arme la plus puissante est précisément la fonction digestive dont ils sont revêtus. Ce sont leurs diastases qui, tantôt normales, tantôt surexcitées par des moyens extérieurs, vaccination ou sérothérapie, détruisent, en les dissolvant, un grand nombre de microbes pathogènes ; ce sont leurs secrétions qui neutralisent certaines toxines, et la périlleuse partie engagée en apparence entre deux êtres vivants est, en réalité, une question d'antagonisme entre des substances chimiques dont les unes, celles qui viennent des microbes, sont toxiques pour les cellules des tissus, et dont les autres, celles qui proviennent des cellules défensives de l'organisme, dissolvent et tuent les microbes ou neutralisent leurs produits d'excrétion ou de sécrétion.

Nul doute que cette question d'immunité ne repasse un jour entièrement sur le domaine de la chimie. Mais elle n'y est pas encore confinée et elle empiète encore sur la physiologie. Je veux dire par là que, sur beaucoup de points, nous sommes encore conduits, dans nos explications, à parler de la cellule comme unité active, au lieu de faire intervenir tel ou tel de ses éléments composants. J'ai essayé, dans les derniers chapitres de ce livre, de montrer où s'arrêtait la chimie sur ce point. Nous retrouverons le problème de l'immunité dans un autre volume, avec les progrès qu'il aura sûrement faits à ce moment-là. Il est probable que nous reconnaîtrons alors que c'est à tort que nous l'avons réservé pour la partie physiologique de cet Ouvrage. Mais aucun savant ne peut avoir la prétention d'écrire la science de demain. Tout ce qu'on peut lui demander, c'est de résumer la science du jour. C'est ce que j'ai essayé de faire avec cet esprit de libre examen que j'invoquais dans la préface de mon premier volume, et qui veut dire, au fond, que l'auteur, tout en faisant de son mieux pour être à hauteur de la responsabilité qu'il prend, se sait faillible, et ne promet pas de ne jamais se tromper.

Paris, Novembre 1898.

TRAITÉ DE MICROBIOLOGIE

PREMIÈRE PARTIE

ÉTUDE SYSTÉMATIQUE DES DIASTASES

CHAPITRE I

NOTIONS GÉNÉRALES

Dans le premier volume de ce *Traité*, j'ai étudié la physiologie générale de la cellule ferment et ses relations avec les agents physiques : pesanteur, capillarité, chaleur, électricité, lumière. Nous avons maintenant à faire sa physiologie chimique, dont le premier chapitre est l'étude de son alimentation.

1. Alimentation de la cellule vivante par l'extérieur. — Cette alimentation semble au premier abord fort différente de celle des animaux supérieurs, de celle de l'homme par exemple, qui, étant omnivore, peut le mieux nous servir d'exemple. Les aliments variés qu'il peut utiliser ont besoin, avant de devenir vraiment nutritifs pour les cellules de ses tissus, d'une élaboration préalable qui se fait surtout dans le canal digestif, et qui a pour objet de donner une forme soluble dans l'eau et capable de traverser les membranes cellulaires à tout aliment se présentant à l'état solide ou coagulé. Il y a pour cela, réparties tout le long du canal digestif, des sécrétions variées, ayant chacune son rayon d'action et sa spécialité, et dont le rôle est terminé quand la masse alimentaire a laissé passer dans les chylifères et dans la circulation générale tout ce qu'elle contenait d'utilisable pour l'être vivant qui l'a absorbée. Tout ce que les aliments contenaient d'inattaquable par les sécrétions digestives normales de l'organisme, tout ce qui a échappé à l'action des microbes qui remplissent constamment l'intestin, est évacué à l'état de fèces, en même temps que les résidus divers des sécrétions de l'organisme.

Cette première partie du travail alimentaire est la plus visible et celle qui frappe le plus l'attention, mais elle est seulement préparatoire à l'acte véritable de l'alimentation, celui qui permet à chaque cellule des tissus de choisir, dans les matériaux alimentaires variés que lui charrie constamment le sang, ceux qu'elle exige ou qu'elle préfère. Ce travail, qui s'exécute dans la profondeur des organes, est moins facile à débrouiller que l'autre, et est plus inconnu. Voici pourtant ce qu'on en peut dire.

2. Nutrition intérieure de la cellule. — La cellule vivante se laisse pénétrer par l'aliment qu'elle a choisi, et qui doit d'abord pouvoir traverser sa paroi cellulaire. C'est en effet à l'intérieur du protoplasma que se fait le travail nutritif. Ce travail consiste en un double mouvement. Une partie de l'aliment est élevée à un niveau d'organisation supérieur, entre dans une combinaison plus complexe, qui, brûlée, dégagerait plus de chaleur que l'ensemble des corps qui lui ont donné naissance. Ce premier mouvement est donc résistant, et exige pour se produire une certaine dépense de force, une certaine consommation de chaleur. C'est à produire cette chaleur nécessaire que se dépense une autre partie de l'aliment consommé. Au mouvement d'ascension qui élève la première partie vers un niveau d'organisation supérieur et en fait de la matière vivante, correspond un mouvement de descente qui achemine une fraction de l'aliment vers l'état de matière morte, l'état d'eau et d'acide carbonique. C'est en effet une véritable combustion qui se produit.

L'élément essentiel de cette combustion est évidemment l'oxygène que le sang charrie conjointement avec la matière alimentaire. Mais il y a sûrement une autre source de combustions intérieures, ce sont les actions de fermentation dans les cellules qui, temporairement ou habituellement, peuvent mener une vie anaérobie. Quand du sucre se transforme en alcool et en acide carbonique sous l'influence d'une de ces cellules, il y a aussi combustion. L'acide carbonique qui en résulte se dégage en se mélangeant à celui qui a pour origine l'oxygène de l'air et du sang, et, d'une manière générale, les produits de la vie anaérobie sont presque toujours, dans l'organisme, impossibles à séparer et à distinguer de ceux de la vie aérobie.

Il faut même remarquer que lorsqu'il s'agit de la cellule de nos tissus, les mots de vie aérobie et anaérobie n'ont plus de signification précise. On a le droit d'appeler aérobie une cellule qui, comme celle du mycoderme du vin, emprunte de l'oxygène à l'air et le porte sur l'alcool pour en faire de l'acide carbonique : on peut appeler anaérobie une cellule qui, comme celle du ferment butyrique, ne peut supporter que la présence de l'hydrogène, de l'acide carbonique qu'elle fabrique, et est tuée ou anesthésiée par le contact de l'oxygène libre. Mais une cellule d'un tissu n'a à sa disposition d'autre oxygène que celui qui lui arrive avec les globules du sang, et si elle l'utilise, il faut qu'elle réduise l'hémoglobine pour pouvoir exercer ses facultés oxydantes. Il faut donc qu'elle soit anaérobie vis-à-vis de certaines substances, et aérobie pour d'autres, qu'elle brûle.

Quand d'un autre côté elle fait fermenter alcooliquement le sucre, à la production de l'acide carbonique, produit d'oxydation, correspond nécessairement celle de l'alcool, produit de réduction. Ceci veut dire qu'elle est oxydante pour une partie du carbone du sucre, désoxydante pour le reste. Toute cellule anaérobie de nos tissus est donc nécessairement aussi une cellule aérobie. Pour dire ce qu'elle est de préférence dans sa vie normale et assigner sa caractéristique, il faudrait être plus avancés que nous ne le sommes dans son étude.

Tout ce qu'on peut dire, c'est qu'au point de vue, qui surtout nous intéresse ici, de la chaleur produite par la combustion d'une partie de l'aliment, il y en aura toujours davantage, pour une même quantité de matière mise en jeu, lorsque l'oxygène sera emprunté aux globules du sang que lorsqu'il sera emprunté à l'aliment lui-même. C'est d'abord que l'oxygène libre fournit, pour une même quantité d'acide carbonique produit, plus de chaleur que l'oxygène combiné. C'est aussi que les produits de la réaction sont différents et plus *brûlés*, plus voisins de l'état définitif d'eau et d'acide carbonique, lorsque la combustion a été *extérieure* et faite avec de l'oxygène libre ou faiblement combiné, que lorsqu'elle a été *intérieure*. Mais, dans un cas comme dans l'autre, le travail nutritif aboutit à la production d'un gaz qui est éliminé par le poumon, et à celle d'un résidu alimentaire inattaquable par la cellule, et qui est éliminé par le rein ou le canal digestif, si, dans son transit par le sang, il n'est pas à son tour utilisé par quelque cellule différente de celle qui la produit.

A ce travail d'oxydation qui porte sur l'aliment, il faut, pour être complet, ajouter le travail d'oxydation et d'élimination qui porte sur les éléments usés de la cellule vivante, ceux que vient remplacer, dans l'édifice, la partie de l'aliment que nous avons vue monter à un niveau d'organisation supérieur. De sorte que, dans une cellule arrivée à l'état d'équilibre entre la recette et la dépense, tout l'aliment absorbé et consommé se retrouve poids pour poids dans les produits de la respiration ou de l'excrétion, et on peut admettre que, pondéralement, tout ce qui y entre par une porte en sort par l'autre. Mais, qualitativement, il faut toujours tenir compte de la partie des matériaux qui font un séjour plus ou moins long dans la cellule : ce sont ceux qui y deviennent vivants, ou plutôt dont la néoformation constante et régulière est la plus sûre marque d'un acte vital.

3. Alimentation chez les cellules des ferments. — Nous nous sommes évidemment rapprochés, dans l'exposé qui précède, du mode de vie des cellules ferments. Chez celles-ci tout se simplifie, mais le mécanisme de l'action reste au fond le même. La cellule de ferment n'est d'abord pas d'ordinaire omnivore.

Elle est au contraire le plus souvent très difficile sur le choix de son aliment : elle n'a donc pas besoin d'un appareil complet de sécrétions digestives. De plus, la cellule ferment est d'ordinaire isolée et autonome, elle doit se préparer elle-même l'aliment qu'elle utilise, et ce n'est guère que dans le monde des mucédinées qu'on voit certaines parties de la plante s'employer à préparer pour d'autres un aliment différent du leur. Quand, par exemple, on examine dans la lumière polarisée la pointe d'un filament mycélien, ou de préférence, l'extrémité du filament fructifère d'un *aspergillus*, au moment où le renflement terminal n'est pas encore mûr, on voit que le protoplasma contient un corps biréfringent, qui est absent dans les autres parties de la plante. Il y a donc ici quelque chose qui rappelle la nutrition des animaux supérieurs. Mais d'ordinaire, la cellule de ferment doit se suffire à elle-même, et quand on examine comment elle résout ce problème, on s'aperçoit que c'est par les mêmes moyens que les organismes les plus compliqués.

Ici aussi, la nutrition est tout entière protoplasmique, et la condition primordiale de l'alimentation est la pénétration de l'aliment à l'intérieur de la cellule. Celle-ci est donc obligée d'aller dissoudre à l'extérieur les aliments solides, ou liquéfier ceux qui sont coagulés. Elle dispose pour cela de sécrétions digestives qui se diffusent dans le milieu alimentaire, et y remplissent la mission dont elles sont chargées. La pénétration au travers la paroi cellulaire ne confère pas encore à l'aliment la qualité nutritive. C'est ce qu'on voit bien pour le saccharose, qui peut être absorbé comme tel, mais a besoin, pour devenir utilisable par la cellule, de subir une transformation nouvelle, produite par une sécrétion digestive appropriée. Seules les cellules qui peuvent faire cette sécrétion peuvent consommer du sucre. Les autres peuvent s'en gorger dans leur protoplasma, et le laisser inaltéré.

Nous retrouvons donc ici les sécrétions digestives variées que nous avions constatées plus haut chez les animaux supérieurs. Nous verrons en outre que les éléments actifs de ces sécrétions, les diastases, sont les mêmes partout, les mêmes aussi que dans le monde végétal, lorsqu'il y a, là aussi, consommation d'un aliment tout fait, et que, par conséquent, c'est le même mécanisme qui intervient dans le procès digestif de toute cellule vivante.

4. Nutrition chez les cellules des ferments. — Mais tout ceci n'est encore que le travail préliminaire, celui que, pour nous conformer à l'usage, nous continuerons à appeler travail de *digestion*. Nous en distinguerons soigneusement le travail de *nutrition* de la cellule, dans lequel nous allons retrouver encore les mêmes traits que plus haut. Nous avons en effet ici, parfois séparables, parfois confondues, la vie aérobie et anaérobie, c'est-à-dire un double travail d'oxydation et de réduction fonctionnant simultanément comme deux rouages qui se commandent l'un l'autre. Nous avons aussi l'ascension d'une partie de l'aliment vers l'état vivant et, corrélativement, la chute d'une autre partie à un niveau plus bas, plus voisin de l'état d'eau, d'acide carbonique, et d'azote ou d'ammoniaque.

Nous pourrions passer rapidement après avoir signalé en gros ces ressemblances, dont nous retrouverons le détail dans le courant de ce volume ; mais l'étude des cellules ferments nous a révélé, précisément au sujet de ces actions *nutritives*, des particularités qui les rapprochent des actions *digestives*, et deviennent par là d'un intérêt majeur pour nous.

Cette nutrition, nous venons de le voir, a pour condition la destruction plus ou moins complète, par voie de fermentation anaérobie ou par voie de combustion directe, d'une partie de l'aliment. Or, il se trouve que ces deux actes, essentiellement vitaux, puisqu'ils sont la contre-partie nécessaire du phénomène vital d'organisation, sont produits aussi par des sécrétions en tout analogues aux sécrétions digestives. Réduite à ses seules ressources de force chimique, l'oxydation ne se ferait pas avec la vitesse nécessaire dans certains cas : il y a une diastase, une *oxydase*, capable d'activer sa puissance. De même, la dislocation du sucre en alcool et en acide carbonique peut être réalisée, comme je l'ai montré, en dehors de la présence de tout être vivant, mais elle devient singulièrement plus active quand intervient la diastase découverte par E. Buchner. Il y a probablement de même d'autres diastases présidant aux autres actions de fermentation. De sorte que la dislocation nutritive que l'aliment subit dans le protoplasma cellulaire se fait par le même mécanisme que celui qui en avait fait un aliment.

Enfin, il semble que ces mêmes diastases soient capables de faire autre chose qu'une œuvre de destruction et d'analyse ; qu'elles puissent présider aussi à des œuvres de construction et de synthèse. Les forces qui disloquent un éther en solution dans l'eau sont les mêmes qui provoquent la combinaison de l'acide et de l'alcool de cet éther, lorsqu'on les met séparément dans ce liquide. La décomposition de l'éther ne dépasse pas un certain degré, qui est précisément celui dont se rapproche la recombinaison de l'acide et de l'alcool séparés, et qui constitue ainsi un état d'équilibre réversible. Le premier phénomène, la décomposition, se fait avec hydratation et peut être rapproché de l'interversion du sucre ou de l'hydrolysation du maltose. Le phénomène inverse de reconstitution de l'éther aux dépens de l'acide et de l'alcool est une soustraction d'eau pendant la soudure des molécules. De même, à en croire M. Hill, la diastase qui transforme le maltose en glucose peut refaire du maltose aux dépens du glucose lorsqu'on augmente la concentrationn de la solution sucrée, et voilà que nous découvrons que ces diastases, que nous ne croyions capables que de détruire la molécule, sont aussi capables de la construire. En résumé, ces actions de diastases sont présentes dans tous les actes de la vie cellulaire, et, en consacrant ce livre à leur étude, c'est celle du problème de la vie que nous ferons par un côté encore peu abordé.

5. Découverte de la première diastase. — L'importance des diastases dans le domaine de la vie donne de l'intérêt à leur première découverte. Les transformations diastasiques sont utilisées depuis longtemps, depuis qu'on fabrique du pain, du vin ou de la bière. Mais c'est seulement après que la chimie a été bien constituée qu'on a pu les rapporter à leur véritable origine. Il a d'abord fallu les séparer des actions microbiennes qui les accompagnent d'ordinaire. C'est Mitscherlich qui, en 1826, a le premier fait voir qu'un liquide de macération de levure de bière peut intervertir le sucre à la façon d'un acide ; mais il n'a pas poussé plus loin l'étude du phénomène, et c'est à MM. Payen et Persoz que revient l'honneur d'avoir préparé, en 1832, la première diastase.

Dubrunfaut avait montré, en 1823, qu'à l'aide de l'orge germée, de l'eau et de la chaleur, la fécule pouvait se saccharifier comme sous l'action de l'acide sulfurique étendu. Du liquide de macération du malt, Payen et Persoz apprennent à retirer, par l'action de l'alcool, une substance solide, blanche, amorphe, neutre, sans saveur marquée, insoluble dans l'alcool, soluble dans l'eau et dans l'alcool faible, et non précipitable par le sous-acétate de plomb. Chauffée de 65 à 75° avec de la fécule en présence de l'eau, elle en sépare une substance soluble, qui est la dextrine, étudiée quelque temps auparavant par Biot, « tandis que des téguments insolubles dans l'eau surnagent ou se précipitent, suivant les mouvements du liquide ; cette singulière propriété de séparer les enveloppes des globules de fécule de leur matière intérieure » détermina Payen et Persoz à donner à la substance qui la possède le nom de *diastase*, qui exprime précisément ce fait.

Un contact plus prolongé de la diastase avec l'empois d'amidon convertit à son tour la dextrine en un sucre, qui diffère de la dextrine en ce qu'il n'est plus précipité par la baryte et le sous-acétate de plomb. « Il faut que la température soit maintenue durant ce contact de 65 à 75°, car, si l'on chauffe jusqu'à l'ébullition la solution de diastase, elle perd la faculté d'agir sur la fécule et sur la dextrine. »

« La diastase existe dans les semences d'orge, d'avoine et de blé germées, près des germes, mais non dans les radicules des grains germés. Elle n'existe ni dans les pousses, ni dans les racines de la pomme de terre germée, mais seulement dans le tubercule, près et autour de leur point d'insertion. Les céréales et les pommes de terre, avant germination, ne renferment point de diastase. »

« Quand l'extraction de ce principe immédiat nouveau a été faite avec soin, son énergie est telle qu'une partie en poids suffit pour rendre soluble dans l'eau chaude la substance intérieure de 2.000 parties de fécule sèche, et pour opérer ensuite la conversion de la dextrine en sucre : ces réactions sont d'autant plus faciles et plus promptes qu'on emploie un plus grand excès de diastase. Ainsi, en doublant la dose et la portant à un millième, la dissolution de la fécule peut être opérée en dix minutes. »

J'ai transcrit textuellement quelques-uns des paragraphes de ce Mémoire, pour montrer que Payen et Persoz avaient presque tout vu de ce qui constitue encore aujourd'hui l'histoire de leur diastase, et même l'histoire de toutes les diastases, que caractérisent leur solubilité dans l'eau, leur insolubilité dans l'alcool concentré, leur production intérimaire dans les plantes qui les utilisent, et surtout la disproportion entre la quantité de matière agissante et la quantité d'effet produit. En nous faisant connaître la diastase de l'orge, Payen et Persoz introduisaient dans la science non seulement un corps nouveau, mais un type nouveau. C'est en reconnaissance de ce grand service que j'ai proposé d'appeler du nom générique de *diastases* tous les corps appartenant à ce type. Le nom d'*enzymes*, dont se servent divers savants, ne dit pas davantage, est plus nouveau, et ne réveille le souvenir d'aucune grande découverte. Je continuerai à employer dans ce livre le nom de *diastases* comme nom générique.

6. Classement général des diastases. — Le nombre des diastases connues jusqu'ici est assez grand : on peut les répartir en plusieurs groupes, qu'on classe eux-mêmes assez bien en prenant pour guide les notions que nous avons développées plus haut.

7. Diastases de coagulation et de décoagulation. — Le premier degré de l'action digestive est évidemment de rendre soluble dans l'eau la matière des divers aliments. Ces aliments sont toujours des tissus végétaux ou animaux qui, par nature, ont pris une forme insoluble dans l'eau, comme l'amidon cru, la cellulose, ou au moins une forme coagulée qui leur permet d'entrer seulement en suspension dans l'eau, comme la caséine du lait, ou l'amidon cuit et à l'état d'empois. Pour beaucoup de matières, ces passages de l'état coagulé à l'état liquide et soluble, ou de l'état liquide à l'état coagulé, semblent se faire très facilement et n'impliquer aucune transformation notable. Ce sont presque des changements d'état physique, que n'accompagne aucune modification de la molécule chimique, et nous verrons, en effet, qu'ils peuvent s'accomplir quelquefois sous l'influence d'une très petite quantité de certains sels neutres. Dans l'organisme, ils se font surtout sous l'influence d'un premier groupe de diastases qu'on appelle *diastases de coagulation et de décoagulation*. Aux diastases de coagulation appartiennent la présure, la *plasmase* coagulant la fibrine dans le sang, la pectase coagulant le suc de certains fruits. Aux diastases de décoagulation appartient à son tour le suc gastrique qui dissout la fibrine coagulée en liqueur acide, la trypsine qui dissout certaines matières albuminoïdes en liqueur alcaline, la caséase qui dissout la caséine coagulée.

8. Diastases d'hydratation et de déshydratation. — Devenu soluble dans l'eau par l'action de ces diastases décoagulantes, l'aliment peut parfois s'introduire tel quel dans le protoplasma cellulaire, mais a souvent besoin, pour être utilisé, de subir une transformation nouvelle qui le dédouble et en fait sortir un certain nombre de molécules plus simples et plus faciles à attaquer. Le type de ces aliments est le saccharose qui, comme nous l'avons vu, ne devient alimentaire qu'à la faveur d'un dédoublement qui en fait du sucre interverti ; et ce dédoublement, qui peut s'effectuer par les acides, mais aussi par l'action d'une diastase particulière que nous appellerons *sucrase*, correspond à l'adjonction d'une molécule d'eau :

$$C^{12}H^{22}O^{11} + H^2O = 2C^6H^{12}O^6$$

A ce type se rapportent un grand nombre de diastases qui, toutes, ont pour effet de disloquer une molécule complexe en un certain nombre d'éléments plus simples, en y faisant pénétrer, comme autant de coins de séparation, un certain nombre de molécules d'eau. Telle est, par exemple, la maltase, qui transforme la dextrine en maltose dans la fabrication de la bière, et qui n'est autre que la diastase de Payen et Persoz. Cette même maltase, par une action inverse, semble pouvoir reconstituer du maltose aux dépens du glucose. Nous pouvons, en attendant qu'il y en ait d'autres, la prendre comme type de diastases inverses des premières, mais entrant dans le même groupe qu'elles. A toutes ces diastases, dont le nombre s'accroît tous les jours, nous donnerons le nom commun de *diastases hydrolysantes* ou *déshydrolysantes*, ou *d'hydratantes* et *déshydratantes*, car il était bien inutile de créer un nouveau mot pour cet ordre de phénomènes. Elles amènent d'ordinaire l'aliment à l'état où il peut être utilisé par la cellule qui s'en nourrit ; à partir de ce moment, l'aliment doit subir, pour partie au moins, des transformations chimiques plus profondes qui, comme nous l'avons vu, doivent aboutir à en tirer de la chaleur disponible, en en faisant sortir de l'acide carbonique et de l'eau. Ces deux corps sont ou bien des produits de fermentation ou des produits d'oxydation directe. A chacun de ces modes d'action correspondent des diastases spéciales.

9. Diastases d'oxydation et de réduction. — La destruction de la matière alimentaire, tant à l'extérieur qu'à l'intérieur de la cellule, se fait surtout par oxydation. De là l'importance particulière des oxydases, entrevues par Hikorokuru Yoshida, mais bien spécifiées comme telles par M. G. Bertrand, qui a le premier montré le rôle important qu'elles jouent dans le monde. Ces oxydases ont comme contre-partie naturelle les désoxydases ou diastases désoxydantes, dont on ne connaît encore qu'un seul type, entrevu par M. de Rey-Pailhade, le *philothion*. Il faut remarquer, à ce sujet, que la distinction entre les oxydases et les désoxydases ne saurait être très marquée. Nous avons dit plus haut que très souvent, dans la nature vivante, un phénomène d'oxydation avait, comme contre-partie nécessaire et concomitante, un phénomène de réduction. On pourrait même dire que toujours il en est ainsi, en considérant l'air ambiant comme un corps oxydé pouvant perdre son oxygène. Il est clair, en effet, que l'oxygène ne peut se porter sur un corps qu'en en quittant un autre, et que toute action d'oxydase a pour contre-partie une action de désoxydase. Dans la pratique, il faut bien distinguer les oxydations aérobies qui se font avec le concours de l'oxygène de l'air, des oxydations anaérobies qui se font avec de l'oxygène déjà combiné. Les premières sont évidemment plus productrices de chaleur que les dernières, pour une quantité égale de produits formés, et sont par là plus difficilement réversibles. Mais, théoriquement, elles sont inséparables, et nous avons par suite le droit de faire encore un groupe homogène des diastases d'oxydation et de réduction.

10. Diastases de décomposition et de recomposition. — Nous ferons un dernier groupe avec les diastases dont E. Buchner nous a récemment fait connaître le premier type, celle qui dédouble le sucre en alcool et en acide carbonique, suivant, selon toutes les apparences, la formule théorique :

$$C^6H^{12}O^6 = 2C^2H^6O + 2CO^2$$

Ici, on pourrait voir encore l'action d'une diastase qu'on pourrait considérer comme oxydante en ce qu'elle produit de l'acide carbonique; comme désoxydante, en ce qu'elle produit de l'alcool aux dépens du sucre. Mais il y a quelque chose de plus. Il y a l'exemple chimique du dédoublement d'une molécule complexe, celle du sucre, en deux molécules plus simples. Il y a l'exemple philosophique d'une action que l'on a cru longtemps réservée à la cellule vivante, et même à une seule espèce de cellules vivantes, celles des diverses levures, et qui se trouve pour la première fois distraite du domaine de la vie pour devenir une fonction chimique appartenant à une matière morte. La découverte de cette diastase est un pas de plus dans la voie du démantellement de la cellule. G. Bertrand avait montré que la respiration de cette cellule, si caractéristique en apparence de sa vie, était due à la présence d'une de ses sécrétions, qui pouvait *respirer* en dehors d'elle. E. Buchner a montré de même que dans la cellule de levure, la fonction de ferment alcoolique, qui semblait être si caractéristique, appartenait à une sécrétion de la levure, capable de disloquer le sucre en dehors de la cellule dont elle provenait. Par là on voit que chacune des propriétés dites vitales passe peu à peu à l'état de propriété chimique, pouvant fonctionner et être étudiée à part. Cela ne supprime pas la vie ni la cellule ; cela permet de les disséquer et de les mieux comprendre. C'est là ce qui donne de l'importance à la découverte de E. Buchner, et de même que j'ai proposé de faire un nom générique du nom de *diastase*, introduit dans la science par Payen et Persoz, je proposerais le nom de *Buchnerase* pour désigner le type nouveau de diastases de décomposition introduit par E. Buchner, si ce savant n'avait pas proposé lui-même le nom de *zymases*.

Cette dislocation du sucre en alcool et en acide carbonique est trop exothermique pour qu'elle puisse avoir son action inverse. Mais il y a peut-être des actions de décomposition dégageant moins de chaleur et aboutissant à des états d'équilibre réversibles. De sorte que, théoriquement, à côté des diastases de décomposition, nous sommes obligés de prévoir des diastases de recomposition.

11. Comparaison des diastases avec les ferments figurés. — Cette énumération, volontairement un peu sèche et abrégée, suffit à faire naître une notion que tout ce livre s'attachera à développer : c'est que non seulement les microbes sont, comme nous l'avons dit, des producteurs de diastases, mais encore toutes leurs fonctions importantes, même peut-être la création de leur matière propre, sont des actions diastasiques, c'est-à-dire chimiques, produites par l'influence de certaines matières contenues dans la cellule, et qui peuvent en être séparées sans perdre leurs propriétés. Ce que la cellule conserve, c'est le pouvoir de fabriquer ces diastases.

On pourra dire ici que si l'acte cellulaire n'est plus un acte vital, un de ses facteurs, au moins, est le produit nécessaire de la vie : c'est la diastase. Pour se faire une idée de la valeur de l'objection, il suffit de songer que, il y a 30 ans, nous aurions dû dire la même chose de l'autre facteur du phénomène. Mais les progrès de la chimie synthétique nous le défendent, aujourd'hui que nous savons fabriquer de toutes pièces des sucres variés, et même certaines matières albuminoïdes. Nous apprenons peu à peu à imiter ces actions de la vie. Les diastases deviendront peut-être elles-mêmes un jour des produits de synthèse.

Ce qui encourage à le croire, c'est que la plupart des actions auxquelles elles président peuvent s'accomplir en dehors d'elles. Les acides étendus intervertissent les sucres, transforment l'amidon en sucre. Les alcalis produisent diverses actions hydrolysantes. L'oxydation de certaines matières peut se faire en dehors de toute oxydase, et j'ai dit plus haut que la transformation du sucre en alcool et en acide carbonique pouvait se faire en solution alcaline, à la lumière du soleil. Les diastases accélèrent ces actions chimiques et leur permettent de s'accomplir dans des milieux dont l'acidité ou l'alcalinité ne dépasse pas le niveau physiologique. Voilà la source de leur importance : elles modifient la quantité du phénomène ; elles ne changent rien à sa qualité, et par cela même nous sommes autorisés à les considérer comme des forces chimiques, liées comme toutes les autres, à un certain groupement chimique, encore inconnu, mais qu'on découvrira.

12. Disproportion entre l'effet et la cause. — Cette augmentation d'activité donnée au phénomène est le trait prédominant dans l'ensemble des propriétés des diastases. Les acides ou les alcalis peuvent déjà par eux-mêmes transformer des quantités de matière disproportionnées à leur volume ou à leur poids. Cette disproportion apparente entre l'effet et la cause devient encore plus marquée avec les diastases, et nous avons vu plus haut Payen et Persoz insister sur ce fait, qu'une partie en poids de leur diastase peut, en quelques minutes, liquéfier 2.000 parties d'empois d'amidon. La saccharification de l'empois liquéfié est beaucoup plus longue ; mais il y a encore beaucoup de maltose produit par de très faibles quantités de diastase. Si bien qu'en somme nous voyons reparaître cette même disproportion entre l'effet produit et la cause active, que nous avons relevé, dans le tome I de ce Traité, comme un des caractères principaux des cellules des ferments. On comprend donc que quelques savants, voulant traduire cette ressemblance, mettent encore sur la même ligne et appellent du même nom de ferments les diastases et les cellules de microbes, qu'ils distinguent seulement en appelant ces derniers *ferments figurés* et les premières *ferments solubles*.

A coup sûr, ces termes sont mal choisis, et il est tout à fait incorrect, au point de vue de la classification et de la méthode, de donner le même nom générique à une cellule vivante et à un composé chimique. Mais il n'en est pas moins vrai que microbes et diastases se ressemblent beaucoup en ce qui concerne leur action. Nous venons de voir que c'est parce que beaucoup d'actions microbiennes sont des actions diastasiques. Les ressemblances ne s'arrêtent pas là.

Les microbes puisent une partie de leur puissance dans leur fécondité, et il semble, au premier abord, que les diastases, incapables de se reproduire, doivent se tenir beaucoup au-dessous d'eux. Nous verrons, dans la suite de ce livre, qu'il n'en est rien, parce qu'elles remplacent la transmission de la vie de génération en génération par une véritable immortalité.

13. Les diastases ne se détruisent pas en agissant. — Je m'explique. Je ne veux pas dire par là qu'une diastase soit une substance indécomposable, impossible à détruire. Il n'y en a pas de pareille en chimie organique ni même en chimie minérale. Je veux dire seulement que la diastase ne se détruit pas en agissant, et se retrouve, quand elle a fini son œuvre, prête à en recommencer une nouvelle, à de certaines conditions que nous retrouverons tout à l'heure. Ce fait important a été tout d'abord mis en lumière par Mayer, à propos de la sucrase. Il n'est pas démontré pour toutes les diastases, mais c'est que l'expérience ne l'a pas encore visé. Sous ce point de vue, les diastases ressemblent aux acides qui, après avoir produit l'interversion d'une certaine quantité de sucre, sont théoriquement inaltérés et peuvent, si on les sépare du liquide où ils ont agi, recommencer une interversion nouvelle pareille en tout à la première.

La raison profonde de cette persistance, tant pour les acides que pour les diastases, est que les transformations produites s'accomplissent en dégageant de la chaleur. Elles sont, il est vrai, assez faiblement exothermiques en général, mais si peu qu'elles le soient, elles n'exigent aucune dépense extérieure, aucune décomposition du corps qui les produit : c'est le corps qui les subit qui les alimente seul, et il suffit qu'elles soient amorcées pour qu'elles continuent. Entre parenthèses, cette idée nous fournit de suite une explication plausible de cette disproportion entre l'effet et la cause que nous avons signalée. Il y a aussi disproportion entre le volume d'un bûcher et le volume de l'allumette qui a servi à l'enflammer, entre le volume de la poudre dans une pièce d'artillerie et le volume de l'amorce. Là encore c'est que la déflagration, commencée sur un point, peut se continuer d'elle-même, en vertu de la chaleur qu'elle dégage, et si notre allumette est en état d'ignition permanente, elle pourra servir à allumer un nombre indéfini de bûchers. Nouvelle cause de disproportion à ajouter à la première. Remarquons pour terminer que nous étions arrivés à la même conception pour les actions microbiennes. Là aussi, c'est parce qu'elles dégagent de la chaleur que ces actions peuvent être disproportionnées en apparence à la puissance de la cause qui les produit.

14. Ralentissement graduel de l'action diastasique. — Nous pouvons pousser ces ressemblances plus loin. C'est un fait bien connu que les fermentations, de quelque façon qu'elles soient mises en train, s'accélèrent jusqu'à un certain moment, qui correspond au maximum de cellules produites dans le liquide, et vont en se ralentissant depuis ce moment, de façon à devenir parfois interminables, lorsqu'il y a trop de matière fermentescible ou trop peu de ferment. Il en est de même pour les actions diastasiques. Rapides au début, elles s'endorment peu à peu, et cela peut paraître singulier quand on sait que la diastase ne se détruit pas et reste toujours active. Nous verrons que la cause du ralentissement est encore la même pour les microbes et les diastases. C'est l'influence des matières formées pendant la réaction. Le sucre interverti produit par la sucrase est pour elle un frein aussi puissant que l'alcool pour la levure de bière, et par conséquent de ce côté encore l'analogie persiste entre les actions diastasiques et les actions cellulaires.

Nous aurons à en signaler d'autres, et ayant la même origine, à propos de l'action de la chaleur, de la lumière, des acides, des alcalis, des agents antiseptiques. Si les principales fonctions physiologiques de la cellule s'accomplissent sous l'action de diastases, on comprend que tout ce qui agit sur la diastase agisse de la même façon sur la fonction, soit pour l'activer, soit pour la ralentir ou la suspendre. Et en creusant cette question, nous trouverons qu'il n'y a peut-être aucune fonction de la cellule qui ne soit diastasique, pas même la création de protoplasma qui se traduit par sa multiplication. De même que le microbe ferment se fait des tissus nouveaux avec la matière organique qu'il désorganise, une action diastasique qui ne pourrait s'accomplir qu'avec absorption de chaleur peut puiser l'énergie dont elle a besoin dans des actions diastasiques concomitantes, productrices de chaleur, et d'un bout à l'autre le parallélisme le plus étroit persiste entre les actions des diastases et celles des infiniment petits.

15. Analogies entre les diastases et les toxines. — Ce n'est pas tout, et à côté de ce domaine de comparaison, si vaste déjà quand on regarde du côté des origines de la force, nous en trouvons un autre qui s'ouvre et qui devient de plus en plus vaste, quand nous regardons du côté du produit de l'action : c'est le domaine des toxines. Une toxine peut être définie comme une diastase qui, au lieu d'agir sur une substance inerte, agit sur une substance contenue dans une cellule vivante et jouant, dans la vie de la cellule, un rôle physiologique plus ou moins accusé.

On retrouve en effet dans les virus les mieux connus, non seulement les propriétés chimiques, mais encore les lois générales de fonctionnement des diastases. Le premier pas dans cette voie d'assimilation a été fait par MM. Roux et Yersin, quand ces savants ont montré que la toxine antidiphtérique était précipitable par l'alcool comme une diastase. On a vu depuis que la plupart des toxines microbiennes présentent la même propriété. Ces toxines se comportent en général aussi comme les diastases sous l'influence de la chaleur, sont aussi peu résistantes à l'action de la lumière. Comme les diastases, elles adhèrent facilement aux précipités qu'on produit dans le liquide qui les contient, mais même alors, elles manifestent des préférences, et peuvent, dès lors, dans l'organisme, et lorsqu'elles y sont charriées par le sang, aller se fixer de préférence sur ou dans certaines cellules des tissus. C'est ainsi que Wassermann et Takaki ont vu tout récemment que le cerveau de cobaye, broyé à doses minimes avec de l'eau stérile ou avec une solution physiologique de chlorure de sodium, et injecté en mélange avec de la toxine tétanique, préserve un animal très sensible au tétanos, tel que le cobaye, la souris, contre des doses de toxine pouvant tuer plusieurs animaux de la même taille dans un temps très court, et M. Metchnikoff a montré que cela n'était pas dû à la présence, dans le cerveau, d'une antitoxine, mais seulement à ce que la toxine était fixée et immobilisée par la substance des cellules cérébrales, comme elle l'avait été, dans les expériences de MM. Roux et Yersin, sur un précipité de phosphate de chaux. Le document curieux et nouveau qu'apporte l'expérience de Wassermann et Takaki, avec l'interprétation qu'en donne Metchnikoff, c'est que le tétanos étant une maladie dans laquelle les centres nerveux sont surtout atteints, l'action physiologique qui fixe sur eux la toxine semble être de même nature que l'action physique qui la fait adhérer aux éléments nerveux, pris en dehors de l'organisme, et ainsi se justifie notre définition : qu'une toxine microbienne est une diastase qui, en voyageant dans l'organisme, y atteint certaines cellules plus ou moins nécessaires, et y traduit sa présence et sa persistance par des troubles plus ou moins profonds.

Du fait que l'atteinte d'un certain nombre de cellules essentielles, dans un organisme plus ou moins volumineux, peut y amener la maladie ou la mort, vient s'ajouter une disproportion nouvelle entre l'effet et la cause, qui fait que la puissance des diastases, si grande qu'elle soit déjà pour les causes que nous avons appris à connaitre, peut être encore de beaucoup dépassée par celle des toxines et des virus.

Quel est le poids des cellules du tissu nerveux central ou du pneumogastrique qu'il suffit d'atteindre pour amener la cessation des mouvements respiratoires et par suite la mort? Peut-être seulement de quelques milligrammes, et si ces cellules sont tuées par des actions de diastases ou de virus, elles n'ont peut-être besoin pour cela que d'une quantité de matière ne dépassant pas un millième de milligramme, qui serait alors un poison mortel plus ou moins actif pour un homme de soixante kilos, c'est-à-dire de soixante mille millions de fois le poids de la substance qui l'a intoxiqué. Nous retrouvons donc partout les mêmes faits aboutissant aux mêmes conséquences, parce que les mécanismes sont les mêmes, et nous pouvons conclure avec assurance que l'étude des diastases, si importante au point de vue chimique, ne l'est pas moins au point de vue physiologique et pathologique.

BIBLIOGRAPHIE

DUBRUNFAUT. *Comptes rendus, passim*, de 1823 à 1836.
PAYEN et PERSOZ. *Ann. de Ch. et de Phys.*, t. LIII et LVI.
A. HILL. *Journal of the chem. Soc.* août 1898.
G. BERTRAND. *Bull. de la soc. chim.* 1894, et *Comptes rendus*, 1894 et 1895.
REY PAILHADE. Recherches expérimentales sur le philothion. Paris, Masson, 1891.
E. BUCHNER. *Berichte d. d. chem. Gesells*, t. XXX, 1897, p. 117.
AD. MAYER. Die Lehre von der chem. Fermente, 1882.
ROUX et YERSIN. *Ann. de l'Institut Pasteur*, t. II, 1891, p. 629.

CHAPITRE II

DIVERSES FAMILLES DE DIASTASES

16. Principes de la classification adoptée dans ce livre. — Le chapitre qui précède peut se résumer en ceci : les diastases sont des moyens de dislocation et de destruction plus ou moins complète et peut-être de construction des édifices moléculaires complexes élevés par la vie. Les diastases sortent ainsi du cadre étroit des phénomènes de digestion dans lequel on les confine d'ordinaire. Il y a des actions de diastases dans toutes les cellules de tous les tissus de tous les êtres vivants. Toutes les fois qu'il y a dans une cellule un élément qui après avoir pris part à l'œuvre qui s'y accomplit, doit en être éliminé, soit parce qu'il est usé, soit parce que son action est terminée, soit par une cause quelconque, ce sont des diastases qui interviennent pour activer le phénomène, et l'œuvre physiologique qui préside à l'élimination de la queue du têtard et à la demi-castration du vieillard est aussi bien une action de diastases que la digestion des aliments ou la respiration pulmonaire.

Cette extension du domaine de l'action diastasique semble impliquer l'existence d'un nombre considérable de diastases. Tel est en effet le cas. On peut presque dire que le nombre des diastases égale le nombre des espèces microbiennes, et la ressemblance que nous avons signalée à la fin du précédent chapitre se continue en ce que les diastases peuvent aussi se ranger en familles naturelles, dont les membres ont des ressemblances qui empêchent de les séparer, et des différences secondaires qui empêchent de les confondre. Nous ne connaissons pas encore tous les chefs de famille, mais le groupe de ceux qui ont pris place dans la science est assez fourni, et nous allons tout de suite le passer en revue.

Nous utiliserons d'abord pour cela la classification générale, établie dans le chapitre précédent, en diastases coagulantes ou décoagulantes, diastases hydrolysantes et déshydratantes, diastases oxydantes et réductrices, diastases ferments ou zymases. A ce moyen de classification, qui tient compte des propriétés générales de la diastase, nous pouvons en superposer un autre, qui tient compte de la nature des corps sur lesquels la diastase exerce son action. Les matières albuminoïdes ne sont pas tributaires des mêmes diastases que les amides, ceux-ci que les corps gras, les corps gras que les sucres, et ainsi de suite. De là, encore, la possibilité d'établir un certain nombre de divisions naturelles. Enfin, tous les sucres, par exemple, ne sont pas hydrolysés par la même diastase, et il en est de même pour les divers amidons. De là, une cause nouvelle de différentiation, qu'on peut pousser très loin, si bien qu'on en arrive, comme nous le verrons, à soupçonner une corrélation entre la formule stéréo-chimique de la diastase et celle de la substance sur laquelle cette diastase agit. Mais nous n'en sommes pas encore là. Bornons-nous à tracer les lignes générales de la classification telle qu'elle est possible aujourd'hui.

17. Diastases coagulantes et décoagulantes. — Nous avons vu que ces diastases avaient surtout un rôle physiologique. La plupart des matériaux azotés ou hydrocarbonés qui circulent dans les tissus d'un animal ou d'une plante sont dans un état de gélatinisation qui, par nature, est instable. Un pas vers la solidification, un degré de plus de coagulation, ils sont arrêtés, immobilisés dans le protoplasma. Une fois coagulés, un pas du coté de la liquéfaction leur permet de se remettre en route. Les gommes végétales, les pectines, les gelées cellulosiques, la caséine du lait, l'albumine du sang se comportent ainsi. Mais les diastases actives ne sont pas partout les mêmes, et nous pouvons tout de suite répartir celles que nous connaissons en deux groupes principaux, suivant qu'elles s'adressent aux matières albuminoïdes ou aux matières hydrocarbonées.

18. Matières albuminoïdes. Présure. — Parmi les diastases coagulantes des matières albuminoïdes, nous trouvons d'abord la présure, employée de temps immémorial pour cailler le lait, et qu'on retire, de temps immémorial aussi, de la caillette des jeunes mammifères en lactation. Cette présure agit en liqueur neutre et laisse neutre le lait qu'elle a coagulé. Nous verrons qu'elle amène l'adhésion mutuelle des flocons de caséine en suspension dans le lait.

19. Plasmase. — A côté de la présure vient naturellement se placer la plasmase, qui préside de même à la coagulation du sang en une sorte de gelée massive, qui se partage bientôt en deux parties, le caillot et le sérum. Dans le caillot, la substance coagulée, la fibrine, retient les globules sanguins, qui augmentent beaucoup son volume apparent, mais qui sont passifs dans le phénomène. Dans le sérum du sang, comme dans le sérum du lait, se trouvent contenus tous les principes solubles.

20. Caséase. — Chacune de ces diastases coagulantes a, comme contre-partie, une diastase décoagulante. A la présure correspond la caséase, qui, en agissant sur la caséine fortement coagulée du lait caillé, ou sur la caséine faiblement coagulée et non cohérente du lait ordinaire, en fait une substance soluble, capable de traverser les filtres poreux les plus fins. A l'état de division extrême auquel elle se trouve dans le lait, la caséine est blanche, comme tous les corps finement divisés, et contribue, avec la matière grasse émulsionnée, à donner au lait son opacité et sa blancheur. Quand elle a été amenée par la caséase à l'état de solution parfaite, sa solution filtrée est limpide comme une solution d'albumine d'œuf filtrée : elle contient la presque totalité de la caséine initiale. Cela donne une idée des différences que peut amener la solubilisation parfaite d'une matière en suspension fine, comme l'est la caséine dans le lait.

21. Fibrinase. — De même que la présure a comme contre-partie la caséase, agissant comme elle en liqueur neutre, de même la plasmase a comme contre-partie une matière encore mal connue, qui n'a pas été étudiée, il est vrai, comme agent décoagulateur de la fibrine, mais comme agent anticoagulateur, c'est-à-dire s'opposant à l'action de la plasmase sur le sang ou sur le plasma. Nous verrons que ces deux actions de décoagulation et d'anticoagulation ne se distinguent guère : nous pouvons donc, par provision, considérer comme une diastase la substance anticoagulante, et comme elle porte son action sur la fibrine, nous l'appellerons *fibrinase*.

22. Trypsine. — La *trypsine* ressemble à la caséase en ce qu'elle agit en liquide neutre, et que son activité décroît rapidement en milieu légèrement acide ou alcalin. Je n'insisterai pas à son sujet, parce qu'elle me semble être un mélange. Kuhne, qui l'a faite entrer dans la science, la retire du pancréas. Or cet organe fournit beaucoup de diastases qui restent mélangées dans le suc pancréatique et sont fort difficiles à dissocier.

23. Papaïne. — A côté de la trypsine vient se placer une diastase découverte par Wurtz et Bouchut dans le suc de *Carica papaya*, et qui digère très facilement un grand nombre de matières protéïques en milieu neutre ou de préférence faiblement alcalin. Beaucoup d'autres plantes contiennent dans leur suc cette *papaïne*, ou des diastases analogues. Elles y président sûrement aux transmigrations de la matière albuminoïde. Mais on ne peut les rencontrer que dans les sucs qui ne sont pas trop acides, car elles souffrent du contact des acides.

24. Pepsine. — La diastase décoagulante la plus active en milieu acide est la *pepsine*, celle que l'on rencontre dans l'estomac de l'homme et de la plupart des animaux. Au lieu de la pepsine, nous devrions dire : les pepsines ; il y en a en effet plusieurs, différentes par les conditions d'acidité qu'elles préfèrent, mais ayant pour caractère commun de dissoudre la fibrine coagulée ou l'albumine cuite, et d'en faire une substance entièrement soluble dans l'eau, filtrable au travers d'un filtre de porcelaine, et qui est à la matière albuminoïde initiale ce qu'est la caséine dissoute à la caséine du lait.

De même qu'il y a plusieurs trypsines, il y a donc probablement plusieurs pepsines. Il y a là tout un ensemble à débrouiller. Ce qui fait que la tribu est encore confuse, c'est que la constitution de la matière albuminoïde étant inconnue, il est difficile de dire en quoi elle est modifiée par l'intervention de la diastase. En plus, les diverses formes de la matière albuminoïde, fibrine, caséine, albumine, ne sont guère distinctes au point de vue chimique. Au milieu de ces obscurités, le travail est difficile, et il ne faut pas s'étonner qu'il ne soit pas plus avancé.

25. Matières ternaires et hydrates de carbone. — La question des diastases coagulantes ou décoagulantes des substances ternaires et des hydrates de carbone est encore moins élucidée. Ici aussi on ignore quelle est la constitution des matières premières. On sait à peine ce que c'est qu'une gomme. Au sujet de la cellulose, on voit bien qu'il y en a plusieurs, et que leurs constitutions sont différentes, qu'à côté des substances qui donnent des hexoses par hydrolysation, il y en a qui donnent des pentoses et d'autres produits encore moins complexes. Quant aux amidons, nous verrons qu'ils sont encore plus nombreux que les sucres. Enfin pour ces derniers, en y comptant les glucosides, c'est-à-dire les corps qui donnent un sucre en se décomposant sous l'action d'une diastase, ils sont en nombre très grand, et malgré les travaux de Fischer, on n'a pas encore débrouillé leur chaos. Nous nous bornerons ici à ce qu'il y a de général dans l'histoire de leurs diastases, renvoyant à chacune d'elles pour l'étude des détails et des particularités.

26. Pectase. — La diastase la mieux connue, parmi les diastases coagulantes des matières ternaires, est la *pectase*, qui communique au jus de certains fruits la propriété de se prendre en gelée, dont la trame est de nature cellulosique.

Cette pectase a été isolée et on commence à connaître les conditions de son action.

27. Cytase. — Il existe aussi une ou plusieurs diastases décoagulantes de la cellulose. Nous verrons que, dans le procès de germination de l'orge et de diverses graines, le travail de liquéfaction de l'amidon contenu dans les cellules est précédé d'une liquéfaction des parois cellulaires, produite par une diastase que Brown et Morris ont appelée *cytase*, et qui, isolée par les moyens ordinaires, donne un liquide capable de dissoudre les cellules d'une coupe fine faite dans un albumen de grain d'orge, par un procès tout à fait analogue à celui qui se produit pendant la germination.

D'autres procès de destruction de la cellulose, et même de celluloses très compactes, s'accomplissent pendant la germination. Ainsi, l'albumen du dattier est composé de cellules à parois si épaisses, qu'elles semblent composer à elles seules toute la cellule. Pendant la germination, ces parois épaisses sont ramollies, irrégulièrement corrodées, et le travail de dissolution de l'albumen commence au voisinage de l'embryon, absolument comme si cet embryon était le producteur d'une diastase. On voit en même temps que la matière de ces parois cellulosiques liquéfiées sert à une formation temporaire d'amidon, destiné à nourrir la jeune plante. Le caractère nutritif de l'action qui se produit n'est donc pas douteux. Mais ni dans le *Phœnix dactylifera*, ni dans une autre espèce de palmier, le *Livistonia*, chez lequel la liquéfaction de l'albumen corné se fait de la même façon, on n'a encore réussi à trouver une cytase par les procédés ordinaires.

Tout ce qu'on sait, c'est qu'il y a diverses cytases. Celle de l'orge en germination n'exerce d'action ni sur l'albumen de la datte, ni sur les cellules du parenchyme de la pomme. Les champignons, et surtout ceux du groupe des mucédinées, qui finissent par avoir raison de toute la cellulose journellement produite à la surface de la terre, sécrètent aussi pour cela des cytases, qui, isolées, paraissent différer les unes des autres, tout en ayant la propriété commune de dissoudre, après les avoir gonflées, des celluloses authentiques. A côté des cytases des celluloses hexatomiques, nous sommes obligés de prévoir une place pour les cytases des celluloses pentatomiques et autres. Concluons donc que les cytases sont nombreuses, mais qu'elles sont malheureusement peu connues jusqu'ici.

28. Matières amylacées. — Nous pouvons en dire autant des diastases coagulantes et décoagulantes des matières amylacées. Je ne parle pas ici de la diastase saccharifiante, que nous retrouverons parmi les diastases hydrolysantes. Je parle seulement des phénomènes de liquéfaction et de reconstitution du grain d'amidon, sans qu'il cesse d'être de l'amidon. Nous avons vu que Payen et Persoz, en faisant agir, sur de l'amidon à l'état d'empois, une macération d'orge germé ou une dissolution de leur diastase, avaient parfaitement distingué deux phénomènes qu'on s'est obstiné depuis à confondre. D'abord un phénomène de liquéfaction de l'empois, accompagné de la presque totale clarification du liquide, dans lequel on ne trouve plus que quelques pellicules flottantes, débris des parties les plus résistantes du granule d'amidon. A ce moment-là, le liquide bleuit encore par l'iode et contient encore de l'amidon. Ce n'est qu'ultérieurement que l'amidon se transforme en dextrine et en maltose, et ce second procès marche beaucoup plus lentement que le premier, qui peut être terminé en moins de dix minutes, et même de cinq, si la dose de diastase est convenable.

D'un autre côté, Schimper a montré que lorsque l'amidon subit des translocations dans une plante, on le voit se dissoudre peu à peu d'un côté, d'une façon uniforme, et se condenser de l'autre, non pas en des points quelconques du protoplasma, mais à l'intérieur ou au contact de certains granules réfringents, les *amyloplastes*. On interprète d'ordinaire cette migration en disant que le granule est dissous d'un côté par la diastase de Payen et Persoz, transformé en dextrine et en maltose, tous deux corps solubles dans l'eau, diffusibles, et se déplaçant par là facilement dans la plante. Puis ce serait l'amyloplaste qui, opérant par une action vitale inverse de celle de la diastase, reconstituerait ces éléments séparés pour en refaire de l'amidon. Mais c'est un mécanisme bien compliqué pour un phénomène aussi commun, et je ne connais rien qui s'oppose à ce qu'on admette une explication plus simple, au moins aussi bien appuyée que la première, puisqu'elle rend compte exactement des mêmes faits, et qui est la suivante. Les amyloplastes seraient des centres de production d'une diastase coagulante faisant la contre-partie de la diastase dissolvante contenue dans l'orge germé en même temps que l'amylase, mais agissant dans un temps beaucoup plus court. La décoagulation faite, l'amidon passerait à l'état de dextrine, qui ne serait que de l'amidon liquéfié, privé de la structure physique qui lui permet de se colorer sous l'action de l'iode. Cette dextrine pourrait à son tour être recoagulée sous l'action d'une diastase sécrétée par l'amyloplaste, et viendrait se condenser autour de ce granule, en se déposant par couches concentriques.

Je n'oublie pas, en proposant cette interprétation des phénomènes, l'existence des amyloplastes chlorophylliens qui président à la synthèse et à l'élaboration de la matière organique du végétal. Il est sûr que, chez eux et autour d'eux, le travail n'est pas borné à la sécrétion d'une diastase et à la coagulation d'une dextrine. Il y a création de matière organique. Mais la création peut être le fait de la masse chlorophyllienne, et la condensation de l'hydrate de carbone, sous forme d'amidon, être le fait de l'amyloplaste. Et dès lors ceux-ci auraient la même fonction dans toutes les parties du végétal. Nous retrouverons, quand nous parlerons de l'amylase, quelques arguments en faveur de cette interprétation, que je me borne pour le moment à signaler. J'arrive aux diastases hydrolysantes.

29. Diastases hydrolysantes des matières albuminoïdes. — Lorsqu'elle a été amenée à l'état soluble, la matière albuminoïde se disloque, autant qu'on peut le voir, à la façon des sucres, en se dédoublant après adjonction d'un certain nombre de molécules d'eau. Mais cette action d'hydrolyse est d'ordinaire confondue avec l'action décoagulante des diastases dites digestives, pepsine, trypsine, caséase, etc. Ce qu'on appelle la peptone ou les peptones semble à peu près l'équivalent de ce qu'on appelle dextrine ou dextrines dans la saccharification de l'amidon, et paraît bien plus résulter d'un changement dans l'état physique des substances albuminoïdes que d'un changement chimique dans la molécule. Malheureusement, nous en sommes réduits, sur ce point, aux conjectures, parce que nous ne savons ni la formule chimique d'une matière albuminoïde ni même celle d'une peptone, ni même celle de certains corps, encore moins compliqués certainement que les peptones, et correspondant aux simplifications continues que subit la molécule albuminoïde initiale, lorsqu'elle est soumise à un procès de digestion. Nous ne commençons à trouver des diastases hydrolysantes qu'à un niveau assez bas de l'échelle, lorsque la simplification est devenue telle que la molécule peut prendre la forme cristalline.

30. Uréase. — A ce niveau nous trouvons presque uniquement des amides, ou des acides amidés, urée, glycocolle, leucine, tyrosine, etc. Tous ces corps peuvent se transformer en sels ammoniacaux en se combinant avec une ou plusieurs molécules d'eau, et c'est à faciliter ou à accélérer cette action que peuvent s'employer des diastases. La plus connue est la diastase découverte par Musculus, qui transforme l'urée en carbonate d'ammoniaque :

$$CO(AzH^2)^2 + 2H^2O = (AzH^4)^2 CO^3.$$

Nous la nommerons, avec Bourquelot, *uréase*. Les cellules qui n'en sécrètent pas, tout en pouvant vivre aux dépens des matières albuminoïdes, peuvent s'arrêter, dans leur procès de destruction de l'aliment, au terme urée. Celles qui en sécrètent ne s'arrêtent qu'au terme carbonate d'ammoniaque, et lorsque ce sont des cellules de ferments, président à des fermentations ammoniacales ou peuvent être des ferments de l'urée.

31. Diastases hydrolysantes des matières amylacées. Amylase. — A propos des matières amylacées, nous devons de même abdiquer toute prétention d'expliquer les phénomènes qui se produisent à un niveau de complication plus élevé que l'amidon. Encore pour celui-là, trouverons-nous, quand nous aurons à nous en occuper, certaines obscurités. Mais nous pouvons dire que l'amidon dont la cohésion a été suffisamment diminuée, se transforme intégralement en maltose sous l'influence d'une diastase contenue dans le malt, l'*amylase*. La formation plus ou moins abondante de dextrine pendant ce phénomène est une de ces obscurités dont je parlais tout à l'heure et que nous chercherons à dissiper.

32. Inulase. — A côté de l'amylase vient se placer l'inulase, ainsi nommé par Green, qui en a constaté la présence dans des tubercules de topinambour en voie de germination. Ces tubercules contiennent, en place d'amidon, de l'inuline, qui diffère de l'amidon par sa texture physique, et aussi, surtout, parce qu'elle donne, en s'hydratant, du lévulose et non du maltose. L'inulase peut opérer ce dédoublement, et c'est sans doute elle qui remplace l'amylase dans la vie physiologique des plantes qui contiennent de l'inuline, aunée, chicorée, liliacées. Bourquelot a montré qu'on en trouvait aussi dans l'*aspergillus niger* et le *penicillium glaucum*, moisissures qui vivent aussi bien de l'inuline que de l'amidon.

33. Diastases hydrolysantes des sucres. — Nous arrivons enfin au groupe important des diastases hydrolysantes des sucres, au sujet desquelles nous sommes beaucoup mieux renseignés, parce que nous pouvons suivre la transformation du commencement à la fin. Le sens général des phénomènes que nous allons observer est le suivant. Il existe, comme on sait, des mono, bi ou trisaccharides, etc., c'est-à-dire des sucres en C^6, C^{12}, C^{18}, et ainsi de suite. Les diastases qui interviennent dans l'utilisation de ces sucres ont toutes pour effet de les dédoubler en monosaccharides, qui semblent la seule forme utilisable par les cellules vivantes. Réciproquement, la transformation de deux, trois monosaccharides en un bisaccharide ou un trisaccharide a pour effet d'en faire un aliment de réserve qui s'accumule dans les tissus jusqu'au moment où apparaît la diastase chargée de le faire rentrer dans le courant général. Examinons donc séparément les diastases des divers sucres.

34. Diastases des bisaccharides. Invertine ou sucrase. — Je ne me préoccuperai pas, dans ce qui va suivre, de la formule stéréo-chimique des divers sucres, à laquelle je ne ferai appel que lorsque besoin sera. Mais, à côté des noms usuels, je mettrai ceux qui résultent de la classification de Fischer, parce qu'ils sont mieux d'accord avec la constitution du corps auquel ils se rapportent. Je dirai donc seulement que l'invertine a pour effet de dédoubler, après hydratation, une molécule de sucre de canne ou saccharose en deux molécules de dextrose ou d-glycose, et de lévulose ou d-fructose, et cela suivant la formule :

$$\underset{\text{saccharose}}{C^{12}H^{22}O^{11}} + H^2O = \underset{\substack{\text{dextrose ou}\\ \text{d-glycose}}}{C^6H^{12}O^6} + \underset{\substack{\text{lévulose ou}\\ \text{d-fructose}}}{C^6H^{12}O^6}.$$

35. Maltose. — Le maltose appartient, comme le sucre de canne, à la famille des saccharoses. Il diffère du sucre de canne en ce qu'il ne donne que du dextrose en se dédoublant sous l'influence d'une diastase découverte par Cuisinier, et appelée par lui *glucase*, mais qu'il vaut mieux, pour éviter les méprises, appeler *maltase*, comme nous appelons sucrase la diastase inversive du sucre de cannes. Le mécanisme d'action est le même que pour cette sucrase, et peut s'écrire de la façon suivante :

$$\underset{\text{maltose}}{C^{12}H^{22}O^{11}} + H^2O = \underset{\text{dextrose}}{2C^6H^{12}O^6}.$$

36. Tréhalose. — Le tréhalose est encore un saccharose que certains végétaux accumulent comme aliment de réserve, et qui, pour rentrer dans le courant nutritif, a besoin de subir un dédoublement qui en fait encore du dextrose. La formule brute de sa transformation sous l'influence de la *tréhalase* est donc celle du maltose. C'est au point de départ, c'est-à-dire entre le maltose et le tréhalose, qu'existent les différences stéréo-chimiques. A l'arrivée, les sucres sont identiques.

Tréhalose, maltose et dextrose sont dextrogyres, mais leurs pouvoirs rotatoires décroissent dans l'ordre des noms. Il en résulte qu'il n'y a pas interversion, comme dans le cas du sucre de canne. Il y a seulement une diminution du pouvoir rotatoire droit.

37. Lactose. — Le lactose est encore un saccharose qui se dédouble par hydrolysation en dextrose et en galactose :

$$\underset{\text{lactose}}{C^{12}H^{22}O^{11}} + H^2O = \underset{\text{dextrose}}{C^6H^{12}O^6} + \underset{\text{galactose}}{C^6H^{12}O^6}.$$

Les deux sucres produits sont dextrogyres, le dextrose à peu près comme le lactose, le galactose beaucoup plus. Il y a donc augmentation du pouvoir rotatoire pendant l'hydrolysation, qui s'accomplit aussi dans la nature sous l'influence d'une diastase particulière, la *lactase*, dont la présence a été mise hors de doute par Fischer.

L'étude des diastases agissant sur les trisaccharides est à peine ébauchée. MM. Bourquelot et Hérissey ont seulement signalé le dédoublement ou plutôt le détriplement du raffinose par des diastases des levures et de *l'aspergillus niger*, celui du mélézitose par des diastases de *l'aspergillus*. Mais on ne sait si ces diastases sont identiques à la sucrase, à la maltase, etc., ou différentes.

38. Diastases hydrolysantes des glucosides. — A côté des saccharides que nous venons d'étudier viennent se placer les glucosides, donnant tous par hydrolysation une certaine quantité de glucose. Ces glucosides peuvent en effet être considérés comme des combinaisons éthérées d'un glucose avec des acides, des alcools, des aldéhydes, des phénols. Leur rôle dans les végétaux est encore peu connu : ce sont en général des substances sapides, parfois toxiques, et qui peuvent être pour la plante un moyen de paralyser l'influence de certaines substances actives qu'elle fabrique dans ses tissus, en les enfermant dans des combinaisons éthérées inoffensives. Il n'est pas démontré que ces glucosides donnent en se dédoublant le même glucose. Mais ce dédoublement peut toujours s'accomplir sous l'influence d'une diastase qui, comme nous allons le voir, peut présider à la dislocation de plusieurs glucosides divers.

39. Emulsine. — Liebig et Wöhler ont vu les premiers le mécanisme par lequel l'amygdaline, découverte par Robiquet et Boutron dans les amandes amères, donne, sous l'action de l'eau, de l'essence d'amandes amères qui ne préexiste pas dans les amandes. Ils ont prouvé que cette décomposition se fait avec formation de glucose et d'acide cyanhydrique, en présence d'une matière qu'on peut tirer de l'amande, et qu'ils appelèrent *émulsine*. Ce nom, mal choisi, a prévalu. On a vu ensuite que cette émulsine est une diastase, et que, mise en présence de l'eau avec l'amygdaline, elle donne la réaction :

$$\underset{\text{amygdaline}}{C^{20}H^{27}AzO^{11}} + 2H^2O = \underset{\text{glucose}}{2C^6H^{12}O^6} + \underset{\text{aldéhyde benzoïque}}{C^7H^6O} + \underset{\text{acide cyanhydrique}}{HCAz.}$$

Cette décomposition ne se produit pas dans la plante, parce que la diastase et le glucoside sont contenus dans des cellules séparées, et n'agissent l'un sur l'autre que lorsqu'une action mécanique, en présence de l'eau, les met en contact. Il en est de même pour les feuilles de laurier-cerise qui contiennent de l'émulsine et un principe analogue à l'amygdaline ; elles ne donnent de l'essence que lorsqu'elles ont été contusées et additionnées d'eau, puis soumises à une distillation.

Cette même émulsine peut hydrolyser, en présence de l'eau,

d'autres glucosides. Ainsi la salicine de l'écorce de saule donne de la glucose et de la saligénine :

$$\underset{\text{salicine}}{C^{13}H^{18}O^7} + H^2O = \underset{\text{glucose}}{C^6H^{12}O^6} + \underset{\text{saligénine}}{C^7H^8O^2}.$$

Avec l'hélicine on a du glucose et de l'aldéhyde salicylique :

$$\underset{\text{hélicine}}{C^{13}H^{16}O^7} + H^2O = \underset{\text{glucose}}{C^6H^{12}O^6} + \underset{\text{aldéhyde salicylique}}{C^7H^6O^2}.$$

L'arbutine, glucoside qu'on retire de la busserole, donne de même, sous l'influence de l'émulsine, du glucose et de l'hydroquinone :

$$\underset{\text{arbutine}}{C^{12}H^{16}O^7} + H^2O = \underset{\text{glucose}}{C^6H^{12}O^6} + \underset{\text{hydroquinone}}{C^6H^6O^2}$$

L'esculine, qu'on trouve dans l'écorce du marronnier d'Inde, fournit du glucose et de l'esculétine.

$$\underset{\text{esculine}}{C^{15}H^{16}O^9} + H^2O = \underset{\text{glucose}}{C^6H^{12}O^6} + \underset{\text{esculétine}}{C^9H^6O^4}.$$

La coniférine, que l'on rencontre dans le cambium des *Larix*, donne du glucose et de l'alcool coniférylique :

$$\underset{\text{coniferine}}{C^{16}H^{22}O^8} + H^2O = \underset{\text{glucose}}{C^6H^{12}O^6} + \underset{\text{alcool coniférylique}}{C^{10}H^{12}O^3}.$$

La populine, de l'écorce de peuplier, donne du glucose, de la saligénine et de l'acide benzoïque :

$$\underset{\text{populine}}{C^{20}H^{20}O^8} + 2H^2O = \underset{\text{glucose}}{C^6H^{12}O^6} + \underset{\text{acide benzoïque}}{C^7H^6O^2} + \underset{\text{saligénine}}{C^7H^8O^2}.$$

Il existe probablement un grand nombre d'autres glucosides dédoublables par l'émulsine, mais ceux qui précèdent sont les plus connus. Ce qu'il faut en retenir, c'est que nous trouvons là le premier exemple d'une diastase capable de dédoubler des corps très variés. Jusqu'ici, chaque diastase nous semblait avoir un seul tributaire. J'ajoute que l'émulsine peut non seulement dédoubler la salicine, mais ses dérivés chlorés et bromés. La chaîne est coupée au même point, et il se forme du sucre et un dérivé chloré ou bromé de la saligénine. D'après Fischer, l'émulsine dédoublerait le sucre de lait en glucose et en galactose, et se confondrait sur ce point avec la *lactase*, mais cela reste douteux.

40. Myrosine. — La myrosine présente un second exemple d'une diastase capable de dédoubler un grand nombre de glucosides. On la trouve dans la graine de moutarde noire, associée à un glucoside salin, la *sinigrine* ou *myronate de potasse*. Quand les deux substances sont mises en contact en présence de l'eau, le second de ces principes se dédouble en donnant du glucose et de l'essence de moutarde ou isosulfocyanate d'allyle, et du bisulfate de potasse :

$$\underset{\text{sinigrine}}{C^{10}H^{16}AzKS^2O^9} + H^2O = \underset{\text{glucose}}{C^6H^{12}O^6} + \underset{\text{essence de moutarde}}{C^3H^5.AzCS} + \underset{\text{bisulf. de potasse}}{KHSO^4}.$$

Dans la moutarde blanche existe aussi de la myrosine, mais le principe associé est de la *sinalbine* qui donne en s'hydratant du glucose, du sulfate acide de sinapine au lieu de sulfate acide de potasse, et, en place de l'essence de moutarde, un liquide oléagineux d'une odeur pénétrante, moins désagréable pourtant que l'essence de moutarde noire, et qui est l'*isosulfocyanate d'orthoxybenzyle*. L'équation de la transformation peut être écrite de la façon suivante :

$$\underset{\text{sinalbine}}{C^{30}H^{44}Az^2S^2O^{16}} = \underset{\text{glucose}}{C^6H^{12}O^6} + \underset{\text{ess. de moutarde blanche}}{C^7H^7O.AzCS} + \underset{\text{sulfate acide de sinapine}}{C^{16}H^{24}AzO^5.HSO^4}.$$

Dans cette dernière réaction, il n'y a pas fixation d'eau, et, par conséquent, on ne peut pas dire qu'il y ait hydrolyse. Tel paraît être le cas aussi pour un certain nombre de dédoublements plus simples, tel que celui de l'helléboréine. Il y a même des cas où la dislocation fournit de l'eau au lieu d'en absorber. Ainsi, par exemple, pour la ményanthine, qui donne en se dédoublant du glucose, du ményanthol et de l'eau ; mais en admettant qu'une étude plus approfondie des formules de transformation, encore incertaines, confirme ces premières notions, il restera toujours un dédoublement, libérant des substances dont les propriétés sont masquées dans le composé. Or, c'est là, comme nous l'avons vu, le fait essentiel.

La myrosine dédouble aussi d'autres glucosides. On la trouve dans diverses plantes, *Cochlearia officinalis*, cresson de fontaine, cresson alénois, réséda, dont les feuilles ou les racines, contusées avec de l'eau, donnent des huiles essentielles odorantes. Mais ces réactions sont encore mal connues, et nous ne les citons en bloc que comme exemple de la variété d'action que peut présenter la myrosine, comme l'émulsine.

41. Rhamnase. — A côté de ces deux diastases vient se placer la rhamnase, qui est probablement très fréquente dans le monde végétal, si elle joue vis-à-vis du rhamnose le même rôle que l'émulsine vis-à-vis du glucose. Le rhamnose est un sucre très répandu, qui contient bien 6 atomes de carbone, mais qui n'est pourtant pas un hexose. C'est un dérivé méthylé d'un pentose. Il a pour formule $C^6H^{14}O^6$. On le trouve dans les fruits de certains *rhamnus* employés dans la teinture sous le nom de *graines de perse*. La pulpe de ces fruits ou des macérations du péricarpe, traitées par de l'extrait des graines du végétal, donnent une réaction pendant laquelle se dépose un abondant précipité jaune. La pulpe contient un glucoside, la xanthorhamnine, et la semence une diastase, la rhamnase. La réaction fournit du rhamnose et de la rhamnétine :

$$\underset{\text{xanthorhamnine}}{C^{48}H^{66}O^{29}} + 5H^2O = \underset{\text{rhamnose}}{4C^6H^{14}O^6} + \underset{\text{rhamnétine}}{2C^{12}H^{10}O^5}$$

Beaucoup d'autres glucosides des *rhamnus*, par exemple la franguline, la rutine des câpres, l'hespéridine de beaucoup d'aurantiacées, donnent de même du rhamnose en se dédoublant, et il est probable que c'est le plus souvent la rhamnase qui entre en jeu.

42. Diastases des glycérides. Lipase. — Les corps gras, en général, sont insolubles dans l'eau, et par là ne peuvent facilement ni émigrer de la cellule où ils se sont formés, ni y pénétrer facilement. Il est pourtant deux voies ouvertes à leur circulation. Ils peuvent s'émulsionner dans l'eau ou s'y dissoudre.

L'émulsion n'est pas un phénomène chimique : j'ai montré qu'il était purement physique et dépendait de diverses conditions, dont la plus essentielle est l'égalité des tensions superficielles entre le liquide émulsionnant et le liquide émulsionné. Mais l'émulsion augmente beaucoup les surfaces de contact de la matière grasse et du liquide émulsif, de sorte que si celui-ci a en outre sur elle une action chimique quelconque, la rapidité de cette action peut être augmentée dans une mesure dont on peut se faire une idée en sachant que lorsque une sphère d'un certain volume se divise en 1000 sphères égales, la surface totale devient 10 fois plus grande. Cl. Bernard avait vu que lorsqu'on émulsionne les graisses avec le suc pancréatique, la matière grasse se décompose en glycérine et en acides gras. On pouvait supposer que cette décomposition, assez lente, se faisait sous l'influence des microbes constamment présents dans ce mélange. Mais Green, en faisant macérer des graines de ricin en germination dans une solution de sel marin à 5 0/0, additionnée d'un peu de cyanure de potassium, a obtenu un liquide qui, débarrassé du sel par dialyse et ajouté à une émulsion d'huile de ricin, donnait, après quelques heures à 40°, une réaction acide très nette. Si, auparavant, on le portait à l'ébullition, il perdait toute activité. Il existe donc une diastase qui saponifie les corps gras, comme le font les acides ou les alcalis. On l'a nommée *Lipase*.

Depuis, M. Hanriot a eu l'idée de se servir, comme réactif de cette lipase, non de corps gras insolubles dans l'eau, mais de glycérides solubles comme la butyrine, qui entrent en contact intime avec la diastase, et se décomposent plus rapidement. Il a pu, par cette méthode, trouver la lipase dans divers tissus et dans le sang. Comme la réaction du sang est alcaline, la matière grasse qui s'y dédouble donne de la glycérine et un sel soluble de l'acide gras correspondant. Elle entre donc intégralement en solution.

Il n'est pas encore démontré que les matières grasses, pour circuler dans l'organisme, aient besoin de se saponifier. Il est même démontré que sur certains points, par exemple dans l'intestin, l'absorption se fait en nature ; mais une diastase qui les rend, même partiellement, solubles dans l'eau, présente de ce fait une grande importance physiologique. Tel est le cas de la lipase. On ne sait pas encore s'il n'y en a qu'une ou s'il y en a plusieurs.

Son étude termine celle des ferments hydrolysants connus jusqu'ici. On voit dans l'ensemble que le travail de la vie a pour effet de produire des molécules de plus en plus complexes, par éthérification mutuelle de molécules de sucre, d'alcool, ou de composés aromatiques. Ces éthers, produits sous l'influence de la vie protoplasmique, sont inattaquables dans le milieu qui leur a donné naissance. Ils servent à constituer les matériaux constitutifs de la cellule ou ses aliments de réserve, et ils ne peuvent être utilisés que lorsqu'une diastase, produite dans la cellule elle-même par un changement de modalité dans la nutrition, ou venant de l'extérieur, disloque en la dédoublant cette molécule complexe, et permet à ses éléments d'entrer dans le courant nutritif.

43. Diastases oxydantes. — L'hydrolysation qui accompagne d'ordinaire le dédoublement produit par les diastases est une véritable oxydation, l'eau contenant 89 pour cent de son poids d'oxygène. A côté de cette oxydation indirecte, il y a des oxydations directes produites aussi par des diastases.

Ici, nous devons tout de suite spécifier. Certains corps comme l'ozone, l'eau oxygénée, qui sont produits par des actions naturelles, sont doués de propriétés oxydantes parfois très énergiques. Mais ils se décomposent en agissant, et, pour agir à nouveau, doivent se reconstituer. Par exemple, de l'eau exposée au soleil se charge d'eau oxygénée, et s'il y a une matière oxydable, cette eau oxygénée qui se décompose et se refait sans cesse peut oxyder sous un faible poids des quantités considérables de matière. Peut-on dire qu'il y a dans ce cas action de diastase? Rien ne s'y oppose évidemment. La condition d'action de cette diastase serait ici la lumière du soleil, comme celle de la pepsine est une certaine dose d'acide. La pérennité d'action de la diastase pourrait exister, la diastase étant en procès de destruction et de reconstitution continue. De plus, nous aurions dans ce cas le spectacle curieux d'une diastase minérale et chimique dont le mode d'action serait connu. Au premier abord, il semble que nous soyons là très loin des autres diastases. Quand on y réfléchit, on voit au contraire qu'on en est peut-être tout près. Quoi qu'il en soit, nous voyons que si nous ne pouvons appeler, à proprement parler, action de diastase, aucune des deux moitiés du phénomène dont nous venons de parler, formation d'un corps oxydant sous l'influence de la lumière, destruction de ce corps oxydant au contact d'un corps oxydable, la superposition des deux phénomènes aura tous les caractères d'une action de diastase, amenant la fixation de quantités théoriquement indéfinies de l'oxygène de l'air par l'intermédiaire d'un composé instable, qui n'existe jamais qu'en proportions très faibles, et qui peut paraître persistant uniquement parce qu'il se reforme constamment, à mesure qu'il se détruit.

44. Laccase. — Sauf que nous ne savons rien sur le mécanisme de l'action de la laccase, nous lui trouvons les caractères extérieurs que nous venons de signaler. Il existe dans le suc de l'arbre au moyen duquel on prépare la laque, une matière précipitable par l'alcool, se détruisant avant la température de l'ébullition, et capable de produire rapidement l'oxydation de la matière huileuse, le *laccol*, qui l'accompagne dans le suc végétal, et qui devient alors insoluble dans l'eau, l'alcool, et inattaquable par l'eau bouillante. Cette même laccase peut accélérer beaucoup l'oxydation, au contact de l'air, de certaines substances, l'acide pyrogallique, l'hydroquinone. L'oxygène est emprunté à l'air, et tantôt simplement absorbé, tantôt remplacé par un volume plus petit d'acide carbonique. Cette laccase est du reste extrêmement répandue, et a certainement un rôle physiologique considérable dans le phénomène de la respiration animale ou végétale.

45. Tyrosinase. — Dans certains végétaux, cette laccase se mélange d'une autre diastase oxydante, la tyrosinase, qui peut oxyder la tyrosine, sur laquelle la laccase est sans action. Nous retrouvons donc là cette spécificité des diastases que nous avions constatée à propos des diastases hydrolysantes. Nul doute qu'il n'y ait beaucoup de diastases appartenant à ce groupe oxydant, et que M. G. Bertrand a appelées pour cela oxydases. Avec la façon dont nous comprenons le rôle de ces substances, il n'est pas douteux que les globules du sang n'en contiennent, et nous verrons même que si l'action de l'hémoglobine a pu être rattachée à la présence du fer dans son squelette minéral, celle de la laccase peut être rattachée de même à la présence du manganèse dans ses cendres. Il y a là une partie de la science qui est à fleur de terre, et qui attend les travailleurs.

46. Diastases désoxydantes. Philothion. — Nous avons fait observer plus haut que dans toute oxydation il y avait nécessairement une désoxydation concomitante, ne fût-ce que celle de l'air extérieur, lorsque l'oxygène est absorbé en nature. S'il est emprunté à des substances le cédant facilement, l'action d'une diastase oxydante peut produire un milieu réducteur. C'est dans cet ordre d'idées qu'il faut faire, momentanément au moins, une place dans la science au philothion de M. Rey-Pailhade. Ce savant a constaté que certaines cellules microbiennes, par exemple celles de la levure de bière, peuvent, lorsqu'elles sont mises au contact de la fleur de soufre, la transformer partiellement en hydrogène sulfuré. Elles perdent ce pouvoir après chauffage à l'ébullition. Le mécanisme du phénomène est évidemment encore un peu obscur, mais la formation de l'hydrogène sulfuré aux dépens de ses éléments est exothermique, et il n'y a par suite aucune objection théorique à l'existence d'une diastase hydrogénante.

47. Zymases. — Nous signalerons enfin, pour mémoire, car nous en avons déjà parlé et nous les retrouverons, les diastases amenant des actions de fermentation avec dégagement gazeux, dont la seule connue est en ce moment la diastase alcoolique de Buchner, qui donne la dislocation classique :

$$C^6H^{12}O^6 = 2C^2H^6O + 2CO^2.$$

Ces diastases sont aux ferments anaérobies exactement ce que sont les oxydases vis-à-vis des ferments aérobies. Nul doute qu'elles ne soient très nombreuses. Mais c'est à peine si on débute dans leur étude.

48. Autres diastases moins connues. — Enfin, nous aurions à mentionner à la suite des diastases que nous venons d'énumérer, d'autres diastases encore moins connues, celle par exemple qui préside à la destruction du sucre dans le sang, à cette *glycolyse* étudiée surtout par M. Lépine. Mais il est préférable de renvoyer leur étude au moment où nous aurons terminé celle des diastases que nous connaissons mieux. Nous pourrons alors les faire bénéficier des notions acquises par ailleurs

BIBLIOGRAPHIE

Payen et Persoz. *Ann. de ch. et de phys.*, 2e S., t. LVI, 1834, p. 337.
Wurtz et Bouchut. *Comptes rendus*, 1881.
Liebig et Wohler. *Ann. der Pharmacie*, XXII, 1837, p. 1.
Tiemann et Harmann. *Ber. d. d. chem. Gesells*, t. VII, 1871, p. 608.
Musculus. *Comptes rendus*, t. LXXXII, 1878, p. 333.
Brown et Heron. *Journ. of. the chem. Soc.*
Fremy. Maturation des fruits. *Ann. de ch. et de phys.*, 3e S., t. XXIV, 1848, p. 1.

BOURQUELOT. Inulase. *Soc. de Biol.*, 6 mars 1893, p. 481.
FISCHER. *Ber. d. d. chem. Gesell.*, t. XXVII, 1894, p. 3481.
BOURQUELOT *J. pharm.* t. III, p. 390, 1896,
BOURQUELOT et HERISSEY. *Id.*, t. IV, p. 385, 1896.
THOMÉ. *Bot. Zeitung*, 1865,
BUSSY. Formation de l'huile essentielle de moutarde. *Comptes rendus*, t. IX, 1839, p. 815.
PIRIA. Recherches sur la salicine. *Ann. de ch. et de phys.* 3e S., t. IV, 1845, p. 257.
WILL. Ueber einen neuen Bestandtheil de Weissen Senfsamen. *Wiener Akad. Sitzungsber*, t. LXI, 1870, 2e p., p. 178.
GADAMER. *Ber. d. d. chem. Gesells.*, t. XXX, p. 2322.
BERTRAND. *Bull. de la Soc. ch.*, t. XI, 1894, p. 614 et 617.

CHAPITRE III

SÉCRÉTION DES DIASTASES DANS LES GRAINES

Nous venons de voir que les diastases sont toutes des produits de sécrétion cellulaire. Nous devons donc tout d'abord les étudier dans leur origine, chercher sous quelles influences se fait la sécrétion, où elle se localise, si elle est intermittente ou continue, si elle reste intérieure ou peut agir à l'extérieur de la cellule. Ces questions sont complexes et peuvent comporter des solutions diverses. Au lieu de nous les poser successivement et de détailler les façons variées dont elles sont résolues, ce qui conduirait à un émiettement de la connaissance, il vaut mieux montrer, dans quelques exemples bien choisis, la marche et l'enchaînement des actions diastasiques.

49. Sécrétion des diastases dans l'orge en germination. — Je commence naturellement par la sécrétion la mieux connue, celle de l'orge en germination. MM. Brown et Morris nous ont donné sur elle des renseignements très précis, qu'il nous suffira de résumer.

Pour bien faire cette étude, il nous faut quelques notions sur la structure anatomique du grain d'orge, notions que je réduirai, pour simplifier, à leurs éléments essentiels. Si on se représente un grain d'orge, placé comme il l'est dans l'épi, avec une face ventrale, plate et bilobée, tournée vers l'axe, et une face dorsale vers l'extérieur, on trouvera, au bas du grain, et appliqué contre l'épiderme de la face dorsale, l'embryon avec sa radicelle R (fig. 1) tournée vers le bas et enveloppée dans la coléorhize, avec sa plumule tournée vers le haut et composée de toutes petites folioles E rangées autour d'un axe primaire et d'axes secondaires. Entre les deux se trouve la tige T, très rudimentaire, mais dans laquelle existe un commencement de vascularisation. En dehors de l'embryon, il n'y a guère dans le grain autre chose que l'endosperme E, qui est

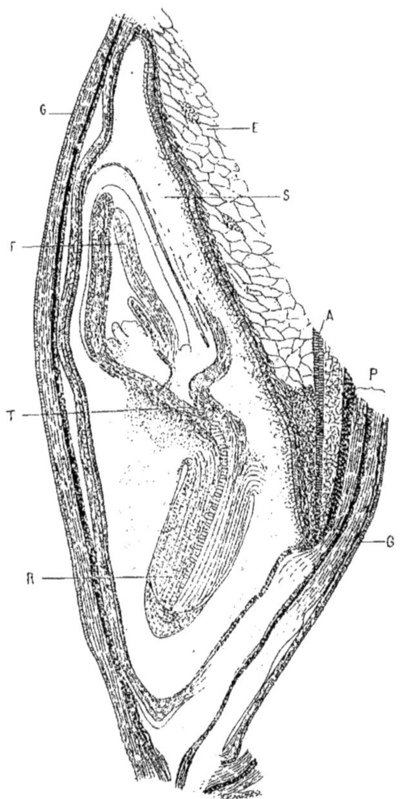

Fig. 1. — Coupe sagittale dans un grain de blé, au niveau de l'embryon d'après Holzner.
F Plumules de l'embryon. — R Radicule. — T Tigelle. — E Endosperme. — S Scutellum. — A Couche d'aleurone. — P Péricarpe. — G Glumelle.

surtout formé de cellules polygonales renfermant l'amidon, c'est-à-dire la réserve nutritive destinée à l'embryon pendant les premiers jours de son existence.

Ce sont les rapports entre cet embryon et ces réserves qui sont intéressants à saisir. Vis-à-vis de cet endosperme qui le domine et l'écrase, l'embryon est dans la position d'un soldat qui se défend, légèrement incliné vers la face dorsale du grain, et tournant vers le haut, c'est-à-dire vers l'endosperme, une sorte de bouclier, le *scutellum* S, qui est caractéristique des semences de graminées. Pour plus de ressemblance, ce bouclier est couvert, à la façon des boucliers antiques, d'une peau, ou plutôt d'un épiderme fortement attaché au bouclier, mais n'ayant qu'une adhérence faible avec l'endosperme qu'il touche. Cet épiderme, formant ainsi la limite entre la jeune plante et l'endosperme nutritif, et destiné à être traversé par les réserves lorsqu'elles iront nourrir l'embryon, devait attirer l'attention des physiologistes, et se présenter à eux comme un organe d'absorption. Il a en effet ce caractère, mais MM. Brown et Morris, confirmant sur ce point une découverte antérieure de M. Van Tieghem, lui en ont trouvé un encore plus important, qui nous oblige à entrer dans quelques détails sur sa constitution.

Dans l'orge, cet épithélium du scutellum, couvrant toute la surface en contact avec l'endosperme, est formé de cellules columnaires, en palissade, implantées normalement sur le *scutellum*, et ayant des parois très minces, nullement cuticularisées. Leur contenu avant le commencement de la germination est finement granuleux, et leur nucléus est très visible. Dès que le grain est exposé à la chaleur et à l'humidité, les granulations protoplasmiques augmentent en nombre et grossissent, le contenu de la cellule devient obscur. Le nucléus cesse d'être visible, et cela dure ainsi tant que les réserves de l'endosperme n'ont pas disparu. Quand ce moment arrive, les cellules reprennent leur aspect transparent. Or, ce sont là les modifications d'aspect et de structure que subissent les cellules des organes de sécrétion chez les végétaux et les animaux. On les retrouve, avec les mêmes caractères, dans les glandes qui sécrètent la pepsine dans l'estomac ou la trypsine dans le pancréas. L'épithélium scutellaire serait-il donc un organe de sécrétion ?

On est confirmé dans cette pensée, en remarquant que pendant la germination, les cellules épithétiales columnaires s'allongent un peu, perdent leurs adhésions latérales mutuelles, s'élargissent un peu à leur extrémité, et forment ainsi comme un velours de villosités s'enfonçant dans l'endosperme.

50. Dissolution de la cellulose. — Les changements visibles que subit celui-ci ne sont pas moins probants. Après 24 ou 36 heures de germination, lorsque la racine primaire a fait saillie au travers de la coléorhize, on aperçoit un commencement de dissolution dans une couche de cellules vides et écrasées les unes contre les autres, qui fait partie de l'endosperme et est immédiatement en contact avec le scutellum. Ces cellules ont contenu l'amidon qui a servi aux premiers développements de l'embryon, dans le sac embryonnaire. Cet amidon, liquéfié et absorbé sur place, a quitté la cellule, dont les parois se sont affaissées et comprimées sous la pression de l'embryon qui grossissait. Puis est venue la période de repos pour la graine, et tout est resté en l'état. Quand la germination commence, nous voyons que ces parois cellulaires disparaissent les premières, comme si elles formaient obstacle entre l'embryon, abrité derrière son bouclier, et les réserves nutritives ; et comme, au moment où elles disparaissent, on observe une apparition transitoire d'amidon dans le tissu du bouclier, il n'est pas douteux que leur cellulose ne soit le premier aliment de réserve mis à contribution par la jeune plante en voie de croissance. Voilà donc une première sécrétion de cytase au commencement du travail de germination.

Cette action dissolvante sur la cellulose ne s'arrête pas là. Elle atteint à leur tour les cellules gorgées d'amidon de l'endosperme. Les parois cellulaires gonflent, leur stratification devient de plus en plus apparente, puis elles se corrodent et finissent par se résoudre en petits fragments qui disparaissent à leur tour, de sorte qu'on ne trouve plus de ligne de séparation visible entre les contenus de cellules contiguës. J'ai trouvé que dans la panse des ruminants, les grains entiers qui y arrivent subissent une liquéfaction analogue.

A mesure que se poursuit cette dissolution des parois cellulaires, le grain perd de sa solidité, se laisse écraser entre les doigts, prend ce degré de mollesse que le malteur s'attache à pousser au plus haut degré possible, pendant la courte période de germination qui constitue le maltage. Ce procès de ramollissement est corrélatif, comme on le voit, de la dissolution des parois cellulaires, et non pas, comme on le croit, de la destruction commençante de l'amidon.

Son mode de progression est en outre celui qu'on pouvait prévoir, en admettant que c'est dans la couche épithéliale du scutellum que réside la cause active. Comme ce scutellum est incliné, la dissolution progresse moins vers le sommet du grain du côté de la face ventrale que du côté de la face dorsale. Comme c'est aussi du côté de la face dorsale que grandit la plumule, on avait cru pouvoir attribuer à la plumule ce mode de progression. Mais il reste le même chez les graminées dont la plumule pousse en dehors des téguments de la graine, et aussi dans les grains d'orge chez lesquels on a produit artificiellement ce développement externe de la plumule.

Il faut donc renoncer à faire intervenir la plumule dans l'explication du phénomène, qui est dû sans doute à ce que les cellules du parenchyme de la face dorsale sont les dernières formées dans le grain, par conséquent les plus jeunes et les plus facilement attaquables par l'agent spécial de la dissolution de la cellulose. Ces différences de résistance se retrouvent dans les diverses orges, dont les unes peuvent être maltées très vite, et d'autres très difficilement. Cela dépend de la race, du sol et du climat ; mais, d'une manière générale, les orges les plus recherchées par les malteurs sont celles dont les parois cellulaires se dissolvent le plus facilement.

51. Dissolution de l'amidon. — Cette dissolution de la cellulose avance, nous l'avons dit, obliquement le long du grain, et finit par l'envahir tout entier. Parallèlement à elle, mais toujours un peu en arrière, marche la dissolution de l'amidon, qui commence aussi dans le voisinage immédiat du scutellum, comme la dissolution de la cellulose, mais qui est moins précoce qu'elle, car on n'en observe guère les premiers signes que lorsque la racine primaire de l'embryon a pris une longueur de 2 millimètres, et la plumule une longueur de 1mm5.

Cet amidon est atteint d'une façon singulière. Il se creuse de trous qui, en se multipliant et en grandissant, lui donnent les formes les plus irrégulières; puis surviennent des fentes radiales qui favorisent la dislocation des couches superposées formant le granule. Ces couches se dissolvent inégalement, et le globule se réduit à une sorte de squelette dont les débris disparaissent peu à peu. On reconnait là les formes ordinaires de la dissolution germinative de l'amidon dans les endospermes; c'est aussi, comme je l'ai observé, la forme de la dissolution de l'amidon cru par le mycélium de l'*aspergillus niger*. MM. Brown et Morris ont une tendance à y voir la forme générale de dislocation de l'amidon en dehors de la cellule vivante, et par conséquent à considérer comme mortes les cellules de l'endosperme dont le contenu se laisse si facilement liquéfier. Il y a là un point qui mérite qu'on s'y arrête.

Au moment où, dans l'orge lui-même, l'embryon se forme dans le sac embryonnaire, il le fait aux dépens de l'endosperme formé avant lui, et dont il utilise l'amidon pour la construction de ses premiers tissus. Cet amidon est formé de granules en tout semblables à ceux qui restent au moment de la germination, et on pourrait croire que leur dissolution se fait aussi par corrosion et dislocation irrégulière. Il n'en est rien : ils se dissolvent régulièrement par l'extérieur en diminuant graduellement de volume, et en conservant jusqu'à la fin leur forme bombée et leur transparence. De plus, les cellules qui les contiennent ne sont pas détruites comme pendant la germination, et nous les avons retrouvées en place, comprimées, mais intactes, au voisinage du scutellum, parmi les premiers matériaux utilisés par l'embryon qui pousse.

Dans ce scutellum, dans cet embryon lui-même, il se fait quelquefois des réserves temporaires d'amidon qui, lorsqu'il disparait, subit encore une dissolution graduelle et régulière.

Je peux ajouter qu'il en est souvent de même dans les feuilles cotylédonaires. Dans mes essais de germination à l'abri des germes, il m'est souvent arrivé de voir dans des cotylédons hypogés, restés plusieurs semaines dans un sol purgé de microbes, des cellules restées pleines ou presque pleines d'amidon au milieu d'autres qui étaient vides, mais la dissolution était des plus régulières dans tous les grains en voie de disparition. C'est évidemment une dissolution qui s'exerce sur place, en vertu d'une sécrétion propre à la cellule, sécrétion qui ne transmigre pas facilement à l'extérieur, comme le prouve ce fait curieux d'une cellule restant gorgée d'amidon au milieu d'autres qui n'en contiennent plus.

Nous retrouverons bientôt ce phénomène de production de diastases intérieures à la cellule. Ses caractères extérieurs le distinguent, on le voit, du mode de destruction de l'amidon dans les cellules liquéfiées de l'orge en germination. Ici, la diastase semble venue de l'extérieur.

52. Parasitisme de l'embryon.— Comme, dans cette graine, et celle des autres graminées, on peut avec quelques précautions isoler l'embryon de son endosperme sans aucune rupture de tissus, attendu qu'il n'y a pas de relations organiques entre l'endosperme et lui, on conclura de tous ces faits, comme Sachs l'avait déjà fait en vertu de notions moins précises, que la relation de l'embryon des graminées vis-à-vis de l'endosperme est exactement celle d'un parasite vis-à-vis de son hôte. Le scutellum est l'analogue des *haustoria* des parasites phanérogames. La seule différence est que le scutellum n'a pas de connexions organiques avec l'endosperme, est simplement en contact étroit avec lui, tandis que les *haustoria* des parasites sont quelquefois si intimement confondus avec les tissus de la plante-hôte qu'il est souvent difficile de trouver leur limite commune.

Cette idée de distinguer dans le grain d'orge en germination un être vivant, le jeune embryon, adossé à son grenier, dont le rôle est purement passif, résultait déjà de quelques

4

faits connus dans la science. Déjà A. Gris et Van Tieghem avaient réussi à faire germer des embryons excisés sur des éponges humides, et Van Tieghem avait même pu activer et prolonger ce développement en remplaçant l'albumen du *Mirabilis jalapa* par un albumen artificiel, obtenu en broyant un albumen naturel, et en le roulant en petites boules qu'on appliquait étroitement contre l'embryon. Blociszewski, en recommençant ces curieuses expériences, avait, comme Van Tieghem, tenté des substitutions de nourriture. Il avait vu l'embryon du seigle pouvoir utiliser des albumens artificiels de farine de seigle, d'amidon, de sucre de raisin, mais non d'asparagine. L'embryon du pois pouvait absorber l'amidon, le sucre, l'asparagine à très faibles doses, mais non utiliser un albumen artificiel obtenu par macération des cotylédons du pois. Toutes ces expériences sont délicates, quand on veut éviter les erreurs d'interprétation auxquelles expose l'intervention presque inévitable des microbes, mais dans leur ensemble elles sont très suffisamment probantes.

MM. Brown et Morris les reproduisent avec l'embryon de l'orge. En écartant vers la base les glumelles du grain ramolli dans l'eau, on aperçoit les contours de l'embryon sous la mince enveloppe du péricarpe et de la testa. En passant la pointe fine d'un petit scalpel tout autour des parois du scutellum, on détache l'embryon, qu'on porte sur une autre graine, traitée de même ; on rabat sur l'embryon greffé les glumelles, qu'on maintient si c'est nécessaire avec un fil fin d'argent. L'embryon ainsi traité se comporte absolument comme s'il était resté en contact avec son endosperme, dissout et consomme l'amidon de celui qu'on lui a donné comme nourrice.

On peut transporter l'embryon d'orge sur un endosperme de froment. Il pousse, mais son développement est un peu gêné, à cause des différences de constitution des deux graines et des difficultés d'ajustement entre l'embryon et l'endosperme. A ces arguments, MM. Brown et Morris en ont ajouté d'autres que nous allons tout à l'heure trouver moins fondés. Ceux qui précèdent suffisent pour montrer que l'embryon a une sorte d'autonomie, et que l'endosperme est pour lui un simple réservoir de matière alimentaire, que l'embryon utilise en dissolvant les sacs qui la renferment, et en s'emparant du contenu au fur et à mesure de ses besoins.

53. Aliments préférés de l'embryon. — S'il en est ainsi, et si l'embryon jouit de toute cette indépendance, on peut lui demander à lui-même de nous renseigner sur ses préférences. Séparé de son endosperme et cultivé sur de l'eau, il pousse sa plumule, sa racine et des rudiments de radicelles ; l'amidon apparaît de place en place dans ses tissus, probablement aux dépens des cellules d'aleurone qu'on trouve dans le scutellum. Toutefois, cette culture est épuisante, et l'embryon, tout en grandissant, y perd jusqu'à 40 0/0 de son poids sec. Mais si on remplace l'eau par des dissolutions nutritives, ou encore si on rapporte sur des solutions sucrées convenables l'embryon épuisé par cinq ou six jours de culture sur l'eau, l'amidon reparaît abondant dans le scutellum, en commençant par les couches que recouvre l'épithélium, et de là passe dans les organes axiaux. Bref, l'embryon se comporte comme s'il était encore attaché à son endosperme, et s'il ne grandit pas autant et ne continue pas son évolution, c'est qu'il n'a pas à sa disposition d'autre azote que celui qu'il a apporté ; mais, son augmentation de poids donne une idée de la valeur nutritive de l'aliment qu'on lui a présenté.

Voici à ce sujet le résultat d'une expérience comparative de MM. Brown et Morris. Sur des solutions de sucres renfermant 3,5 0/0 de matière nutritive, on a semé 50 embryons isolés comme nous l'avons dit plus haut, et qui sont restés 7 jours en germination ; au bout de ce temps, on les a desséchés à 100° et pesés. Voici les poids trouvés pour ce groupe de 50 embryons, qui sera pris pour unité dans tous les résultats qui vont suivre :

Avant germination	89 mgr.
En culture sur l'eau	52
Greffés sur des endospermes	436

Cultivés sur du	sucre de cannes	195
»	dextrose..............	164
»	lévulose..............	162
»	maltose...............	155
»	sucre interverti.........	132
»	sucre de lait...........	99
»	raffinose..............	91
»	mannite...............	89

On voit que le sucre de cannes tient la tête pour ses qualités nutritives, et précède de beaucoup le maltose, qui est pourtant le sucre naturel du grain d'orge en germination. Le sucre interverti est moins favorable. Quant au sucre de lait, au raffinose et à la mannite, c'est à peine si l'embryon y touche, et il ne se forme pas d'amidon. Böhm, Meyer et Laurent avaient déjà étudié cette influence des sucres pour faire reparaître l'amidon dans les tissus qui en avaient été épuisés, et Laurent avait vu que les racines étiolées des pommes de terre, privées d'amidon par un long séjour dans l'eau à l'obscurité, ne se remplissaient à nouveau d'amidon que lorsqu'on mettait à leur disposition une des sept substances suivantes : glycérine, dextrose, lévulose, galactose, saccharose, lactose et maltose. Ce sont en grande partie les mêmes que pour l'orge. La glycérine, qui n'est pas portée dans le tableau ci-dessus, devait s'y trouver très rapprochée du maltose. Mais c'est là une question que nous retrouverons tout à l'heure.

54. Action de l'embryon sur l'amidon. — Une fois lancés dans cette voie, nous pouvons y aller plus loin à la suite de MM. Brown et Morris. Étudions l'action de l'embryon sur l'amidon. Ce qui est le plus commode pour cela, est de mettre en suspension de l'amidon finement divisé dans une gélatine nutritive sur laquelle on place les embryons, le scutellum en contact avec la gélatine. En faisant à divers intervalles des coupes fines dans cette gélatine, on peut y suivre au microscope le travail de désagrégation de l'amidon qu'on y a introduit.

Ce travail commence par la couche de contact de la gélatine et du scutellum, et se poursuit en irradiant tout autour. Il se fait comme dans le grain d'orge, par une dislocation irrégulière du globule d'amidon. L'amidon de l'orge est celui qui est le plus rapidement transformé, mais ceux du froment, du riz, du maïs sont aussi promptement attaqués ; ceux de la pomme de terre et du haricot résistent à l'action de l'embryon d'orge.

Voici qui est encore plus curieux. Si on sépare délicatement l'épiderme du scutellum avant de faire l'expérience, il n'y a plus aucun effet produit. C'est donc la couche épithéliale du scutellum qui est le siège de la sécrétion de la diastase : elle conserve ce pouvoir quelque temps après avoir été détachée, et, appliquée seule à la surface d'une gélatine à l'amidon, elle commence l'érosion des granules placés au-dessous d'elle.

En résumé, ce scutellum est à la fois organe digestif et organe d'absorption. Il fait alors seul ce que font les diverses parties du canal alimentaire d'un animal supérieur qui, lui, vit nettement en parasite sur les matières dont il se nourrit. L'alimentation de l'embryon est plus simple, puisqu'il ne consomme que de l'amidon et de la cellulose. Son appareil digestif peut être moins compliqué, et MM. Brown et Morris nous ayant appris à le connaître, nous pouvons chercher comment varient ses sécrétions.

55. Influence des sucres sur la sécrétion. — Ajoutons, pour cela, du sucre de cannes à la gélatine amidonnée sur laquelle nous portons nos embryons séparés de la graine : nous trouvons alors que l'amidon n'est plus attaqué, et que la couche épithéliale ne sécrète plus de diastase. Il y a plus, cette action inhibitoire est spéciale aux sucres que nous avons vus plus haut être assimilables par l'embryon, tandis que les solutions de substances que nous savons être inassimilables, comme le lactose et la mannite, ne changent rien à l'action du scutellum sur l'amidon.

Cette curieuse influence se manifeste aussi sur des embryons restés adhérents à leurs endospermes. Des grains d'orge, humectés pendant 24 heures, ont été coupés à leur partie supérieure, pour favoriser la pénétration, et plantés alors avec l'embryon en bas, dans de la soie de verre, saturée d'eau distillée pour un premier lot, d'une solution à 5 0/0 de sucre de cannes pour un second lot. Les embryons ont bien poussé partout, et au bout de 4 jours, on a vu que l'endosperme était tout disloqué, et que l'amidon commençait à être atteint dans les grains germés dans l'eau, pendant que, chez les autres, l'endosperme avait presque entièrement conservé sa consistance normale.

« Il est évident, disent MM. Brown et Morris, que le pouvoir sécrétoire, est d'une façon ou de l'autre, adapté aux besoins de la jeune plante, de façon à n'entrer en action que lorsque se fait rare la provision de composés hydrocarbonés servant à la construction des tissus. Quand ils commencent à manquer, la réserve de matériaux solides est entamée par la diastase, dont la production est sans doute contenue par les produits de sa propre réaction, de façon à prévenir toute folle dépense de la sécrétion. La sécrétion de diastase active par l'épithélium peut donc être regardée, jusqu'à un certain point, comme un phénomène d'inanition. » Nous retrouverons cette idée tout à l'heure.

56. Sécrétion de la cytase. — Nous n'avons pas fini. Nous n'avons examiné jusqu'ici que la diastase qui va dissoudre à distance l'amidon des cellules de l'endosperme. Mais ces cellules elles-mêmes, sous quelle influence leurs parois se dissolvent-elles? MM. Brown et Morris montrent que c'est à l'aide d'une diastase au sujet de laquelle nous pourrions répéter tout ce que nous venons de dire au sujet de la diastase dissolvante de l'amidon, car elle se comporte de même et a la même origine.

Un extrait de malt d'orge, fait à froid, dissout la cellulose de tranches minces de grain d'orge qu'on y laisse séjourner quelques heures, et la cellulose s'y détruit comme nous avons vu plus haut qu'elle le fait dans le grain d'orge en germination. Le même extrait dissout la cellulose de tous les endospermes de graminées, celle d'une tranche de pomme de terre, de carotte, de navet, d'artichaut, mais il respecte la cellulose des graines de dattier, d'asperge, de café, d'ail, de balsamine, de primevère, et celle de la pomme et de la betterave.

Ce même extrait perd cette propriété par le chauffage, et on peut en séparer la substance active au moyen de l'alcool. Tout fait donc présumer l'existence d'une diastase, que MM. Brown et Morris appellent *diastase cytohydrolytique*, et qui est une des cytases mentionnées dans le chapitre précédent.

Comme l'amylase, cette cytase est sécrétée par l'épithélium du scutellum, et on le démontre comme plus haut. Un embryon avec son scutellum sans épithélium, placé sur une tranche de pomme de terre, la laisse intacte ; avec son épithélium, il en dissout la cellulose et peut s'y mouler en y faisant un trou. Les deux diastases sont sécrétées simultanément. On ne peut les séparer par aucun moyen, mais on constate pourtant qu'elles sont différentes en examinant comment elles se comportent sous l'action de la chaleur. La cytase perd un peu de son action après avoir été chauffée à 50°, et est détruite au bout d'une demi-heure à 60°. L'amylase ne perd au contraire presque rien de sa puissance dissolvante sur l'amidon cru après avoir été chauffée à 70° ; son action sur l'empois d'amidon n'est que légèrement modifiée à 60°.

Nous reviendrons plus tard sur ces différenciations qui sont particulièrement difficiles entre les diastases dissolvant la cellulose et celles qui dissolvent l'amidon cru, parce qu'il y a cellulose et cellulose comme il y a amidon et amidon. Si même on y regarde de près, on trouve qu'aucun caractère fondamental ne permet de séparer l'amidon de la cellulose. L'action de l'iode, qui semble la plus caractéristique, est plutôt une propriété de structure qu'une propriété de fonction. Il y a des plantes dont les graines sont formées de cellules à parois amyloïdes se colorant en bleu par l'iode, la *Balsamea impatiens*, le *Tropæolum majus*, la *Primula Webbii*. D'un autre côté, vis-à-vis d'un même microbe, il y a des amidons plus résistants que des celluloses, et des celluloses plus résistantes que certains amidons. Le même *amylobacter* peut dissoudre les cellules de la pomme de terre en respectant son amidon, et l'amidon du blé, en respectant sa cellulose. Il faut donc regarder de très près dans l'étude de ces phénomènes ; mais bornée à leurs caractères extérieurs, l'étude en reste encore très intéressante. Nous venons de voir ce qui se passe dans le grain d'orge pendant la germination, cherchons ce qui s'y passe pendant sa période de repos.

57. Diastases normales du grain d'orge. — On a cru pendant longtemps que l'orge ne renfermait pas de diastase avant la germination. Kjeldahl a montré le premier qu'il y en avait une, qu'on avait méconnue parce qu'on avait toujours opéré avec de l'empois d'amidon qu'elle est incapable de liquéfier, mais qui a la propriété de saccharifier l'amidon soluble. Cette diastase, d'après MM. Lintner et Eckhardt, se distingue de la diastase du malt en ce qu'elle n'a pas son maximum d'action entre les mêmes limites de température. C'est à elle que sont dus ces phénomènes de dissolution des grains d'amidon déposés temporairement dans l'embryon et qui disparaissent non par érosion, mais par dissolution régulière. Enfin cette diastase de l'orge se différencie encore de celle du malt en ce qu'elle est incapable d'attaquer la cellulose du grain d'orge.

Cette diastase de l'orge est la seule qu'on trouve dans le grain au moment du développement de l'embryon ; c'est à son aide que l'embryon utilise l'amidon des jeunes cellules de l'endosperme qu'il envahit en grandissant. Il les vide sans les détruire, les refoule devant lui en les comprimant, et c'est ce rempart de cellules vides et usées que nous avons vu attaqué par la diastase produite au moment de la germination.

58. Mesure des quantités de diastase. — Toutes les notions que nous venons de résumer gagneraient à se préciser par des chiffres. Nous ne sommes pas encore prêts à aborder l'étude des quantités de diastases. Même au moment où ce sujet a été abordé expérimentalement, on n'en connaissait pas bien toutes les difficultés, et les nombres obtenus ne méritent qu'une confiance médiocre ; mais ils sont approximatifs, et comme tels, ils peuvent déjà nous rendre quelques services.

MM. Brown et Morris ont cherché à évaluer la quantité de diastase existant en différents points de l'embryon ou de l'endosperme dans le grain en germination. Ils ont fait pour cela des macérations des diverses parties du grain, soigneusement disséqué à cet effet, lorsque c'était nécessaire, et ont mis ces macérations en contact avec une dissolution d'amidon soluble, portée d'avance à la température la plus favorable à la saccharification. Kjeldahl a montré que dans ces conditions, lorsqu'on laisse à l'action une durée constante, pas trop grande, et calculée de façon que la quantité de maltose produit ne dépasse pas le quart environ du sucre total que pourrait donner la quantité d'amidon employée, cette quantité de maltose est proportionnelle à la quantité de diastase contenue dans le volume de macération mis en œuvre. Malheureusement, il n'est pas démontré qu'elle soit aussi proportionnelle à la quantité de diastase contenue dans le poids de cellules ou de tissus qui ont permis de préparer la macération. Mais en admettant cette hypothèse, ce qui ne peut se faire qu'avec réserve, on peut se faire une idée de la distribution du mélange des deux diastases dans l'orge germé. Voici, évalués comme plus haut, les chiffres trouvés par MM. Brown et Morris après un maltage de sept jours. Dans l'endosperme on a distingué entre la teneur des parties les plus voisines de l'embryon (*a*) et les parties les plus éloignées (*b*).

Diastase dans 50 endospermes, partie *a*......	9gr.797
» » » *b*......	3 ,531
» les radicelles de 50 grains.....	0 ,068
» les plumules »	0 ,045
» les scutella »	0 ,547
Total......	13 ,988

On voit que la diastase est surtout accumulée dans les

portions en regard et en contact du scutellum et de l'endosperme. On voit aussi, par la comparaison des nombres de ce tableau avec les nombres plus petits trouvés pour les embryons excisés, quel intérêt il y a, pour l'embryon, à rester adhérent à son endosperme. Il ne sécrète qu'à la condition de vivre, et il modère ou suspend sa vie quand ses matériaux de réserve commencent à s'épuiser. Cultivé sur de l'eau, il n'y trouve rien, Sur du sucre ou de l'amidon, il en est réduit aux éléments azotés qu'il avait apportés. Quand il est en relation avec son endosperme, il s'en procure constamment de nouveaux. L'amidon qu'il dissout lui sert à édifier de nouvelles cellules, et la matière azotée qu'il y trouve complète son alimentation.

59. Sécrétion de diastase en dehors du scutellum. — Brown et Morris avaient cru pouvoir conclure de cette étude que le scutellum de l'embryon est seul à produire une diastase dissolvant l'amidon. Des observations diverses, dues à Hansteen, à Gruss, à Pursewitsch, avaient montré que les cellules de l'endosperme n'avaient pas que le rôle passif que leur avaient attribué Brown et Morris, et qu'elles étaient capables, en dehors de toute influence de l'embryon, de digérer leurs matériaux de réserve. En séparant par exemple ces endospermes, et en les faisant flotter sur de l'eau, on les voyait se vider de leur amidon sur certains points. Le mouvement d'épuisement était ralenti en présence du dextrose, de la glycérine, du sucre de cannes, et supprimé par le chloroforme ou l'éther, pour reprendre ensuite quand on faisait disparaître ces anesthésiques.

Cela témoignait d'une activité nutritive individuelle dans chaque cellule, comme celle que j'avais observée dans les feuilles cotylédonaires de légumineuses cultivées à l'abri des microbes. Mais aux expériences de Gruss, de Pursewitsch, on pouvait objecter que l'endosperme, séparé de son embryon, et plus ou moins lacéré, nourrit très facilement des microbes dont l'intervention était une cause d'erreur. On pouvait dire aussi que les diastases trouvées dans l'endosperme provenaient peut-être de la diffusion des diastases du scutellum pendant le trempage nécessaire pour qu'on puisse séparer ce scutellum et l'embryon de l'endosperme. MM. Brown et Escombe ont donc repris ce sujet avec la préoccupation d'éviter ces deux causes d'erreurs. Ils dégerment le grain avant de le tremper dans l'eau, ce qui se fait sans grande difficulté, et en opérant avec toutes les précautions antiseptiques possibles, ils réussissent à faire flotter sur l'eau stérile des endospermes supportés par des plaques de mica percées de trous où on enfonce le grain dégermé.

L'expérience montre que la couche à aleurone A (fig. 1) est la première à se détacher des cellules adjacentes contenant de l'amidon. Elle se distingue de ces cellules en ce que les grains d'amidon sont plus petits. Le décollement a lieu par suite de la sécrétion d'une cytase, et ici encore la sécrétion de cytase est accompagnée d'une sécrétion de diastase dissolvant l'amidon. Tout se passe donc comme si cette couche à aleurone avait, plus réduites, les mêmes propriétés que le scutellum. La corrosion des grains d'amidon est un peu différente. Au voisinage de la couche d'aleurone, elle commence par de larges fentes dans le grain et une dissolution concentrique de son contenu. La diastase du scutellum procède au contraire par la formation de nombreuses et petites cavités sur toute la surface ; mais sauf ce détail, la couche d'aleurone est assimilable au scutellum. Les endospermes débarrassés de leur couche d'aleurone ne subissent de leur côté, lorsqu'on les met sur l'eau, aucune déplétion d'amidon ni aucune modification. Brown et Escombe concluent donc que, comme ils l'avaient dit, les cellules de l'endosperme sont incapables de toute sécrétion diastasique.

Peut-être y a-t-il encore quelque chose d'un peu trop absolu dans cette conclusion. Les expériences démontrent seulement que c'est le scutellum qui produit surtout la diastase. La couche d'aleurone vient au second rang, et tout ce que nous savons, c'est que dans les conditions et dans le temps où on trouve des diastases dans la couche d'alcurone, il n'y en a pas dans les cellules de l'endosperme. On ne saurait aller plus loin. Quand on ne trouve rien, tout ce qu'on peut dire, c'est qu'on ne trouve rien. On ne peut conclure qu'il n'y a rien. Nous avons vu plus haut que dans les feuilles cotylédonaires, la sécrétion de la diastase est cellulaire. Nous allons voir dans le chapitre suivant qu'il en est de même dans les organes foliacés verts. Il n'y a pas de raison pour que les bulbes, racines et rhizomes fassent exception.

Nous pouvons nous arrêter là dans cette étude. Nous venons de voir en fonction des diastases qui sont alimentaires en ce qu'elles président à l'utilisation d'un aliment *extérieur* à la jeune plante. Nous allons passer à un autre exemple dans lequel nous verrons en action les diastases agissant à l'intérieur de la cellule qui les a produites. C'est celui de la production et des translocations de l'amidon dans les feuilles des végétaux.

BIBLIOGRAPHIE

BROWN et MORRIS. Recherches sur la germination de quelques graminées, *Journal of the Chem. Society*, juin 1890.

A. GRIS. *Ann. des Sciences naturelles*, Botanique, 1864, t. II.

PH. VAN TIEGHEM. Recherches physiologiques sur la germination, *Id.*, 1873, t. XVII.

REINITZER. *Zeitsch. f. phys. Chemie*, 23, 1897.

BLOCISZEWSKI. *Landwirths. Jahrbuch*, t. V, p. 145, et *Jahresbericht d. agrik. Chemie*, 1875.

BOHM, MEYER, LAURENT. V. à la *Bibliographie* du chapitre suivant.

CHAPITRE IV

SÉCRÉTION DES DIASTASES DANS LES ORGANES FOLIACÉS

Nous avons vu, dans le chapitre précédent, un exemple d'une diastase venue de l'extérieur pour agir sur la substance qu'elle transforme ; c'est tout à fait l'analogue d'un procès de digestion. Nous allons trouver maintenant un exemple d'une diastase agissant dans l'intérieur même de la cellule qui la produit, et pour un procès de nutrition. Tel est le cas de la diastase des feuilles, très bien étudiée aussi par Brown et Morris.

60. Résumé des faits acquis. — Pour bien comprendre l'intérêt des notions nouvelles apportées par ces savants, quelques renseignements préliminaires sont indispensables. On sait, depuis Schimper, que partout où de l'amidon se dépose dans une plante, soit à l'état d'amidon de réserve, soit à l'état d'amidon transitoire, ce n'est jamais au milieu du protoplasme, mais à l'intérieur ou tout au moins au contact de certains granules réfringents que nous appellerons amyloplastes ou leucites. La matière du leucite semble d'ordinaire se noyer dans la masse du granule d'amidon, à mesure que celui-ci grossit. On a même dit que le leucite perdait l'azote qui semble y exister à l'origine, attendu qu'il jaunit par l'iode ; mais il se peut aussi que la réaction de la matière azotée soit masquée par la dilution du leucite dans le granule d'amidon, ou par le bleuissement intense de la masse. Il ne faudrait donc pas conclure de ce que le leucite est souvent noyé dans le granule d'amidon qu'il se fusionne avec lui. Il y a du reste des cas, comme celui que représente la figure 2, où le leucite et le granule amylacé restent distincts. Mais le plus souvent, dans le granule d'amidon un peu avancé, le leucite a disparu, et ne se révèle plus que parce que, à l'origine au moins, les dépôts d'amidon se sont fait concentriquement autour de lui.

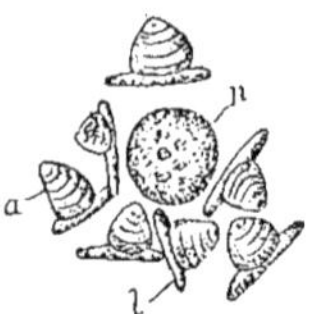

Fig. 2. — Grains d'amidon (*a*) de la moelle de la racine de *Phajus grandiflorus* reposant chacun sur son leucite formateur *l*.

Un granule d'amidon qui se développe librement est sphérique, (*a*,*b*, fig. 3) et formé de couches concentriques donc les degrés d'hydratation et de compacité sont différents. C'est une question de coagulation qui entre en jeu. Toute couche déposée

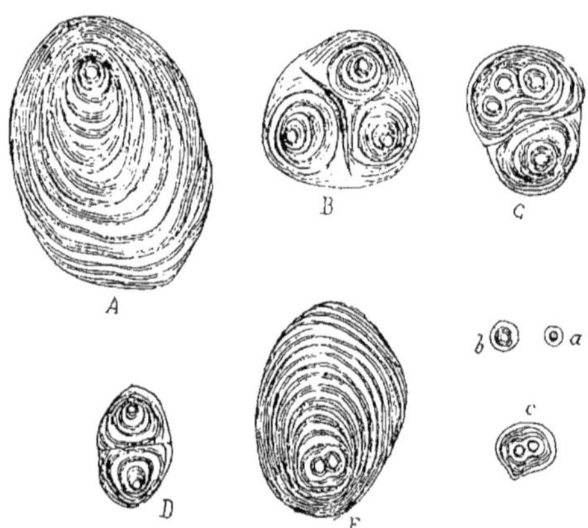

Fig. 3. — Grains d'amidon simples et composés de la pomme de terre. — A Grain simple. — B, D Grains composés. — C Grain encore plus composé. — E Grain composé à soudure précoce. — *a b c* Grains très jeunes, simples et composés.

récemment devient de plus en plus compacte, si on lui en laisse le temps, et exsude son eau. Si elle se fait et se défait tous les jours, comme nous allons voir que c'est souvent le cas, elle reste molle et perméable. Ce n'est guère qu'à la fin de la période d'activité du végétal, lorsque les mutations journalières deviennent lentes, que les granules d'amidon, surtout de l'amidon mis en réserve dans les tubercules ou les fruits, peuvent épaissir leur couche extérieure et avoir l'air d'être enveloppés d'une membrane, de même constitution chimique que les couches plus profondes, mais plus résistante qu'elles aux actions extérieures. Il y a deux moyens d'égaliser les résistances de toutes ces couches : la première est de les hydrater à fond, soit par l'action des acides, soit par celle des alcalis ; la seconde est de les déshydrater à fond, par exemple par l'action de l'alcool. On les amène dans le premier cas au niveau de résistance des couches profondes, et des couches extérieures dans le second.

Ces leucites qui nous apparaissent, ainsi que nous l'avons dit, comme des centres de coagulation, existent un peu sur tous les points de la plante avec les mêmes caractères. On a fait arbitrairement une place à part, pendant longtemps, aux leucites contenus dans les cellules chlorophylliennes, ou même quelquefois adhérents aux granules chlorophylliens. Sachs a montré en 1862 que l'apparition d'amidon dans le granule chlorophyllien est liée à l'action de la lumière et au procès d'assimilation. Godlewski et Pfeffer firent voir ensuite que la formation d'amidon à la lumière est impossible lorsqu'il n'y a pas d'acide carbonique, et peut augmenter dans une certaine mesure lorsqu'on augmente la dose de ce gaz mise à la disposition de la plante. On en avait conclu que tout l'amidon formé autour des leucites chlorophylliens, ou chloroleucites, était de l'amidon de synthèse, provenant directement du travail d'assimilation.

C'est Böhm qui a montré qu'on se trompait sur ce point, en faisant voir qu'on pouvait amener la formation d'amidon dans les chloroleucites en dehors de la présence de l'acide carbonique et de tout acte respiratoire, en leur permettant seulement d'utiliser les aliments de réserve contenus dans la plante. Ceci rapprochait les chloroleucites des leucites ordinaires, et Schimper ajouta à cet argument en prouvant que les leucites des tissus non colorés pouvaient, dans le développement normal et régulier de la plante, devenir des chloroleucites. Enfin Böhm et A. Meyer, en 1883, terminèrent la discussion en prouvant que les chloroleucites, comme les leucites ordinaires, pouvaient donner de l'amidon lorsqu'on leur fournissait, comme aliments, des sucres tout formés.

Ceci montre que, dans les deux cas, le dépôt de l'amidon au contact des leucites ou des chloroleucites est précédé d'un travail préliminaire de synthèse donnant naissance à des sucres, à des dextrines, dont la présence peut être en effet constatée par des moyens chimiques, mais qui ne deviennent visibles et ne donnent la coloration par l'iode que lorsqu'ils prennent la forme d'amidon. Ces sucres ne peuvent pas être quelconques, et sont particuliers, pour ainsi dire, pour chaque végétal. Presque toutes les feuilles qui peuvent former de l'amidon en produisent abondamment quand on les fait flotter dans une solution à 10 0/0 de lévulose. Le dextrose ne convient qu'à un petit nombre d'entre elles. Très peu se contentent du lactose.

De plus, il y a une relation entre la nature de l'amidon d'une plante et celle des corps sucrés de son parenchyme. Les *Composées*, par exemple, contiennent surtout de l'inuline, dont l'hydrolyse donne, comme nous l'avons vu, du lévulose. Or, on trouve que c'est le lévulose qui convient le mieux pour faire apparaître l'amidon dans les feuilles de ces plantes. En revanche, les Silènes contiennent du galactose, et c'est aussi dans des solutions de galactose que les feuilles de ces plantes se remplissent le plus d'amidon. On trouve des résultats du même ordre pour la mannite.

En rassemblant tous ces résultats, on arrive à conclure que le dépôt d'amidon est le dernier terme du procès d'assimilation, et que leucites et chloroleucites ne le font apparaître que lorsqu'ils en trouvent les éléments dans le milieu ambiant. C'est ici que se révèle entre eux une différence. Dans les leucites des bulbes, de la racine, ce dépôt est, sauf des cas exceptionnels, à l'état d'accroissement continu. Des nouvelles couches viennent constamment recouvrir les couches anciennes. Les leucites, centres de coagulation, donnent des masses qui se soudent et continuent à recevoir des dépôts nouveaux, donnant naissance aux formes irrégulières de la figure 3. Parfois comme en A, un gros granule provient d'un leucite unique, mais qui, mieux alimenté d'un côté que d'un autre, reste excentrique dans le granule qu'il a produit. C'est la forme habituelle dans les tubercules de la pomme de terre, et en général dans tous les greniers de réserve que la plante se crée. Dans les feuilles, au contraire, les expériences de Sachs, suivies d'une foule d'autres, montrent que, dans les conditions naturelles, il y a déplétion rapide, pendant les heures de nuit, de l'amidon formé pendant les heures de jour. L'amidon des chloroleucites est évidemment, non un amidon de réserve, mais un amidon de translocation, qui forme des dépôts temporaires dans l'organe où l'assimilation est plus active, lorsque ce travail d'assimilation dépasse en puissance le travail d'élimination par la sève descendante. Mais cet amidon n'est pas destiné à rester en place, et dès lors se dresse la question de savoir par quel mécanisme il est dissous.

61. Diastase des feuilles. — Dès l'origine, les savants ont pensé pour cela à l'action d'une amylase, qu'on a même pu extraire du jus de macération de certaines feuilles, en le précipitant par l'alcool. Mais cette explication a, dès l'abord aussi, soulevé quelques difficultés. Wortmann a constaté que le travail de dissolution de l'amidon des feuilles, qu'on supposait masqué pendant le jour par l'effet prédominant du travail de l'assimilation, ne se produisait pas quand on suspendait ce travail en privant la feuille, soit d'acide carbonique, soit d'oxygène, qui lui sont également nécessaires pour l'accomplir. S'il y avait une diastase agissante, concluait-il, elle aurait continué à fonctionner. De plus, en mesurant l'activité diastasique des macérations filtrées de certaines feuilles, chez lesquelles le travail de déplétion était très rapide, il trouvait que cette activité était très faible et parfois nulle. Disons tout de suite que cet argument ne portait pas, car les mêmes macérations non filtrées étaient au contraire actives. La diastase restait collée aux éléments cellulaires et ne traversait pas les filtres. Il y avait cette autre raison d'insuccès, que nous retrouverons plus tard, c'est que les tannins divers que contiennent les feuilles peuvent lorsque, par macération ou par broyage ils sont arrivés au contact de la diastase, en paralyser l'action.

Dans le travail que nous avons analysé au chapitre précédent, Brown et Morris avaient soulevé des objections d'un autre ordre. L'amylase du scutellum peut, comme nous l'avons vu, non seulement liquéfier l'empois d'amidon, mais encore corroder le granule amylacé non cuit. La diastase qu'on trouve dans les feuilles agit péniblement sur l'empois, et pas du tout sur le granule. Si donc il y a une diastase dans les feuilles, elle semble différente de la diastase digestive sécrétée par le scutellum de l'embryon.

Toutes ces obscurités et ces incertitudes se sont dissipées quand MM. Brown et Morris ont étudié la question de plus près, et voici comment ils ont conduit leur travail..

62. Mesure de la quantité d'amidon. — Il faut d'abord chercher un moyen d'évaluer la quantité d'amidon existant dans la feuille à un moment quelconque. Il existait pour cela dans la science une méthode inaugurée par Sachs, et qui revient à ceci. Dans une feuille large, et aussi homogène que possible, au point de vue de la distribution des nervures et du parenchyme, on enlève à l'emporte-pièce, sur une des moitiés, un certain nombre de morceaux d'une surface connue, qu'on dessèche doucement, et qu'on pèse lorsqu'ils sont secs. On met ensuite ce qui reste de la feuille en expérience : par exemple, on l'expose au soleil, et il s'y fait de l'amidon. Pour en évaluer la quantité, à la fin de la journée, on y découpe, dans la moitié restée intacte, de nouveaux morceaux qu'on traite comme les premiers.

La différence de poids était comptée comme gain d'amidon par Sachs, qui croyait que tous les matériaux d'assimilation passaient par ce stade. Ou plutôt, comme il savait bien qu'il y avait un courant de sucs élaborés sortant par le pétiole, le poids acquis dans la journée représentait la différence des entrées et des sorties. Quand on supprimait les sorties en détachant la feuille, et en plongeant son pétiole dans l'eau pour éviter sa dessiccation, le poids gagné par la feuille pendant la même durée d'insolation était en effet plus considérable.

La méthode est bonne et assez précise. Mais il est impossible de compter comme de l'amidon la différence de poids entre des surfaces égales de feuille à la fin et au commencement de l'expérience ; cette différence donne le gain total, et il faut faire une détermination directe de l'amidon pour savoir pour combien il compte dans ce gain total.

Voici comment MM. Brown et Morris conduisent ce dosage. Ils dessèchent d'abord aussi rapidement que possible les fragments de feuille sur lesquels ils opèrent, et qui se vident assez vite de leur amidon si on les laisse continuer à respirer. Pour éviter ces pertes, on tue la feuille, soit en l'exposant quelques instants aux vapeurs du chloroforme, soit en la desséchant rapidement à 75-80°. On pulvérise après dessiccation, et on traite la poudre par l'éther, dans un appareil à épuisement, pour enlever la chlorophylle et les matières grasses. Puis on fait digérer pendant 24 heures à 40°, à deux reprises, avec de l'alcool à 80° G. L., pour enlever tous les sucres. On lave ensuite par décantation avec de l'alcool chaud, et le résidu est chauffé avec de l'eau pour gélatiniser l'amidon. On refroidit à 50°. On ajoute de la diastase, et on laisse 2 heures à 50-55°. Au bout de ce temps, on fait bouillir, on filtre, et on cherche quel est le pouvoir rotatoire et le pouvoir réducteur du liquide filtré, ce qui permet de savoir combien il contient de maltose et de dextrine.

Ainsi conduite, l'expérience montre que l'amidon trouvé ne représente qu'une fraction de l'augmentation de poids survenue pendant l'insolation. Voici, comme exemple, les chiffres trouvés pour une feuille d'*Helianthus annuus*. Une feuille de ce végétal, coupée et exposée à la lumière dans la journée du 23 août, avait gagné plus de 12 grammes par mètre carré. Laissée sur la plante, elle n'avait plus gagné que 8 gr. 5, à cause des matériaux élaborés évacués par le pétiole. Or cette feuille, au commencement de la journée ne contenait que 1 gr. 05 d'amidon par mètre carré et 2 gr. 45 à la fin. Elle n'avait donc gagné que 1 gr. 4 d'amidon. Il en est toujours de même : l'amidon n'est qu'une petite fraction de l'assimilation totale, et même de la différence entre les entrées et les sorties.

63. Etude de la diastase. — Cet amidon formé pendant le jour, s'en va pendant la nuit : les magasins temporaires dans les feuilles se vident. Nous avons à chercher comment se fait cette translocation, si la diastase de la feuille peut y suffire, et pourquoi elle ne dissout pas l'amidon pendant le jour, puisqu'elle le dissout dans la nuit. Pour cela, il faut d'abord faire l'étude de cette diastase, ensuite en mesurer la quantité.

Sur le premier point, MM. Brown et Morris trouvent que la diastase des feuilles ne se distingue, par aucun caractère bien tranché, de la diastase de l'orge. Elle donne, aux dépens de l'empois d'amidon, de la dextrine et du maltose. Lorsqu'on fait agir, sur des granules d'amidon cru, les diastases de feuilles diverses, on trouve que tous les amidons ne sont pas attaqués avec la même vitesse, que le rang d'attaque n'est pas le même pour tous les amidons et dépend de la diastase employée. Nous retrouvons donc là, tant du côté des amidons que du côté des diastases, les petites différences d'action et de réaction qui ne les empêchent pas, les premiers, d'être tous de l'amidon, et les diastases d'être toutes de l'amylase. Mais en mettant en contact avec des granules de *Polygonum fagopyrum*, les plus facilement attaquables d'ordinaire, une macération de feuilles de *Pisum sativum*, d'ordinaire aussi très riches en diastase, on voit, au bout de

2 heures à 30°, surtout si le milieu est acidulé avec un peu d'acide formique, les granules s'attaquer. Il se forme une sorte de vacuole, autour de laquelle s'irradient des fentes, qui, en s'élargissant, finissent par disloquer le granule. Au bout de 8 à 10 heures, il y en avait de complètement désintégrés et détruits.

Il est difficile d'imiter, dans une expérience artificielle, les conditions naturelles de dissolution de l'amidon dans des feuilles. Tout ce qu'il faut retenir de cet essai, c'est que l'amylase des feuilles se comporte à peu près comme l'amylase de l'orge. Voyons maintenant ce qu'il y en a dans diverses feuilles, et dans une même feuille à différents moments de la journée.

64. Mesure de la quantité de diastase. — La méthode employée est celle que nous avons indiquée au chapitre précédent. On fait agir la macération d'un poids déterminé de feuilles sèches sur de l'amidon soluble de Lintner, et on évalue la quantité de diastase par la quantité de sucre formée pendant un temps déterminé, toujours le même, et dans des conditions identiques de température. Il faut avoir la précaution de doubler l'expérience de mesure d'une autre expérience identique, dans laquelle la diastase a été détruite par l'ébullition, pour tenir compte des sucres apportés par les tissus de la feuille.

On peut ainsi, dans une série d'expériences, évaluer les activités diastasiques, c'est-à-dire le nombre de grammes de maltose que peuvent donner 10 grammes de feuilles séchées à l'air, quand on les laisse en contact, pendant 48 heures à 30°, avec un excès d'amidon soluble suffisant pour que la quantité de maltose produit ne dépasse pas 20 0/0 environ du maltose possible. Voici quelques-uns des nombres trouvés.

Pisum sativum.	240	Tropæolum majus. . . .	4,9
Phaseolus multiflorus . .	110	» »	8,3
Lathyrus odoratus . . .	100	» »	9,6
» pratensis . . .	94	» »	4,2
Trifolium pratense . . .	89	» »	3,6

Trifolium ochroleucum .	56	Helianthus annuus . . .	3,9
Vicia sativa	79	Allium cepa	3,7
» hirsuta.	53	Hemerocallis fulva. . . .	2,1
Lotus corniculatus . . .	19	Hydrocharis Morsus-ranæ.	0,3

Nous avons dit, et nous retrouverons plus tard cette question, que les nombres ainsi déterminés ne méritent pas une confiance absolue. Ils ne sont pas nécessairement proportionnels aux quantités de diastase réellement présentes dans les feuilles, et MM. Brown et Morris donnent eux-mêmes une preuve de ce fait en montrant, après Jentys, que lorsque les feuilles mises en œuvre contiennent du tannin, ce tannin empêche la dissolution, ou plutôt la mise en liberté de leur diastase. Mais le tableau qui précède n'en montre pas moins nettement quelle est l'inégalité de la distribution de la diastase des feuilles dans le monde végétal, dans une même famille, et même, à propos du *Tropæolum majus*, dans une même espèce étudiée dans diverses conditions. On voit que les légumineuses sont d'ordinaire riches en diastase, et même, en comparant à ce point de vue le *Pisum sativum* au malt, MM. Brown et Morris ont vu que, à poids égal, le second ne contenait que deux fois et demi environ plus d'amylase que les feuilles du premier. A l'autre extrémité de l'échelle, nous trouvons des liliacées très pauvres en diastase. L'*Hydrocharis Morsus-ranæ* est la plante qui en contient le moins, et il n'y en a pas, d'un autre côté, qui fournisse plus d'amidon dans ses feuilles, lorsque les circonstances sont favorables.

Si cet exemple était général, on pourrait croire que le dépôt de l'amidon dans les tissus est une conséquence de la rareté ou de l'absence de la diastase, mais il ne peut rien rester de cette idée quand on observe que les légumineuses, chez lesquelles se dépose de l'amidon, contiennent dans leurs feuilles assez de diastase pour transformer en maltose une quantité d'amidon égale à 24 fois le poids sec de la feuille. Bien que les conditions de la saccharification de l'amidon soluble ne soient pas les mêmes que celles de la translocation de l'amidon cru, il n'en reste pas moins que ces feuilles contiennent un grand excès de diastase. Ce n'est donc pas l'absence de cet agent qui provoque la formation des dépôts transitoires d'amidon, et il faut chercher ailleurs.

65. Variations périodiques de l'amylase. — Le tableau ci-dessus montre que la dose de diastase dans le *Tropæolum majus* est assez variable. En systématisant les recherches dans cette direction, on constate nettement des variations périodiques de la diastase dans les feuilles. D'ordinaire, ces variations dépendent du degré d'éclairage. Les conditions qui apparaissent les plus favorables à l'assimilation et à la formation de l'amidon dans les feuilles sont les moins favorables à l'accumulation de la diastase, et, d'une manière générale, la production de l'amidon et celle de la diastase ont une marche inverse.

C'est ce que montrent bien les expériences suivantes faites sur l'*Hydrocharis Morsus-ranæ*. Après une complète insolation, les feuilles étant pleines d'amidon, on a mis la plante à l'ombre, et on a déterminé les activités diastasiques après 47 et 96 heures.

	Activité diastasique	Augmentation pour cent
1° Feuilles après insolation.	0,267	—
2° — après 47 h. d'obscurité. .	0,476	78
3° — après 96 h. —	0,676	153

En 2, il y avait environ 2 fois moins d'amidon qu'en 1 ; en 3, il avait complètement disparu. En remettant au soleil, l'amidon aurait reparu, et la diastase aurait diminué sans disparaître.

Comment expliquer cette marche inverse des deux phénomènes. C'est en apparence au moment où la diastase agit le plus, pendant la nuit ou à l'obscurité, qu'elle est plus abondante. Il est vrai qu'on pourrait répondre que ce n'est là qu'une apparence, et qu'en réalité le travail de déplétion est plus actif pendant le jour que pendant la nuit. Il est seulement masqué par le travail inverse de formation d'amidon. Etant plus actif pendant le jour, il doit consommer plus de diastase, et si les cellules du parenchyme en produisent toujours la même quantité, elle doit y être plus abondante la nuit que le jour. Mais la disproportion entre l'amidon formé ou détruit, et l'augmentation ou la diminution de la diastase est trop grande, surtout dans certaines plantes, pour qu'on puisse accepter cette explication. MM. Brown et Morris en proposent une autre, basée sur des observations faites au sujet de la germination des graminées, et que nous avons visées dans le précédent chapitre.

Nous avons vu que la sécrétion de la diastase par le scutellum de l'embryon est entravée quand on fournit à celui-ci, comme aliment, des hydrates de carbone. Il semble que n'étant plus obligé de tirer sa nourriture de l'endosperme, il suspend la sécrétion qui lui est nécessaire pour cela. Il en est peut-être de même pour la feuille. Dans la journée, les cellules du parenchyme ont à leur disposition les sucres et les autres hydrates de carbone qui résultent, nous l'avons vu, du travail d'assimilation. Quand l'obscurité vient, ces aliments sont devenus rares ou ont disparu, et il faut attaquer ses réserves. C'est à cela que sert la sécrétion de diastase. Cette sécrétion serait encore ici un procès de famine.

MM. Brown et Morris appuient cette explication d'une expérience dans laquelle, prenant des feuilles de *Tropæolum majus* pourvues d'amidon, ils ont vu la diastase augmenter dans ces feuilles lorsqu'ils les faisaient flotter en fragments, pendant 12 heures, à l'obscurité, sur de l'eau pure, tandis qu'il y avait diminution de la diastase lorsque les fragments étaient laissés en contact avec une solution de dextrose à 5 0/0. Dans ce dernier cas, il y avait augmentation de l'amidon coïncidant avec la diminution de la diastase. Cette explication semble un peu trop téléologique, et on ne voit pas bien une cellule préparant une diastase en vue d'un besoin à venir. Tout ce que nous savons, au contraire, montre que la sécrétion d'une diastase dépend non des aliments futurs, mais des aliments présents. A l'explication de MM. Brown et Morris, on peut en substituer une autre qui n'est pas moins d'accord avec l'expérience, c'est que la cellule du parenchyme, nourrie avec des hydrates de carbone, ne sécrète pas autant de diastase que lorsque ces aliments sont rares ou absents.

C'est ici, d'ailleurs, le moment de se souvenir que toutes les conclusions à tirer des déterminations numériques faites ci-dessus sont un peu incertaines, parce que ces déterminations numériques le sont aussi. Qu'on imagine, par exemple, une sécrétion, pendant le jour, de tannin qui disparaîtrait la nuit par suite d'un procès de nutrition. Il n'en faudrait pas plus, d'après MM. Brown et Morris eux-mêmes, pour que le même poids de parenchyme desséché cède moins de diastase au liquide de macération pendant le jour que pendant la nuit. N'oublions pas aussi que pendant le jour, le tissu parenchymateux, surtout au voisinage des cellules chlorophylliennes, est saturé d'oxygène, dont l'action destructive sur l'amylase n'est pas douteuse, ainsi que nous le verrons. Bref, bien d'autres explications que celle de MM. Brown et Morris peuvent être mises en avant. Nous n'insisterons pas davantage, nous bornant à faire remarquer combien se révèle compliquée, en tout état de choses, la nutrition de toute cellule, et grand le rôle qu'y joue la variation, en qualité et en quantité, des diastases présentes.

66. Nutrition de la cellule. — Nous trouvons au point de départ toute une série d'actions qui, jusqu'ici, ne sont pas diastasiques. Ce sont les phénomènes de synthèse qui amènent l'acide carbonique de l'air à l'état d'hydrates de carbone. A quel niveau s'arrêtent ces actions qu'on qualifiait autrefois de vitales ? C'est une question à laquelle il est devenu plus difficile de répondre depuis que M. Hill a fait voir qu'il y a des synthèses produites par des diastases. Jusqu'ici on a admis que l'action vitale de la cellule aboutissait à l'amidon. La formation du granule d'amidon serait alors assimilable à la formation d'un cristal dans une solution sursaturée, se faisant même peut-être avec dégagement de chaleur, et la transformation inverse de l'amidon en dextrine serait la superposition de deux phénomènes. une liquéfaction du granule absorbant de la chaleur si sa formation en a produit, une transformation de l'amidon en dextrine produisant de la chaleur. Mais il y a une autre hypothèse, c'est que la formation du granule résulterait d'une action coagulante due au leucite, quel qu'il soit, autour duquel l'amidon se concrète, auquel cas l'action de synthèse s'arrêterait au terme dextrine, et ce serait une action de diastase coagulante qui présiderait à la condensation de cette dextrine sous une forme qui lui donne les propriétés de l'amidon.

De même, le saccharose et le maltose sont, pour quelques savants, le produit de synthèses vitales ; mais il peut se faire aussi que le travail de synthèse s'arrête au glucose et que le maltose soit déjà un produit diastasique, pouvant s'accomplir en dehors de la cellule, et par soudure des deux molécules de glucose.

Le moment n'est pas encore venu de choisir entre ces deux hypothèses. En admettant la seconde, nous avons une diastase en jeu. Ce granule d'amidon formé reste en place tant que les conditions de nutrition restent les mêmes, et rien ne nous autorise à croire que, comme le pensait Sachs, il se détruit en même temps qu'il se forme, de sorte que celui que nous voyons n'est jamais que l'excédant de celui qui se forme sur celui qui se détruit. En d'autres termes, l'amidon n'est pas un terme nécessaire de passage des matériaux hydrocarbonés nutritifs de la cellule. C'est un état de dépôt provisoire pour quelques-uns d'entre eux. Pour vider le grenier, il faut l'apparition d'une force nouvelle, d'une diastase, et il en faut même deux, dans notre seconde hypothèse, une qui dissolve le globule, l'autre qui transforme la dextrine en maltose

Par quoi est commandée l'apparition de ces diastases nouvelles ? Par des causes, encore mal connues, qui sont périodiques et qui, remarquons-le, ne font pas disparaître pendant le jour la diastase qui fonctionne pendant la nuit, car on en trouve toujours, bien qu'en proportions réduites. Cette diastase est seulement immobilisée, réduite au repos par un organe d'arrêt qui disparaît à l'obscurité. Nous verrons bientôt que ces forces d'arrêt peuvent être très faibles, et ne pas sortir du cadre de celles que la vie cellulaire peut mettre en jeu. Mais on voit, sans que nous entrions encore dans les détails, combien est à la fois complexe et délicat le mécanisme qui fonctionne dans chaque cellule. C'est une notion que la science possédait déjà, mais qui s'étend et se complique singulièrement quand on l'étend aux actions de diastases. Nous allons en fournir un nouvel exemple, intermédiaire entre les actions diastasiques des graines et les actions diastasiques des feuilles.

67. Diastases des glucosides.— Dans l'exemple précédent, les diastases et les matières qu'elles transforment sont présentes dans les mêmes cellules, et s'y succèdent dans leur action. La nature nous fournit un autre exemple dans lequel la diastase occupe certaines cellules, et la matière hydrolysable d'autres cellules, en général assez éloignées des premières.

Cette distance mise entre les deux corps qui peuvent réagir l'un sur l'autre montre que la réaction ne peut avoir aucun rôle physiologique actif. Il est remarquable qu'elle donne naissance le plus souvent à un toxique ou à un antiseptique, ou au moins à un agent physiologique puissant. C'est en effet, comme nous allons le voir, par ce mécanisme que se produisent l'acide cyanhydrique, l'essence d'amandes amères, l'essence de moutarde et un grand nombre d'essences odorantes plus ou moins actives. Certaines des substances produites ont un effet défavorable sur les cellules des plantes desquelles on les retire, de sorte qu'on a pensé à chercher dans ce fait les causes de leur production. Une plante dont les cellules donnent, par exemple, normalement, de l'acide cyanhydrique ne peut vivre qu'en enfermant cet acide cyanhydrique dans une combinaison inoffensive, dans un produit qui exige une hydrolysation. On pourrait dire qu'il serait sage à la plante, dans cette hypothèse, de ne pas du tout préparer la diastase chargée de cette hydrolysation, mais enfin, si elle en fabrique elle a intérêt à la tenir éloignée du produit qu'elle doit transformer. A défaut d'autre valeur, cette hypothèse a le mérite de fournir à la mémoire un schema assez exact des phénomènes, ainsi que nous allons nous en assurer.

68. Localisation de l'émulsine et de l'amygdaline. — Les premières notions un peu précises sur ce sujet ont été fournies par M. Guignard. La difficulté était de caractériser par des réactions microchimiques, faites sur des coupes fines, la présence de l'émulsine ou de l'amygdaline dans certaines cellules. Pour l'émulsine, on noie les coupes dans une solution d'amygdaline, et on cherche dans quelles cellules il y a formation d'acide cyanhydrique en recherchant celui-ci par le procédé de Schönbein. On fait l'inverse pour rechercher les cellules contenant de l'amygdaline. Une fois cette étude faite, on la précise en isolant par une dissection fine les cellules qui ont donné une réaction, et en les mettant en contact d'abord avec une solution d'amygdaline, puis avec une solution d'émulsine. Si c'est avec la première seule qu'elles donnent de l'acide cyanhydrique, c'est qu'elles contiennent de l'émulsine, et rien que de l'émulsine.

En opérant ainsi, M. Guignard a trouvé que, dans le laurier-cerise et dans les amandes amères, l'émulsine et l'amygdaline sont renfermées dans des cellules distinctes.

L'émulsine ne se trouve que dans des cellules spéciales, appartenant à la gaine endodermique située autour des faisceaux (fig. 4), et au péricycle sous-jacent, qui entoure immédiatement les éléments libéro-ligneux de ces faisceaux.

L'amygdaline occupe le parenchyme proprement dit des amandes amères ou de la feuille du laurier-cerise.

Si le péricycle est sclérifié, comme dans les gros faisceaux de cette feuille, l'émulsine existe uniquement dans l'endoderme, qui renferme aussi du tanin. Ce dernier composé n'empêche nullement l'action du ferment sur l'amygdaline, contrairement à ce qui a lieu pour l'action de l'amylase sur l'amidon.

Si le péricycle n'est pas encore différencié et distinct de

l'endoderme, à cause de la jeunesse des organes, comme dans les cotylédons des amandes douces et des amandes amères, l'émulsine occupe les cellules de ces deux régions.

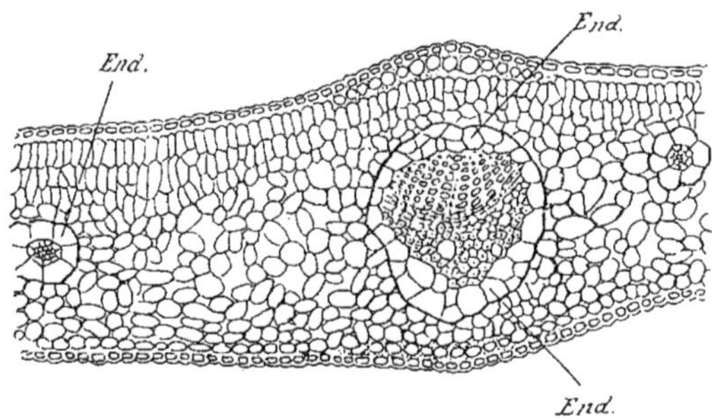

Fig. 4. — Feuille de Laurier cerise, en coupe transversale, montrant les cellules de l'endoderme *End* contenant l'émulsine.

On rencontre des faits analogues dans d'autres plantes : le principe toxique volatil, qui prend naissance quand on broie les racines tuberculeuses des Maniocs pour en extraire la fécule, n'est autre que l'acide cyanhydrique. Les « Maniocs amers » en produisent beaucoup plus que les « Maniocs doux ». L'acide cyanhydrique n'y existe pas tout formé et, bien que les chimistes n'aient pu retirer de ces plantes ni émulsine, ni amygdaline, mais seulement d'autres composés analogues aux glucosides, on pouvait se demander si l'émulsine y fait réellement défaut.

En appliquant à cette étude les procédés qui avaient réussi dans les recherches précédentes, M. Guignard a vu que le latex des divers organes de la plante contient de l'émulsine, tandis qu'il est dépourvu d'amygdaline ou d'un glucoside analogue, dédoublable sous l'influence de la diastase. Ce latex, à très faible dose, décompose en effet une solution d'amygdaline. Or, l'émulsine est le seul ferment connu qui dédouble ce glucoside. Elle se trouve donc localisée dans les mêmes éléments histologiques que la papaïne chez les Papayers, car c'est aussi dans les laticifères des divers organes de la plante qu'on trouve cette diastase.

69. Localisation de la myrosine. — Les mêmes méthodes permettent d'étudier la localisation de la myrosine dans les *Crucifères*. Il faut seulement varier les procédés. La recherche sur les coupes fines se fait en les chauffant légèrement avec le réactif de Millon, qui décèle dans certaines cellules une abondance particulière de matière albuminoïde. Ces mêmes cellules se colorent seules en violet quand on les chauffe à une température voisine de l'ébullition, avec de l'acide chlorhydrique pur additionné d'une goutte de solution d'orcine au dixième pour 10 cc. d'acide. Cette réaction confirme dans ces cellules l'existence d'une diastase. On les isole alors le mieux possible, et on les fait agir sur une solution pure de myronate de potasse, avec laquelle elles donnent de l'essence de moutarde. L'opération est très facile avec la giroflée des murs.

Pour chercher où est le glucoside, on plonge par exemple des coupes fines de racine de Rarfort dans de l'alcool absolu qui dissout l'huile grasse et respecte le myronate. Il rend malheureusement aussi la myrosine inactive. Mais il suffit de faire flotter les coupes sur une solution de myrosine. On constate alors, en colorant avec de la teinture d'orcanette aussi peu alcoolique que possible, que des globules d'essence colorables en rouge ont pris naissance dans toutes les cellules du parenchyme cortical, libérien et ligneux, mais surtout dans le premier.

Dans l'ensemble, M. Guignard a constaté que la myrosine est toujours contenue dans des cellules spéciales (*cm*, fig. 5). très nombreuses, surtout dans les graines ; le glucoside peut se trouver dans toutes les autres cellules des parenchymes.

La localisation des cellules à myrosine varie suivant les organes :

a. Dans la racine, elles sont situées principalement dans le parenchyme cortical et libérien ;

b. Dans la tige, elles occupent surtout la région du péricycle ;

c. Dans la feuille, leur répartition correspond à celle de la tige ;

d. Dans la graine, elles sont disséminées dans le parenchyme ou situées au contact des faisceaux conducteurs.

Les propriétés et les réactions de ces cellules spéciales

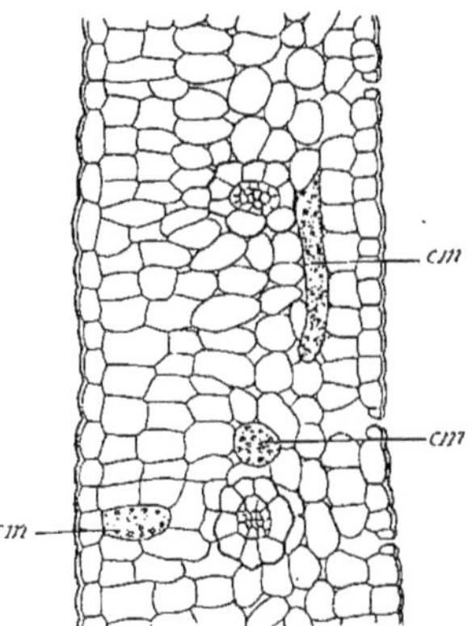

Fig. 5. — Feuille de moutarde blanche en coupe transversale, montrant les cellules (*cm*) à myrosine.

sont les mêmes chez toutes les Crucifères. Tout fragment de tissu qui en renferme peut décomposer le myronate de potassium.

Presque toutes les espèces de cette famille en possèdent, mais il en est qui ne renferment pas de glucoside dédoublable.

Tandis que les glucosides varient et, par suite, fournissent des essences différentes, la diastase est partout identique. Les ferments autres que la myrosine ne dédoublent pas les glucosides des Crucifères.

En étendant ces recherches à d'autres familles M. Guignard a vu que les Capparidées, les Tropéolées, les Limnanthées, les Résédacées et les Papayacées renferment la même diastase, mais des glucosides divers fournissant par leur dédoublement des essences différentes. Chez les Capparidées et les Tropéolées, l'essence est formée en majeure partie par des nitriles aromatiques accompagnés d'une petite quantité de sulfocyanate d'allyle; chez les Limnanthées, la proportion de ce dernier composé est relativement plus grande; chez les Résédacées et les Papayacées, l'essence paraît être formée en totalité par le sulfocyanate. Tandis que, dans les trois premières familles, c'est la graine qui en fournit la plus forte quantité, dans les deux dernières, c'est la racine de la plante.

Dans aucun cas l'essence n'est préformée dans les organes intacts et les conditions nécessaires à sa production sont partout les mêmes.

Ce serait ici le cas de se demander quel est le but physiologique de cette localisation soigneuse. Nous en avons vu plus haut une explication téléologique qui n'est appuyée sur rien. Il y en a une autre qui consiste à voir là un système de protection contre les insectes ou la dent des animaux. Les cellules, qui restent inertes tant qu'elles sont isolées, donneraient, lorsqu'elles sont broyées entre les dents ou dans l'intestin, des produits amers, désagréables ou toxiques, propres à décourager l'ennemi. Il vaut mieux dire qu'on ne sait rien sur ce sujet. Tout ce qu'il faut retenir, c'est qu'il y a des diastases dormant dans des cellules, et tout à fait différentes par conséquent de celles du scutellum de l'embryon d'orge et de celles que nous avons rencontrées dans les organes foliacés.

BIBLIOGRAPHIE

Diastase dans les feuilles.

VON MOHL. Untersuch. uber d. anatom. Verhaltnisse des Chlorophyls, 1837. Voir la traduction dans les *Ann. des Sciences naturelles,* Bot., 9, 1838.

A. GRIS. Recherches microscopiques sur la chlorophylle. *Id.*, 7, 1857.

J. BOEHM. Beiträge z. naheren Kentniss des Chlorophylls. *Sitzungsber. d. k. Akad in Wien*, 22, 1856.

J. SACHS. Ueber den Einfluss des Lichtes auf die Bildung des Amylums in den Chlorophyllkörner, *Bot. Zeitung*, 20, 365.

C. NAEGELI. Die Starkekörner, Zurich, 1858.

J. SACHS. Ueber die Auflösung und Wiederbildung des Amylums in den Chlorophyllkörnern bei wechselnder Beleuchtung. *Bot. Zeit.*, 1864, 289.

E. GODLEWSKI. Abhängigkeit der Stärkebildung in den Chlorophyllkörnern von dem Kohlensäuregehalt der Luft. *Flora*, 1873, 378., et *Arbeiten d. bot. Instit. in Würzburg*, 1, 1874, 343.

J. A. BOEHM. Ueber die Stärkebildung in dem Keimblättern der Kresse, des Rettigs, und des Leins. *Sitzb. d. k. Akad. der Wissensch.*, 69, 1874, 76.

J. A. BOEHM. Ueber Stärkebildung in den Chlorophyllkörnern. *Sitzb. d. k. Akad. der Wissensch.*, 73, 1876.

J. A. BOEHM. Ueber Stärkebildung in verdunkelten Blatt-theilen der Feuerbohne. *Ber.*, 10, 1877.

KOSMANN. Recherches chimiques sur les ferments contenus dans les végétaux. *Bull. Soc Chim.*, 27, 1877, 251.

J. BARANETZKY. *Die Stärkeumbildenden Fermente in den Pflanzen.* Leipzig, 1878.

A. F. W. SCHIMPER. Untersuchungen über die Entstehung der Stärkekörner. *Bot. Zeit.*, 1880, 881.

A. MEYER. Ueber die Structur der Stärkekorner. *Bot. Zeit.*, 1881, Nos. 51 and 52.

A. F. W. SCHIMPER. Untersuchungen über das Wachsthum der Stärkekörner. *Bot. Zeit.*, 1881, 186.

A. MEYER. *Das Chlorophyllkorn in chemischer, morphologischer und biologischer Beziehung.* Leipzig, 1883.

A. F. W. SCHIMPER. Ueber die Entwickelung der Chlorophyllkörner und Farbkörper. *Bot. Zeit.*, 1883, Nos. 7-10.

J. BOEHM. Ueber Stärkebildung aus Zucker. *Bot. Zeit.*, 1883, 33, 49, et *Zeitschrift für das gesammte Brauwesen*, 1883, 76.

L. BRASSE. Sur la présence de l'amylase dans les feuilles. *Compt. rend.*, 99, 1884, 878.

J. SACHS. Ein Beitrag zur Kentniss der Ernährungsthätigkeit der Blätter. *Arbeiten des Botanischen Instituts in Würzburg*, 3, 1884, 1.

BONNIER et MANGIN. Recherches sur l'action chlorophyllienne. *Ann. Sci. Nat.* (Bot.), 7, 3, 1886, 5.

A. MEYER. Bildung der Stärkekörner in den Laubblättern aus Zuckerarten, Mannit, und Glycerin. *Bot. Zeit.*, 1886, Nos. 5-8.

C. WEHMER. Zur Kohlenhydrat-Natur der Formose. *Ber.*, 20, 1887, 2614.

T. BOKORNY. Studien und Experimente über den chemischen Vorgang der Assimilation. Erlangen, 1888; *Landw. Versuchs-Stat.*, 1889, et *Ber. deut. bot. Gesell.*, 6, 1888, 116.

E. LAURENT. Recherches expérimentales sur la formation d'amidon dans les plantes. Bruxelles, 1888.

E. BELZUNG. La Chlorophylle et ses fonctions. Paris, 1889.

BROWN et MORRIS. Researches on the Germination of some of the Gramineæ. *J. Chem. Soc.*, 57, 1890, 458.

J. WORTMANN. Ueber den Nachweis, das Vorkommen und die Bedeutung des diastatichen Enzyms in den Pflanzen. *Bot. Zeit.*, 1890, 582.

W. SAPOSCHNIKOFF. Bildung und Wanderung der Kohlenhydrate in den Laubblättern. *Ber. deut. bot. Gesell.*, 8, 1890, 233.

T. BOKORNY. Ueber Stärkebildung aus Formaldehyd. *Ber. deut. bot. Gesell.*, 24, 1891, 103.

BROWN et MORRIS. A contribution to the Chemistry and Physiology of foliage leaves. *Journal of the Chem. Soc.*, mai 1893.

Localisation de l'émulsine et de la myrosine

L. GUIGNARD. Sur la localisation, dans les amandes et le laurier-cerise, des principes qui fournissent l'acide cyanhydrique. *Comptes rendus de la Soc. de Biologie*, 1890, et *Journal de botanique*, nos 1 et 2, 1890.

L. GUIGNARD. Sur l'existence et la localisation de l'émulsine dans les plantes du genre *Manihot*. *Bull. de l'Association française pour l'avancement des sciences*, 1894, et *Bulletin de la Société botanique de France*, session extraordinaire, 1894.

L. GUIGNARD. Sur la localisation des principes que fournissent les essences sulfurées des *Crucifères*. *Comptes rendus de la Soc. de Biologie*, 1890.

L. GUIGNARD. Recherches sur la nature et la localisation des principes actifs chez les *Capparidées*, *Tropæolées*, *Limnanthées*, *Résédacées* et *Papayacées*. *Journal de botanique*, 1893-1894.

CHAPITRE V

CAUSES QUI INFLUENT SUR LA SÉCRÉTION DES DIASTASES

Nous avons vu apparaître vaguement, dans les chapitres qui précèdent, une influence de la nature de l'aliment sur la sécrétion des diastases. Les cellules du scutellum ne donnent pas ou donnent moins d'amylase lorsqu'on les nourrit de sucre. Les cellules des feuilles se comportent de même. Nous pouvons nous demander si le fait est général, et pour mettre tout de suite la question dans tout son jour, nous poser la question suivante :

Soit une cellule pouvant vivre aux dépens de diverses substances qui, comme le sucre candi, l'amidon, la caséine, ont besoin, avant de devenir assimilables, alimentaires, de subir l'action d'une diastase spéciale à chacune d'elles. Cette cellule sécrète-t-elle, d'une façon constante et en quelque sorte nécessaire, toutes les diastases qu'elle a le pouvoir ou l'occasion d'utiliser, ou bien la production de ces diastases est-elle intermittente, subordonnée aux conditions d'alimentation, et liée à la présence de l'aliment qu'il s'agit de digérer? En d'autres termes, cette cellule sécrète-t-elle à la fois toutes ses diastases ou seulement chacune d'elles, au fur et à mesure de ses besoins?

Avec un certain nombre de faits, très anciens dans la science, on a le droit de supposer que c'est la première alternative qui est vraie. Les seules cellules à aliments multiples dont on connaisse un peu l'action sont celles du canal digestif, et nous voyons précisément celles de la muqueuse stomacale, celles du pancréas posséder toujours des propriétés fonctionnelles identiques en apparence, indépendantes du mode de nutrition de l'organisme.

Malheureusement, tous les faits qu'on pourrait rassembler

dans le même ordre d'idées sont peu concluants, parce que leur observation est difficile, sujette à erreur, et aussi parce qu'ils se produisent sur des cellules qui sont certainement, de toutes les cellules vivantes, celles qui sont les moins sensibles aux changements d'alimentation.

En réalité, toutes les cellules de l'appareil digestif se nourrissent aux dépens d'un milieu intérieur qui est à peu près toujours le même, et ne subit que faiblement le contre-coup des changements dans l'alimentation. C'est précisément un des privilèges des animaux supérieurs que leur alimentation profonde, si l'on peut s'exprimer ainsi, peut être, dans d'assez larges limites, indépendante de l'alimentation extérieure, et si l'on veut pouvoir confondre ces deux alimentations, et devenir maître de l'une en devenant maître de l'autre, il faut s'adresser aux cellules des infiniment petits.

Malheureusement, et par une conséquence en quelque sorte nécessaire, celles-ci sont en général très exclusives dans leurs besoins nutritifs, et chacune d'elles ne s'accommode guère que d'un aliment déterminé. Elles se prêtent donc malaisément à la solution de la question que nous nous sommes posée. Ce n'est guère qu'avec les mucédinées, qui, étant surtout des agents de combustion, peuvent vivre de substances très variées, qu'on peut essayer de voir si la production des diastases varie avec le mode d'alimentation.

70. Diastases de l'aspergillus glaucus. — J'ai trouvé un végétal caractérisé comme un *aspergillus* par le capitule terminal du filament sporifère et capable de pousser sur des substrata très divers. Voyons comment il se comporte comme agent sécréteur de diastases. Ensemençons-le d'abord sur un liquide qui puisse le nourrir sans qu'il soit pour cela besoin de l'intervention d'aucune diastase. Telle est par exemple une dissolution de lactate de chaux, additionnée de sels minéraux. L'aspergillus y donne un mycélium très épais, surmonté d'une couche sporifère dont la teinte tire sur le noir. Ce mycélium est comme feutré de cristaux d'oxalate de chaux, en très beaux octaèdres, et de carbonate de chaux en masses feuilletées. Ce sont les seuls produits de transformation du lactate, qui est, comme l'on voit, brûlé, avec formation d'oxalate de chaux comme produit intermédiaire, protégé contre une oxydation plus complète par son état de sel et son insolubilité.

Si l'on n'a dissous dans le liquide que du lactate de chaux, un sel d'ammoniaque comme unique aliment azoté, et des sels minéraux, on trouve que l'aspergillus ne sécrète ni présure, ni caséase, ni sucrase. Il ne fournit que de l'amylase.

Faisons vivre maintenant l'aspergillus sur du sucre, où il pousse aussi très bien, où il conserve sa couleur verdâtre et donne encore, surtout à l'origine, des cristaux d'oxalate de chaux. Nous trouverons alors de la sucrase et pas d'amylase. C'est l'inverse de ce que nous avons trouvé tout à l'heure. Il ne se forme ni présure ni caséase.

Ces deux dernières diastases, absentes jusqu'ici, vont au contraire apparaître lorsque l'aspergillus poussera sur du lait, où il forme un feutrage mycélien très serré et surchargé de filaments fertiles. Le premier effet de sa végétation est une coagulation du lait, si la température est voisine de 25°. Puis le liquide se décolore, devient transparent et un peu visqueux, comme une solution de gélatine. La couleur de l'aspergillus se fonce et devient souvent noirâtre, mais les caractères essentiels persistent.

La coagulation du lait et la redissolution du précipité montrent qu'il y a ici une présure et une caséase qui, avec les mucédinées, est plus abondante que la présure et peut en masquer l'effet, surtout si la température est basse, en transformant la caséine en une substance incoagulable, avant que la présure n'ait pu agir. Mais, même dans ce cas, si l'on regarde de près ce qui se passe, on voit toujours se former dans les commencements un coagulum plus ou moins mou et gélatineux.

Quant au sucre de lait, il n'est pas attaqué, au moins à l'origine. Pourtant, ce que nous allons voir au sujet du Penicillium glaucum prouve qu'il peut l'être avec le temps, lorsque l'aliment albuminoïde est en entier transformé.

71. Diastases du penicillium glaucum. — Ce végétal a en effet une activité plus grande que l'aspergillus glaucus. Mais si les transformations qu'il amène demandent en général moins de temps, elles sont du même ordre que celles que nous venons de rencontrer, ainsi que nous allons le voir.

Sur le lactate de chaux, la mucédinée pousse très bien, donne un mycélium très cloisonné et très rameux, tellement feutré de gros cristaux d'oxalate et de carbonate de chaux qu'on ne peut l'étaler en couches minces pour l'observer au microscope. Elle ne donne avec le lactate de chaux ni présure, ni caséase. Elle ne donne pas non plus d'amylase, mais fournit une sucrase très active. Pour ces deux dernières diastases, c'est l'inverse de ce que nous avons vu avec l'aspergillus, et cela prouve que la nature de l'aliment n'est pas seule à jouer un rôle, et que la nature de la cellule vivante intervient aussi dans la production de ses moyens de nutrition.

Avec le sucre, on retrouve naturellement la sucrase ; mais, bien que la végétation soit très florissante, on ne voit apparaître ni la présure ni la caséase.

Avec la glycérine, en présence du carbonate de chaux et d'un aliment minéral et azoté, on retrouve, comme produits de la combustion exercée par la mucédinée, de l'oxalate et du carbonate de chaux. La sucrase, toujours présente, s'accompagne d'une faible quantité d'amylase, mais on ne voit pas apparaître la présure et la caséase.

Mêmes résultats avec le bouillon Liebig et l'amidon, qui donnent encore tous deux de l'oxalate de chaux.

Mais avec le lait, où le pénicillium pousse très bien, on voit le liquide se coaguler, puis le coagulum se redissoudre très régulièrement par couches horizontales à partir de la surface. L'aspect des matras où se fait la culture ressemble tout à fait, à un certain moment, à celui du fromage de Brie ou du camembert en voie de maturation. A la surface, une couche de végétations miscroscopiques. Au-dessous, une couche jaunâtre provenant du caséum redissous et transformé. Au-dessous encore, la couche blanche de caséum inaltéré.

Encore ici, la caséase l'emporte sur la présure. Le coagulum qu'on obtient en mélangeant à du lait le liquide où a vécu le pénicillium n'est jamais ferme, comme il l'est avec la présure de veau ; il est toujours comme gélatinisé et à demi-dissous par la caséase.

On voit en résumé que, chez ces deux espèces microscopiques, la production des diastases est en rapport avec le mode d'alimentation. C'est là le point fondamental de la question que nous nous étions posée.

Si nous passons aux détails, nous voyons d'abord, en nous bornant aux aliments hydrocarbonés, que, même lorsque la mucédinée se nourrit d'une matière dont l'assimilation n'exige pas l'emploi d'une diastase, elle ne sécrète pas pour cela toutes celles qu'elle est capable de sécréter; c'est tantôt la sucrase, tantôt l'amylase qui apparait dans ces conditions.

Quand l'aliment a besoin de l'action d'une des diastases que le végétal peut sécréter, cette diastase apparait tout naturellement, quelquefois seule, quelquefois accompagnée d'une autre, mais dans aucun cas nous n'avons vu, avec les aliments hydrocarbonés, apparaître les diastases de la caséine ; nous ne les avons même pas fait naître avec le bouillon Liebig, où l'aliment assimilable est pourtant azoté.

Il est bien entendu que ce mot, absence de diastases, n'a rien d'absolu. Je n'ai visé, dans les expériences qui précèdent, que les diastases qui ont émigré de l'intérieur de la cellule dans le liquide ambiant. En allant chercher dans le protoplasme, on en trouverait d'autres, comme nous aurons l'occasion de nous en assurer bientôt. En se bornant à celles qui peuvent devenir l'objet d'une sorte de sécrétion externe, on voit qu'elles changent suivant le milieu nutritif.

Cette notion prend de l'importance lorsqu'on songe que certaines toxines sont des diastases. C'est ce que MM. Roux et Yersin ont démontré pour la première fois, en 1888, pour la toxine du bacille diphtérique, et l'expérience montre en effet que les cultures de ce bacille peuvent différer beaucoup de toxicité suivant les milieux. M. Martin a même montré que pour obtenir la toxicité maximum, il fallait surveiller de très près la composition du milieu de culture, prendre une peptone spéciale, de la viande faisandée à un certain degré. Bref, nous retrouvons, à propos de la fabrication des diastases, cette sensibilité qui nous avait tant frappé dans la biologie des microbes.

Le moment est venu de nous demander si cette influence de l'alimentation, que nous venons de voir si puissante sur la sécrétion des diastases, ne pourrait pas nous expliquer les phénomènes de localisation dans l'espace et dans le temps que nous avons constatés dans les chapitres précédents. Au fond, cette influence n'est pas douteuse. Comment admettre qu'il y ait un changement dans les sécrétions, ou apparition d'une sécrétion nouvelle, sans que la nutrition de la cellule soit intéressée ? Mais ce changement dans la nutrition dépend-il de l'apparition d'un aliment nouveau, ou d'un autre mode d'utilisation d'un aliment toujours le même, c'est ce qu'il serait intéressant de savoir.

Nous n'avons sur cette question que des lueurs encore indécises. Nous avons vu, tant dans le scutellum de l'embryon d'orge en germination que dans les feuilles des plantes, la sécrétion d'amylase diminuer ou même disparaître, lorsque l'alimentation se faisait avec du sucre. Ici, c'est un changement dans la nature de l'aliment qui semble corrélatif d'un changement dans l'allure de la sécrétion, et cet exemple est d'accord avec ceux que nous venons de rencontrer. Mais il y a des cas où la sécrétion semble résulter d'un changement dans le mode d'utilisation de l'aliment. C'est ce qui a lieu, il semble, pour les diastases digestives des animaux supérieurs.

72. Digestion chez les animaux supérieurs. — Comme ce livre n'est pas un traité de physiologie, nous n'avons pas à entrer dans le détail des récents travaux faits sur le mécanisme des sécrétions digestives. Nous n'avons à nous en préoccuper qu'au sujet de leurs relations avec ce que nous apprenons à propos des diastases.

Or, chez les animaux supérieurs, la sécrétion semble se faire, anatomiquement parlant, comme celle du scutellum de l'embryon d'orge. Dans les glandes de l'estomac, dans les culs de sac pancréatiques, les cellules sécrétantes se remplissent, au moment de la sécrétion, de granulations qui les rendent opaques, et ne reprennent leur transparence qu'en rentrant dans l'état de repos. Quand la sécrétion est continue, les granulations persistent, mais elles deviennent plus abondantes et se rapprochent de la partie de la cellule qui borde le canal sécréteur, lorsque la sécrétion devient momentanément plus active : c'est un phénomène tout à fait identique à celui que nous avons constaté dans le scutellum.

De plus, dans le canal digestif, comme dans le scutellum, la sécrétion n'est pas un phénomène constant de la cellule, elle apparaît et disparaît; elle est même très intermittente dans quelques cellules digestives, et semble liée aux intervalles des repas. Comment se fait cette régulation en quelque sorte automatique ?

Nous ne pouvons plus accuser ici, comme tout à l'heure, des changements dans la nature de l'aliment. L'alimentation profonde des cellules de nos tissus est à peu près toujours la même, et bien qu'on doive admettre que les premiers matériaux absorbés dans l'estomac à la suite d'un repas puissent changer un peu la nature et la composition de l'aliment que le sang vient offrir aux cellules, la réaction de l'alimentation sur la sécrétion est tellement rapide qu'il est impossible d'ajouter quelque importance à cette cause de variation.

On peut d'ailleurs provoquer une sécrétion par des influences purement psychiques, soit en montrant la nourriture, sans la lui laisser prendre, à un animal un peu affamé, soit chez un animal œsophagotomisé auquel on donne un repas fictif, en lui laissant mâcher et avaler des aliments qui n'arrivent pas dans l'estomac. Dans ces conditions, si le même animal porte une fistule stomacale, on voit la sécrétion du suc gastrique suivre à quelques minutes de distance ce repas imaginaire.

73. Sécrétions gastriques. — Les travaux faits par l'École de M. Pavlof, à Saint-Pétersbourg, distinguent très nettement cette première sécrétion, dite psychique, d'une autre sécrétion qui vient se superposer à la première, et qui est due au contact et au séjour des aliments dans l'estomac. Celle-ci peut être appelée réflexe, et n'a pas, d'ordinaire, la même composition que la sécrétion psychique, bien qu'elle soit faite des mêmes éléments, acide chlorhydrique et pepsine. Mais les proportions varient. On pourrait croire que cette dernière sécrétion subit régulièrement l'influence de l'alimentation, et que ce sont les premières matières dissoutes à l'aide de la sécrétion psychique qui, en pénétrant dans le sang, sont pour les cellules l'aliment nouveau qui provoque un changement dans la sécrétion.

C'est une idée introduite par Schiff, qui expliquait le travail digestif en admettant que, dans les premiers moments de la digestion, il se formait des substances dites *peptogènes*, dont l'arrivée dans le sang, et par le sang dans les glandes peptiques, excitait la formation de la pepsine, soit en fournissant les éléments de la sécrétion, soit en aidant à la transformation en pepsine de la *propepsine* dont il admettait la présence dans les cellules. Mais M. Lobanoff prouve facilement que cette assertion n'est pas exacte. Il isole sur un chien une portion d'estomac, formant une poche dans laquelle il supprime toute influence nerveuse en coupant toutes les attaches avec le pneumogastrique. Dans cette partie de l'estomac, que le sang continue à nourrir, la sécrétion est nulle, ou bien lente et incomplète, lorsqu'elle est active ou abondante dans la partie de l'estomac qui a conservé ses attaches nerveuses. Les influences psychiques semblent se transmettre de préférence par le pneumogastrique, les influences réflexes par le grand sympathique : mais dans les deux cas, ce n'est guère par voie chimique qu'intervient l'aliment, c'est surtout en mettant en action des influences nerveuses.

La petite variation de propriétés survenue dans la sécrétion réflexe semble pourtant d'origine directement alimentaire. La relation ne peut pas être très étroite. Nous avons vu, en effet, par ce qui précède, qu'il n'y avait pas, même chez les microbes, correspondance exacte entre la nature de l'aliment et celle de la sécrétion, et on ne peut pas s'attendre à mieux chez les animaux supérieurs. Voici un autre cas où cette correspondance ressort de l'expérience, c'est à propos du pancréas.

74. Sécrétions pancréatiques. — Cette glande sécrète trois diastases, une trypsine, une amylase et une lipase. Ces trois sécrétions sont distinctes non seulement au point de vue chimique, mais aussi au point de vue physiologique, car elles semblent commandées chacune par une influence nerveuse spéciale. On peut évaluer séparément la puissance de chacune des diastases contenue dans le suc pancréatique, et voir comment le mélange varie avec des changements dans l'alimentation.

C'est ce qu'a fait M. Vassilief, dans le laboratoire de M. Pavlof, en soumettant alternativement à un régime de viande, puis à un régime de lait et de pain, des chiens porteurs d'une fistule pancréatique et maintenus en bon état de santé. En recueillant le suc pancréatique, on y mesurait la quantité d'amylase par le poids de sucre formé aux dépens d'un empois d'amidon à 1 0/0, la quantité de trypsine par la méthode de Mette, qui consiste essentiellement, comme nous le verrons plus loin, à mesurer la longueur liquéfiée d'un coagulum d'albumine contenu dans un tube de verre de 1 à 2 millimètres de diamètre. M. Vassilief a constaté ainsi, très nettement, que le régime de viande augmentait la quantité de trypsine et diminuait la quantité d'amylase, tandis que le régime de pain et de lait produisait un effet contraire. M. Jablonski a répété ces expériences avec le même résultat. Il est clair qu'ici l'influence de la nature de l'aliment sur la nature de la sécrétion est plus nette que tout à l'heure, sans pourtant qu'on soit autorisé à éliminer de l'explication toute influence nerveuse, puisque le liquide qui sort par la fistule étant composé de sécrétions différentes, placées chacune sous l'influence d'une innervation spéciale, il suffirait d'une variation dans les influences nerveuses pour tout expliquer.

En tout cas, ces influences nerveuses, chez les animaux supérieurs, semblent plus puissantes sur les sécrétions que les influences purement chimiques de la nature de l'aliment. En passant du végétal à l'animal, le mécanisme s'est compliqué. A-t-il pour cela changé de nature? Comment se traduit cette mystérieuse influence nerveuse? En étudiant cette question, nous allons voir apparaître encore un changement chimique dans la physiologie de la cellule sécrétante, et nous pourrons constater encore un changement, non dans la nature de l'aliment, mais dans la façon dont il est utilisé.

75. Expériences de Cl. Bernard. — Cl. Bernard nous a probablement donné à l'avance la clef des phénomènes si curieux que nous venons de constater, par ses expériences sur l'excitation des glandes salivaires, par exemple de la sous-maxillaire, celle qui se prête le mieux à l'étude. Quand cette glande est en repos, c'est-à-dire quand rien ne sort par son canal excréteur, on constate que le sang veineux qui la quitte possède une couleur noire bien nette. Mais si, à ce moment, on excite le nerf glandulaire issu de la 7e paire, qui se distribue dans la glande en suivant son conduit excréteur, on voit le sang veineux, qui auparavant coulait noir, devenir de plus en plus rouge et apparaître bientôt tout à fait rutilant, comme du sang artériel, si l'action nerveuse a été suffisamment intense. Cette excitation peut provenir d'une impression gustative, d'un peu de vinaigre introduit dans la bouche. L'impression est transmise, par voie réflexe, au filet nerveux de la glande. La preuve, c'est que si on coupe ce filet, le sang veineux de la glande reste noir. Il redevient rouge quand on excite galvaniquement le bout périphérique qui tient encore à la glande.

Il n'est donc pas douteux que la sécrétion de la sous-maxillaire ne s'accompagne d'une activité plus grande de la circulation dans cet organe, activité qui change évidemment le mode de nutrition des cellules en augmentant la quantité d'oxygène mise à chaque instant à leur disposition. Et ainsi la production des diastases nous apparaît comme la conséquence d'une respiration plus active ou d'une vie plus aérobie. Tel semble être le cas général. Les sécrétions glandulaires s'accompagnent dans l'organisme d'une augmentation dans l'activité circulatoire, de même que nous les avons vu augmenter dans l'orge avec l'activité de la respiration. Dans les deux cas, c'est évidemment à des changements dans le mode d'utilisation de l'aliment qu'il faut les rapporter, au moins au moment où elles débutent. Il faut bien, avant que la diastase ait amené un changement dans la nature de l'aliment offert à la plantule, qu'elle ait commencé à se produire.

Une fois qu'elle est formée, les matériaux qu'elle a produits peuvent influencer son action, l'étendre ou la contrarier. Nous avons vu, dans le cas de l'orge et dans celui des feuilles, que l'amylase produite était auto-régulatrice. On peut comprendre théoriquement, bien qu'on n'en connaisse pas encore d'exemples, des cas où c'est l'inverse, et où les produits d'une diastase, mis à la disposition des cellules qui l'ont produite, en augmentent la production. Si on arrive à observer nettement ce fait, on aura le premier exemple de l'augmentation automotrice d'une diastase dans un être vivant, sans augmentation correspondante dans les tissus de l'être. Ce sera un cas de véritable multiplication, rendant encore plus étroit le parallélisme que nous avons constaté entre les diastases et les êtres vivants.

BIBLIOGRAPHIE

ROUX et YERSIN. Contribution à l'étude de la diphtérie. *Annales de l'Institut Pasteur*, 1888, 1889 et 1890.

MARTIN. *Id.* 1898.

PAVLOF et Mme SCHOUMOF SIMANOWSKY. *Vratch*, 1890, n° 41.

DOLINSKY. *Archives des sciences biol. de St-Pétersbourg*, t. II, p. 399.

VASSILIEF. *Archives de l'Institut de médecine expérimentale de St-Pétersbourg*, t. III.

JABLONSKY. *Id.* t. IV, 1895.

LOBANOFF. *Id.* t. V, 1897.

CHAPITRE VI

PRÉPARATION DES DIASTASES

Il ne saurait être question d'indiquer ici les méthodes de préparation des diverses diastases : on les trouvera, à propos de chacune d'elles, dans les derniers chapitres de ce volume. Je ne veux pour le moment mettre en lumière que ce qu'il y a de général dans ces méthodes, en indiquant de quelles propriétés des diastases elles dépendent.

76. Préparation de la solution de diastase. — Nous venons de voir que toute diastase est le produit d'une vie cellulaire, et s'élabore dans le protoplasma. Elle peut parfois émigrer en dehors de la cellule et se dissoudre dans le liquide ambiant. Parfois, au contraire, elle y reste retenue, et on peut prévoir que d'ordinaire il y en aura plus dans le protoplasma qu'à l'extérieur.

On peut prévoir aussi que ce protoplasma l'abandonnera par une macération prolongée, surtout si la cellule est affaiblie par l'absence d'aliments ou tuée par la chaleur, ou bien encore si l'exosmose est provoquée par l'emploi de moyens convenables. Enfin il y aura des cas où ces moyens d'épuisement ne suffiront pas, et où il faudra arriver au protoplasma lui-même en lacérant les parois de la cellule. De là, une multitude de procédés pour obtenir le liquide diastasifère.

Le meilleur est celui qui donne le liquide le plus riche en diastase et le plus pauvre en matériaux autres que la diastase, surtout en matériaux organiques. Pratiquement, ceci revient à dire qu'il faudra choisir, comme source de diastases, des cellules qui en produisent en abondance et qui la laissent exsuder pendant leur procès vital, en dehors de tout phénomène de macération proprement dit. La meilleure source de sucrase ou d'amylase est un mycélium bien portant *d'aspergillus niger* bien développé sur du liquide Raulin. On décante le liquide, on lave le mycélium à deux ou trois reprises en le faisant flotter sur de l'eau distillée, et on le reporte sans le disloquer sur un nouveau bain d'eau distillée sur lequel on le laisse flotter pendant quelques heures. Pendant ce temps la plante épuise ses réserves : le mycélium reste ferme, tandis qu'il se gélatinise pendant la macération, et on obtient un liquide qui contient seulement, à côté de la diastase, un peu de matière organique et des traces de sels minéraux.

Il doit cette pureté à ce que le liquide Raulin, sur lequel il a été cultivé, ne contient en dehors du sucre et d'un peu d'acide tartrique, aucune matière organique. Certaines levures sont non moins bonnes productrices de diastase que l'*aspergillus*, mais elles exigent des milieux de culture plus complexes et donnent des solutions de diastases moins pures. Il en est de même quand on les épuise par un sel exosmotique comme le nitrate de potasse, ainsi que l'ont proposé MM. Gayon et Dupetit. Il en est encore bien plus de même quand on soumet la levure à une macération prolongée, comme le font MM. O'Sullivan et Tompson. Ils laissent la levure pressée abandonnée à elle-même à 15 ou 20°, pendant quelques jours ; cette levure se liquéfie, répand une odeur qui n'est pas celle de la putréfaction. En la filtrant, on obtient un liquide riche en diastase, mais dans lequel il y a beaucoup d'autres matériaux dont il est difficile ensuite de se débarrasser.

C'est encore pis quand, en broyant ou lacérant les parois cellulaires, on a mis en suspension ou en solution aqueuse la matière entière du protoplasma avec tous ses éléments constituants. On peut obtenir ainsi des liquides diastasifères plus actifs que par simple macération, mais aussi bien plus complexes. Or nous allons voir que cette complexité est toujours fâcheuse, parce que nous ne connaissons pas de moyen chimique de séparer les diastases des matières avec lesquelles elles sont mélangées.

77. Etat des diastases en solution. — Ceci tient à l'état particulier que prennent les diastases dans les liquides qui les contiennent. Elles ne sont jamais en solution parfaite. Elles sont toujours en suspension et en voie de coagulation.

Je rappelle ici ce que nous avons vu dans le premier volume de cet ouvrage au sujet de la coagulation. Entre l'état de dissolution parfaite d'une substance quelconque, et son état d'émulsion ou de suspension, il y a toute une série d'intermédiaires qu'on peut suivre par la pensée en se basant sur les considérations suivantes. Les molécules d'une substance en solution parfaite sont libérées de toute attraction mutuelle, et flottent en liberté dans le liquide dans lequel elles sont uniformément répandues. Ceci revient à dire que les forces d'adhésion qui les tiennent unies aux molécules du liquide sont supérieures aux forces d'adhésion qui les souderaient les unes aux autres. Je n'examine pas pour le moment la question de savoir si ces molécules sont, ou non, dissociées elles-mêmes en leurs ions. Je n'ai pas besoin d'aller plus loin que la molécule chimique.

Les deux forces d'adhésion que j'envisage, celle du liquide pour la molécule chimique du corps dissous et celle de cette molécule pour elle-même, peuvent varier, soit parce que la première diminue, soit parce que la seconde augmente, soit parce que ces deux phénomènes se produisent à la fois. Dès lors, se produisent à l'intérieur du liquide des soudures moléculaires. Les premières passent inaperçues et ne modifient pas la distribution uniforme du solide dans le liquide. Quand les molécules sont devenues doubles en se soudant deux à deux, elles sont à des distances moyennes doubles des premières, mais ces distances sont encore faibles, inappréciables pour nos sens et pour nos instruments les plus délicats, et le liquide reste homogène. Le premier indice de ces soudures moléculaires est ce que nous avons appelé (T. I, p. 150) le *phénomène de Tyndall*, qui apparaît lorsque les groupes moléculaires résultant de la soudure deviennent assez gros pour arrêter les rayons bleus de la lumière qui traverse la masse, et ne laisser passer que les rayons rouges. Puis, à mesure que les groupes grossissent, l'arrêt porte sur des radiations de longueur d'onde croissantes, et la teinte du liquide, d'abord bleue, par réflexion, devient de plus en plus laiteuse. C'est en effet là l'état de la caséine dans le lait normal, dont la teinte, lorsqu'il est débarrassé des globules gras, est franchement blanc-bleuâtre. A ce moment il peut encore y avoir homogénéité parfaite du liquide. Il est trouble, mais il est uniformément trouble. Les groupes moléculaires ne sont pas encore assez gros pour être devenus visibles au microscope.

Mais c'est là un état d'équilibre qu'un rien peut troubler. Le liquide est *sensibilisé*, dirons-nous désormais. Que les soudures moléculaires se continuent, par augmentation de force ou de durée de la cause qui leur a donné naissance, la matière en solution trouble, en émulsion, commence à se réunir en aggrégats, visibles au microscope d'abord, à l'œil nu ensuite. A partir de ce moment, l'homogénéité du liquide a disparu, l'homogénéité optique, bien entendu, car la liquidité peut persister, et l'émulsion rester permanente. Cette permanence, qui ne peut pas être indéfinie, correspond à un état d'équilibre atteint par les forces en jeu au moment où les molécules du liquide attirent et tendent à disloquer les aggrégats du solide avec une force égale à celle qui amène les aggrégats à grossir. Comme ces forces sont faibles et se font obéir lentement, l'évolution de la solution est lente, et on peut avoir des états intermédiaires persistant plus ou moins longtemps. Mais avec le temps, l'évolution se termine, et l'émulsion aboutit à une séparation et à la formation d'un dépôt, si c'est la force de dissociation qui l'emporte ; ou à une dissolution plus parfaite, si c'est l'attraction du liquide pour le solide qui a été la plus forte.

Les diastases sont presque toujours dans cet état intermédiaire que nous venons de décrire. Elles donnent des solutions homogènes, mais ne sont pourtant pas en solution parfaite comme du sel marin ou du nitrate de potasse dans l'eau. Elles sont seulement plus ou moins éloignées de l'état de sensibilisation que nous avons caractérisé plus haut. Pour y être amenées et surtout pour le dépasser, elles ont besoin d'une cause qui diminue l'adhésion qui les unit aux molécules du liquide ; elles ont besoin d'un précipitant.

78. Précipitants des diastases. — Pour bien comprendre ce qui est relatif à cette face de la question, nous allons faire une assimilation, qui met en jeu les phénomènes que nous venons d'examiner sous une forme qui les rend facilement saisissables : c'est l'assimilation des diastases avec les matières colorantes.

On sait ce qui se passe dans les phénomènes de teinture. Une matière colorante étant en solution dans un liquide convenable, on y plonge un tissu qui s'en imprègne et l'enlève au bain. C'est le cas normal, mais ce n'est pas le cas général. Tous les tissus ne prennent pas toutes les matières colorantes à tous les bains. Il y a des bains qui retiennent certaines couleurs et en cèdent d'autres. Dans un même bain, il y a des tissus qui se colorent et d'autres qui restent inertes, ou même peuvent se décolorer.

Tout dépend, comme tout à l'heure, du degré d'adhésion de la matière colorante pour le liquide, souvent complexe, du bain, et pour la matière du tissu qu'on y plonge. On peut même dire qu'en général la couleur qui se dépose sur un tissu était à cet état de sensibilisation, intermédiaire entre l'état de solution et l'état de suspension, que nous envisagions tout à l'heure. En introduisant le tissu dans ce bain sensibilisé, on fait intervenir une force d'adhésion nouvelle qui entraîne la matière colorante, dont les liens d'adhésion avec le liquide étaient déjà à peu près équilibrés par l'adhésion de la matière pour elle-même. Quand la matière du tissu à teindre n'a pas la force d'adhésion suffisante, on l'augmente par des moyens artificiels, ou bien en chauffant, ou par un *mordant*. En tout état de choses, le tissu se teint lorsque se force d'adhésion pour la matière colorante est supérieure à celle de la matière colorante pour l'eau ou le bain de teinture. C'est encore ici une question d'équilibre. Un tissu peut se colorer dans tel bain et se décolorer dans tel autre, garder dans le premier telle matière colorante et en perdre telle autre, et inversement.

En résumé, nous voyons, dans cet exemple, une matière en apparence inerte et tout à fait insoluble, comme celle d'un tissu, intervenir dans l'équilibre que nous envisagions dans le dernier paragraphe, et provoquer des précipitations. Cela tient à ce que les matières colorantes sont toutes des matières colloïdales, c'est-à-dire que par nature, par suite des liaisons naturelles qui existent entre leurs molécules, elles ne peuvent jamais entrer que partiellement en solution parfaite comme le font certains sels cristallisables, et elles donnent avec l'eau des liquides constamment sensibilisés, dans le sens que nous avons donné plus haut à cette expression. On peut amener à l'état de sensibilisation un liquide contenant des sels cristallisables, ainsi que je l'ai montré dans le premier volume de ce *Traité*, au sujet du sulfate de quinine. En provoquant la dislocation d'une liqueur sensibilisée de sulfate de quinine, on produit un dépôt de sel en fines aiguilles. Si ce sel était colloïdal, les mêmes actions amèneraient la formation d'un coagulum rétractile, analogue à celui du sang ou du lait qui se caille. La différence est non pas dans la nature du phénomène lui-même, mais dans la nature des corps qui le subissent.

Il est bien entendu que si, au lieu de plonger dans la solution de matière colorante ou de diastase le corps solide sur lequel on veut provoquer le dépôt, on provoque, par un moyen approprié, la formation de ce corps solide, en le précipitant par exemple d'une de ses solutions, les phénomènes d'adhésion qui pourraient se manifester se manifesteront avec encore plus de puissance, à cause de l'état de division initial du corps précipité. On voit bien cela dans les opérations de *collage*, qui servent à clarifier certains liquides. C'est là un phénomène très fréquent, et qui tient à ce que les matières colloïdales s'entraînent les unes les autres, quand une d'elles se précipite dans une liqueur voisine de la sensibilisation.

79. Précipitation par l'alcool. — Nous sommes maintenant en mesure de comprendre tous les procédés de séparation des diastases des milieux divers qui les contiennent. Prenons le premier en date, celui qui a été appliqué par Payen et Persoz à la préparation de leur diastase du malt. Nous avons vu qu'ils précipitaient la macération de malt par l'alcool. On obtient un précipité volumineux qui contient, outre la diastase, des matières hydrocarbonées et azotées. On peut, après avoir essoré et lavé ce précipité, le redissoudre dans l'eau et recommencer la précipitation. On obtient ainsi un second précipité, d'un volume plus faible que le premier, et aussi plus actif, c'est-à-dire, saccharifiant plus d'empois dans les mêmes conditions et sous le même poids ; mais ce second précipité n'est pas encore pur, et si on essaye de le purifier par des précipitations nouvelles, on se heurte aux difficultés que voici :

En premier lieu, la diastase ne se précipite pas d'ordinaire tout entière avec le coagulum. Il en reste dans le liquide alcoolique, et la quantité qu'on perd ainsi à chaque précipitation nouvelle va même en augmentant à mesure que la diastase se purifie davantage, de sorte que l'alcool, qui est un bon moyen de séparation pour des diastases noyées dans une grande masse de matière inerte, devient de plus en plus impuissant à mesure que la proportion de ces corps inertes diminue, si bien qu'il ne donne presque plus rien dans une solution de diastase déjà purifiée par plusieurs précipitations successives. Tout se passe presque comme si la diastase était soluble dans l'alcool, et ne se précipitait que lorsque ce réactif pouvait produire dans le liquide un coagulum. On ne peut donc pas pousser les purifications trop loin, sous peine de ne plus rien trouver quand elles sont terminées. Il faut s'arrêter sur le chemin.

De plus, à aucun moment de l'opération, il ne faut laisser trop longtemps le coagulum ou le précipité au contact de l'alcool qui l'a fourni. J'ai dit plus haut que la coagulation, une fois commencée, se continuait. Les groupes moléculaires formés dans un liquide qui se coagule grossissent parfois de plus en plus ; ils remplissent le liquide, s'ils sont en flocons assez légers, ils tombent au fond, s'ils sont plus lourds, et, dans les deux cas, le travail moléculaire de condensation et de coalescence continue. Le sang, le lait expulsent leur sérum, et le coagulum se réduit de plus en plus. Or la difficulté avec laquelle les elements de ce coagulum rentrent en suspension ou en dissolution est d'autant plus grande que la condensation moléculaire a été poussée plus loin. Les fragments ne sont plus attaqués que par leur surface, lorsque l'eau ne peut plus les imbiber à fond, et comme ils ne sont attaqués que par des forces très faibles, leur redissolution est pénible. Ceci est vrai pour tous les coagulums, aussi bien ceux de silice, de sulfure d'antimoine que ceux de caséine et de fibrine.

A cette influence s'en joint une autre que voici. Prenons du phosphate de chaux ou du sulfate de quinine en solution. J'ai montré que ces deux substances se comportent comme des substances coagulables. Amenons leur précipitation en ajoutant un peu d'acétate de soude à la solution acide de la première, un peu de sulfate d'ammoniaque à la solution neutre de la seconde. Il se forme un dépôt plus ou moins abondant. Ramenons le liquide surnageant à sa composition initiale en ajoutant un peu d'acide au premier, un peu d'eau au second, et laissons ce liquide au contact du précipité. Du sucre, du sel, mis dans les mêmes conditions, se redissoudraient de façon à reconstituer la liqueur initiale. Le phosphate de chaux et le sulfate de quinine resteront à peu près intacts, comme si la première liqueur, d'où ils se sont précipités, était sursaturée, et ne pouvait plus reprendre, à la même température, l'excès de sel précipité. La plupart des substances coagulables sont dans le même cas, et, une fois agglomérées après précipitation, elles reprennent difficilement leur premier état. Il faut donc les laisser aussi peu que possible au contact de l'alcool. On filtre sur un filtre à succion dès que le précipité est formé, on lave une ou deux fois avec de l'alcool, on comprime entre des doubles de papier Joseph le filtre lui-même, on détache alors facilement le dépôt qu'on redissout de suite dans l'eau, si on veut procéder à une purification nouvelle, ou qu'on sèche doucement dans le vide, si on veut le conserver. Nous verrons bientôt que la conservation à l'état sec est préférable à la conservation en solution.

Ce mode de précipitation par l'alcool a été diversement modifié. Payen et Persoz avaient recommandé eux-mêmes de chauffer d'abord à 70° la macération de malt, ce qui coagule de la matière albuminoïde. On filtre, et c'est alors seulement qu'on ajoute de l'alcool. Le précipité obtenu est plus riche en diastase. Un peu plus loin, ils conseillent de faire la précipitation par l'alcool en deux fois, en séparant encore par le filtre le premier précipité, qui contient très peu de diastase. Depuis on a beaucoup recommandé ces précipitations fractionnées. Il importe de remarquer à leur sujet que le résultat est toujours aléatoire. Comme elles mettent en jeu, non des actions chimiques puissantes, mais des actions de contact très contingentes, il peut très bien se faire qu'une méthode qui a une première fois donné un bon résultat n'en donne plus quand on recommence, de même qu'il arrive qu'une opération de clarification ou de teinture qui réussit avec une certaine eau échoue avec une eau différente. Dans tous ces phénomènes d'adhésion moléculaire, il faut tenir compte à la fois de ce qu'on voit et de ce qu'on ne voit pas, et deux opérations faites de la même façon apparente peuvent fort bien n'être pas identiques. Cette remarque s'applique du reste à toutes les méthodes qu'il nous reste à examiner.

80. Méthode de von Wittich. — Au procédé de précipitation par l'alcool viennent se rattacher des méthodes variées, qui diffèrent surtout par les moyens employés pour épuiser les cellules de leurs diastases. On provoque pour cela une exosmose avec des liquides ou des sels convenables. Il y a longtemps qu'on emploie le sel dans la préparation de la présure qu'on tire de la muqueuse de la caillette du veau. Ce sel épuise les cellules, et, par le même mécanisme, protège un peu la liqueur contre l'invasion des microbes. On a employé d'autres sels. La méthode de von Wittich provoque l'exsudation cellulaire au moyen de la glycérine. Voici, par exemple, comment on peut s'en servir pour isoler les diastases du foie ou du pancréas.

On prend, par exemple, le foie d'un chien en digestion, qu'on a fait, au préalable, jeûner deux ou trois jours, de façon à ce que l'organe ne soit pas trop chargé de glycogène, on le lave à l'aide d'un courant d'eau introduit par la veine-porte, jusqu'à ce qu'il ne reste plus ni sucre, ni glycogène dans le tissu hépatique. On le broie bien dans une machine à hacher la viande crue, puis on délaye la bouillie hépatique dans cinq ou six fois son poids de glycérine pure. Von Wittich recommande de la laisser séjourner au préalable vingt-quatre heures dans l'alcool, ce qui coagule des matières albuminoïdes diverses, et de la dessécher à l'air, ce qui fournit une masse qu'on peut broyer finement et même tamiser. C'est la poudre ainsi obtenue qu'on introduit dans la glycérine.

Après quelques jours de digestion dans ce liquide, la diastase est dissoute. On décante ou on filtre. Le liquide obtenu renferme la diastase, qu'on peut y conserver longtemps sans altération, et dont on fait reparaître les propriétés en diluant le tout dans l'eau. Quand on veut isoler la diastase, on précipite la solution par l'alcool, ou encore par un des moyens que nous allons étudier tout à l'heure.

Un autre moyen d'épuiser les tissus repose sur l'emploi de l'éther saturé d'eau. On suspend, par exemple, dans un flacon rempli d'éther un pancréas gonflé de sucs. L'éther le pénètre peu à peu, et en fait exsuder un liquide qui se réunit au fond du vase et qui est très riche en diastases. Quand ce dépôt n'augmente plus, on le sépare du liquide surnageant et on le traite comme ci-dessus. On pourrait imaginer une foule d'autres méthodes pareilles. Il suffit de trouver des substances osmotiques, faisant dégorger les cellules, sans en coaguler le contenu comme le fait l'alcool.

81. Méthode de Cohnheim. — Cette méthode revient à produire, dans le liquide diastasifère, un précipité de phosphate de chaux, qui est gélatineux au moment où il se forme et, entraîne en se précipitant, par un véritable collage, la plus grande partie des diastases présentes. Pour lui donner toute sa puissance, il faut que le phosphate formé soit tribasique. Le phosphate bibasique, qui se forme le plus facilement, est cristallisé et ne donne pas un bon collage. On arrive à ce résultat en ajoutant au liquide diastasifère d'abord une petite quantité d'acide phosphorique, puis en versant ce liquide dans le volume d'eau de chaux ou de solution de sucrate de chaux contenant la quantité de chaux nécessaire pour former le phosphate tribasique. Il ne faut pas faire l'inverse, car il se formerait du phosphate bibasique avant que toute la chaux n'ait été incorporée à la masse, et le mélange serait alcalin. Voici, par exemple, comment on peut retirer l'amylase de la salive. On produit une salivation abondante en excitant la bouche au moyen de l'éther, on acidifie fortement la salive par l'acide phosphorique, et l'on verse dans la quantité voulue d'eau de chaux. Il se forme un précipité de phosphate tribasique de chaux, qui entraîne l'amylase mélangée à des matières albuminoïdes. On lave ce précipité sur filtre avec un volume d'eau à peu près égal à celui de la salive employée. L'amylase se dissout seule, et l'on précipite par l'alcool la solution obtenue. Le précipité obtenu est desséché dans le vide. On le reprend par l'eau, on filtre et on sépare ainsi une nouvelle quantité de phosphate de chaux. On précipite de nouveau par l'alcool, et on dessèche enfin dans le vide sec.

Nous avons ici un exemple de l'instabilité des actions d'adhésion mises en œuvre. Le même précipité de phosphate de chaux qui s'est *teint* de diastase dans la salive se déteint de cette diastase dans l'eau pure. Il ne faudrait pas non plus compter toujours sur ce résultat. Comme je l'ai dit, tous ces phénomènes sont contingents, et il ne faut se fier aveuglément à aucune formule.

82. Méthode de Brücke. — La méthode de Brücke commence comme celle de Cohnheim, mais termine l'opération autrement, et en mettant en jeu d'autres phénomènes d'adhésion moléculaire, ceux qui peuvent se produire entre la diastase en expérience et de la cholestérine précipitée à un état de division très grand. Voici, par exemple, comment on procède à la préparation de la pepsine par cette méthode.

On râcle une portion de muqueuse stomacale à l'aide d'une lame mousse, et on la traite par de l'eau acidulée avec 5 0/0 d'acide phosphorique. On laisse digérer quelques heures à 35°. La muqueuse se dissout presque entièrement, et ses diastases passent en solution dans le liquide. On filtre ou on décante dans une quantité d'eau de chaux suffisante pour qu'elle forme un précipité de phosphate de chaux tribasique. On filtre, on redissoût le précipité dans une faible quantité d'acide chlorhydrique dilué, et on agite la liqueur avec une solution de 1 partie de cholestérine dans 4 parties d'alcool et 1 d'éther. La cholestérine qui se précipite entraîne à nouveau la pepsine. On lave ce dépôt sur filtre avec de l'eau aiguisée d'acide acétique, puis avec de l'eau pure, tant que le liquide qui s'écoule précipite par les sels d'argent. On dissout ensuite la cholestérine par de l'éther aqueux ; il se forme deux couches, dont la couche inférieure, aqueuse, renferme la pepsine ; on la filtre et on l'évapore à basse température.

On voit ici que l'union de la pepsine avec la cholestérine est assez puissante pour résister à des lavages à l'eau acidulée et à l'eau ordinaire. Elle ne se détruit que par la dissolution du substratum dans l'éther.

83. Méthode de Danilewski. — M. Danilewski remplace par un précipité de cellulose nitrique le précipité de cholestérine de Brücke. Voici comment il est arrivé, non seulement à la préparation, mais encore à la séparation de deux des diastases du pancréas, la trypsine et l'amylase.

On prend le pancréas d'un chien tué cinq ou six heures après un repas copieux. On injecte d'eau l'organe pour le débarrasser du sang. On le triture avec du sable, on le délaye dans l'eau, et on le laisse deux heures en macération à 30°. On filtre et on ajoute, à la liqueur, de la magnésie calcinée qui sépare de la masse la lipase émulsive des corps gras. On filtre de nouveau, on additionne de collodion le liquide filtré, et on agite de façon à obtenir un précipité de fulmicoton bien divisé. On laisse alors évaporer l'éther à une douce chaleur, et le précipité, qui doit être granuleux si l'on a bien opéré, est séparé par filtration. On le redissout dans l'alcool éthéré, et on agite. Il se forme, comme dans le procédé de Brücke, une couche aqueuse qui contient de la trypsine.

Le liquide qu'on a séparé par filtration du précipité de collodion granuleux est rapidement évaporé au sixième dans le vide et additionné d'alcool concentré. Le précipité qui se forme est alors traité par un peu d'alcool à 40°, qui laisse l'albumine, et dissout la diastase avec des sels minéraux et un peu de leucine et de tyrosine. On soumet la liqueur à la dialyse, et on précipite de nouveau par l'alcool. On obtient ainsi la diastase qui liquéfie l'empois d'amidon et le saccharifie ensuite. Nous verrons bientôt que cette diastase est probablement double et contient de l'amylase et de la dextrinase.

Ici encore, il ne faudrait pas compter qu'on arrivera toujours à une séparation complète. Mais la méthode est bonne et peut rendre des services.

Nous pourrions ajouter à cette liste les méthodes nombreuses dans lesquelles ont été employés d'autres moyens de précipitation. Il existe, par exemple, en ce moment, une méthode très en faveur, dans laquelle on croit séparer diverses matières albuminoïdes les unes des autres par l'emploi de sels solubles alcalins ou alcalino-terreux, sulfate de magnésie, sulfate d'ammoniaque, etc., à des degrés divers de concentration. Comme il y a toujours des matières albuminoïdes dans les liquides diastasifères, les diastases se précipitent aussi. Nous retrouverons plus tard ces méthodes, plus compliquées que les précédentes, et plus mauvaises aussi en général pour la préparation des diastases, car elles introduisent dans les liqueurs des quantités parfois considérables de sels dont il faut ensuite se débarrasser par dialyse.

84. Les diastases sont-elles dialysables ? — Voici une

question qu'on s'est longtemps posée et qu'on a résolue de façons diverses, sans songer que, sous cette forme générale, on ne saurait y répondre autrement que par oui et par non. Du moment qu'on trouve des diastases dans des liquides baignant les cellules intactes qui les ont produites, il faut bien que la diastase ait traversé les parois de ces cellules et par conséquent soit dialysable. On sait, d'un autre côté, qu'il y a des diastases que des cellules retiennent obstinément. Celles-là ne sont donc pas dialysables, et comme ce sont parfois les mêmes que les précédentes, une diastase sera dialysable ou ne le sera pas, suivant les conditions de la dialyse. Ce qu'il fallait se demander, c'étaient les conditions qui permettaient ou empêchaient la dialyse : nature du septum, acidité ou alcalinité du milieu intérieur ou extérieur, influence des matières solides ou colloïdales qui y sont contenues. N'oublions pas qu'une diastase est, en principe, une sorte de teinture invisible appliquée sur un corps, qu'elle n'abandonne que lorsqu'elle est sollicitée par une attraction supérieure. Pour qu'une diastase du protoplasma entre en solution dans le liquide au milieu duquel baigne la cellule, il faut que l'attraction de ce liquide soit supérieure à celle qui la tient attachée aux granules protoplasmiques, supérieure même à celle qu'elle rencontre de la part de la membrane du septum, en la traversant. On voit combien est compliqué tout procès de dialyse, et combien il est vain de se demander si une diastase est ou n'est pas dialysable, tant qu'on ne définit pas nettement les conditions du problème.

Tout ce qu'on peut conclure des tentatives faites par von Wittich, Hammarsten, Wolfhugel, Paschutin, Hoppe-Seyler, Wroblewski, Chodchajew, c'est que les diastases sont peu dialysables, même dans les meilleures conditions. Aucun de ces savants, qui ont travaillé dans des conditions très diverses, n'a en effet constaté de dialyse marquée. Quelques-uns ont même trouvé qu'elle était nulle. Il n'y a pas à les opposer les uns aux autres. Tous peuvent avoir raison, bien que n'étant pas d'accord. Chodschajew, qui a observé nettement la dialyse de la sucrase, de l'amylase, de l'émulsine et de la pepsine, trouve qu'elle est toujours très faible, qu'elle augmente un peu avec le temps, n'est pas arrêtée par la présence de matières colloïdales dans le liquide diastasifère. Ces résultats ébauchent à peine la question, qu'il faut prendre autrement qu'on n'a fait jusqu'ici pour la résoudre.

La conclusion pratique à tirer de là, c'est que la dialyse pourra servir à séparer de la diastase les sels solubles qui y sont contenus, mais non pas à séparer la diastase des matières albuminoïdes ou colloïdales dont tous les procédés de préparation la laissent mélangée jusqu'ici. En somme, donc, rien ne nous garantit que la diastase, préparée par l'un quelconque des procédés énumérés plus haut, soit une substance pure. Nous devons admettre qu'elle sera d'autant plus pure qu'elle se montrera plus active sous le même poids. Mais y a-t-il un millième de diastase pure dans le mélange le plus actif obtenu ? Y en a-t-il 50 pour cent ou davantage ? C'est un point sur lequel nous ne savons rien. Cette incertitude pèse fâcheusement sur toutes nos connaissances relatives aux diastases. Nous allons tout de suite en avoir un exemple en parlant de leur composition.

85. Composition des diastases. — Les mélanges en proportion inconnue de diastase active et d'un substratum inerte ont en effet été soumis à l'analyse, qui naturellement a fourni les résultats les plus disparates suivant que le substratum, toujours important par sa masse, était de nature albuminoïde ou hydrocarbonée. Faites dans ces conditions, les analyses sont évidemment peine perdue. Quelques savants l'ont senti et ont essayé de conduire, par des précipitations ménagées, la masse diastasifère à avoir une composition à peu près constante, qu'ils ont sinon formellement donnée, du moins indiquée comme étant probablement la composition de la diastase. Il est clair que rien ne justifie une pareille présomption. Si, comme cela est possible, la diastase ne forme qu'un millième de la masse qu'on analyse, celle-ci aura beau avoir une composition constante, on n'en sera pas pour cela autorisé à la prendre pour de la diastase pure. L'étude des faits est entièrement d'accord avec ces conclusions, ainsi que nous allons le voir.

86. Amylase. — Prenons d'abord la diastase qui a été le plus étudiée, l'amylase du malt. Voici quelques-unes des dernières analyses publiées par Zulkowski (1), par Krauch (2), par Szilagyi (3), par Lintner (4), et par Jegoroff (5) :

	1	2	3	4	5
Carbone	45.57	45.68	46.80	44,33	40.24
Hydrogène	6.49	6.90	7.44	6.38	6,78
Azote	5,44	4,57	9.98	8.92	4,70
Soufre Oxygène	37.64	36.77	34,64	34.46	0,70 41.53
Phosphore	—	—	—	1.12	1.45
Cendres	3,16	6,08	1,14	4.79	4,60

On voit déjà, dans ces analyses, que l'azote varie du simple au double. Quant à la proportion encore plus variable des cendres, nous la retrouverons tout à l'heure.

87. Papaïne. — Wurtz a fait trois analyses de la papaïne, précipitée par le sous-acétate de plomb, en essayant de la rendre de plus en plus pure. Il a trouvé les chiffres suivants, déduction faite des cendres :

	I	II	III
Carbone	52,36	52,19	52.9
Hydrogène	7.37	7.12	»
Azote	16.94	16,40	16,44
Cendres	2,60	4,22	3,40

Ici la composition est plus constante, bien que la teneur en cendres soit encore variable. Mais on partait toujours du même suc naturel, traité de la même façon, et cette constance prouve seulement que le chimiste était habile, ce qu'on savait par ailleurs.

88. Sucrase. — Voici deux analyses de sucrase de la levure, l'une de Barth (1), l'autre de Donath (2) :

	1	2
Carbone........	43,90	40,50
Hydrogène	8,40	6,90
Azote...........	6,00	9,30
Soufre	0,63	—
Oxygène	41,47	—

L'azote varie encore beaucoup. Dans une autre analyse, Mayer avait trouvé seulement 4,30 0/0 d'azote.

89. Emulsine. — Voici de même deux analyses de Buckland-Bull (1) et de A. Schmidt (2) :

	1	2
Carbone.........	43,06	48,80
Hydrogène.......	7,20	7,10
Azote...........	11,52	14,20
Soufre	1,25	1,30

90. Pepsine. — La plus intéressante des analyses de pepsine a été faite par Mme Schoumoff Simanowski, qui s'est procuré du suc gastrique très pur en faisant faire un repas fictif à un chien œsophagotomisé. Les aliments après mastication et la salive provenant des glandes buccales n'arrivaient pas dans l'estomac à cause de la section de l'œsophage; mais l'excitation nerveuse produite par leur présence amenait une sécrétion qu'on recueillait dans l'estomac. Le suc gastrique, produit exclusif des glandes de la muqueuse, était un liquide transparent, incolore, qui se troublait sensiblement quand on le mettait dans de l'eau glacée, et laissait se déposer, après congélation, une masse granuleuse homogène. On la sépare en décantant le liquide qui se dégèle, alors qu'il contient encore quelques glaçons, et on purifie en recommençant sur ce dépôt granuleux les congélations et les dégélations successives. Le dépôt granuleux est acide, soluble dans l'eau et se comporte comme une albumine. Après dessiccation, il perd la propriété de se dissoudre dans l'eau, et n'est plus soluble que dans les acides. Il se comporte donc comme une véritable substance coagulable.

L'expérience montre qu'il ne saccharifie pas l'amidon, mais

il intervertit le sucre et peut digérer l'albumine en liqueur acide. Il contient donc un mélange de sucrase et de pepsine. Mme Schoumoff en a analysé deux échantillons, l'un, A, obtenu par l'action du froid, l'autre, B, par précipitation par du sulfate d'ammoniaque. Voici les nombres obtenus :

	A	B
Carbone..............	50,71	50,37
Hydrogène..............	7,17	6,88
Chlore................	1,16 et 1,01	0,89
Soufre................	0,98	1,35 et 1,24
Azote................	»	14,55 et 15,0

Il n'y a pas encore là la constance de composition à laquelle on aurait pu s'attendre avec un produit pur.

On n'a évidemment pas le droit de comparer tous ces chiffres les uns aux autres, car il n'y a aucune raison pour que toutes les diastases aient la même composition, mais on a le droit de comparer les chiffres afférents à une même diastase, et on voit qu'ils ne sont guère concordants. Tous se comportent comme si la matière analysée était un mélange où domine tantôt une matière hydrocarbonée, auquel cas la teneur en azote baisse, tantôt une matière albuminoïde, auquel cas la proportion d'azote s'élève au niveau de 15 ou 16 0/0 correspondant à ces matières, ce qui peut faire croire que la diastase est elle-même une matière albuminoïde.

91. Recherches de Wroblewski. — Il faut donc aboutir à ce dont on avait cru pouvoir se dispenser en faisant ces analyses, à une étude chimique de la partie active des mélanges analysés. C'est ce qu'a commencé de faire M. Wroblewski pour une amylase du malt, préparée avec beaucoup de soins et par une méthode un peu différente de celles qui ont été décrites plus haut, bien que reposant sur les mêmes principes. Un kilogramme de malt finement pulvérisé a été traité par deux litres d'alcool à 68° G.-L. Le résidu, pressé, a été épuisé à deux reprises par 2 litres d'alcool à 45°, et on a ajouté aux liquides obtenus assez d'alcool pour que le degré s'élève à 70 0/0. Il s'est formé un précipité qu'on a redissous dans l'alcool à 45°, et précipité à nouveau : on a ensuite dissous dans un peu d'eau, précipité par un excès de sulfate de magnésie, dialysé, remis le précipité en solution dans l'eau et finalement reprécipité avec un mélange d'alcool et d'éther. On obtient ainsi une substance blanche, très soluble dans l'eau, ne se colorant pas par l'iode, et douée d'une grande activité diastasique. Elle ne donnait ni les réactions des albumines ni celles des peptones. Elle ne réduisait la liqueur de Fehling qu'après ébullition avec un acide. Malgré les soins apportés à sa préparation, les chiffres de l'analyse n'étaient pas constants. Avec les échantillons préparés par des moyens un peu différents, on a trouvé les chiffres suivants :

	I	II	III	IV
Carbone	45,8	48,0	50,1	46,2
Hydrogène	6,9	7,3	7,2	7,6
Azote	3,96	6.01	8,13	4,54
Oxygène et soufre	43,34	38.69	33,57	41,66
Cendres	2.1	4.01	1.2	4,2

Ces chiffres correspondent, comme ceux que nous avons relevés ci-dessus, à un mélange possible d'une matière albuminoïde et d'un hydrate de carbone que M. Wroblewski s'est attaché à séparer.

Il a pour cela traité sa solution de diastase par l'iodomercurate de potassium et l'acide chlorhydrique dilué, mélange qui d'ordinaire précipite la matière albuminoïde, et qui a en effet fourni un fort dépôt, qu'on a jeté sur un filtre. Le liquide filtré, traité par l'alcool, a donné à son tour un précipité d'un hydrate de carbone qui, redissous dans l'eau, n'avait plus aucune propriété diastasique. La solution de ce composé ternaire avait un fort pouvoir rotatoire gauche, et donnait de l'arabinose quand on la chauffait avec les acides. C'était donc une arabane. La diastase était ailleurs.

On a donc repris le précipité fourni par le réactif de Brucke ; on l'a lavé et trituré avec du carbonate d'argent de façon à en séparer l'iode et le mercure. En traitant par l'eau, et précipitant par l'hydrogène sulfuré l'argent entraîné, puis par l'alcool, et redissolvant le précipité, on a obtenu avec quelque peine une liqueur opalescente qui saccharifiait l'amidon soluble, donnait la réaction xanthoprotéique et la réaction de Millon, mais ne précipitait que faiblement par le sous-acétate de plomb. Traitée par l'acide chlorhydrique à 20 0/0, elle donne les produits ordinaires de décomposition des matières albuminoïdes, ammoniaque, acides amidés, etc., mais pas d'argénine. Précipitée par l'alcool, elle perd au contact de ce liquide sa solubilité dans l'eau. La partie soluble contient 16,2 0/0 d'azote, la partie insoluble 15,3 0/0. Il est clair que ces résultats, dans leur ensemble, rapprochent plus l'amylase des matières albuminoïdes que des hydrates de carbone. Mais comme dans ce traitement la diastase initiale s'était fort affaiblie, il est difficile d'assurer qu'il n'y avait que de la diastase dans le dernier précipité obtenu, et dès lors, nous retombons dans les mêmes incertitudes.

Les résultats de Wroblewski sont, d'ailleurs, en contradiction absolue avec ceux d'Hirschfeld qui trouve, au contraire, que l'amylase est un hydrate de carbone, une sorte de matière gommeuse qu'on peut rapprocher de l'arabane de M. Wroblewski. Il est probable que dans le cours des opérations, et par suite de circonstances non visées dans les mémoires de Hirschfeld et de Wroblewski, la diastase s'était fixée, avec le premier, sur l'arabane, avec le second, sur la matière azotée. Cette interprétation met ces savants d'accord en montrant qu'ils se sont peut-être trompés l'un et l'autre.

92. Recherches de G. Bertrand. — M. Bertrand a fait entrer cette question dans une voie nouvelle par ses recherches sur la laccase de l'arbre à laque. Si on se fie seulement aux résultats de l'analyse chimique, cette laccase est une sorte de gomme, car elle ne renferme presque pas d'azote, elle donne de l'acide mucique quand elle est oxydée par l'acide azotique de densité 1,2, et, par hydrolyse, elle donne du galactose et de l'arabinose.

Sa physionomie change lorsqu'on l'étudie à un point de vue

qui a été généralement délaissé jusqu'ici, au point de vue de ses cendres, dont elle contient toujours une proportion notable. Dans ces cendres, il y a du manganèse en proportions variables. Or, en comparant la puissance oxydante de diverses oxydases, c'est-à-dire, la quantité d'oxygène fixée par elles dans des conditions déterminées sur une matière oxydable, convenablement choisie et toujours la même, M. G. Bertrand s'est aperçu que l'activité de la diastase croissait avec la quantité de manganèse qui y était contenue.

On pouvait donc se demander ce que deviendrait une oxydase tout à fait privée de manganèse dans ses cendres. Il est difficile de préparer artificiellement une pareille oxydase. Pour séparer les dernières traces de manganèse, il faut recourir à des réactifs qui détruisent la matière organique. Mais M. Bertrand a réussi à tirer de la luzerne (*medicago sativa*) une oxydase, extrêmement pauvre en manganèse et très peu active. En ajoutant à cette oxydase un sel de protoxyde de manganèse, on lui donnait une activité comparable à celle des plus puissantes oxydases. Le manganèse semble donc être l'élément essentiel de cette espèce de diastases.

M. Bertrand a confirmé cette notion capitale par les faits suivants. Mélangeons à une solution d'hydroquinone, que la laccase oxyde facilement en la transformant en quinone, des sels de protoxyde de manganèse, et agitons le mélange au contact de l'air; avec tous ces sels, nous constaterons des absorptions d'oxygène, et pour quelques-uns, le lactate, le succinate de manganèse, par exemple, la proportion d'oxygène absorbé sera égale à ce qu'elle est avec les oxydases naturelles. Ce n'est pas seulement quantitativement, c'est aussi qualitativement que les actions se ressemblent. La quantité d'oxygène absorbé est hors de toute proportion avec la quantité de l'élément oxydable, le protoxyde de manganèse, et il faut absolument que celui-ci ne soit autre chose qu'un intermédiaire, prenant l'oxygène de l'air et le cédant à la substance oxydable. Le mécanisme de cette action nous importe peu pour le moment, et nous aurons à y revenir dans le chapitre consacré aux oxydases. Le résultat seul nous intéresse, car il prouve que le protoxyde de manganèse peut jouer le rôle d'une diastase, et cette diastase est d'autant plus active que l'acide combiné à ce corps pour le rendre soluble est plus faible, en sorte qu'on peut penser que les oxydases naturelles sont des sels manganeux d'un acide spécial, et encore inconnu, maintenant le protoxyde de manganèse en solution, tout en le laissant aussi actif que s'il était libre. La nature organique et la nature minérale de l'oxydase joueraient donc simultanément un rôle dans ses propriétés. et c'est là une vue qui sans doute se rapproche plus de la vérité que toutes les spéculations reposant sur l'analyse organique des diastases.

93. Rôle des cendres. — En émettant cette idée, nous sommes d'accord avec un certain nombre de faits. D'abord toutes les diastases connues contiennent des cendres, et parfois même en proportions notables, comme on le voit par les chiffres consignés plus haut. Si on essaye de se débarrasser de ces cendres par dialyse ou autrement, on constate que la puissance de la diastase baisse dès que l'élimination est poussée à un certain degré, et qu'elle devient à ce moment-là d'autant plus faible que la diastase se purifie davantage. De plus, ce n'est pas seulement une question de quantité qui entre en jeu, mais aussi une question de qualité. Nous verrons que la présure, la plasmase, la pectase, qui sont toutes trois des diastases coagulantes, exigent, pour fonctionner activement, la présence d'une base alcalino-terreuse qui est la chaux. Cette chaux peut, dans une certaine mesure, être remplacée par la magnésie ou la baryte, mais pas du tout par la potasse ou la soude. La chaux est donc, vis-à-vis de la présure, ce qu'est le manganèse vis-à-vis des oxydases de Bertrand. Le fer, si voisin du manganèse par les relations de ses sels de protoxyde avec l'oxygène, est de même un élément constitutif du globule sanguin, dont les propriétés sont d'un autre côté très semblables à celles des oxydases. Il semble donc qu'en s'attachant, exclusivement, comme on l'a fait jusqu'ici, à l'étude de la matière organique de la diastase, et en traitant ses cendres non comme son squelette minéral, mais comme des impuretés de sa substance, on ait fait fausse route, et c'est le mérite du travail de M. Bertrand de nous avoir révélé cette mauvaise direction donnée à la recherche. Le chapitre que je viens de terminer, et qui se résume en des renseignements très vagues, comme on vient de le voir, est à la veille d'être écrit sous une autre forme bien plus nette, dans laquelle le rôle important sera dévolu aux sels que l'on a considérés jusqu'ici comme des impuretés.

BIBLIOGRAPHIE

Von Wittich. Über eine neue Methode zur Darstellung kunstlicher Verdauungsflussigkeiten (*Pfluger's Archiv.*, t. II, p. 193 : 1869).

Brücke. Beitrage zur Lehre von der Verdauung (*Wiener Akad. Sitzungsber*, XLIII ; Abth., 2, 1861).

Wurtz. Sur la papaïne. *Comptes rendus*, t. XC, 1880, p. 379 et XCI, 1880, p. 787.

Danilewski. *Virchow's Archiv.*, t. XXV, p. 279.

Von Wittich. *Pfluger's Archiv.*, t. V, p. 435.

Hammarsten. *Maly's Jahresb. f. Thierchemie*, t. III, p. 160.

Wolfhugel. *Pfluger's Archiv.*, t. VII, p. 188.

Paschutin. *May's Jahresb. f. Thierchemie*, 1871, p. 304.

Hoppe-Seyler. *Handb. d. phys. Anal.*, 6e éd. p. 297.

Wroblewski. *Zeitschr. f. phys. Chemie*, t. XXIV, p. 173.

Schoumoff Simanowski. *Vratch*, 1890, n° 41.

Chodschajew. *Archives de physiol.*, t. X, 5e s., 1898, p. 241.

Wroblewski. *Ber. d. d. chem. Gesells.*, t. XXX, 1897.

Hirschfeld. *Archiv. d. ges. Physiol.*, t. XXXIX, 1886.

Bertrand. *Comptes rendus de l'Ac. des sc.*, et *Bull. de la Soc. chim.*, 1894.

CHAPITRE VII

INDIVIDUALITÉ DES DIVERSES DIASTASES

Y a-t-il plusieurs diastases individuellement différentes, ou bien l'une d'elles peut-elle revêtir, dans certaines circonstances, les propriétés d'une autre ou de quelques autres ? Voilà une question sur laquelle la science a hésité longtemps, et n'est pas encore complètement renseignée. Dans l'ensemble pourtant, elle conclut à l'individualité des diverses diastases, et ce sont ses arguments que nous devons passer en revue.

94. Causes d'erreur. Ingérence des microbes. — Il faut d'abord éliminer quelques-unes des causes d'erreur qui ont vicié les premiers résultats. Quand il s'agit de savoir si une macération organique contient une diastase, par exemple de la sucrase, on y ajoute un peu de solution de saccharose, on porte à 35° ou 40°, et on attend. Il faut attendre longtemps quand il y a peu de diastase, et encore plus longtemps quand il n'y en a pas du tout. Or, pendant ce temps, interviennent à peu près inévitablement les ferments du sucre, dont les germes sont partout, et qui produisent des diastases identiques à celles qu'on recherche dans la macération. Cette confusion a été fréquente à l'époque où on ignorait les microbes, et beaucoup d'expériences anciennes, sur les diastases, sont à recommencer de ce fait. Il n'y a guère, à avoir échappé à cette influence, que les essais relatifs au suc gastrique, qui se font dans un liquide acide, peu propre en général à la culture des microbes. Par contre, les premiers essais sur le suc pancréatique ont tous été faussés par cette cause d'erreur ; car ils se font dans un liquide très riche en matière organique, et le plus souvent chargé de microbes dès l'origine.

Il faut, pour éviter toutes les incertitudes provenant de ce chef, opérer soit avec des liquides stériles, soit avec des liquides antiseptisés.

Il n'est pas toujours facile de stériliser le liquide diastasifère, qui ne peut pas être chauffé, même à 100°, sans perdre toutes ses propriétés. Mais on peut prendre le liquide de macération d'une culture pure ; on peut aussi filtrer la solution au travers d'une bougie de porcelaine. Il faut ne pas oublier que cette filtration peut dépouiller la solution d'une partie de sa diastase, et même de sa totalité, s'il y en a peu. Il faut aussi se rappeler que toutes les diastases ne sont pas toujours également filtrables. Nous pourrions répéter ici ce que nous avons dit plus haut à propos de la dialyse. En principe, il n'y a pas de diastase filtrable ou non filtrable, d'une façon absolue, au travers de la porcelaine. Il y a des diastases qui, dans certains cas, sont filtrables, et qui ne le sont pas ou le sont moins dans d'autres. Cela dépend de la puissance variable d'adhésion de la diastase pour la matière des parois. Il y a des cas particuliers ; il n'y a pas de règles générales.

A raison de ces difficultés et de ces incertitudes, l'usage a prévalu d'additionner le liquide diastasifère à étudier d'un antiseptique propre à y empêcher l'apparition des microbes. Il ne faut pas oublier, non plus, de ce côté, que les antiseptiques, quels qu'ils soient, gênent aussi bien l'action des diastases que celle des microbes. De sorte que lorsqu'une diastase apparaît, malgré l'antiseptique, c'est qu'elle existe bien réellement. Mais lorsqu'elle n'apparaît pas, on ne peut pas conclure tout de suite qu'elle est absente. Il faut y regarder de plus près.

95. Collage des diastases. — A cette cause d'erreur vient s'en joindre une autre. Ce qu'on cherche, c'est à connaître les diastases physiologiquement sécrétées par une cellule et à les distinguer de celles dont elle a pu s'imprégner dans le milieu dont elle provient, en vertu de cette tendance que nous avons signalée chez certaines diastases, de se précipiter sur les corps solides dont elles ont le contact. Les diastases de la salive parotidienne, par exemple, sont les diastases sécrétées normalement par les cellules de la parotide, mais il ne faudrait pas les considérer comme nécessairement identiques à celles qu'on rencontre dans la salive qui s'écoule par l'extrémité du canal parotidien, parce que ce canal peut être plus ou moins habité par des microbes, et que, constamment en contact avec la salive mixte où il y a des diastases microbiennes variables et de diverses origines, il est toujours exposé à s'en tapisser, pour les rendre à la salive qui le traverse. On a de même cru, pendant quelque temps, que toutes les levures de brasserie sécrétaient, en outre, de la sucrase, de l'amylase. C'est qu'on prenait des levures impures, mélangées de ferments de l'amidon, ou bien encore des levures pures, mais cultivées dans du moût d'orge non bouilli, et ayant conservé, de ce fait, tout ou partie de l'amylase qui avait servi à le produire. Cette amylase se précipitait sur les cellules de levure, et leur formait un vêtement artificiel qu'on prenait pour une sécrétion physiologique. Il faut, pour éviter cette cause d'erreur, faire des cultures pures du microbe dans un liquide bouilli, et chercher non seulement dans le liquide, mais encore et surtout dans les cellules du microbe les diastases qu'il peut produire.

96. Multiplicité des diastases produites par un même microbe. — Or, quand on cherche dans cette voie, on s'aperçoit que un même microbe peut produire, en général, des diastases très variées. Nous avons vu, au chapitre V, des exemples de cette variation sous l'influence de l'alimentation. Certaines diastases, rares ou absentes dans certaines conditions, devenaient prédominantes avec un autre aliment. Etait-ce une fonction nouvelle qui apparaissait, ou, au contraire, une surproduction d'une sécrétion normale ?

C'est ce dernier cas qui semble le plus probable. Quand on va, en effet, chercher, comme l'a fait M. Bourquelot, à l'intérieur des cellules de l'*aspergillus niger*, en les broyant avec du sable et de l'eau, les diastases qui y sont contenues, on trouve qu'elles sont physiologiquement très nombreuses. M. Bourquelot a ainsi trouvé, dans un *aspergillus* cultivé sur du liquide Raulin, et arrivé à maturité, de la sucrase, de la maltase, de la tréhalase, de l'amylase, de l'émulsine, de l'inulase, de la trypsine. Sur le même milieu, le *penicillium glaucum* donne, d'après Bourquelot, sucrase, maltase, tréhalase, amylase et inulase. J'y avais trouvé de la présure et de la caséase; Gérard y a signalé de la lipase. Le *penicillium Duclauxi*, décrit par M. Delacroix, ne produit sur le liquide Raulin que de la sucrase et pas d'amylase. Un individu très jeune de *polyporus sulfureus*, grand champignon qui vit en parasite sur divers arbres, et que MM. Bourquelot et Hérissey avaient récolté sur un chêne, leur a fourni un suc contenant de la maltase, de la tréhalase, de l'émulsine et de l'amylase. Il ne contenait ni sucrase, ni inulase, ni lactase.

L'interprétation la plus naturelle de tous ces faits consiste évidemment à admettre que toutes ces diastases, si nombreuses qu'elles soient dans certaines espèces, sont sécrétées individuellement, et qu'il n'y en a pas qu'une, douée de propriétés diverses, car alors on ne comprendrait pas, si la sucrase se confond avec l'amylase, par exemple, comme on l'a cru longtemps, pourquoi les deux actions sur le sucre et l'amidon, qui se trouvent superposées dans l'*aspergillus niger*, sont dissociées dans le *penicillium Duclauxi* ou le *polyporus sulfureus*.

97. Séparation des diverses diastases. — Il serait souhaitable de pousser la dissociation plus loin, de trouver un liquide ne contenant qu'une diastase, et ne pouvant exercer qu'une action. Pour cela, il faut chercher en dehors des mucédinées, en général très polyphages, et s'adresser de préférence aux bacilles ou aux levures qui, très difficiles sur le choix de leur aliment, ne sécrètent qu'un petit nombre de diastases, ou encore aux cellules de l'appareil digestif, dont quelques-unes ne sont capables que d'une sécrétion. Encore de ce côté-là, ce n'est que rarement, et dans des circonstances déterminées d'alimentation et de culture, qu'on trouvera ce qu'on cherche. Certaines levures, par exemple, sont des sources abondantes de sucrase, mais, comme nous allons le voir tout à l'heure, on y peut trouver de l'amylase, et quand on les fait vivre dans du lait, elles finissent par y produire de la caséase.

On peut essayer d'arriver à cette séparation des diastases mélangées, soit au moyen de certains réactifs qui précipitent les unes et non les autres, soit en chauffant à une température qui en détruise une sans toucher ou sans toucher autant à l'autre. Mais la précipitation par coagulation, de quelque façon qu'elle soit produite, est, nous l'avons vu (**78**), un mauvais moyen de séparation. La chaleur, employée avec précaution, peut, nous le verrons, détruire inégalement deux diastases mélangées et laisser prédominer l'une ou l'autre, mais non pas isoler absolument l'une d'elles, de sorte qu'à proprement parler, on n'a pas d'autre argument pour démontrer l'individualité des diverses diastases que celui qui résulte de l'extrême variabilité de leurs mélanges. Cette variabilité se comprend s'il y a mélange de diastases, elle devient inexplicable si on admet que chaque diastase possède un mélange de propriétés.

Il ne faut pourtant pas pousser à bout cette attribution d'une seule propriété à chaque diastase, car on se heurte de suite à ce que nous savons des propriétés de l'émulsine, capable de dédoubler un grand nombre de glucosides divers. L'exemple de cette émulsine nous conduit même à nous demander si les corps qu'une diastase peut dédoubler par hydrolyse ou oxyder ne seraient pas, comme les glucosides décomposables par l'émulsine, des corps appartenant à un même groupe. A cette question, nous trouvons une réponse toute faite dans le goupe des sucres.

Le maltose et le tréhalose sont deux sucres isomères qui donnent par hydrolysation des molécules de d-glucose et ne diffèrent entre eux que par le mode de jonction de ces deux molécules. Le premier réduit la liqueur de Fehling, l'autre non. Or, Fischer s'est assuré que la tréhalase ne dédoublait pas le maltose ni la maltase le tréhalose. Le maltose et le saccharose sont un peu plus différents. Le second, en se dédoublant, donne du d-glucose et du lévulose ou d-fructose. Fischer a constaté de même que du liquide de macération de levure fraîche. qui intervertissait très facilement le saccharose, était sans action sur le maltose. Il a vu aussi que la lactase ne dédoublait pas le maltose. Comme tous ces sucres sont de même constitution, et ne diffèrent qu'au point de vue stéréochimique, nous voilà amenés à conclure que l'action des diastases tient compte de l'arrangement de la molécule, et c'est là évidemment une notion trop importante pour que nous ne la discutions pas.

98. Travaux de E. Fischer. — Pour faire cette étude, M. Fischer ne s'est pas contenté des sucres naturels. Il en a préparé d'artificiels, des sucres de synthèse, dont la composition et la formule stéréochimique peut être à la fois plus variée et plus exactement connue que pour les sucres fournis par les plantes.

En mettant par exemple en contact pendant plusieurs heures et à froid, une solution de glucose avec de l'alcool méthylique et de l'acide chlorhydrique, on obtient la formation d'un véritable éther :

$$C^6H^{12}O^6 + CH^3OH = C^6H^{11}O^6.CH^3 + H^2O\,;$$

il s'élimine une molécule d'eau et il se forme un méthylglucoside qui résulte, comme on le voit, de la substitution du radical CH^3 à un atome d'hydrogène. On obtient, sinon par le même procédé, du moins par des méthodes analogues d'éthérification, un éthylglucoside :

$$C^6H^{11}O^6.C^2H^5,$$

ou encore des phénylglucosides ou des benzylglucosides par substitution de une ou plusieurs molécules de C^6H^5 ou de

$C^7H^5O^2$ à la place d'autant de molécules d'hydrogène dans la molécule $C^6H^{12}O^6$ du glucose.

Prenons le méthylglucoside ci-dessus ; sa formule stéréochimique est la suivante que je place à côté de celle du glucose.

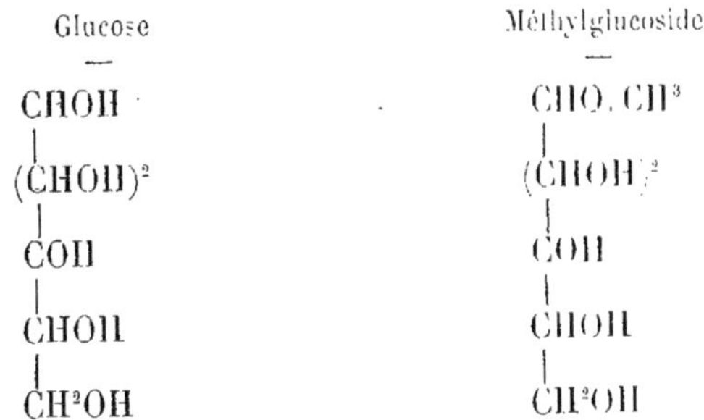

On voit que le remplacement d'un atome d'hydrogène par une molécule CH^3 dans le groupement supérieur, a rendu dissymétrique l'atome de carbone de ce groupe qui ne l'était pas. Il peut donc exister deux méthylglucosides stéréoisomériques, et, en effet, à côté de celui qu'a préparé Fischer, et qui cristallise en fines aiguilles incolores d'un goût sucré, Van Ekenstein en a signalé un autre cristallisé en octaèdres. Nous désignerons par α le premier, par β le second. Or, Fischer a montré que la maltase hydrolyse facilement le premier et pas du tout le second. La myrosine fait l'inverse et n'hydrolyse pas le premier. Les sucrases de quelques levures décomposent beaucoup plus facilement le premier que le second. Voilà qui fournit évidemment un bon argument pour démontrer à la fois l'individualité de ces diverses diastases et le caractère stéréochimique de leur action.

Fischer part de ces faits et d'un certain nombre de faits du même ordre pour conclure que la diastase a aussi une formule stéréochimique, et que cela est nécessaire pour qu'elle tienne compte de la formule stéréochimique du corps auquel elle s'adresse. C'est ainsi, dit-il, qu'une clef ne peut ouvrir une serrure que si sa forme est en rapport avec la forme intérieure du mécanisme qu'elle met en mouvement. L'idée est évidemment ingénieuse. Mais une théorie ne doit pas seulement expliquer les faits qui lui ont donné l'éveil. Elle doit être d'accord avec l'ensemble des autres faits connus. Voyons s'il en est ainsi pour la théorie de Fischer.

Prenons pour cela, dans le travail même de ce savant, les diverses actions qu'il attribue à une même diastase, et commençons par la sucrase, celle sur laquelle il y a le plus de documents. Voici, sur deux colonnes, à gauche, les sucres qu'elle hydrolyse, à droite, ceux qu'elle n'hydrolyse pas.

Sucrase.

Hydrolyse	N'hydrolyse pas
α-méthylglucose.	β-méthylglucose.
Saccharose.	Lactose.
Maltose.	Méthylgalactose.
Amygdaline *	Inuline.
Benzyl-glucosides incomplètement.	Amidon.
Glycérine-glucosides id.	Salicine.
	Coniferine.
	Phénylglucoside.
	Methylfructoside.

La sucrase employée dans ces expériences provenait d'une macération de levures fraîches, type Frohberg ou Saaz. On a marqué l'amygdaline d'un astérisque parce que ce corps ne se décompose pas comme avec l'émulsine. Il se forme du glucose, mais pas d'essence d'amandes amères, ni d'acide cyanhydrique. Une sucrase solide, préparée par Merck, n'agissait ni sur l'α-méthylglucoside ni sur le maltose. Avec une autre levure fraîche de Frohberg, on a obtenu une macération qui se comportait, à ce point de vue, comme la sucrase sèche de Merck. Mais en broyant les cellules, ou en faisant agir la levure elle-même, on hydrolysait facilement ces deux sucres.

Voici maintenant, présentés de la même façon, les résultats obtenus avec une émulsine de Merck :

Emulsine.

Hydrolyse	N'hydrolyse pas
β-méthylglucose.	α-méthylglucose.
Lactose.	Maltose.
Salicine.	Saccharose.
Coniférine.	Méthylgalactosides.
Arbutine.	
Benzyl-glucosides.	
Glycérine-glucosides.	

Le tableau relatif à l'émulsine est, comme on le voit, et sauf pour les benzylglucosides et glycérine-glucosides, le revers du tableau relatif à la sucrase. D'une manière générale, les glucosides du glucose sont hydrolysées par la sucrase, et non les glucosides du galactose. L'inverse a lieu pour l'émulsine. Voyons maintenant ce que nous donne la lactase.

Dans les levures que font fermenter le sucre de lait, Fischer a trouvé, en broyant les cellules, une diastase transformant la lactose en hexoses. Voici en résumé l'ensemble de la réaction :

Lactase.

Hydrolyse	N'hydrolyse pas
Lactose.	Méthylgalactosides.
Amygdaline *	β-méthylglucoside.

Pour l'amygdaline, même remarque que plus haut. Ici la correspondance signalée plus haut s'efface un peu, le lactose n'entraînant pas avec lui, dans la colonne de gauche, les sucres à côté desquels elle se trouvait avec la sucrase.

Voici enfin le résumé des essais faits avec la maltase qu'on trouve, dans quelques levures, associée à la sucrase. Avec la levure sèche, on en obtient plus qu'avec la levure fraîche, mais si on précipite par l'alcool, cette maltase s'affaiblit beaucoup plus vite que la sucrase, et c'est peut-être pour cela que la sucrase sèche de Merck, que nous avons signalée plus haut, n'agissait pas sur le maltose.

Maltase.

Hydrolyse	N'hydrolyse pas
—	—
Maltose.	Méthyl mannoside (du d-mannose).
Méthylfructoside.	Méthylsorboside.
	α-Méthylglucose.
	β-Méthylglucose.

Ici il n'y a plus trace de parallélisme direct ou inverse avec la sucrase ni avec les diastases précédentes. Si donc il est impossible de nier que la formule stéréochimique d'un sucre joue un rôle dans l'action qu'exercent sur lui les diverses diastases, il est impossible de dire aussi que ce rôle soit prépondérant. Il faut, avant d'ériger en théorie l'hypothèse ingénieuse de Fischer, recueillir un plus grand nombre d'exemples. Il y a peut-être, à fleur de sol, une loi importante, mais elle n'est pas encore dégagée.

Dans leur ensemble, ces recherches ont pourtant consolidé les notions acquises antérieurement au sujet de l'individualité des diverses diastases. Elles les ont précisées aussi, en montrant que les diastases, comme les microbes, ne sauraient être caractérisés par une seule de leurs propriétés. L'émulsine n'est pas, par exemple, la seule diastase qui décompose l'amygdaline, puisque nous avons vu que la sucrase et la lactase jouissaient de la même propriété. De même la levure n'est pas le seul microbe qui fasse fermenter le sucre. Microbes et diastases ne peuvent être définis que par un ensemble de propriétés.

99. Genres et espèces dans les diastases. — Ceci nous amène à nous demander si dans les diastases, comme dans les microbes, il n'y aurait pas des genres et des espèces d'un même genre. Il y a beaucoup d'espèces dans le genre *bacillus coli*, par exemple, ou dans le genre du bacille virgule. Ces bacilles virgules en particulier se différencient entre eux, entre autres caractères, par le degré variable de puissance des toxines qu'ils sécrètent dans les mêmes conditions de culture, et ces toxines à leur tour, essayées sur des animaux sensibles à leur action, présentent des caractères communs avec des différences spécifiques. Peut-on trouver des phénomènes analogues à propos des diastases ?

On trouve, par exemple dans la salive ou dans les sucs digestifs de divers animaux, des diastases jouissant de la propriété commune de liquéfier l'empois d'amidon et d'y produire du maltose et de la dextrine. Mais les proportions relatives de maltose et de dextrine et les proportions relatives de ces deux corps par rapport à l'amidon mis en œuvre semblent variables. Ces diastases sont toutes des amylases. Sont-elles la même amylase ?

Nous ne sommes pas encore prêt à aborder cette question. Mais nous pouvons remarquer tout de suite ceci. Les différences que nous cherchons sont des influences de qualité, qu'il ne faut pas confondre avec des influences de quantité. Il ne suffira par conséquent pas, pour séparer deux diastases, de constater qu'elles ne produisent pas la même quantité d'action dans le même temps et dans les mêmes circonstances extérieures. Comme nous n'avons pas d'autre moyen de les doser que de mesurer l'action qu'elles produisent, il faudra d'abord les amener à produire dans le même temps le même phénomène, pour assurer l'égalité des concentrations, et chercher ensuite si, avant ce temps ou après ce temps, les actions se confondent ou se séparent. En d'autres termes, si on représente par une courbe la loi de l'action diastasifère en fonction du temps, le problème de l'identification de deux diastases sera celui de l'identification de deux courbes ayant la même origine et un point commun. Cette double concordance est nécessaire, mais n'est pas suffisante pour que les courbes se confondent sur tout le reste de leur parcours. Mais pour résoudre le problème que nous venons de soulever, il faut d'abord étudier les lois générales de l'action diastasique. C'est ce que nous allons faire.

BIBLIOGRAPHIE

DUCLAUX. Chimie biologique, 1883, p. 141.

BOURQUELOT. Les ferments solubles de l'*aspergillus niger*. *Bull. de la Soc. myc. de France*, t. IX, 1893.

BOURQUELOT et HÉRISSEY. Action de l'émulsine de l'*aspergillus niger* sur quelques glucosides. *Id.* t. XI, 1895 : — Sur les propriétés de l'émulsine des champignons. *Journ. de ph. et de ch.* 6e 1, t. II, 1895 ; — Les ferments solubles du *Polyporus sulfureus*. *Bull. de la Soc. myc. de France*, B. t. XI, p. 325.

BOURQUELOT et GRAZIANI. Sur quelques points relatifs à la physiologie du *Penicillium Duclauxi*. *Bull. de la Soc. myc. de France*, VIII. p. 147. 1892.

COHN. Isolirung eines Labfermentes aus Bacterienkulturen. *Centralbl. f. Bact. u. Paras.* t. XII. 1892.

E. FISCHER. Einfluss der Configuration auf die Wirkung der Enzyme. *Ber. d. d. chem. Gesellschaft*, t. XXVII, p. 2985 et 3479, 1894 et XXVIII, p. 1429, 1895.

CHAPITRE VIII

LOIS GÉNÉRALES DE L'ACTION DES DIASTASES

Dans leur action sur les substances qu'elles transforment, les diastases obéissent à des lois générales que nous avons intérêt à connaître, et qui, jusqu'ici, sont restées un peu confuses. Cette question a été en effet beaucoup étudiée, mais on ne peut pas dire qu'elle soit résolue. Elle est hérissée en ce moment de solutions contradictoires entre lesquelles il nous faudra choisir, si nous voulons faire autre chose que de les enregistrer avec résignation ou indifférence. Or ce choix est difficile. Nous aurons, pour nous guider, d'abord la confiance qu'il y a une loi, et que par conséquent toutes les expériences qui se traduisent par une courbe irrégulière ou en zigzag ont été troublées par des causes d'erreur inconnues et sont à rejeter. Nous pourrons en éliminer d'autres dont l'auteur ne s'est pas suffisamment mis en garde contre des influences latérales qu'il ignorait ou dédaignait, et que nous savons aujourd'hui être très puissantes, celle de la lumière par exemple, ou celle des microbes. Il se trouve que, cette ventilation faite, il reste peu de chose sur le crible, mais il en reste assez pour pouvoir établir un commencement de théorie de l'action des diastases : c'est ce que je voudrais essayer de montrer.

100. Comparaison avec l'action des acides. — Éliminons d'abord une assimilation, qui a été souvent faite, entre l'action des diastases et celle des acides. Sous le prétexte que les acides et les diastases sont souvent capables de produire les mêmes transformations et leur donnent la même allure, on a parfois appliqué, sans autre formalité, aux actions diastasiques, les lois trouvées pour l'action des acides. Celles qui président à l'interversion du sucre sont par exemple assez bien connues par les travaux de Wilhelmy, d'Ostwald, et d'autres savants. On les a considérées comme représentant aussi l'action de la sucrase. Il importe de repousser de suite cette assimilation.

Étudions pour cela ce qu'il serait juste d'appeler la *loi de Wilhelmy*. Elle revient à ceci. La quantité de sucre qui s'intervertit à chaque instant dans une solution sucrée traitée par un acide est proportionnelle à la quantité de sucre présente à l'instant considéré. Cela veut dire que si la quantité de sucre présent devient double, la quantité de sucre intervertie dans l'unité de temps deviendra double aussi, alors qu'on laisse constantes les autres conditions de l'expérience, nature du milieu, température et dose d'acide. *La quantité de sucre intervertie dans l'unité de temps, ou la vitesse de la réaction, augmente donc proportionnellement à la quantité de sucre pour une même dose d'acide.* Cet acide proportionne son effort au travail à accomplir, et théoriquement, dans les mêmes conditions d'acidité et à la même température, des solutions sucrées différentes s'intervertissent dans le même temps, quelle que soit leur richesse en sucre.

Voilà la notion exposée en langage ordinaire. Le langage mathématique permet de lui donner plus de précision et de la pousser plus loin. Soit S la quantité de sucre existant à l'origine dans un volume connu, par exemple dans 100 cc. d'une liqueur qu'on intervertit par l'action d'un acide. Soit s la quantité qui existe encore au bout d'un temps t, compté à partir du commencement de l'expérience, qui est supposée s'accomplir constamment à la même température. La loi de Wilhelmy nous dit que la variation Δs du sucre pendant le temps Δt est proportionnelle à s. Si le temps Δt est suffisamment court, elle est aussi proportionnelle à Δt, de sorte qu'on peut écrire, en faisant précéder la variation Δs du signe —, pour montrer que la quantité de sucre diminue lorsque le temps augmente,

$$-\Delta s = ms\Delta t$$

où m est la quantité de sucre qui s'intervertirait, dans l'unité de temps, dans une solution sucrée contenant l'unité de poids de sucre dans le volume pris pour unité, et cela dans les mêmes conditions de milieu, de température, et d'acidité, que celles de l'expérience. On tire de là, facilement, en désignant par l le logarithme népérien

$$ls = -mt + C$$

C étant une constante qu'on détermine facilement en écrivant qu'à l'origine de l'expérience, pour $t = o$, la liqueur contenait S de sucre. On a donc

$$lS = C$$

d'où,

$$lS - ls = l\frac{S}{s} = mt$$

et

$$t = \frac{1}{m}\, l\frac{S}{s}$$

On voit tout de suite, sur cette valeur de t, que toutes les phases de l'hydrolysation de solutions sucrées inégalement concentrées s'accompliront dans le même temps, que par exemple elles mettront toutes le même temps à s'intervertir à moitié, c'est-à-dire à arriver au moment où

$$s = \frac{S}{2}$$

On aura en effet,

pour $$\frac{S}{s} = 2, \quad t = \frac{1}{m}\, l\, 2.$$

Toutes ces réactions marcheront donc du même pas, et, commencées en même temps, se finiront au même moment : c'est ce que nous avions vu plus haut. Mais nous pouvons en plus, ici, mesurer la valeur de m, en évaluant le temps que met une dissolution sucrée à s'intervertir à moitié par exemple. On a alors

$$m = \frac{1}{t}\, l\, 2$$

et l'expérience montre en effet que cette valeur de m est indépendante de la quantité de sucre, lorsque l'acidité est la même. De là une première conclusion qui a pu servir d'argument pour rapprocher les acides des diastases : les solutions de sucre les plus concentrées peuvent être intervertics par des quantités relativement très faibles d'acide. Les acides jouissent donc de la puissance d'action quasi-indéfinie que possèdent les diastases.

D'autres expériences ont montré que la valeur de m croît à peu près proportionnellement à la concentration de l'acide, c'est-à-dire à la quantité d'acide contenue dans l'unité de volume. L'unité de mesure la plus commode dans la pratique, pour évaluer la concentration, est la solution d'une quantité d'acide égale à son poids moléculaire évalué en grammes, dans un litre d'eau. Des concentrations égales de divers acides correspondent à des volumes égaux d'eau de chaux ou d'un autre alcali nécessaires pour la saturation. On trouve alors que la valeur de m croît un peu plus vite que la concentration pour les acides forts, un peu plus lentement pour les acides faibles.

En admettant une proportionnalité exacte, on peut écrire $m = na$, expression dans laquelle a représente la concentration de l'acide évaluée comme plus haut, en grammes-molécules, et n représente la quantité de sucre qu'intervertirait dans l'unité de temps, et dans les conditions de l'expérience, dans une solution contenant l'unité de poids de sucre par unité de volume, l'unité de concentration de l'acide employé.

Cette quantité n est ce qu'on nomme la *constante d'inversion*. Ostwald l'a déterminée en faisant agir, à 25°, 10 cc. de solutions normales de divers acides sur 10 cc. de solutions contenant de 30 à 40 % de sucre. Voici les valeurs numériques de n pour quelques acides, et leurs rapports avec celle de l'acide chlorhydrique supposée égale à 100, et prise comme terme de comparaison.

Acide bromhydrique.....	24.4	111.4	Acide diglycolique.......	0.59	2.7
— chlorique..........	22.6	103.5	— méthyglycolique..	0.40	1.8
— chlorhydrique.....	21.9	100 »	— citrique..........	0.38	1.7
— nitrique...........	21.9	100 »	— glycérique........	0.38	1.7
— éthylsulfurique....	21.9	100 »	— formique..........	0.34	1.5
— éthysulfonique.....	19.9	91.2	— méthylacétique....	0.30	1.4
— trichloracétique....	16.5	75.4	— éthylglycolique....	0.30	1.4
— sulfurique..........	11.7	53.6	— glycolique........	0.28	1.3
— dichloracétique....	5.9	27.1	— malique...........	0.28	1.3
— oxalique..........	4.0	18.5	— lactique...........	0.23	1.1
— pyrotartrique......	1.42	6.5	— oxyisobutyrique..	0.23	1.1
— phosphorique......	1.36	6.2	— succinique........	0.12	0.5
— monochloracétique	1.06	6.2	— acétique..........	0.09	0.4
— arsénique.........	1.05	4.8	— isobutyrique......	0.07	0.3
— malonique........	0.67	3.1			

On voit que les constantes d'inversion sont très variables avec les divers acides, et même que le caractère minéral ou organique joue un rôle assez effacé. L'acide sulfurique vient par exemple après l'acide trichloracétique, et l'acide phosphorique après l'acide oxalique. L'acide acétique se montre d'autant plus puissant, d'un autre côté, qu'on introduit davantage de chlore dans sa molécule, et, en moyenne, les acides organiques sont moins actifs que les acides minéraux. Concluons donc de ce qui précède que si les divers acides ont pour caractère commun de ne pas tenir compte du poids de sucre présent et de l'intervertir dans le même temps, quelle que soit sa quantité, ils diffèrent beaucoup entre eux par l'activité qu'ils mettent à ce travail, et le temps qu'ils y consacrent. Ce sont donc là des forces qui sont très différentes de celles que nous connaissons et que nous sommes habitués à manier. D'ordinaire, deux forces qui produisent le même effet mécanique dans le même temps sont dites égales. Deux quantités du même acide, qui intervertissent dans le même temps des quantités très inégales de sucre, peuvent être égales pondéralement. Deux quantités de deux acides différents peuvent être égales au point de vue pondéral ou quant au nombre des molécules, et cependant se montrer très inégales au point de vue de l'interversion. Telles sont, en laissant pour le moment de côté l'influence de la température, les lois générales de l'interversion par les acides.

101. Condition d'une étude précise des diastases. — Si nous voulons maintenant comparer l'action des diastases à celle des acides, la première condition est de s'adresser aux actions diastasiques faciles à mesurer avec précision. Cette condition en élimine un grand nombre, toutes celles, par exemple, qui s'adressent à la fibrine, à l'albumine, à la cellulose, bref, aux matières dont la composition initiale n'est pas bien connue, et dont par suite les transformations nous échappent. L'amidon est mieux connu dans sa nature ; on connaît assez bien aussi le maltose et la dextrine qui proviennent de ses transformations sous l'action de l'amylase. Mais les divers amidons ne se ressemblent pas, et les diverses parties d'un même granule d'amidon ne se ressemblent pas davantage, comme l'a montré Guérin-Varry, il y a soixante ans. Cette circonstance élimine aussi, dans une certaine mesure, l'action de l'amylase. Avec des diastases coagulantes, la marche de l'action est impossible à étudier. Les diastases oxydantes sont encore trop mal connues. Il ne reste guère que les diastases qui, comme l'émulsine, donnent des dislocations dont les termes sont connus et faciles à étudier. Mieux encore, la sucrase se prête à une recherche précise, parce qu'on sait préparer du sucre pur, dont on peut suivre la transformation, soit au moyen de la liqueur de Fehling, soit au polarimètre. Cette étude a précisément été faite d'une façon très soigneuse par MM. O'Sullivan et Tompson, dont nous n'accepterons pas toutes les conclusions, mais dont les déterminations numériques méritent toute confiance.

102. Expériences de MM. O'Sullivan et Tompson. — Pour étudier la rapidité de l'action de la sucrase sur le sucre de canne, on commençait par faire dissoudre celui-ci dans l'eau chaude, qu'on laissait ensuite refroidir à la température à laquelle on voulait opérer. Cette liqueur sucrée, convenablement acidulée, était ensuite mélangée rapidement à une solution de sucrase préalablement portée à la même température. L'interversion commençait. Pour en suivre la marche, on prélevait une certaine quantité de liquide qu'on versait immédiatement dans un verre contenant une goutte d'une solution concentrée de potasse ou de soude : cela suffit pour arrêter l'inversion. Deux points sont à signaler dans ce mode opératoire : en premier lieu, la dose d'acide sulfurique ajoutée n'était pas quelconque ; c'était celle qui donnait au phénomène son maximum d'activité, et on la déterminait par une opération préliminaire. En second lieu, la lecture au polarimètre ne se faisait qu'après avoir laissé un quart d'heure de repos au liquide alcalinisé. Ces deux précautions opératoires ont de l'importance, mais pour des raisons que nous n'avons pas à développer ici et que nous retrouverons plus tard.

Cette méthode permettait donc de déterminer divers points de la courbe d'inversion. MM. O'Sullivan et Tompson ont recommencé l'expérience à diverses températures, en présence de quantités variables de sucrase. Ils ont fait varier aussi la concentration de la liqueur sucrée, la dose d'acide, etc. Ils ont toujours trouvé que la courbe obtenue, rapportée à deux axes dont

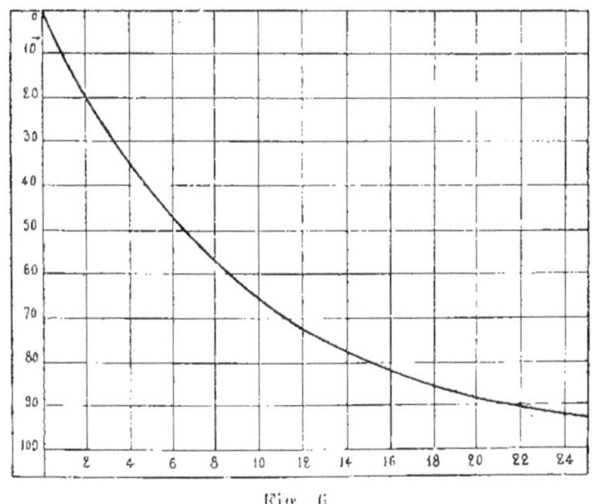

Fig. 6.

l'un mesurait les quantités de sucre, et l'autre les temps, était une logarithmique, et pouvait s'appliquer presque exactement sur une logarithmique théorique (fig. 6) tracée avec la condition de ne coïncider avec la courbe expérimentale qu'en deux points, au départ, et en un point quelconque du parcours. Quand la coïncidence avait lieu en ces deux points, elle avait lieu partout.

MM. O'Sullivan et Tompson ont vu quelque chose de plus, c'est que toutes les courbes obtenues, ramenées à la même échelle, c'est-à-dire amenées à coïncider au départ et en un point de leur parcours, s'appliquaient aussi les unes sur les autres, ce qui prouve que la loi du phénomène est toujours la même, quelles que soient les circonstances de milieu et de température, à la condition seule que toutes ces circonstances soient maintenues constantes pendant la durée du phénomène.

Toutes ces propriétés, découvertes par l'expérience, s'accordaient très bien avec les propriétés théoriques de la courbe que fournit la loi de Wilhelmy :

$$t = \frac{1}{m} \mathrm{l} \frac{S}{s}$$

Cette courbe est une logarithmique, bien définie quand on donne la valeur de S pour $t = 0$, c'est-à-dire le point de départ de la courbe, et un autre point, c'est-à-dire la valeur de t pour une valeur connue de $\frac{S}{s}$, ce qui permet de connaître m. On comprend donc que O'Sullivan et Tompson aient considéré leurs expériences comme confirmatives du raisonnement qui nous a conduit plus haut à cette équation, et en aient présenté comme démontré le point de départ, à savoir que l'action de la diastase est, toutes choses égales d'ailleurs, proportionnelle à la quantité de sucre présent dans la liqueur, et croît ou décroît avec elle.

103. Expériences de Duclaux. — C'était l'assimilation complète avec l'action des acides. Mais nous avons un autre moyen, moins détourné que l'étude de la courbe, de savoir si cette assimilation est possible. Mettons, comme je l'avais déjà fait en 1883, une même quantité de sucrase, 20 milligrammes, par exemple, dans 100 cc. de solutions contenant 10, 20 et 40 0/0 de sucre, et exposons le tout à une température de 37° : nous observerons que, pendant les premières heures de l'action, les quantités de sucre interverti dans l'unité de temps ne seront pas du tout, comme dans les cas des acides, inégales, et proportionnelles aux nombres 1. 2 et 4, c'est-à-dire aux quantités de sucre présentes dans la liqueur. Elles seront, au contraire, égales, à quelques milligrammes près, ce qui prouve qu'une quantité déterminée de sucrase produit son effet toujours le même, sans se préoccuper, comme les acides, de la quantité de sucre présente autour d'elle, et agit comme une force constante qui, pendant un temps donné, ne peut produire qu'un travail déterminé.

Il est vrai qu'elle n'accomplit pas toujours le même travail. Dans les liqueurs ci-dessus, il y a, au bout de quatre heures à 37°, environ 5 grammes de sucre interverti. Si on avait mis la même quantité de diastase dans 100 cc. de liquide ne contenant que 5 gr. de sucre, on aurait trouvé un résidu assez notable de sucre dans ce dernier essai, après le même temps : c'est que, pour une cause que nous aurons à étudier, l'action se ralentit à mesure qu'elle se complète. Mais, au début, elle marche du même pas, quelle que soit la quantité de sucre présente, et par conséquent n'est pas proportionnelle à la quantité de sucre, comme l'avaient trop hâtivement conclu MM. O'Sullivan et Tompson.

104. Expériences de Dubourg. — Ce n'est pas seulement la sucrase qui se comporte ainsi. M. Dubourg (5) a retrouvé les mêmes propriétés pour une diastase de l'urine qui transforme l'empois d'amidon en glucose. En la mettant en contact avec de l'empois d'amidon à 50°, et en mesurant après 2 heures et après 24 heures les quantités de glucose formées, il a trouvé les chiffres suivants, exprimés en grammes, pour des quantités d'amidon allant croissant comme les nombres de la première colonne.

Quantité d'amidon	Glucose apr. 2 h.	Glucose apr. 24 heures
1 gr.	0,34	1,71
2 —	0,33	1,73
3 —	0,34	1,70
4 —	0,32	1,72
5 —	0,36	1,70
8 —	0,30	1,75
10 —	0,37	1,72

La constance de ces nombres est remarquable en ce qu'elle se maintient pour deux intervalles de temps pendant lesquels l'action a été en se ralentissant de plus en plus, et ici encore nous trouvons qu'une quantité déterminée de diastase produit toujours le même effet, quelle que soit la quantité d'amidon avec laquelle on la met en contact.

Il faut donc renoncer à l'hypothèse qui a servi de base aux calculs de MM. O'Sullivan et Tompson, et qui semble vérifiée par leurs résultats. Il faut accepter leur conclusion, parce qu'elle est conforme à l'expérience, et repousser leurs prémisses, parce qu'elles sont en contradiction avec elle. La chaîne du raisonnement se rompt donc quelque part, et ce point de rupture est facile à signaler. C'est quand MM. O'Sullivan et Tompson admettent que, seule, leur hypothèse conduit à une logarithmique. En réalité, beaucoup d'autres hypothèses conduisent à des courbes de cette nature. Pour choisir entre ces hypothèses, il faut opérer à l'inverse de MM. O'Sullivan et Tompson ; il faut les soumettre d'abord à l'expérience, puis les introduire dans une équation, si l'expérience les justifie, et chercher si elles conduisent à une logarithmique.

105. Réaction des produits formés sur l'action de la diastase. — Une diastase qui hydrolyserait dans un temps donné une quantité constante de sucre, comme nous ont paru le faire, au début de l'action, les diastases étudiées plus haut, donnerait une réaction régulière : la quantité de sucre irait, par exemple, en décroissant proportionnellement au temps, et la réaction serait terminée au bout d'un temps facile à calculer, étant connue la quantité m de sucre, qu'intervertit, dans l'unité de temps, et dans les conditions de l'expérience, la quantité de diastase sur laquelle on opère. Dans un temps t, la quantité de sucre interverti serait mt, et si S était la quantité de sucre initiale, la réaction serait terminée au bout d'un temps T tel qu'on ait $S = m T$, d'où

$$T = \frac{S}{m}$$

L'expérience est entièrement en désaccord avec cette conclusion. La réaction n'est jamais celle qui résulte de cette hypothèse ; très active au début, elle se ralentit toujours à la fin, et le temps de l'action est toujours beaucoup plus long que celui qui résulte de l'équation que nous venons d'écrire.

Il faut donc qu'à l'action uniforme de la diastase se superpose une action retardatrice. Comme on s'attache à ne troubler en rien le phénomène, on ne voit guère, *a priori*, d'autre cause perturbatrice que celle qui pourrait provenir des produits de la réaction. Essayons donc par l'expérience si ces produits ont une réaction réellement retardatrice.

Il n'y a pour cela qu'à faire, avec la même quantité de diastase et dans les mêmes conditions de température et de milieu, deux expériences comparatives, dont l'une ne contiendra que la matière sur laquelle la diastase doit agir, et l'autre cette matière additionnée des produits auxquels donne lieu la réaction. Si ceux-ci ont une action retardatrice, la seconde transformation devra s'accomplir plus lentement que la première.

Or, c'est toujours ce qui arrive, et non seulement ce fait a été observé depuis longtemps, mais il a été tout de suite rapporté à sa véritable cause. Payen avait remarqué que l'action de la diastase sur l'empois d'amidon, qui, en général, ne se termine pas et s'arrête à un niveau déterminé, allait beaucoup plus loin lorsqu'on faisait disparaître peu à peu, en le soumettant à une fermentation alcoolique, le glucose formé. Payen ne se préoccupait pas, dans son explication, de l'action possible de la levure, et son interprétation a pu être légitimement contestée par MM. O'Sullivan et Kjeldahl. Mais elle est exacte dans ses traits généraux, ainsi que l'ont montré les expériences de M. Lindet.

Dans un moût de grains, saccharifié à refus par la diastase, ce savant ajoute, à 62°, la quantité de chlorhydrate de phénylhydrazine et d'acétate de soude nécessaire pour précipiter non seulement le maltose déjà formé, mais encore tout celui qui pourrait provenir de la saccharification ultérieure du résidu que la première digestion a laissé inattaqué. La moitié environ de ce résidu disparaît saccharifié dans ces conditions nouvelles.

Dans une autre expérience portant aussi sur un moût saccharifié à refus, on divise les liquides en deux parties égales dans lesquelles on précipite des quantités inégales de maltose par la phénylhydrazine. En ajoutant à ces deux moitiés des quantités égales de diastase, on voit la saccharification reprendre dans les deux, et marcher plus vite et aller plus loin dans celui dans lequel on a précipité le plus de maltose.

En s'adressant à des substances plus faciles à faire disparaître d'une liqueur que les glucoses, on rencontre les mêmes résultats. Ainsi, par exemple, dans l'action de l'émulsine sur la salicine, il se forme de la saligénine qui est soluble dans l'éther, et qu'on peut enlever en agitant avec ce réactif le liquide diastasifère. De même pour l'alcool coniférylique produit par l'action de l'émulsine sur la coniférine. Il existe sur ce point deux expériences de Tammann. Dans l'une, de la salicine, mise à 26° en présence d'émulsine, avait été hydrolysée dans la proportion de 83 0/0 et ne dépassait pas ce chiffre ; on agite le liquide avec un tiers de son volume d'éther, pour enlever la saligénine : 24 heures après, la totalité de la salicine avait disparu. Dans une autre expérience, faite toujours à 26°, la proportion de coniférine hydrolysée, qui n'avait pu dépasser 42 0/0, a atteint en 24 heures le chiffre de 60 0/0, à la suite d'un traitement à l'éther.

On peut, du reste, au lieu d'enlever les matières produites par la réaction, ce qui l'active, ajouter à l'avance ces matières préparées ailleurs, ce qui la retarde. Toutes ces expériences aboutissent à la même conclusion : c'est que les produits de la réaction ont une influence retardatrice.

Comme ils augmentent naturellement à mesure que la réaction avance, leur influence augmente aussi, et nous sommes naturellement conduits à nous demander si ce n'est pas à cette influence retardatrice qu'est dû le retard croissant de la réaction, et la lenteur qu'elle met toujours à se terminer. Nous pouvons même aller plus loin et remarquer que l'introduction de cette force retardatrice doit nous conduire à la même courbe logarithmique que celle sur laquelle MM. O'Sullivan et Tompson ont appuyé leur argumentation.

Traçons en effet (fig. 7) la courbe représentative de la loi de décroissance du sucre en prenant comme abscisses les temps écoulés depuis le commencement de l'expérience, et pour ordonnées les quantités de saccharose encore présentes à chaque instant. La courbe part du point S, représentatif de la quantité

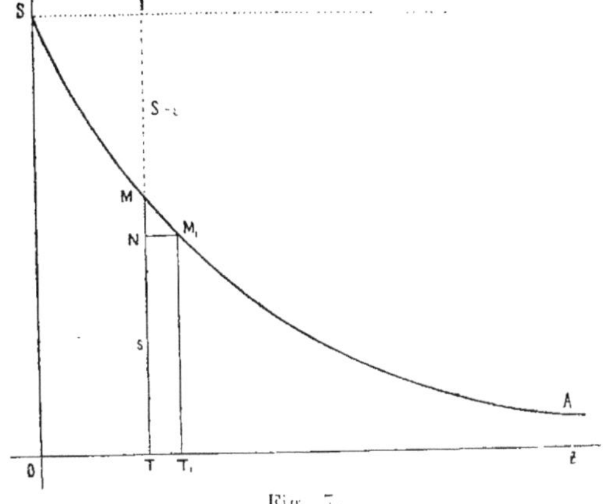

Fig. 7.

de saccharose initiale, s'abaisse ensuite, rapidement d'abord, plus lentement vers la fin de l'action. A un moment quelconque T, la quantité de saccharose non encore transformé est $TM = s$, la quantité de sucre déjà interverti peut être représentée par $MI = S - s$; cela posé, la loi de la courbe, si c'est une logarithmique, est que la décroissance MN de l'ordonnée, quand on passe du temps T au temps T_1, est proportionnelle à la longueur de cette ordonnée, ce qui veut dire, en revenant aux notions concrètes, que la diminution dans la quantité de saccharose est proportionnelle à la quantité de saccharose présent dans la liqueur. C'est donc, dans cette conception, l'influence décroissante des quantités de sucre non transformé qui commande la forme de la courbe. Or, cette influence retardatrice pourrait être remplacée par l'influence retardatrice des quantités croissantes de sucre interverti, car, la somme MT + MI étant constante, la loi de décroissance de MT est la même que la loi de croissance de MI. La logarithmique tracée expérimentalement par MM. O'Sullivan et Tompson s'accommode donc tout aussi bien de la première conception que de la seconde, qui a l'avantage d'être seule d'accord avec l'expérience.

106. Formule provisoire. — Le langage mathématique permet de préciser ces notions générales, et nous allons pouvoir arriver, en prenant toujours l'expérience pour guide, à une formule de l'action des diastases, autre que celle que nous avons donnée plus haut pour les acides, et plus d'accord avec les faits.

Soit à intervertir une solution sucrée contenant une quantité S de saccharose par unité de volume. Appelons m la quantité de sucre que transformerait, dans l'unité de temps, dans les conditions et la température de l'expérience, la quantité de sucrase employée. Nous savons qu'au début de l'expérience, lorsque l'influence des produits de la réaction est nulle ou encore faible, l'action a tous les caractères d'une action constante, que les quantités de sucre interverti sont les mêmes pendant le même temps, quelle que soit la quantité de sucre. Nous pouvons alors écrire que la diminution $-\Delta s$ de la quantité de sucre, si elle ne dépendait que de l'action de la diastase, serait proportionnelle au temps, et qu'on aurait :

$$-\Delta s = m\Delta t.$$

L'influence des produits de la réaction est retardatrice, et intervient pour diminuer la quantité m, qui sans cela serait constante, d'une fraction croissante avec la quantité $(S - s)$ de sucre interverti, et qu'on peut, dans une première approximation, lui supposer proportionnelle. En appelant n un facteur qui dépend non de S, mais des conditions extérieures qu'on maintient constantes, et qu'on peut dès lors supposer aussi constant, au moins dans une même expérience, la quantité m est donc diminuée de la quantité $mn\,(S - s)$, et devient :

$$m - mn(S - s) = m[1 - n(S - s)].$$

On a donc, si nos hypothèses sont exactes :

$$-\Delta s = m[1 - n(S - s)]\Delta t.$$

Ici, une première vérification s'impose. Si cette équation est exacte, Δs devient égal à zéro, ce qui veut dire que la réaction s'arrête, lorsqu'on a

$$1 - n(S - s) = 0,$$

d'où

$$S - s = \frac{1}{n}$$

Ceci revient à dire que dans aucune expérience d'interversion de sucre, la quantité de sucre interverti ne pourrait dépasser un certain nombre $\frac{1}{n}$. Cette conclusion est entièrement en désaccord avec la réalité. L'expérience apprend en effet, comme nous l'avons vu, que toute interversion commencée se termine, si on lui en laisse le temps. Il y a, il est vrai, des transformations diastasiques qui ne sont jamais complètes. Mais l'expérience apprend à leur sujet qu'elles s'arrêtent, non pas lorsque la quantité absolue de matière transformée est constante, comme le voudrait l'équation ci-dessus, mais lorsque la proportion de matière transformée est constante, ce qui est tout différent.

Je ne prendrai pas d'exemple dans l'action diastasique la plus connue sous ce rapport, celle de l'amylase sur l'empois d'amidon, parce que les conditions de l'action sont un peu trop complexes. Mais on peut en demander à l'action de l'émulsine sur divers glucosides. Je trouve, par exemple, dans le travail de Tammann visé plus haut, des chiffres qui ont été recueillis pour un autre objet, mais qui n'en sont que plus probants pour la thèse que je soutiens. Tammann a fait agir, à 46°, une même quantité d'émulsine sur des quantités de salicine croissantes comme les nombres 1, 2, 4, 8 et 16, et a trouvé que, au bout de 16 heures et de 24 heures, les proportions de salicine hydrolysée atteignaient les chiffres suivants

Salicine employée	Salicine hydrolysée	
	ap. 16 heures.	ap. 24 heures.
0,188	94,2 0/0	94,2 0/0
0,376	94,4	94,3
0,752	94,4	94,5
0,503	94,5	94,4
3,007	94,4	94,4

L'action ne s'arrête donc pas lorsqu'il y a une quantité constante, mais une proportion constante de salicine décomposée. Comme c'est la même quantité d'émulsine qui a agi partout, elle était certainement en excès dans les solutions de salicine les plus pauvres, mais l'action n'a pas été poussée pour cela plus loin. Mêmes conclusions pour des solutions de coniférine qui ont été traitées par l'émulsine.

Coniférine employée.	Coniférine hydrolysée	
	ap. 16 heures.	ap. 24 heures.
0,377	43,2	42,3
0,500	42,0	42,0

Ce sont donc les *proportions* qui paraissent jouer, quand il s'agit des diastases, le rôle que jouent les quantités absolues quand il s'agit des acides. C'est là une notion qui peut paraître étrange, et nous fait sortir de nos habitudes d'esprit. Mais si l'expérience l'impose, il faudra bien s'y habituer. Nous sommes confirmés dans cette vue en nous rappelant l'expérience de p. 8, dans laquelle nous avons vu que la même quantité de sucrase, qui donnait 5 grammes de sucre interverti en 4 heures dans des solutions contenant **10**, **20**, **40** grammes de sucre, en donnait moins dans une solution qui n'en contenait que 5 grammes dans le même volume. C'est que la proportion $\frac{S - s}{S}$ du sucre interverti au sucre initial était plus considérable dans cette dernière solution que dans les autres. Nous sommes donc conduits par l'expérience à modifier notre première conception, et à remplacer, dans l'équation écrite plus haut, la quantité $S - s$ par la fraction $\frac{S - s}{S}$, ce qui permet d'écrire :

$$-\Delta s = m\left(1 - n\frac{S - s}{S}\right)\Delta t.$$

Cette fois, il y a concordance avec l'expérience. La réaction s'arrête lorsque :

$$1 - n \frac{S - s}{S} = 0$$

d'où :

$$\frac{S - s}{S} = \frac{1}{n}$$

et la valeur de n est même facile à calculer, on a en effet, pour l'émulsine et la salicine, et dans les conditions de l'expérience relatée ci-dessus :

$$\frac{1}{n} = \frac{94,4}{100} \text{ d'où } n = 1,06.$$

De même pour l'émulsine et la coniférine :

$$\frac{1}{n} = \frac{42}{100} \text{ d'où } n = 2,39.$$

Enfin pour les réactions qui, comme celles de la sucrase sur le saccharose, se terminent toujours, on a $s = 0$, d'où $n = 1$.

Ici se présente une remarque intéressante. Pour ces réactions, c'est-à-dire quand $n = 1$, l'expression de Δs se simplifie, et devient

$$-\Delta s = \frac{ms}{S} \Delta t$$

Si on la compare avec l'expression correspondante écrite plus haut (100) au sujet de l'action des acides, on voit qu'elle n'en diffère que par l'introduction du rapport $\frac{1}{S}$. La diminution de la quantité de sucre dans le temps Δt n'est donc pas proportionnelle à la quantité absolue de sucre, comme dans le cas des acides, mais proportionnelle à la proportion de sucre encore existant dans la liqueur initiale. Par suite nous n'aurons pas, comme dans le cas des acides, des actions qui s'accompliront dans le même temps, quelle que soit la dose de sucre, mais des actions qui, étant d'autant plus lentes à chaque instant que les quantités de sucre employé sont plus fortes, iront en augmentant de durée proportionnellement à la dose de sucre.

On peut du reste préciser cette notion et la généraliser en se servant du calcul, qui permet, par des voies simples et régulières, de passer de l'équation écrite ci-dessus, et qui exprime une relation entre des quantités infiniment petites, à l'expression des valeurs finies de S et de t. On a en effet, en appelant, comme plus haut, s, la quantité de sucre non encore transformé au temps t :

$$S - s = \frac{S}{n}\left(1 - e^{-\frac{mnt}{S}}\right)$$

et

$$t = \frac{S}{mn} \, l \, \frac{1}{1 - n\frac{S - s}{S}}$$

On voit, dans ces équations, d'abord que nous aboutissons, comme nous pouvions nous y attendre, à une logarithmique comme avec l'hypothèse de MM. O'Sullivan et Tompson. Dans le cas où $n = 1$, la dernière équation peut s'écrire :

$$t = \frac{S}{m} \, l \, \frac{S}{s}$$

et ne diffère de celle que nous avons écrite plus haut (**100**) que par l'apparition du facteur S, qui n'existait pas dans le cas de l'action des acides, et qui nous assure qu'ici la durée de l'action croît proportionnellement à la quantité de sucre. D'une manière générale, si on a plusieurs actions diastasiques marchant parallèlement dans les mêmes conditions avec des quantités égales de diastases et des quantités différentes de sucre, les temps nécessaires pour arriver à des proportions égales $\frac{S - s}{S}$ de sucre transformé seront proportionnels aux quantités de sucre présentes, et il en sera de même naturellement pour les durées totales de l'action.

Il est à remarquer que les durées de l'action totale sont toujours données comme infinies par le calcul, qu'il s'agisse des acides ou des diastases. Comme, dans une logarithmique, la diminution de l'ordonnée est toujours proportionnelle à l'ordonnée, elle ne se réduit jamais à zéro. La courbe est asymptote à l'axe des x, et ne le rencontre qu'à l'infini. Mais pratiquement la réaction est terminée quand nos méthodes analytiques deviennent incapables d'en apprécier le progrès, et par conséquent, pratiquement, la transformation a toujours une fin.

BIBLIOGRAPHIE

(Voir celle du chapitre suivant).

CHAPITRE IX

MESURE DES CONSTANTES

Nous sommes donc arrivés à des équations qui nous permettent de comparer à chaque instant les nombres que fournit l'expérience à ceux que fournit le calcul, et par conséquent de voir si les hypothèses que nous avons introduites dans cette étude sont d'accord avec les réalités.

Elles se rapportent toutes aux valeurs données à m et à n. Voyons comment on peut calculer ces constantes dans chaque expérience.

107. Étude de la constante n. — On pourrait considérer le problème comme résolu pour n. Nous savons que pour avoir la valeur de ce coefficient, il suffit d'étudier la réaction lorsqu'elle est à terme, c'est-à-dire lorsqu'elle est arrivée à la limite qu'elle ne peut pas dépasser, dans les conditions de température et de milieu dans lesquelles on opère. Mais ce qu'il faut bien remarquer, c'est que la valeur de n ne sera une constante que pour des expériences faites dans les mêmes conditions, et pourra varier si les conditions de l'expérience changent.

Il suffit, pour s'en convaincre, de revenir à la définition de ce coefficient : il représente l'influence retardatrice des produits de la réaction, ou, d'une façon plus précise, la fraction dont est diminuée à chaque instant la quantité m, définie comme nous l'avons fait plus haut.

Si cette fraction était constante pendant la durée d'une expérience, on comprend que son influence disparaîtrait ou plutôt deviendrait insaisissable. La réaction serait seulement ralentie mais s'accomplirait suivant la formule :

$$-\Delta s = m(1 - n)\Delta t$$

et serait représentée par une ligne droite. Tel serait le cas, par exemple, pour une influence retardatrice existant dès l'origine, et s'exerçant sans subir aucune variation pendant toute la durée de la réaction. Telle celle du maltose, par exemple, ajoutée au préalable dans de l'empois d'amidon qu'on veut saccharifier. Si la courbe de la réaction était une ligne droite, la présence de ce maltose ne l'empêcherait pas d'être encore une ligne droite, qui serait seulement plus inclinée sur l'axe des temps. C'est au contraire un retard croissant qui nous donne la forme de la logarithmique. Mais ce retard peut avoir diverses origines.

108. Influence des produits de l'action. — Nous avons montré, dans le chapitre précédent, qu'il était imputable parfois aux produits de la réaction, et même qu'il augmentait non pas avec la quantité absolue $S - s$ des produits formés, mais comme leur proportion $\frac{S - s}{S}$, et de plus qu'il était proportionnel à la valeur prise par cette fraction, qui varie de 0 à 1 lorsque s varie de S à 0.

109. Influence de l'hétérogénéité de la matière qui se transforme. — Nous verrons bientôt, à propos de l'amidon, qu'il peut y avoir une autre cause de retard et même d'arrêt, lorsque la matière introduite en quantité S n'est pas homogène, c'est-à-dire est formée de parties inégalement attaquables. Dans ce cas, c'est la partie la plus facilement accessible à la diastase qui est transformée la première. Puis l'action, à mesure qu'elle se continue, s'affaiblit pour deux raisons, d'abord par suite de l'influence retardatrice croissante des produits de la réaction, puis parce que la matière non encore atteinte est formée des parties plus résistantes respectées dès l'abord. Ce défaut d'homogénéité de S n'est pas facile à introduire dans la formule de l'action. Cela n'est heureusement pas nécessaire pour que nous puissions nous faire une idée, en gros, de son influence.

110. Influence de la température. — Il est clair, en outre, que l'influence de la température ne pourra manquer de se faire sentir, sans qu'on puisse pourtant en prévoir le sens, sur la valeur de n, qui, représentant une réaction des circonstances extérieures, quelles qu'elles soient, sur une action de diastase, ne peut pas ne pas dépendre de la température ambiante. C'est ainsi qu'il arrivera que des actions qui ne se terminent pas à basse température se terminent à température plus élevée, ou inversement.

111. Réversibilité des phénomènes diastasiques.— Enfin, il y a un dernier cas, que nous aurons à relever lorsque nous nous occuperons de la maltase, où l'influence retardatrice croissante des produits de la réaction pourra tenir à une toute autre cause, à ce qu'on arrive à un état d'équilibre réversible. Il suffit, pour se faire une idée de ce qui se passe alors, de se rapporter au phénomène tout à fait analogue de l'éthérification, si bien étudié par Berthelot et Péan de Saint-Gilles.

Quand on met dans de l'eau un éther, il se décompose avec absorption de une ou plusieurs molécules d'eau, et par un mécanisme chimique tout à fait analogue à celui qui acompagne l'interversion du sucre :

$$\underset{\text{éther acétique}}{C^2H^5.C^2H^3O^2} + H^2O = \underset{\text{alcool}}{C^2H^6O} + \underset{\text{acide acétique}}{C^2H^4O^2}$$

$$\underset{\text{saccharose}}{C^{12}H^{22}O^{11}} + H^2O = \underset{\text{d-glucose}}{C^6H^{12}O^6} + \underset{\text{d-fructose}}{C^6H^{12}O^6}$$

Seulement, dans le cas de l'éther, la décomposition s'arrête quand il y a dans le liquide une certaine proportion d'alcool et d'acide libre. Inversement, si on met dans le liquide cet alcool et cet acide libre, ils se recombinent et donnent une réaction inverse, limitée aussi, comme la première, de sorte que les proportions relatives de l'éther, de l'alcool, de l'acide et de l'eau sont les mêmes, une fois l'équilibre atteint, que l'on soit parti de l'éther comme point de départ ou du mélange d'alcool et d'acide. La limite commune des deux réactions contraires est la même, et dépend des proportions relatives des corps mis en présence.

La réaction entre l'acide et l'alcool, lorsqu'on les prend pour point de départ, et qu'on les mélange dans les proportions qui constituent l'éther, c'est-à-dire en proportions moléculaires, ou la décomposition de l'éther, lorsque c'est par ce côté là qu'on arrive à l'équilibre, doit donc s'accomplir suivant la loi logarithmique, la limite de la réaction correspondant à une valeur déterminée du rapport $\frac{S - s}{S}$, où $S - s$ peut être considéré comme représentant la quantité d'éther déjà décomposée, et S la quantité initiale. Si des actions analogues peuvent se produire pour les diastases, nous aboutirons là aussi à un état d'équilibre, différent de ceux que nous avons envisagés jusqu'ici en ce qu'il pourra être atteint de deux côtés, soit par voie de dislocation d'une manière complexe, soit par voie de reconstitution des matériaux plus simples provenant de cette dislocation. Il pourra donc y avoir des actions diastasiques aboutissant à une limite et non réversibles. Telles sont d'après Tammann, qui a eu le premier l'idée de les étudier à ce point de vue, les diverses actions auxquelles préside l'émulsine. Mais il pourra aussi y avoir, comme vient de le montrer M. Hill, des actions diastasiques réversibles, une diastase provoquant la dislocation d'un bisaccharide en deux sucres, une autre diastase ou la même provoquant la recombinaison des deux sucres séparés, avec élimination d'une molécule d'eau.

Ces phénomènes chimiques, réversibles à la façon des phénomènes physiques, ne sont possibles, comme on sait, qu'à une condition, c'est qu'à la température où ils s'opèrent, la réaction d'équilibre ne dégage que peu ou pas de chaleur. Si elle n'en dégage pas, l'état d'équilibre est sensiblement indépendant de la température : c'est le cas de l'éthérification. Si elle en dégage peu ou en absorbe peu, l'état d'équilibre varie avec la température. Tel est le cas pour les actions de diastases.

MM. Brown et Pickering ont, en effet, mesuré d'une façon précise la chaleur d'hydrolysation pour le saccharose interverti par la sucrase, et celle de l'amidon soluble saccharifié par la diastase du malt. Nous verrons, à propos de l'histoire particulière de chacune de ces diastases, comment ils ont opéré. Je me contente ici de donner leurs résultats. Ils ont trouvé les nombres suivants exprimés en petites calories :

		Par gr.	Pour $C^{12}H^{22}O^{11}(342)$
Chaleur de transform.	de l'amidon soluble en maltose.	2,6	889
»	du saccharose en sucre int....	11,21	3833

Le nombre est faible pour l'amidon. On peut en conclure que la réversibilité sera théoriquement plus facile pour lui que dans le cas de l'inversion du saccharose, et pour ce dernier plus facile que dans le cas de la fermentation alcoolique du sucre interverti, où la chaleur de transformation, exprimée au moyen de la même unité, serait de **33.000** environ.

En résumé, c'est l'action terminée qui nous donne n ; c'est l'action à ses débuts qui va nous donner m.

112. Mesure de la constante m. — Considérons, en effet, l'action à ses débuts, au moment où le facteur n (S — s) est encore négligeable. Pendant quelque temps l'action progresse proportionnellement au temps, et on a :

$$-\Delta s = m\Delta t$$

La valeur de m a, dans ces conditions, une représentation géométrique très simple. Soit, en effet, SA (fig. 8) la courbe de l'interversion. Dire que l'ordonnée diminue proportionnellement au temps, c'est dire qu'à l'origine, sur une certaine longueur SM, la courbe se confond avec une ligne droite ST. On voit alors que :

$$m = -\frac{\Delta s}{\Delta t} = -\frac{Ss}{sM} = tg\ \alpha$$

en appelant α l'angle de la droite ST avec l'axe des temps. Il est d'ailleurs évident que la droite ST est la tangente à la courbe, à son origine. Nous arrivons donc à cette conclusion que la valeur du coefficient m, qui, seul, dans l'équation de la logarithmique, mesure l'action de la diastase, est la tangente de l'angle que fait avec l'axe des temps la tangente à l'origine de la courbe d'interversion.

Le tracé empirique d'une tangente comporte toujours beaucoup d'incertitude, surtout sur une courbe déterminée par

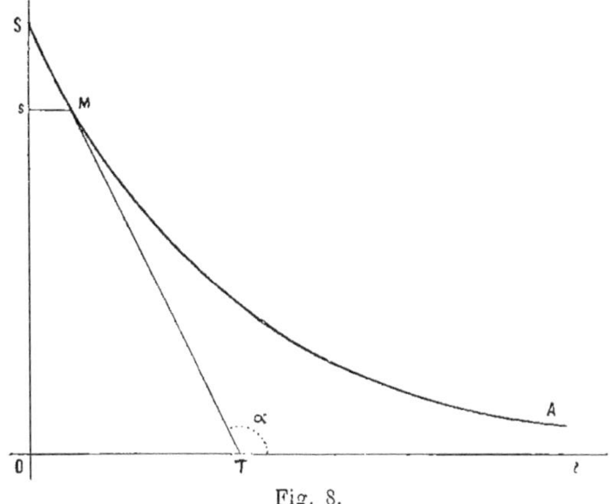

Fig. 8.

points. Il arrive heureusement, d'ordinaire, que la courbe se confond assez longtemps avec sa tangente pour qu'on puisse déterminer deux ou plusieurs points du parcours commun, ce qui revient à dire que l'action à ses débuts reste proportionnelle au temps pendant une période suffisante pour que l'on puisse faire plusieurs déterminations. Si elles sont concordantes, c'est-à-dire si elles s'échelonnent sur une même droite, le tracé de cette droite sera facile. On sera d'ailleurs averti du moment où intervient l'influence perturbatrice des produits de la réaction par celui où la courbe se détachera nettement de sa tangente à l'origine.

On trouve, disséminées dans divers mémoires, même dans ceux qui ne les cherchaient pas, des preuves de cette proportionnalité de l'action au temps. Mayer et moi l'avons, je crois, observée les premiers indépendamment l'un de l'autre. Mayer s'est servi d'une solution très étendue de sucrase, qu'il a mélangée à une solution de sucre de canne à 10 0/0. Il a déterminé immédiatement, puis à divers intervalles, les quantités totales de sucre interverti, et il en a déduit les quantités de sucre interverti par heure pendant chacun des intervalles considérés. L'expérience a donné les chiffres suivants :

Temps	Sucre interverti pour 100 en totalité	par heure
0	1	»
1 heure	1,6	»
17 h. 1/2	18,2	1,0
22 h. 1/2	23,4	1,0
44 h.	39,8	0,8
95 h.	66,2	0,5
120 h.	74,4	0,33
145 h.	83,2	0,33

On voit que, pendant les 20 premières heures, la quantité de sucre interverti par heure est à peu près constante, et que la proportionnalité n'existe plus dès qu'il y a environ 25 0/0 du sucre interverti. J'avais trouvé de mon côté que la limite était 8 0/0 pour des solutions à 30 et 40 0/0 de sucre. Mais l'important n'est pas le moment où la proportionnalité cesse, c'est qu'elle existe pendant une durée assez longue pour qu'on puisse faire plusieurs observations concordantes propres à assurer la valeur de m.

Nous pouvons trouver, dans le mémoire cité d'O'Sullivan et Tompson, un autre exemple, intéressant parce que la transformation y a été rapide. Les nombres qui suivent se rapportent à l'inversion, à 15°,5, d'une solution à 20 0/0 de saccharose, convenablement acidulée. Le tableau donne les intervalles des prises et les proportions de sucre interverti.

Au début	0,	% de sucre interverti
ap. 5 minutes	3,1	—
15 —	9,8	—
30 —	19,2	—
57 —	33,6	—
90 —	45,8	—
120 —	58,5	—
150 —	67,4	—
210 —	79,8	—
240 —	84,4	—
270 —	87,3	—
430 —	95,1	—
1470 —	99,2	—
48 heures	100,0	—

Nous avons donné la série à peu près complète des déterminations comme exemple d'une étude bien faite, et pour montrer qu'une action qui marche vite à ses débuts peut être longue à se terminer. Pour le moment, nous ne prenons de ces chiffres que les premiers, qui montrent que pendant la première demi-heure, et jusqu'à ce qu'il y a eu environ 20 0/0 du sucre interverti, l'action a été à peu près proportionnelle au temps.

La quantité de sucre interverti par minute dans les conditions de l'expérience qui précède, ou la valeur de m, est facile à calculer. La liqueur contenait par 100 cc. 20 grammes de saccharose dont 3,1 0/0, soit 0 gr. 62, ont été intervertis pendant les 5 premières minutes ; cela donne 0 gr. 124 par minute. On trouverait de même 0 gr. 13 pour le premier quart d'heure. 0 gr. 128 pour la première demi-heure. Puis les nombres décroissent de plus en plus, mais ils sont assez bien déterminés pour cette première période. Nous pouvons donc désormais tabler sur une détermination assez précise de la valeur de m. Elle est ici égale à 0 gr. 127.

113. Influence de la quantité de diastase. — En simplifiant, comme nous venons de le faire, l'étude de l'action d'une diastase, et en la réduisant à celle de l'inclinaison d'une droite sur l'axe des temps, nous allons pouvoir rendre intuitives quelques notions importantes que le calcul viendra du reste confirmer.

Soit S T (fig. 9) la tangente à l'origine de la courbe d'interversion d'une quantité OS de la saccharose. Le point T auquel elle vient couper l'axe des temps est la durée t qu'aurait le phénomène s'il n'était pas troublé par l'intervention des produits de la réaction, et s'il marchait constamment avec sa vitesse originelle. On a en effet :

$$m = tg\,\alpha = \frac{OS}{OT} = \frac{S}{t}.$$

Imaginons maintenant que, sans rien changer à la température et aux conditions de l'expérience, nous ayons opéré sur un poids de sucre double, dissous dans la même quantité de liquide et avec la même quantité de diastase. Notre courbe partira d'un point plus élevé S′, tel que OS′ = 2 OS. Et comme l'action d'une diastase au départ ne dépend que des conditions exté-

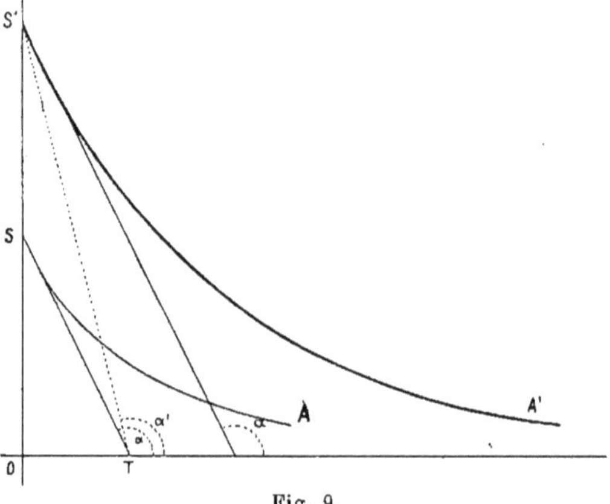

Fig. 9.

rieures, qui sont restées les mêmes, et non de la dose de sucre, qui seule a varié, la tangente à l'origine aura même inclinaison que la première, et viendra rencontrer l'axe des temps à une distance OT′ = 2OT. Ceci, remarquons-le, n'est pas un fait nouveau, c'est une autre forme de la notion que l'action d'une diastase ne dépend pas de la quantité de sucre.

Mais imaginons maintenant que nous ayons doublé la quantité de diastase en même temps que celle du sucre. Dans ce cas, nous pouvons supposer que nous avons mis, dans le même volume de dissolvant inerte, deux doses de sucre et de diastase égales à celles de la première expérience. Nous avons donc deux actions parallèles, confondues dans le même milieu, et si nous admettons, ce qui est très vraisemblable, qu'elles ne s'influencent pas l'une l'autre, chacune d'elles, et par conséquent l'action totale doit s'accomplir dans le même temps t que précédemment. L'inclinaison au départ de la tangente à l'origine doit donc être telle qu'elle vienne passer par le point T. Ce sera la droite S′T. Donc, en doublant, pour une même quantité OS′ de sucre, la quantité de diastase, nous avons réduit à moitié le temps de l'action, et doublé la valeur de m, car tout à l'heure pour ST', nous avions :

$$m = \frac{OS'}{OT'} = tg\alpha$$

et nous avons pour S'T :

$$m' = \frac{OS'}{OT} = 2m, \text{ ou bien } tg\alpha' = 2tg\alpha.$$

Pour des quantités égales de sucre, la valeur de m double donc quand la quantité de diastase devient double. En généralisant, on voit que m est proportionnel à la quantité de diastase, et qu'en appelant maintenant a la quantité de sucre que peut intervertir, dans les conditions et à la température de l'expérience, une unité de poids ou de volume, arbitrairement choisie, de la diastase employée, une quantité d de cette diastase, évaluée au moyen de cette unité, en invertira la quantité ad. On aura donc :

$$m = ad$$

et pendant le commencement de l'action, de même que pendant toute sa durée quand l'action perturbatrice des produits de la réaction n'intervient pas, on a :

$$S - s = mt = adt$$

en appelant $S - s$ la quantité de sucre transformée pendant la période à laquelle s'applique la loi de proportionnalité signalée plus haut. Pendant cette période, le produit de la quantité de diastase d par la durée t de l'action est donc constant pour des quantités égales de matière transformée.

114. Généralisation de ces résultats. — J'ai dit plus haut que j'avais particularisé mon raisonnement pour le rendre plus simple et plus intuitif. Mais je n'ai pas besoin de dire qu'on arrive à des conclusions analogues ou identiques, en étudiant non plus la tangente à l'origine, mais la courbe elle-même. Le coefficient angulaire de la tangente à l'origine de la courbe :

$$S - s = \frac{S}{n}\left(1 - e^{-\frac{mnt}{S}}\right)$$

est en effet m, comme nous pouvions nous y attendre, pour $t = o$.

Quant au temps de l'action, donné par l'équation :

$$t = \frac{S}{mn}\, \mathrm{l}\, \frac{1}{1 - n\frac{S - s}{S}}$$

on peut avoir avec lui des relations plus générales que celles que nous avons tirées tout à l'heure, mais d'accord avec elles. On voit en effet que, pour diverses interversions faites avec des quantités inégales de sucre et de diastase, à la seule condition que la valeur de $\frac{S - s}{S}$ soit la même, et que n soit constant, on a, en appelant A une constante :

$$t = \frac{AS}{m}$$

Les durées d'action qui correspondent à des progrès égaux dans la marche de l'action sont donc proportionnels aux quantités de sucre pour les mêmes quantités de diastase ; ils sont en raison inverse des quantités de diastase pour les mêmes quantités de sucre. Ceci revient à dire que si on fait marcher simultanément, et dans les mêmes conditions, plusieurs actions diastasiques avec des quantités égales de diastase et des quantités inégales de sucre, ou des quantités inégales de diastase et des quantités égales de sucre, on pourra, au lieu de mesurer le temps total de l'action, ce qui est long et parfois difficile, se contenter de mesurer le temps au bout duquel une fraction quelconque de l'action est accomplie, ce qui simplifie et facilite les mesures. Dans leurs recherches sur la sucrase, MM. O'Sullivan et Tompson ont choisi le moment où la rotation de la liqueur, d'abord droite, passe par le zéro en devenant négative. Ce terme correspond, ainsi qu'il est facile de le calculer, à l'interversion de 74,1 0/0 du sucre présent, et on pourra faire, en prenant cette limite et ce terme de comparaison, toutes les évaluations de m que nous faisions plus haut en comparant entre elles les inclinaisons des tangentes à l'origine sur l'axe du temps.

115. Vérifications expérimentales. — Nous sommes donc maintenant en possession de quelques conclusions théoriques établies sur nos hypothèses, et des moyens de les contrôler. Essayons cette vérification. Le nombre des expériences faites dans cette direction est malheureusement très restreint. Ce n'est pas qu'il n'en ait été fait beaucoup. Mais ou bien elles pèchent par défaut de comparabilité, ou bien elles ont été faites avec une méconnaissance complète des conditions qui pouvaient les rendre probantes.

C'est ainsi par exemple que Tammann ne pouvait rien trouver en cherchant une relation entre la quantité de diastase et la quantité de substance hydrolysée à la fin de la réaction. D'abord, le caractère essentiel des diastases est de pousser à bout l'action qu'elles produisent, quelle que soit leur quantité, si on leur en donne le temps. De ce côté-là, par conséquent, le terrain de l'étude était mal choisi. Puis, en revenant à nos formules, si m dépend de la quantité de diastase, la quantité de substance intacte à la fin de la réaction dépend de n, qui n'a avec m aucune relation nécessaire, et on comprend l'incohérence des résultats obtenus par Tammann. D'autres mémoires se prêteraient à des critiques pareilles. Quand on a fait cette ventilation nécessaire, il ne reste plus que quelques expériences, assez probantes cependant pour qu'il ne reste aucun doute sur l'exactitude des lois posées ci-dessus.

116. Influence de la quantité de sucre.— Chose curieuse, c'est la plus facile à étudier, celle qui relie le temps de quantités égales d'action, ou de l'action totale, aux quantités de sucre, qui est la plus mal appuyée par l'expérience. Barth a trouvé, en faisant agir de la sucrase sur du saccharose, des nombres irréguliers qui, au lieu de suivre une marche régulière à mesure qu'augmentait la quantité de sucre, passaient par un maximum. Peut-être ne s'est-il pas assez méfié des légères doses d'alcali que le sucre apporte dans les solutions, et qui, lorsqu'on prend des liqueurs concentrées, peuvent devenir assez fortes pour troubler l'action de la diastase. Nous verrons plus loin combien est importante cette cause d'erreur, et combien de résultats elle a faussés.

En somme, je ne connais pas d'expérience dans laquelle on ait mis, dans des conditions tout à fait comparables, une même quantité de sucrase en présence de quantités inégales de sucre, et où on ait noté une proportionnalité entre la dose de sucre et la durée des réactions. Tout ce qu'on peut affirmer, comme résultant de toutes les expériences faites, c'est que la durée de la réaction n'est pas indépendante de la quantité de sucre, comme dans le cas des acides, mais augmente avec lui.

Heureusement, cette loi de proportionnalité n'est autre chose, ainsi que nous l'avons vu, qu'une autre forme d'un fait bien établi, je veux dire l'égalité entre les quantités de sucre interverti que donne dans le même temps, au début de l'expérience, la même quantité de sucrase dans des solutions de sucre inégalement concentrées. La tangente au départ des diverses courbes d'interversion a la même inclinaison sur l'axe des temps, et doit venir le rencontrer à des distances de l'origine proportionnelles aux quantités de sucre initiales. D'un autre côté, si n est constant à une même température, comme nous allons le montrer tout à l'heure, la loi qui se vérifie pour les tangentes à l'origine doit se vérifier aussi pour les courbes réelles d'interversion, de sorte que nous pouvons considérer la loi comme sûre.

117. Influence de la quantité de diastase. — Cette influence a été beaucoup étudiée, mais pas toujours dans des conditions qui rendent l'étude fructueuse. Brucke a fait, par exemple, agir sur de la fibrine des quantités différentes de suc gastrique ; mais il est difficile de trouver, dans ce cas, une mesure de l'action qui se produit. De même, Schwarzer a fait agir du malt sur de l'empois, et a employé, comme critérium du degré d'avancement de l'action, l'iode qui, comme on le sait, est un réactif infidèle. Cohnheim a été mieux inspiré en recourant à la mesure de la quantité de glucose formé. C'est à Paschutin qu'on doit la première démonstration d'une proportionnalité à peu près exacte entre les quantités de diastase et les quantités d'action dans le même temps.

Il a fait agir des quantités différentes de salive sur une solution sucrée, et a trouvé les nombres suivants :

Salive employée.	Sucre produit.
0,25 c. c.	0,40 grammes.
0,50 »	0,82 »
0,75 »	1,21 »
1,00 »	1,55 »
1,50 »	2,16 »
2,00 »	2,57 »

On voit que tant que l'action reste à ses débuts, la quantité de sucre produit reste proportionnelle à la quantité de diastase. Cette loi ne se vérifie pas pour toute la durée de la réaction, mais nous savons qu'elle ne peut plus être vraie dès qu'intervient l'action perturbatrice des produits formés. Ce qu'il faut alors comparer, ce ne sont pas les quantités d'action pendant le même temps, mais les durées de quantités d'action égales. C'est pour avoir oublié cette notion essentielle que Kjeldahl, Mayer, ont échoué dans leurs tentatives pour mettre en évidence cette proportionnalité. C'est parce que MM. O'Sullivan et Tompson avaient adopté le mode d'évaluation signalé plus haut qu'ils ont pu vérifier la loi dans des limites beaucoup plus étendues.

Ils ont en effet mesuré, aux températures de 15°,5 et de 56°,5, les durées nécessaires pour qu'une solution de sucre arrive au zéro dans l'appareil de polarisation, en présence de quantités variables de sucrase. Ce passage par le zéro correspond, nous l'avons dit, à l'interversion de 74 0/0 du sucre. Voici les nombres qu'ils ont obtenus : en A, ce sont les nombres bruts, évalués en minutes ; en B, on trouve les produits des deux nombres qui représentent la quantité de sucrase et la durée de l'action. Les solutions sucrées étaient acidulées de façon à donner l'action la plus rapide possible.

Température.	Sucrase.		A		B
15°,5	0,15	grammes.	283	minutes.	424,5
» »	0,45	—	94,8	—	426,6
» »	1,50	—	30,7	—	460,5
56°,5	0.0345	—	157,6	—	54,4
» »	0,0722	—	74,8	—	54,0

On voit que, surtout pour la température de 56°, le produit mt de la quantité de diastase par la quantité d'action est constant. Or, quand, comme dans ce cas, il y a eu intervention des produits de la réaction sur sa marche, il faut, d'après l'équation :

$$mt = \frac{S}{n} l \frac{1}{1 - n\frac{S - s}{S}}$$

pour que le produit mt soit constant pour des quantités $\frac{S - s}{S}$ d'action égale, que n le soit aussi. Voilà donc vérifiées deux des hypothèses sur lesquelles nous avons basé toutes nos déductions.

118. Etude de la présure. — Cette proportionnalité inverse entre la dose de diastase et la quantité d'action se vérifie très bien aussi, et sans tant de difficultés, pour la présure : elle se vérifierait sûrement aussi pour les autres diastases coagulantes, parce que, avec elles, les produits de la réaction ne peuvent l'entraver, puisqu'ils prennent l'état solide. La difficulté est de trouver un terme défini à la réaction. Avec le lait, on y arrive assez facilement quand on le coagule dans des tubes à essai ou des flacons allongés. Le lait forme, une fois coagulé, une masse solide qui reste adhérente au vase quand on le renverse. Dans un vase plat, le moment de la coagulation peut être aussi exactement apprécié en enfonçant dans la masse la lame d'un couteau ou le doigt. La boutonnière formée doit avoir des lèvres nettement coupées, et le liquide qui s'y réunit doit être transparent. Quand on opère à température constante, et qu'on ajoute à du lait des quantités inégales de présure concentrée, on obtient pour la durée de la coagulation des chiffres variables qui sont en raison inverse des quantités de présure introduites, comme l'avaient remarqué, les premiers, MM. Segelcke et Storch. L'expérience suivante donne une idée de la précision avec laquelle la loi se vérifie.

Dans mes expériences, la présure employée était de la présure de Hansen, de Copenhague. On en a mis la même quantité, 1 cc., dans les volumes de lait indiqués, en cc., dans la première colonne. La seconde donne les durées de coagulation de ces mélanges divers à la température de 36°,5. La troisième donne le produit *mt* de la proportion de diastase par le temps de coagulation.

Valeurs de *m*.	T. de coagulation.	Produit *mt*.
1/24,000	240 minutes.	100
1/12,000	44 —	275
1/8,000	30 —	266
1/6,000	21.30″	270
1/4,000	15′	266
1/3,000	11′	275
1/2,000	7.30″	266
1/1,500	6.20″	240
1/500	4.20″	120
1/250	3.30″	80
1/175	3.20″	40

On voit que la loi se vérifie bien pour des volumes de lait compris entre 2.000 et 12.000 fois le volume de présure, mais qu'en deçà et au delà de ces limites, elle cesse d'être exacte. Cela tient à des causes diverses connues sur lesquelles je reviendrai. Pour le moment, ce qui doit nous frapper, c'est que la loi se vérifie d'une façon aussi précise pour une action diastasique aussi différente de celle des diastases hydrolysantes.

Lœrcher est arrivé aux mêmes résultats en ajoutant à du lait des solutions étendues de présure, employées aux doses de 0,01 cc. à 1 cc., dans 10 cc. de lait chauffé et maintenu à 37°. Voici les nombres obtenus rangés en série. La série de droite est obtenue avec des proportions de présure décuples de celle de gauche, et on a calculé pour chacune des expériences le produit mt.

Doses de présure	Temps de coagul.	Produit mt	Doses de présure	Temps de coagul.	Produit mt
0,01 c. c.	non obs.		0,1 c. c.	43	430
0,02	245 min.	490	0,2	24,5	490
0.03	155	465	0,3	16	480
0,04	126,5	485	0,4	12,5	500
0,05	92	460	0,5	10	500
0,06	78	468	0,6	8,75	525
0,07	69,25	485	0,7	8,16	561
0.08	63	504	0,8	7,5	600
0,09	56	504	0,9	6,7	603
0,10	43	430	1,0	6	600

Il y a dans ces nombres des irrégularités singulières, le phénomène étant certainement régulier et continu, mais on voit encore que, dans la zone moyenne, pour des proportions de présure qui ne sont ni trop fortes ni trop faibles, la loi se vérifie bien.

119. Expériences de O'Sullivan. — Nous pouvons enfin donner une vérification en bloc de la formule générale

$$t = \frac{S}{mn}\, l \frac{1}{1 - n\frac{S - s}{S}}$$

en recourant à des expériences de O'Sullivan faites dans des conditions où on pouvait ne pas s'attendre, *a priori*, à voir une telle loi apparaître. Ce savant a observé, et c'est un point sur lequel nous reviendrons, qu'une levure de Bass fraîche et saine, mise en suspension dans l'eau, n'y laisse pas transsuder de sucrase, ou presque pas. Mise en contact avec une solution de sucre, elle l'intervertit pourtant, et même avec quelque rapidité ; mais cette interversion est un phénomène intracellulaire, ou au moins ne s'accomplit qu'au contact de la cellule, car si on filtre le mélange avec assez de soin pour qu'aucun globule de levure ne traverse le filtre, toute interversion s'arrête dans le liquide filtré. Il ne contient donc pas de sucrase soluble. De plus, pendant les premières heures du contact de la levure et du sucre, il n'y a pas d'alcool produit. On peut donc admettre que tout se passe comme si, en introduisant de la levure dans de l'eau sucrée, on y introduisait autant de centres d'action diastasique qu'il y a de cellules. En maintenant celles-ci en suspension par un courant d'air, qu'on peut du reste remplacer par un courant d'acide carbonique, on assure leur égale répartition dans le liquide et l'homogénéité du système. La levure hydrolyse peu à peu le sucre à l'aide de la diastase toute faite qu'elle contient, et ne semble pas en fabriquer de nouvelle dans un liquide où elle ne rencontre que du sucre. Quoi qu'il en soit, on voit apparaître, dans ces conditions nouvelles et singulières, la loi écrite plus haut.

Elle se simplifie en ce que, pour le sucre et la sucrase, la valeur de n, comme nous l'avons vu, est égale à l'unité. On a donc l'équation :

$$t = \frac{S}{m} l \frac{S}{s}.$$

Chose curieuse, M. O'Sullivan ne songeait pas à vérifier cette formule dans ses essais, mais bien la formule :

$$t = \frac{1}{m} l \frac{S}{s},$$

à laquelle le conduisait sa conception du phénomène (102). Il a donc mesuré, à divers intervalles, t, S, s, et de ces mesures il a tiré les valeurs de m. Dans sa conception et d'après sa formule, ces valeurs eussent dû croître avec la proportion de levure, et être indépendantes des doses de sucre comme elles le sont dans le cas des acides. Il trouve au contraire, et il remarque lui-même qu'elles varient en raison inverse des quantités de sucre, la quantité de levure étant la même, de sorte qu'on a :

$$m' = \frac{m}{S}.$$

C'est donc en réalité la formule que nous avons proposée qui ressort de l'expérience, et non celle de O'Sullivan.

Pour donner une idée de l'approximation avec laquelle elle se vérifie, nous allons citer les résultats de deux expériences comparatives faites avec la même levure, mise en contact avec des solutions de sucre à des titres variés : 5, 10, 20, 30 0/0. Dans chacune de ces liqueurs, on mettait 0 gr. 5 et 1 gramme de levure, qu'on maintenait en suspension à l'aide d'un courant d'air. Au bout de 30, 60, 120 minutes, on prélevait un échantillon qu'on étudiait au polarimètre. On avait donc, pour chaque cas, les valeurs de t, S, s, et on en tirait, pour chaque expérience, trois valeurs assez concordantes de m'

$$m' = \frac{1}{t} \, l \, \frac{S}{s}.$$

C'est la moyenne de ces valeurs de m' qui est donnée ci-dessous pour les 3 liqueurs sucrées additionnées de 0 gr. 5 et de 1 gramme de levure.

Séries	Sucre	Levure	Valeur de m'		Valeur de $m'S = m$	
I	5 0/0	0gr,5	0,0027		0,000135	
		1 gr.		0,0057		0,000285
	10 0/0	0gr,5	0,0013		0,000130	
		1 gr.		0,0026		0,00026
	20 0/0	0gr,5	0,0007		0,000140	
		1 gr.		0,0012		0,00024
	30 0/0	0gr,5	0,00035		0,000105	
		1 gr.		0,0006		0,00018
X	5 0/0	0gr,8	0,0045		0,00022	
	10 0/0	0gr,8	0,0022		0,00022	
	20 0/0	0gr,8	0,0010		0,00020	

On voit que la loi apparait nettement au travers de la complication de l'expérience et de la délicatesse des mesures. La quantité m croît proportionnellement à la quantité de levure ou de diastase. La vérification est moins bonne pour les solutions sucrées à 30 0/0. Mais O'Sullivan remarque que pour cette concentration, la cellule de levure se contracte et réduit son volume de 1/5 environ. En outre la liqueur est visqueuse. Il n'est donc pas étonnant que l'action diastasique faiblisse dans ce cas. Ce qui est étonnant, c'est qu'une loi faite et écrite pour une réaction entre des substances solubles se retrouve aussi exacte pour une réaction où entrent des cellules vivantes. Ceci nous prouve que tout ce qui précède est vrai, non seulement dans le domaine de la chimie, mais dans celui de la physiologie, et qu'il y a des échanges cellulaires qui peuvent se comporter comme des réactions purement chimiques.

120. Expériences de Moritz et Glendinning. — Enfin, je signalerai une dernière conséquence, d'accord à la fois avec la théorie et avec l'expérience. Supposons que dans une action diastasique où n est plus grand que l'unité, et où la valeur maximum de $S - s$ est donnée, comme plus haut, par l'expression :

$$\frac{S - s}{S} = \frac{1}{n}$$

on ajoute, une fois la réaction arrêtée à ce terme, une quantité nouvelle de la substance transformable par la diastase. Il est clair que la réaction va reprendre, et que la portion T ajoutée va se tranformer jusqu'à ce qu'il en reste une quantité finale t telle que :

$$\frac{T - t}{T} = \frac{1}{n}$$

de sorte que la réaction s'arrêtera de nouveau à son terme initial, si on maintient constantes les conditions dans lequelles elle s'accomplit du commencement à la fin. On a donc ici le fait curieux d'une diastase qui reste inerte aussi longtemps qu'on voudra, dans la première partie de l'expérience, alors qu'il reste encore la quantité s de matière à transformer, et qui recommence à agir lorsqu'on lui donne à digérer de nouvelle matière en tout analogue à s.

C'est au moins ce qui résulte de nos formules. Or la réalité du fait résulte d'une foule d'observations déjà faites, parmi lesquelles je relèverai comme les plus concluantes celles de MM. Moritz et Glendinning sur la saccharification de l'amidon. Une fois cette saccharification à terme à une température quelconque, par exemple 52°, ils la partagent en deux moitiés dont l'une est réservée pour l'analyse. Dans l'autre, ils mettent une quantité d'empois d'amidon égale à celle qu'elle contenait primitivement, et recommencent la saccharification à 52°. Il n'y a de diastase que la moitié de celle qui existait primitivement, et qui semblait inerte. La saccharification recommence pourtant. Au bout de 2 heures on opère sur ce second liquide comme sur le premier, c'est-à-dire avec le quart de la diastase initiale, et le quart de l'empois d'amidon initial. Les saccharifications deviennent de plus en plus lentes, car la diastase travaille de plus en plus en présence des produits de son action, mais elles aboutissent au même terme, ainsi que le montrent les chiffres suivants, qui sont les pouvoirs réducteurs de la matière en solution dans les liquides, rapportés à ce qu'ils seraient si cette matière était du dextrose. Toutes les corrections ont été faites pour le sucre apporté par le malt, et les autres petites causes d'erreur du procédé opératoire :

1re Conversion			48,7
2e	—	(faite avec la première)	48,6
3e	—	(faite avec la seconde)	48,4

121. Diastases réversibles. — Ceci suppose évidemment que la limite atteinte, c'est-à-dire la valeur de n, est indépendante de la concentration de la liqueur. S'il arrive que n augmente avec la concentration, et il faut bien qu'à partir d'un certain degré elle augmente puisque des liqueurs concentrées ne s'intervertissent plus que faiblement, il y aura une limite à l'action de la diastase pour un certain degré de concentration. Admettons qu'elle soit de 90 0/0. Sitôt cette limite atteinte, l'addition d'une nouvelle quantité de matière hydrolysable sera sans effet. L'addition d'une nouvelle quantité d'eau élèvera la limite puisqu'elle diminuera la concentration : l'addition d'une nouvelle quantité de la matière hydrolysée l'abaissera puisqu'elle augmentera la concentration. Or, pour qu'elle l'abaisse et la fasse passer, par exemple, à 80 0/0, il n'y a guère qu'une voie ouverte, c'est que 10 0/0 de la matière déjà hydrolysée reprennent l'état avant l'hydrolyse, c'est-à-dire que l'action marche en sens inverse. Ce sont les mêmes phénomènes que dans l'éthérification, que nous avons déjà signalés plus haut. Dans une liqueur où l'éther a atteint un certain degré de décomposition, une addition d'eau augmente ce degré, une addition d'alcool et d'acide en proportions équimoléculaires l'abaisse, c'est-à-dire qu'une partie des acides et de l'alcool anciennement produits, ou nouvellement ajoutés, ce qui revient au même, se recombinent à l'état d'éther.

Telle est, sans doute, la chaîne des raisonnements qui ont conduit M. Hill à sa brillante découverte de l'action des diastases réversibles, sur laquelle nous reviendrons à propos de l'action de la maltase. On voit, en tout cas, que ce fait nouveau et important rentre tout naturellement dans le cadre des notions que nous venons de développer.

En résumé, il m'a paru que les formules que je propose comprenaient et expliquaient tous les faits connus. Elles sont en outre assez simples, malgré leur complication apparente, et en outre elles reposent sur des notions faciles à saisir. C'est pour cela que je les propose avec confiance aux savants que préoccupent les difficiles questions de diastase, qui ont englobé l'étude des toxines et des venins, et n'en sont devenues que plus urgentes à résoudre.

BIBLIOGRAPHIE

WILHELMY. *Pogg. Ann.* 1re S., t. 81, p. 413.
OSTWALD. *Journ. f. prakt. Chemie*, IIe S., t. 29, p. 285.
O'SULLIVAN et TOMPSON. Invertase, contribution à l'histoire d'un enzyme. *Journ. of chem. Soc.*, t. II, 1890.
DUCLAUX. Microbiologie, p. 165, 1883.
DUBOURG. L'amylase de l'urine. Thèse de Paris, 1889.
PAYEN. *Ann. de ch. et de phys.* IVe S., t. IV, p. 286.
O'SULLIVAN. *Journ. of. chem. Soc.*, t. 324, p. 493.
KJELDAHL. *Comptes rendus du laboratoire de Carlsberg*, p. 148, 1879.
LINDET. Observations sur la saccharification par la diastase. *Comptes rendus de l'Ac. des sciences*, 4 mars 1889.
TAMMANN. Sur les ferments non figurés. *Hoppe-Seyler's Zeitschrift*, 1892.
BARTH. *Ber. d. d. chem. Gesellsch.*, t. 11, p. 474.

PASCHUTIN. *Reichert's, Dubois-Reymond Archiv.*, 1871, p. 359.
LORCHER. Uber Labwirkung. *Pflüger's Archiv.*, t. 99, 1897.
MAYER. Enzymologie, 1882.
DUCLAUX. Mémoire sur le lait. *Annales de l'Institut agronomique*, 1879-1880.
MORITZ et GLENDINNING. Note on diastatic action, *Journal of the chem. Soc.*, 1892, p. 680.
BROWN et PICKERING. *Journ. of the chem. Soc.*, 1897, p. 783.
HILL. *Id.* Juillet 1898.

CHAPITRE X

INFLUENCE DE LA TEMPÉRATURE SUR LES ACTIONS DIASTASIQUES

Les lois indiquées au chapitre précédent nous permettent de faire avec précision l'étude de l'influence de la température sur l'action diastasique. Cette action se compose, nous l'avons vu, de deux phénomènes superposés. Si les produits de la décomposition étaient éliminés au fur et à mesure, et si les autres causes de retard n'existaient pas, l'action diastasique serait proportionnelle au temps et à la quantité de diastase, et on aurait, en se servant des notations du chapitre précédent, la relation :

$$-\Delta s = -ad\Delta t,$$

où $-\Delta s$ est la diminution, pendant le temps Δt, de la matière décomposable par la diastase, d la quantité de diastase évaluée au moyen d'une unité arbitraire de poids ou de volume, et a la quantité de matière que peut transformer dans l'unité de temps, dans les conditions et à la température de l'expérience, cette unité de poids, arbitrairement choisie, de la diastase.

A cette action de la diastase vient s'opposer l'action croissante des produits de la décomposition, qui retarde de plus en plus le phénomène et lui donne les allures d'une courbe logarithmique. Si même cette action inverse est assez puissante, elle peut arrêter la transformation avant qu'elle ne soit complète, et c'est là un fait que nous retrouverons ; c'est la valeur du coefficient n qui donne à la courbe de l'action, non sa forme générale qui est toujours celle d'une logarithmique, mais ses allures particulières. Elle a donc une grande importance dans le phénomène.

Cela posé, nous voyons que l'influence de la température sur les actions diastasiques est nécessairement double aussi. Elle peut se manifester soit sur la valeur de a, ou sur celle de n, et nous sommes obligés naturellement de faire séparément ces deux études.

122. Influence de la température sur la constante a. Méthodes de mesure. — Deux moyens simples se présentent de mesurer les variations de a avec la température. Si on se borne aux premiers temps de l'expérience, à la période pendant laquelle l'action retardatrice des produits formés est encore négligeable, nous avons vu que la courbe se confond avec sa tangente à l'origine, et qu'on a :

$$S - s = a.d.t$$

en appelant S — s la quantité de matière transformée dans le temps t pendant cette période ; on aura donc :

$$a = \frac{S - s}{d.t}$$

et cette formule nous donne tout de suite un procédé opératoire. On mettra des quantités égales de diastase en contact pendant le même temps avec une quantité de matière hydrolysable assez considérable pour que la transformation n'en atteigne environ, pendant ce temps, que 1/10 à 1/5 suivant les cas, et on mesurera la quantité d'action S — s à diverses températures. La valeur de a sera proportionnelle à S — s. Une variante, moins facile à appliquer, consiste à s'arrêter au contraire quand il y a la même quantité S — s de matière transformée, et à évaluer le temps nécessaire. La valeur de a est alors en raison inverse des temps employés à produire une même quantité d'action à diverses températures ; cette remarque lie, comme on va le voir, cette première méthode à la seconde, que voici.

Elle consiste à ne pas se préoccuper d'arrêter l'action avant qu'elle ait cessé d'être proportionnelle au temps. Supposons pour simplifier que nous nous adressions à une action diastasique qui se termine, et pour laquelle $n = 1$. Nous savons qu'alors on a :

$$t = \frac{S}{a.d} l \frac{S}{s}$$

d'où on tire

$$a = \frac{S}{d.t} l \frac{S}{s}$$

De cette formule on peut déduire aussi un mode opératoire. On fera agir des quantités égales de diastase sur des quantités égales de matière transformable à diverses températures et pendant le même temps. La valeur de a sera alors proportionnelle au logarithme népérien ou ordinaire du rapport $\frac{S}{s}$ à ces diverses températures. Nombreux sont les cas dans lesquels cette loi a été appliquée d'une façon inexacte. Ainsi par exemple on a souvent calculé la valeur de a comme proportionnelle à la quantité $S - s$ de matière transformée à diverses températures : cela revient, comme on voit, à confondre des nombres avec leurs logarithmes, car $l\frac{S}{s} = lS - ls$. Cela n'est permis que lorsque les nombres sont très voisins, c'est-à-dire au commencement de l'action, et alors nous retombons sur notre formule de tout à l'heure. Mais on n'a plus ce droit quand la transformation est un peu avancée.

Il y a un autre moyen d'opérer, c'est de s'arrêter dans tous les cas lorsque $\frac{S}{s}$ a pris une valeur déterminée, toujours la même, et à mesurer les temps nécessaires pour cela. C'est la méthode que nous avons vu adopter par MM. O'Sullivan et Tompson. Elle revient évidemment à celle que nous indiquions tout à l'heure, mais elle est beaucoup plus générale, puisqu'elle n'implique aucune restriction sur le niveau auquel il faut arrêter l'action de la diastase. Elle s'applique même, comme on le voit, facilement, aux cas où n est plus grand que l'unité.

Voyons maintenant ce que donne l'application de ces méthodes. Nous ne prendrons dans cette étude générale que les cas où les résultats sont nets et précis. Il faut bien comprendre les cas simples avant d'aborder les cas compliqués, qui figureront mieux dans les histoires particulières des diastases qui les présentent.

123. Présure. — Nous commençons par la présure pour deux raisons. D'abord l'importance industrielle de la coagulation du lait par la présure a fait étudier ce phénomène avec soin, et donne de l'intérêt aux nombres trouvés. Puis l'action de la diastase présente ce caractère que ses progrès sont difficiles à apprécier, tandis qu'on voit très bien quand elle est arrivée à bout. La présure dans le lait reste inaperçue aux premiers moments de son introduction. Puis le liquide devient de plus en plus muqueux, et il finit, quand la température est convenable, par se prendre en une masse porcelanique dont nous avons donné plus haut (118) les caractères. C'est à ce terme qu'on s'arrête par convention. Il est facile à apprécier, et on se retrouve alors dans les conditions voulues tout à l'heure. La valeur de a, à diverses températures, est en raison inverse des temps nécessaires pour amener à bonne coagulation.

Les premiers nombres un peu précis, introduits dans la science à ce sujet, l'ont été par M. Fleischmann, qui a opéré sur un lait additionné de un millième de présure à diverses températures. Le tableau ci-dessous donne les durées de coagulation de *ce* lait avec *cette* présure et les diverses valeurs de a calculées en fonction de la valeur à 41° prise comme étant égale à 100.

Températures	Durée de coagulation.	Valeurs de a.	Observations.
—	— min	—	—
15°	»	»	Aucune coagulation nette.
20	32,17	18	Coagulum très mou.
25	14,00	44	Coagulum à peu près bon.
30	8,47	71	Coagulum bon. Sérum limpide.
31	8,15	74	Températures habituelles de coagulation dans les laiteries.
32	7,79	77	
33	7,47	80	
34	7,19	83	
35	6,95	86	
36	6,74	89	
37	6,55	92	» »
38	6,39	94	» »
39	6,26	96	» »
40	6,15	98	» »
41	6,06	100	Température du maximum d'action.
42	6,12	98	» »
43	6,24	96	» »
44	6,44	93	» »
45	6,74	89	» »
46	7,16	84	» »
47	7,72	78	Sérum trouble.
48	8,44	70	*Id.*
49	10,00	60	Sérum trouble, coagulum floconneux.
50	12,00	50	Masse gélatineuse.

Ces résultats divers sont traduits dans la courbe ci-jointe (fig. 10), où le maximum d'action, avec décroissance plus rapide d'un côté que de l'autre, apparait très nettement.

Ces chiffres mettent nettement en évidence un maximum de la valeur de a au voisinage de 41°. Je dis « au voisinage », parce que la température d'un maximum est toujours difficile à apprécier. Puis ce maximum n'est pas nécessairement le même avec divers laits et diverses présures. Martiny l'avait trouvé voisin de 40°. MM. Segelcke et Storch l'avaient, au contraire, fixé à 41°25. Nous rencontrerons des variations analogues à propos d'autres diastases, et nous verrons qu'elles n'ont pas plus d'importance. Ce qui importe, c'est l'existence de ce maximum.

A mesure qu'on s'en éloigne, dans un sens ou dans l'autre, l'activité de la présure diminue; entre 50° et 60°, il y a encore coagulation, mais elle est de plus en plus imparfaite. Le liquide finit par n'être plus que visqueux. Au delà de 60°, toute coagulation disparait, et ne reparait pas alors même qu'on refroidit le liquide pour le ramener aux températures les plus favorables. La présure a été détruite par l'élévation de température. Mais nous allons revenir tout à l'heure sur ce fait.

Au-dessous de 20°, nous voyons que la présure est inactive, ou du moins n'agit qu'après un temps très long. En opérant à 15°,

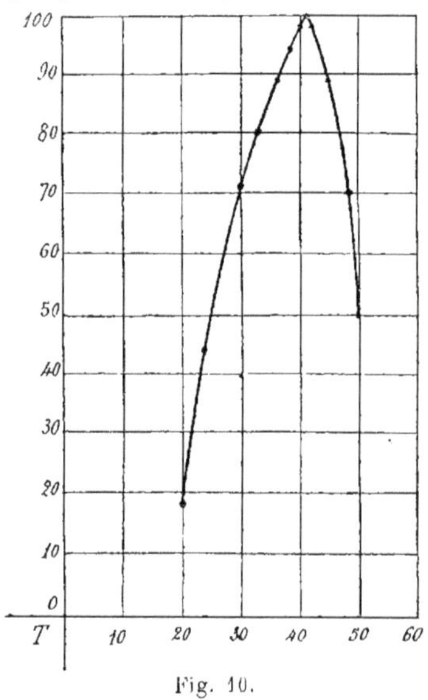

Fig. 10.

M. Fleischmann n'a obtenu aucune coagulation, ou plutôt le lait s'est peuplé de microbes avant de s'être coagulé par la présure. En opérant avec des liquides stériles, j'ai vu ensuite que du lait pouvait être conservé pendant quelques semaines, à 8° ou 10°, en présence de doses de présure qui le coagulaient rapidement lorsqu'on le ramenait à 35°. Il n'est donc pas douteux que, à basse température, la présure reste inerte en présence du lait, sans pourtant se détruire, à moins qu'interviennent des phénomènes d'oxydation sur lesquels nous reviendrons plus tard. A haute température, elle est inerte parce qu'elle se détruit.

124. Sucrase. — La sucrase va nous présenter des phénomènes analogues. Au sujet de la température, nous avons une première série d'essais dus à Kjeldahl, et qui tombent sous le coup de la critique que nous avons faite tout à l'heure. Kjeldahl faisait agir, pendant une heure, **10** cc. d'une même solution de sucrase sur 50 cc. d'une même solution de sucre à diverses températures comprises entre 0 et 70°. Il y a eu interversion à toutes les températures, sauf à 70°. Seulement la proportion de sucre interverti dépassait dans nombre de cas celle pour laquelle on peut admettre la proportionnalité entre l'activité de la diastase et la quantité d'effet produit. Kjeldahl donne heureusement tous les renseignements nécessaires pour qu'on puisse corriger ses chiffres en leur appliquant la formule générale indiquée plus haut. Les proportions de sucre interverti à diverses températures sont relatées dans le tableau suivant sous la rubrique $\frac{S-s}{S}$. On a mis à côté la valeur correspondante de $\frac{S}{s}$, de $l\frac{S}{s}$, et de a calculé en fonction de sa valeur maximum d'après la formule exacte, et d'après Kjeldahl.

Températures	$\frac{S-s}{S}$	$\frac{S}{s}$	$l\frac{S}{s}$	Valeurs exactes de a.	Valeurs de a d'après Kjeldahl.
0°	4	1,04	0,017	6	10
18	13	1,15	0,060	23	29
30	23	1,30	0,113	42	50
40	34	1,51	0,179	67	74
45	41	1,69	0,228	85	90
48	44	1,78	0,250	93	97
50	45	1,82	0,260	97	99
52,5	45,5	1,85	0,267	100	100
55	45	1,82	0,260	97	99
60	34	1,51	0,179	67	74
65	5	1,05	0,021	7	11
70	0	0	0,000	0	0

On voit que la courbe des vraies valeurs de a (fig. **11**) est différente de celle qu'on obtiendrait en considérant, comme le faisait Kjeldahl, ces valeurs comme proportionnelles aux proportions de sucre interverti à diverses températures.

MM. O'Sullivan et Tompson ont refait des expériences sur le même sujet au moyen de la méthode indiquée dans le chapitre IX, c'est-à-dire en mesurant les temps nécessaires à diverses températures pour arriver à la neutralité optique, ce qui correspond, comme nous l'avons vu, à l'interversion d'une fraction constante, 74 pour 100, du sucre introduit. On a opéré,

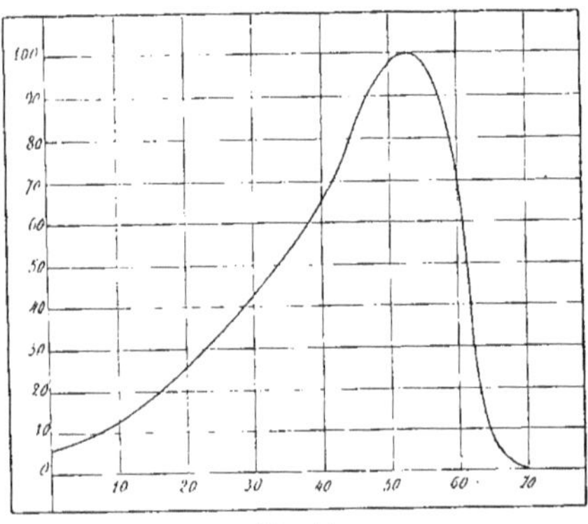

Fig. 11.

dans les expériences qui suivent, avec la même solution sucrée, additionnée de quantités égales de la même sucrase. Le tableau donne, en minutes, les temps t nécessaires pour arriver au point zéro, et les valeurs de a, rapportées à sa valeur maximum :

Températures	t	a
0	1440	4
15.5	398	13
29,5	155,5	33
45,0	73,8	70
55,0	51,8	100
60,0	80,4	64

Ces résultats sont représentés graphiquement dans la fig. 12.

Les deux courbes ci-dessus, tout en ayant les mêmes allures générales, ne se confondent pas, et la série des valeurs de a n'est pas la même dans les deux séries d'expériences. Cela tient peut-être à ce que MM. O'Sullivan et Tompson n'avaient pas assuré l'identité exacte de tous les mélanges exposés à diverses températures. Pour des raisons que nous apprendrons à connaître plus tard, ils avaient fait varier la dose d'acide sulfurique introduite dans le mélange, et les chiffres consignés au tableau sont ceux de la proportion d'acide sulfurique pour laquelle la réaction marchait le plus vite. De là une cause de variation qui se trouve superposée à celle qui est due à la tem-

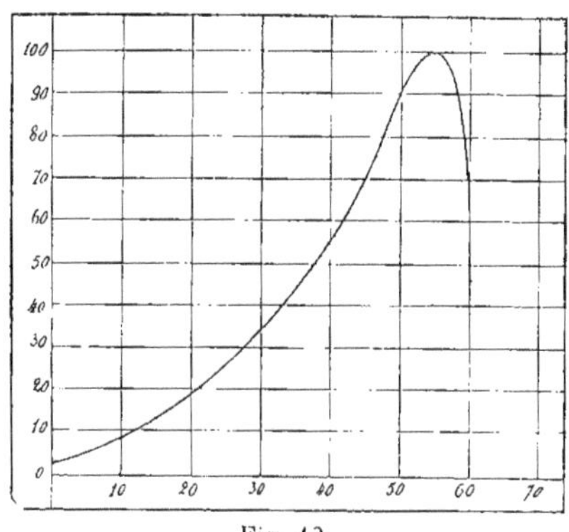

Fig. 12.

pérature et qu'il n'est pas facile d'en séparer. La chose n'en vaut pas la peine du reste, car cette correction faite, il est probable que la marche des chiffres ne coïnciderait pas entièrement avec celle des chiffres de Kjeldahl. Rien ne nous assure *a priori* que deux sucrases différentes calquent exactement leur action l'une sur l'autre ; c'est du reste là une question que nous retrouverons quand nous serons en mesure de la traiter.

125. Température optima. — La température du maximum d'action, moins nettement déterminée dans ces expériences que dans celles qui précèdent, tombe pourtant à peu près au même niveau, entre 52,5 et 55°, et voilà encore une influence qui peut modifier la courbe des valeurs de *a*. N'insistons pas et remarquons seulement que nous trouvons encore ici un maximum très net d'action au voisinage d'une température un peu incertaine, mais supérieure sûrement à la température du maximum d'action de la présure.

Des faits analogues, mais moins nets, ont été relevés pour les autres diastases. Toutes présentent une température de maximum d'action, se détruisent lorsqu'on les chauffe au delà de cette température, de façon à ne plus retrouver leur ancienne activité lorsqu'on les ramène à la température la plus favorable. Maintenues au-dessous, elles se conservent et se retrouvent intactes lorsqu'on les amène aux températures qu'elles aiment le mieux : elles peuvent même supporter des températures très basses. M. Miquel a constaté que les solutions d'uréase peuvent se congeler et tomber de quelques degrés au-dessous de zéro sans s'affaiblir sensiblement. De sorte qu'en somme, bien que la courbe de l'action de la température soit une courbe continue, elle traduit certainement des actions différentes en deçà et au delà de la température optima.

126. Variations dans la température du maximum d'action. — Ajoutons à cela que cette température optima n'est pas constante pour une même diastase. Voici par exemple les résultats trouvés pour celle qui a été la plus étudiée, et qui est la mieux connue, l'amylase du malt ou de la salive.

Kjeldahl donne 46° pour température du maximum d'action de la diastase de la salive. Roberts la trouve beaucoup plus basse, entre 30° et 45°. Chittenden et Martin, en opérant sur de la salive neutralisée, fixent le maximum vers 40°, parfois vers 45°. La courbe dressée par Lintner et Eckhardt pour la diastase du malt présente un plateau qui a son point le plus élevé à 50°, s'abaisse un peu jusqu'à 55°, et beaucoup jusqu'à 62°. Le maximum d'action est donc voisin de 50°. Szilagyi retrouve ce chiffre de 50° pour une diastase de malt, préparée par la méthode de Lintner. Avec une diastase autrement préparée, Osborne trouve que la température de 50° est déjà nuisible.

Nous retrouverons bientôt l'interprétation la plus naturelle de ces faits. Contentons-nous pour le moment de les énumérer pour montrer que la courbe que nous étudions a quelque chose de flottant, qui éveille l'idée de la superposition de plusieurs actions dans le phénomène total.

On ne trouve rien de pareil dans l'inversion par les acides, qui nous a déjà servi de terme de comparaison. Cette inversion s'accélère à mesure que la température s'élève, comme pour les diastases ; M. Van-t-hoff a même montré que la vitesse d'inversion était une exponentielle du temps, et Arrhenius a proposé la formule :

$$a_t = a_0 e^{c \frac{t - t_0}{tt_0}}$$

Ou a_t et a_0 sont les valeurs, à la température t et à zéro, de la constante a que nous connaissons, t et t_0 les températures absolues, c'est-à-dire comptées à partir de 273° ; c représente la moitié de la chaleur latente qui devient libre par gramme-molécule de la substance transformée par l'action de l'acide. Cette formule est d'accord avec les expériences de Urech et Spohr. On voit en outre que la variation de vitesse, d'une température à l'autre, est indépendante de la nature de l'agent, qui ne figure à aucun titre dans la formule, et cette conséquence a été vérifiée par Wilhelmy et Spohr. La formule semble donc exacte. Or, elle ne comporte aucun maximum, et l'action croît même très rapidement à mesure que la température s'élève.

Le phénomène est donc tout différent de ce qu'il est avec les diastases. Or, avec les acides, l'agent d'inversion ne se détruit pas pendant l'action, tandis que nous avons vu qu'il y avait destruction de la diastase par la chaleur. Nous voilà donc amenés à nous demander si le flottement que nous avons signalé dans les allures de la courbe et la place de son maximum, et si ce maximum lui-même ne seraient pas dus à l'effet de la chaleur sur la diastase. Étudions donc ce qui se passe quand on chauffe, non pas comme tout à l'heure le mélange de diastase et de matière hydrolysable, mais la diastase seule. Nous pouvons même remarquer de suite que le problème, dès que nous voulons le décomposer, devient triple et comporte l'étude de l'action de la chaleur : 1° sur la diastase ; 2° sur la substance hydrolysable, et 3° sur le mélange des deux. Etudions séparément ces trois actions, dont les deux premières se superposent, mais ne s'ajoutent pas nécessairement dans la dernière.

127. Action de la chaleur sur les diastases seules. — Nous prendrons comme exemple de cette action l'uréase, d'abord parce que l'action de la chaleur est assez bien connue sur cette diastase, à la suite des expériences de Miquel ; en second lieu parce qu'elle ne s'accompagne, au moins en apparence, d'aucun phénomène de coagulation venant introduire dans le phénomène une influence étrangère à celle qu'il s'agit d'étudier. En cultivant dans un bouillon nutritif convenable diverses espèces d'*urococcus* qu'il a appris à isoler et à étudier, Miquel obtient après quelques jours, en filtrant la culture au travers d'une cloison poreuse, un liquide limpide, brillant, contenant de l'uréase. Il suffit de mettre ce liquide au contact d'une solution d'urée pour que celle-ci commence de suite à se transformer en carbonate d'ammoniaque. L'action devient plus rapide à mesure que la température s'élève, et c'est à 49 ou 50° qu'elle atteint son maximum.

Dès lors, la méthode à suivre pour évaluer l'action de la température sur la solution d'uréase est théoriquement bien simple. Il suffit de prendre deux quantités égales de liquide diastasifère, qu'on porte à des températures variables, ou à la même température pendant des temps variés. On additionne ensuite ces liquides d'une même quantité d'urée, on porte les deux mélanges à la température optima de l'action, et on applique l'une des méthodes que nous avons exposées plus haut. M. Miquel ne s'est malheureusement astreint à en suivre exactement aucune, et se contente d'apprécier la puissance de la diastase comme le faisait Kjeldahl, par la quantité d'urée transformée dans un temps donné. De plus, tout en donnant beaucoup de détails, il omet le plus souvent celui qui permettrait de calculer ses résultats, comme nous l'avons fait plus haut pour ceux de Kjeldahl : il n'indique, en effet, pas toujours la teneur en urée des liquides sur lesquels il opère, et ne dit pas que cette teneur soit constante dans toutes ses expériences. Enfin ses résultats sont un peu incohérents, parce qu'il ne s'est astreint à aucune série d'expériences régulières, épuisant pour une même diastase l'effet de diverses températures, ou de durées diverses d'exposition à une même température. En combinant pourtant tous ces résultats, voici à quelle synthèse ils conduisent.

128. Résultats de M. Miquel. — A une température voisine de 0°, la variation dans la puissance de la diastase est lente. Après cinq jours de conservation dans la glace fondante, un liquide qui pouvait hydrolyser, dans un temps donné, à 49-50°, 20 gr. 7 d'urée, en hydrolysait encore 20 gr. 2. A mesure qu'on élève la température, l'uréase en supporte de moins en moins bien l'action Le temps minimum qu'elle peut y passer, sans en souffrir aucun dommage, diminue, et le temps qui s'écoule entre le moment où elle commence à être atteinte et celui auquel elle est détruite diminue aussi. On trouve, par exemple, qu'une solution d'uréase, exposée pendant 2 heures et demie aux températures indiquées dans la première ligne du tableau qui suit, a transformé ensuite, au bout de 2 heures à 49°, les quantités indiquées d'urée par litre, dans une solution d'urée à 4 0/0.

Températures de chauffage. . .	14°	40°	46°5	51°5
Quantités d'urée transformées .	13,9	13,3	12,7	6,4 gr.

La diminution du titre, faible de 14 à 40° et même à 46°5, semble donc s'accentuer entre cette dernière température et celle de 51°5. Mais, si on prolonge l'expérience, on peut avoir des effets plus marqués à des températures inférieures. Une autre solution d'uréase, maintenue pendant 15 jours vers 43°, était complètement inactive au bout de cet intervalle. Quand on dépasse 60°, l'action est plus rapide. Voici un tableau qui répète le précédent, et où les nombres ont la même signification, sauf que la durée du chauffage était de 10 minutes.

Températures de chauffage. . .	64°	66°	70°	75°
Quantités d'urée transformées .	13,6	6,1	3,6	0,0

La destruction est donc rapide, et sa vitesse croît rapidement avec la température, car après 25 minutes de chauffage à 70°, une autre solution d'uréase avait perdu toute action.

En synthétisant tous ces résultats un peu disparates, comme on voit, on peut se représenter schématiquement le phénomène comme il suit. Portons, sur deux axes de coordonnées, les températures T en abscisses, et en chaque point élevons une perpendiculaire proportionnelle à la durée *t* de séjour de la diastase à cette température, jusqu'au moment où elle commence à être atteinte, nous aurons une courbe *a* ayant la forme générale indiquée sur la figure 13, très éloignée de l'axe des températures au voisinage de zéro, s'en rappro-

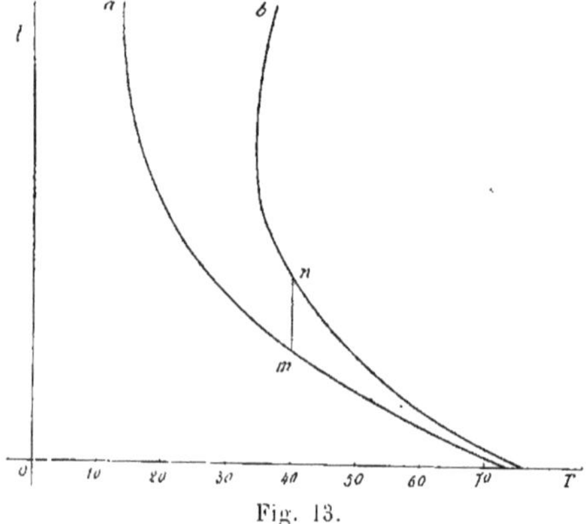

Fig. 13.

chant beaucoup au voisinage de 70°, et allant se confondre avec elle à une température un peu supérieure, celle à laquelle la diastase ne peut être portée, ne fût-ce qu'un instant très court, sans en souffrir.

Portons de même, à chaque température, une ordonnée proportionnelle à la durée de destruction complète de la diastase à cette température. Nous avons une autre courbe *b* de même forme que la première, placée au-dessus d'elle, allant en s'en rapprochant de plus en plus, parce que l'intervalle vertical *mn*, à une certaine température, entre les deux courbes, représente le temps nécessaire à la destruction d'une même quantité de diastase à cette température, et va en diminuant de plus en plus. Cette seconde courbe rejoindra l'axe des températures à faible distance de la première. Entre les deux courbes, nous aurons ce que nous pourrons appeler la zone de destruction de la diastase, zone dans laquelle nous pourrons toujours compenser, par une élévation de température, l'effet d'un trop court séjour à température plus basse, et inversement. Il est bien entendu que cette zone de destruction, de même que les courbes qui la limitent, sont relatives à l'échantillon étudié. Elles varient suivant la nature et la composition du liquide diastasifère. M. Miquel a même cru pouvoir relever une influence de l'âge de la diastase, qui deviendrait plus solide en vieillissant. Mais elles ont partout les mêmes allures générales.

129. Température mortelle. — Il y a une première conclusion à tirer de ce qui précède, c'est qu'il n'est pas possible d'assigner une température de destruction de la diastase si on n'assigne pas en même temps la durée d'exposition. C'est une conclusion identique à celle que nous avons trouvée dans le tome I (**150**) au sujet des microbes, et nous conserverons pour les diastases ce terme de température mortelle que nous avons adopté pour les ferments, et qui est plus juste qu'on ne pourrait le croire, car la température qui détruirait les diastases d'un microbe lui couperait ses moyens d'existence et serait mortelle pour lui.

Pour étudier cette température mortelle, il faudrait théoriquement porter brusquement la diastase à cette température, et voir au bout de combien de temps de séjour elle serait détruite. Je ne sais pas d'expérimentateur qui ait abordé la question par cette voie. La méthode la plus généralement suivie a été de chauffer graduellement une solution de diastase, qu'on éprouvait de temps en temps au point de vue de sa force, en prélevant à diverses températures des échantillons qu'on maintenait au froid jusqu'au moment de les faire agir, dans les mêmes conditions, sur la substance qu'ils pouvaient hydrolyser. Dans cet ordre de recherches, les plus précises sont celles de MM. O'Sullivan et Tompson.

130. Expériences de MM. O'Sullivan et Tompson. — Une solution de sucrase est placée dans un bain-marie, qu'on chauffe rapidement, en agitant constamment le bain et la solution de façon à uniformiser aussi vite que possible les températures. A diverses températures indiquées par un thermomètre plongé dans la solution de sucrase, on prélève un échantillon de 1 cc. qu'on refroidit immédiatement. Ces échantillons sont ensuite étudiés par les méthodes indiquées ci-dessus (**124**). Il est facile, dès lors, en comparant les valeurs diverses de a, données par l'expérience, à la valeur de a à 15°, de savoir quelle est la loi de diminution de a avec la température, dans ce mode de chauffage. Le tableau suivant indique, dans la colonne A, ce qu'il reste, à différentes températures, de la valeur de a supposée égale à 100 à la température de 15°. Dans la colonne B, sont indiqués d'autres chiffres sur lesquels nous reviendrons tout à l'heure.

Températures réalisées	A (sans sucre)	B (avec sucre)
15°	100	100
35°	91,7	100
40°	76,5	100
45°	30,0	100
50°	2,0	100
55°	0,0	100
60°	0,0	100
65°	0,0	88
70°	0,0	34
75°	0,0	0,0

En examinant seulement la colonne A, on voit qu'un chauffage rapide à 55° de la sucrase la détruit complètement lorsqu'elle est en solution dans un liquide sans sucre.

131. Expériences de Lörcher sur la présure. — Lörcher a trouvé des résultats analogues au sujet de la présure. Il prend une solution de présure dans un liquide contenant à la fois un peu de glycérine et un peu d'acide, et le chauffe à diverses températures en opérant simultanément sur un échantillon pareil, neutralisé au préalable. Puis il fait agir ces divers échantillons sur du lait. Les temps de coagulation sont en raison inverse des valeurs de a dans ces divers lots. Il trouve que 10 minutes de chauffe à 45° affaiblissent déjà la présure. La résistance dépend de la nature de la solution. La présure supporte plus facilement l'effet de la chaleur en solution acide qu'en solution neutre, en solution glycérinée qu'en solution acide. Après 10 minutes à 65° ou 70°, toute la présure est détruite. A 38°-40°, après 48 heures, on constate déjà un léger affaiblissement.

On trouverait enfin des résultats du même ordre pour l'amylase qui, à 65°, éprouve en quelques minutes un affaiblissement sensible, et qu'un court séjour à 75°-76° détruit complètement.

En résumé, lorsqu'elles sont chauffées seules, les diastases se détruisent par la chaleur à des températures variables, parfois inférieures à celles de leur maximum d'action, comme pour l'uréase, tantôt égales ou à peu près, comme pour la sucrase, tantôt notablement supérieures comme pour l'amylase. Il n'y a donc aucune relation étroite entre la température mortelle d'une diastase et sa température optima. Cette conclusion n'est pas faite pour nous surprendre, depuis que nous savons que la température de destruction est variable avec la nature du liquide. C'est ce que Lörcher a prouvé pour la présure. C'est ce qu'on savait déjà pour la sucrase. Biernacki avait montré que la salive fraîche non filtrée perdait son action amylolytique à 75°, la salive filtrée à 70°, la salive étendue de 10 fois son poids d'eau à 60°. En ajoutant des sels à cette solution, on relève à 65° la température mortelle, et à 70° en ajoutant de la peptone. Nous reviendrons tout à l'heure sur cette influence du milieu où se fait le chauffage. Tirons seulement de ce qui précède cette conclusion qu'on n'a aucun droit de considérer comme différentes des diastases qui, bien qu'agissant de la même façon, résistent à des températures différentes. La résistance dépend à la fois de la diastase et du milieu, et n'est par suite pas caractéristique de la diastase.

132. Action de la chaleur sur la substance soumise à l'action de la diastase. — Voyons maintenant si la chaleur n'agit pas aussi sur la substance soumise à l'action de la diastase. Il est clair qu'en cherchant de ce côté, nous ne trouverons rien pour les substances solubles. On ne voit pas quel effet pourrait produire la chaleur sur du sucre, par exemple, ou de l'urée en solution. Cependant, MM. O'Sullivan et Tompson ont trouvé que pour la régularité du phénomène et la commodité des mesures, il était préférable de dissoudre à chaud le sucre sur lequel on opérait. On évitait ainsi les phénomènes de multirotation. Mais cela ne touche en rien le fond du phénomène. D'un autre côté, pour l'urée, l'action de la chaleur amène à elle seule une faible décomposition qui s'ajoute à celle de l'uréase, lorsqu'on fait agir celle-ci. Mais ce sont là des actions latérales que je me borne à viser en passant.

C'est évidemment en cherchant du côté des substances coagulables ou décoagulables, qui ne sont jamais en solution parfaite, qu'on a le plus de chance de trouver un effet particulier de la chaleur. Dans le lait, par exemple, la chaleur agit sur la caséine, et peut la rendre plus ou moins sensible à l'action de la présure. Avec l'albumine, la fibrine, la chaleur a aussi une action propre, entravant ou aidant l'action de la pepsine ou de la trypsine. Enfin, avec l'amidon, nous savons qu'à l'état cru il est très difficilement attaquable par la diastase qui le dissout facilement à l'état d'empois. Il y a donc là toute une gamme d'actions que nous devons étudier avant de passer à l'étude plus complète de l'action de la chaleur sur le mélange de diastase et de matière hydrolysable.

133. Etude du lait. — C'est un fait connu depuis longtemps que le lait bouilli est moins sensible à l'action de la présure. Lörcher a fait à ce sujet quelques mesures. Il a vu que cinq minutes de chauffe à 80° augmentent de moitié la durée de la coagulation, et à 100° la doublent. M. de Freudenreich a vu aussi que, après un court chauffage à 68°, le lait se coagule aussi bien et aussi vite que s'il n'avait pas été pasteurisé. Mais si on continue plus longtemps le chauffage, il exige de plus en plus de présure pour se coaguler dans le même temps. A 70°, il perd plus vite la propriété de se coaguler. C'est juste à ce niveau qu'il éprouve le changement de goût que j'ai signalé, et qui est dû à ce que la caséine, jusque-là en suspension, commence à prendre l'état de flocons visibles, état sous lequel elle ne réagit plus sous l'action de la présure comme elle le faisait auparavant.

134. Etude de l'amidon. — Le globule d'amidon se forme, comme nous l'avons vu (61), par une série de dépôts concentriques de matière autour d'un noyau central, l'amyloplaste. Les couches amylacées qui se recouvrent ainsi les unes les autres semblent être à des états d'hydratation variés. Au moins est-ce ainsi qu'on explique, peut-être arbitrairement, les variations de réfringence qui permettent de les voir au microscope formant des zones concentriques autour du noyau central, lorsque que celui-ci, par suite d'une circonstance quelconque, ne s'est recouvert que d'un côté et est resté voisin de la surface. Dans tous les cas, ce sont les couches les plus extérieures qui sont les plus résistantes : c'est ce dont témoignent des observations déjà anciennes qui datent de Raspail, en 1830, et que Guérin-Varry a précisées en 1835.

Ce savant a constaté que tant qu'on ne dépasse pas, en chauffant, la température de 54°, le granule d'amidon reste intact. On ne relève aucun changement au microscope, et le liquide dans lequel il baigne ne se colore nullement par l'iode après filtration.

De 55° à 59-60°, on voit apparaître sur un nombre de plus en plus grand de granules, des fentes radiales irrégulières (fig. 14), qui partent de préférence de l'amyloplaste, de ce qu'on appelait autrefois le hile, et semblent provenir d'un effort intérieur qui aurait fait éclater le granule. En même temps, le liquide de chauffage se colore en bleu de plus en plus foncé sous l'action de l'iode.

Au voisinage de 60°, en dehors des grains étoilés par des fentes, on en voit dans lesquels la fente a donné issue à des

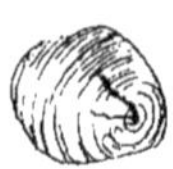
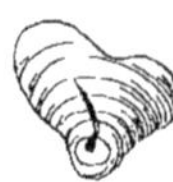
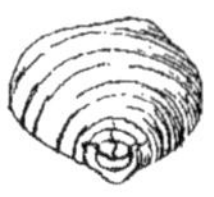
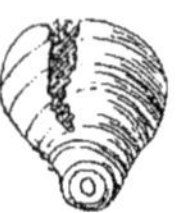

Fig. 14. — Globules d'amidon chauffés à 54°-55°
sans amylase avec amylase
d'après Guérin-Varry.

masses membraneuses qui s'étalent irrégulièrement dans le liquide en s'y gonflant. Quelques granules sont ainsi devenus complètement gélatineux et diffus. Dans d'autres, on aperçoit encore des formes plus nettes, rappelant l'ancien contour du globule, et qui sont évidemment des couches extérieures non encore distendues par l'eau et gélatinisées. Enfin, à 63-64°, les grains se sont tellement gonflés qu'ils remplissent tout le liquide, dont la coloration sous l'action de l'iode est uniforme et intense (fig. 15). En refroidissant, le liquide donne une masse

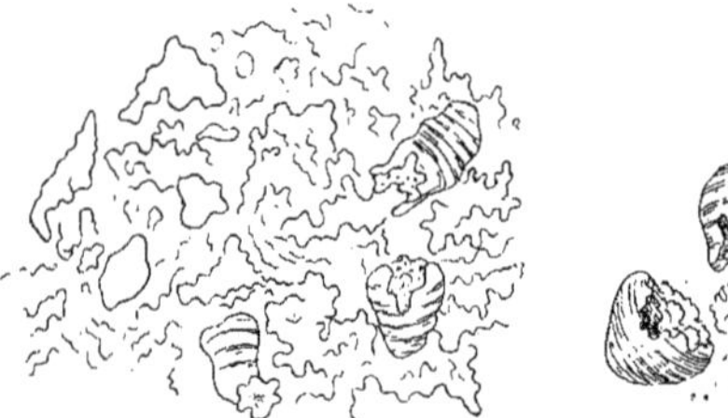
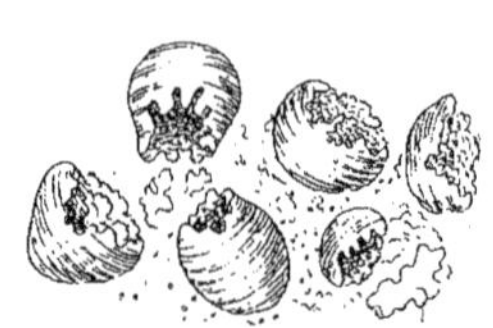

Fig. 15. — Globules d'amidon chauffés à 63°-64°
sans amylase avec amylase
d'après Guérin-Varry.

plus ou moins fluide. C'est la température de gélatinisation. Au microscope, cet empois n'est pas encore tout à fait homogène. On y trouve encore des formes globulaires, des ombres de globules amylacés. Ce sont les couches extérieures de certains granules plus résistants que les autres. Ces ombres sont peu visibles, attendu qu'elles sont noyées dans une masse gélatinisée, à peu près de même réfringence qu'elles. Pour les bien apercevoir, il faut chauffer l'amidon non dans l'eau pure, mais dans de l'eau additionnée d'un peu de diastase.

En comparant tout au long de l'expérience l'échantillon avec diastase et l'échantillon sans diastase, on voit qu'ils se comportent exactement de la même façon. L'étoilement, la rupture des granules se font exactement à la même température. Seulement, dans l'échantillon avec diastase, toutes les membranes qui sortent par l'orifice ouvert dans le granule ont à peine le temps de faire leur apparition et se dissolvent tout de suite. Leur dissolution se fait même à l'intérieur du granule ouvert, de sorte qu'au lieu de ressembler à un vase d'où sort en bouillonnant une masse demi-fluide, il ressemble à un vase qui se vide. Ses couches extérieures persistent les dernières et ce sont elles qu'on aperçoit encore au microscope (fig. 15). dans l'échantillon avec diastase, lorsqu'est dépassée la température de gélatinisation. Il est à peine nécessaire de dire que, pour cet échantillon, il n'y a pas formation d'empois par refroidissement, les membranes ayant été dissoutes. En s'arrêtant à un degré convenable, on a un liquide à peine louche, dans lequel, si on n'a pas trop prolongé l'action des hautes températures, on peut trouver, à l'état de précipité flottant, les masses tégumentaires des granules ; celles-ci peuvent disparaître à leur tour si on chauffe davantage ou plus longtemps.

Nægeli a fait depuis des observations du même ordre, et conduisant à la même conclusion. Le moment n'est pas venu de discuter les interprétations à donner à ces faits. Bornons-nous à remarquer qu'ils démontrent en tout cas ceci, que le globule d'amidon est une masse hétérogène, sinon au point de vue chimique, du moins au point de vue physique, et que ses diverses parties sont inégalement résistantes, soit à l'action de la chaleur, soit à celle des réactifs. Nous pouvons en conclure aussi, sinon avec certitude, du moins avec une grande vraisemblance, que ces différences ne s'effacent pas au moment où nous ne les apercevons plus, car le microscope, qui seul nous les montre, est très mal fait pour les observer.

135. Différences entre les divers amidons. — A cette première notion, il faut en ajouter une autre, c'est que les amidons des diverses plantes sont aussi différents entre eux. Baranetzky a fait voir que l'extrait de malt n'agit pas à la température ordinaire sur l'amidon de pommes de terre non gélatinisé, mais agit plus ou moins sur les autres amidons. Lintner a donné les chiffres suivants pour les proportions centésimales de l'amidon attaqué, lorsque, sans le gélatiniser à l'avance, on le traite par le malt à différentes températures.

	Températures d'attaque				Température de gélatinisation
	50°	55°	60°	65°	
Pomme de terre.........	0,1	5,0	52,7	90,3	65°
Orge..................	12,1	53,3	92,8	96,2	80°
Malt vert..............	29,7	58,6	92,1	96,2	»
Malt touraillé...........	13,0	56,3	91.7	93,6	»
Froment..............	»	62,2	91,1	94,6	71-80°
Riz..................	6,6	9,7	19,7	31,1	80°
Maïs..................	2,7	»	18.5	54.6	75°

On voit qu'il ne se dissout pas les mêmes quantités des divers amidons aux mêmes températures, et même que la marche générale de ces nombres ne témoigne d'aucun parallélisme, ce qui met encore plus en évidence l'individualité des amidons. On voit aussi que leur résistance à la diastase n'a aucun rapport avec la température de gélatinisation, car l'amidon de pomme de terre, qui forme empois à 65°, est à toutes les températures, même à celle de la gélatinisation, plus résistant que l'amidon d'orge qui se gélatinise à 80°. De même l'amidon de riz, qui se gélatinise à 80° comme l'amidon d'orge, est trois fois plus résistant que lui à 65°.

Quelles conclusions tirer de ce qui précède ? C'est, d'abord, que la chaleur peut, dans certains cas, modifier beaucoup la substance sur laquelle porte l'action de la diastase. En second lieu, que l'étude de l'action de l'amylase sera nécessairement plus compliquée que celle de toute autre diastase agissant sur une substance homogène, et devra nous conduire à des lois plus compliquées. Retenons pour le moment la première conclusion, nous trouverons bientôt à utiliser la seconde.

136. Interprétation du maximum observé à propos de l'action des diverses diastases. — Avec les notions que nous venons d'acquérir, nous pouvons maintenant essayer d'interpréter l'existence d'un maximum dans la courbe d'action des diverses diastases. Nous avons vu que les acides ne manifestent pas de maximum, et nous savons qu'en général, ils sont résistants à l'action de la chaleur. Les diastases, au contraire, y sont sensibles, et de là doit résulter l'existence d'un maximum d'action.

Imaginons, en effet, que nous tracions sur la même feuille de papier et à la même échelle les deux courbes d'action de la diastase et de destruction de la diastase que nous avons séparées plus haut. Précisons même. En prenant les abscisses comme températures, portons d'abord en ordonnées les valeurs de a telles que nous les avons définies, c'est-à-dire les quantités de matière que peut transformer, dans les conditions et à la température de l'expérience, la quantité d de diastase mise en œuvre. Nous obtenons une courbe A (fig. 16) rapidement croissante avec la température, et qui si la quantité d de diastase ne variait pas, se modèlerait sans doute sur la courbe d'action des acides. Supposons-la prolongée par la pensée, au delà de la limite à laquelle l'expérience oblige à l'arrêter d'ordinaire.

Traçons maintenant, sur la même feuille, la courbe figurative de l'action destructrice de la chaleur sur la diastase seule, et, pour ne pas changer notre mode de représentation, traçons-la de la façon suivante : convenons d'une unité de temps, qui sera celle de l'action diastasique dans l'essai qui précède, et d'une température d'essai, qui sera par exemple la température optima. Prenons toujours comme abscisses les températures, portons comme ordonnée, à chaque température, les quantités de diastases qui restent dans le liquide, après une durée de chauffage à diverses températures égale à la durée choisie pour l'unité de temps, la quantité de diastase étant évaluée, comme nous savons le faire, par la quantité de matière transformée pendant le même temps, c'est-à-dire au moyen de la même unité que a. Nous aurons, en supposant que la quantité de diastase initiale corresponde

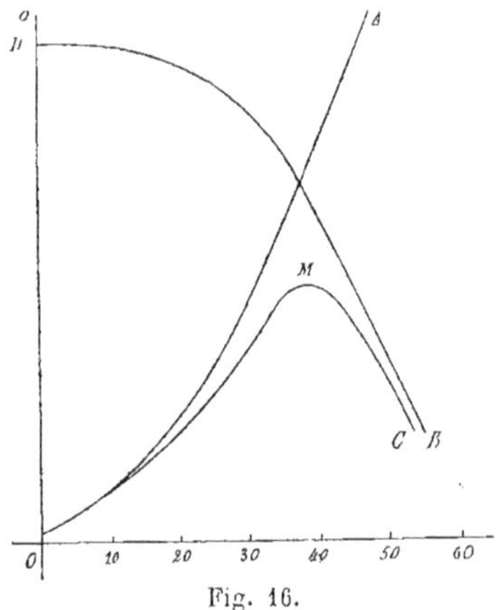

Fig. 16.

à une ordonnée initiale OD, une courbe telle que DB, la perte étant faible pour les températures ordinaires et allant en croissant rapidement ensuite. Cette seconde courbe viendra nécessairement couper la première, et la superposition des deux actions se traduira, ainsi qu'il est facile de le comprendre, par une coupure de l'extrémité de la courbe A et la production d'une courbe résultante OMC, avec un maximum M tel que celui que révèle l'expérience.

Nous comprenons aussi, avec cette explication, que ce maximum ne soit pas fixe, les deux courbes qui le fournissent par leur superposition variant indépendamment l'une de l'autre, tout en conservant leurs allures générales. La courbe A dépend surtout de la réaction acide, neutre, ou alcaline des liquides, suivant les cas. La courbe B dépend un peu aussi de ces influences, mais aussi de beaucoup d'autres, par exemple, de phénomènes de coagulation ou d'oxydation, qui sont sans effet sur la courbe A. Il n'est donc pas étonnant que le maximum se déplace un peu pour la même diastase fonctionnant dans des conditions différentes.

137. Influence de la destruction de la diastase pendant l'action qu'elle produit. — Avec les notions que nous venons d'acquérir, nous avons le devoir de nous retourner vers ce que nous savons déjà, et de signaler une contradiction entre des conclusions qui semblent également assises sur l'expérience. Nous avons admis, dans le chapitre VIII, pour établir les formules fondamentales de l'action des diastases, que celles-ci ne se détruisent pas en agissant, et nous avons tiré de cette prémisse une loi logarithmique que nous avons reconnue exacte. D'un autre côté nous venons de voir que les diastases se détruisent constamment sous l'action de la chaleur et parfois à des températures inférieures à celles du maximum d'action, en tout cas à des températures voisines de celles pour lesquelles a été établie la loi logarithmique. Ces deux conclusions semblent contradictoires, et si la diastase se détruit, la loi de sa destruction doit intervenir dans la loi de son action, de sorte que la loi logarithmique a le droit de surprendre.

On pourrait montrer, pour répondre à cette objection, que la loi logarithmique persiste alors même que la diastase se détruit sous une influence quelconque, à la seule condition que la quantité détruite soit proportionnelle au temps. Or cette condition est toujours réalisée, ou du moins tout près de l'être, dans des phénomènes aussi lents que ceux que nous étudions. Mais il faudrait pour cela un petit calcul, très simple du reste, dont nous pouvons faire l'économie. Il est plus simple de remarquer que nos vérifications expérimentales de la loi logarithmique ont été faites avec des diastases très stables. Cela suffit pour établir la loi. De plus, on ne peut pas conclure de la façon dont la diastase résiste à la chaleur lorsqu'elle est chauffée dans de l'eau pure, à la façon dont elle résiste quand elle est chauffée, comme dans les expériences qui nous ont servi à établir les lois générales de l'action diastasique, en présence de la substance qu'elle doit transformer.

C'est le moment de nous reporter au tableau de p. 185, où se trouvent inscrits, à côté des chiffres qui traduisent la résistance à la chaleur de la sucrase chauffée dans l'eau, ceux qui indiquent sa résistance en présence d'une solution de sucre. On y voit que dans l'eau la diastase se détruit entièrement quand la température s'est élevée à 55°, tandis qu'il n'y en a encore aucune partie de détruite quand le chauffage a lieu en présence du sucre. Il faut, dans ce dernier cas, monter de 10° pour apercevoir un commencement d'action, et de 20° pour détruire toute la diastase. On peut remarquer en échange que la destruction totale, qui se fait sur un intervalle de 20° quand il n'y a pas de sucre, se fait sur un intervalle de 10° quand il y en a, et est par conséquent plus rapide, une fois qu'elle est commencée.

On ne peut donc pas conclure, *de plano*, des résultats trouvés pour le chauffage dans l'eau, à l'inexactitude des lois de l'action diastasique. Ces lois persistent, bien qu'il y ait des cas où elles peuvent être troublées par des phénomènes de destruction de la diastase. Mais il ne faudrait pas, comme on l'a fait si souvent, prendre ces derniers cas comme des cas simples, et les étudier comme normaux. Il ne faut pas prendre l'exception pour la règle, car alors, la règle devient l'exception.

Nous avons aussi visé plus haut en passant une question sur laquelle nous pouvons maintenant revenir. Peut-on arguer des différences de résistance à la chaleur de diverses sucrases, ou de diverses amylases pour les différencier les unes des autres? Par exemple, l'amylase de la salive et celle du malt, qui ne se comportent pas de même quand on les chauffe, sont-elles une seule et même amylase?

138. Comparaison de divers échantillons d'une même diastase. — La première précaution à prendre, quand on se pose cette question, est de ne comparer que des diastases au même degré de concentration, Biernacki nous ayant montré que la résistance d'une diastase à la chaleur dépend de son degré de dilution. Pugliese a comparé, en tenant compte de ce fait, la diastase de l'orge, celle de la salive, et la takadiastase qu'on tire des cultures d'*Eurotium orizæ*. Il antiseptise les solutions amylolytiques avec un peu de toluol, et les amène au même degré de concentration, en égalisant par tâtonnement le temps que mettent les trois liqueurs à faire disparaître la colorabilité de l'empois d'amidon par l'iode. La méthode ne serait bonne que s'il était bien démontré que c'est la même diastase qui liquéfie l'amidon, et qui le saccharifie : or, nous verrons bientôt qu'on a le droit d'en douter. Pugliese prend une autre précaution. L'extrait de malt et la salive contiennent, outre l'amylase, de la maltase, transformant le maltose en glucose, et pouvant amener à des erreurs dans les dosages de sucre, car le glucose a un pouvoir réducteur beaucoup plus grand que le maltose. Il faut donc éliminer cette maltase. On profite pour cela de ce que la maltase se détruit beaucoup plus rapidement en présence de l'alcool que l'amylase. Le précipité des deux substances ne contient plus que de l'amylase, lorsqu'après l'avoir laissé un temps suffisant en présence de l'alcool on le sépare et on le reprécipite par l'alcool après l'avoir dissous dans l'eau. On s'en aperçoit en ce qu'en le faisant agir sur de l'empois, et en traitant le produit de l'action par la phénylhydrazine acétique, on n'observe au microscope que des cristaux de maltosazone et pas de glucosazone.

Faisant alors agir sur de l'empois à 36°, 43°, 55°, ces diastases purifiées et amenées au même degré de dilution, Pugliese relève quelques différences dans la marche des courbes représentatives de l'action, mais au bout de 20 heures environ le terme atteint est le même. Cela prouve que si la quantité que nous avons appelée a est un peu différente pour ces diverses liqueurs, la quantité désignée par n est la même. Et voilà certainement une ressemblance, dont le caractère nous apparaîtra mieux quand nous aurons vu tout ce qu'il y a, dans le cas de l'amidon, derrière cette constante n.

Si on opère sur des diastases inégalement concentrées, des différences apparaissent, qui s'accusent à mesure que la température s'élève, et qui nous ramènent aux résultats de Biernacki sur l'influence de la dilution. C'est ainsi que, à 43°, la diastase la plus concentrée, celle de la salive, n'est pas influencée, tandis que celle du malt et de l'*eurotium* sont déjà affaiblies. On voit par là avec quel soin doivent être faites ces comparaisons pour qu'on puisse en tirer quelque conclusion probante.

Les mêmes observations s'appliquent aux expériences faites pour comparer les diastases provenant d'animaux divers. Ainsi Fick, Murisier, Hoppe-Seyler, ont prouvé que le suc gastrique artificiel, préparé par macération des muqueuses gastriques de divers animaux à sang froid, grenouille, truite, brochet, était encore actif à 0°, et avait son maximum d'action à 20°, tandis que le suc gastrique de l'homme et des animaux à sang chaud a son optimum au-dessus de 35°. La différence semble frappante. Elle s'évanouit un peu quand on songe que le suc gastrique de la grenouille ou des poissons est très faible, et qu'il y a par suite une influence de la dilution. Avant de tabler sur ces différences, il faudrait savoir si elles persistent quand on dilue le suc gastrique de l'homme au niveau de celui de la grenouille. Cette dilution, si elle s'accompagne d'une oxydabilité plus grande, peut abaisser la température du maximum d'action. En d'autres termes, il n'est pas démontré que le suc gastrique de la grenouille ne se soit pas adapté aux conditions de son fonctionnement ordinaire, et ne s'accommode mieux des températures basses que le suc gastrique des animaux à sang chaud, mais il n'est pas démontré non plus que cette adaptation ait eu lieu, ou soit plutôt le fait de la diastase que celui des conditions de milieu dans lesquelles fonctionne cette diastase. Il faut égaliser autant que possible les conditions de la comparaison pour conclure, et nous verrons bientôt que ce n'est pas seulement la dilution qui joue un rôle, mais aussi la nature et la quantité des matières en solution.

139. Influence de la dessiccation. — Avant de quitter ce sujet, nous avons à chercher comment se comportent, vis-à-vis de la chaleur, les diastases desséchées. C'est Hufner qui a montré le premier qu'une diastase, la trypsine pancréatique pouvait supporter, quand elle était sèche, un chauffage au delà de 100° sans se détruire, et Kuhne, en constatant que cette trypsine chauffée ne donnait pas d'indol quand on lui faisait dissoudre des matières albuminoïdes, en avait conclu que l'indol qu'on observe dans les conditions ordinaires était dû à l'influence des bactéries. Salkowski constate ensuite que la trypsine chauffée fournit les mêmes produits que la trypsine ordinaire, et qu'il faut chauffer entre 160 et 170° pour la détruire. Cette notion a peu à peu été étendue à d'autres diastases, à l'émulsine par Hufner, à la pepsine et à la plasmase par Al. Schmidt, de sorte qu'elle a paru être une notion générale.

Finkler a constaté le fait pour la pepsine, et a prétendu que déjà, un chauffage à 40° l'empêche de donner de la peptone avec de la fibrine. Elle s'arrête, d'après lui, à la production de syntonine, si loin qu'on continue l'action. Mais Salkowski a montré que lorsqu'on sèche bien la pepsine, on peut la chauffer 3 ou 4 heures à 160° sans qu'elle manifeste aucune différence avec de la pepsine non chauffée, tant dans la rapidité de son action sur la fibrine, que dans la nature des produits formés.

Les diastases sèches sont donc très résistantes. Nous avons relevé des faits analogues à propos des microbes et de leurs spores, et nous les avons rapprochés alors de ceux que M. Chevreul nous a enseignés à propos de l'albumine, qui peut être chauffée à l'ébullition lorsqu'elle est sèche, sans cesser d'être soluble dans l'eau et de fournir des solutions se coagulant au voisinage de 66°. Les diastases, qui sont aussi des substances coagulables, peuvent se comporter comme l'albumine. Mais elles ont une autre raison de se comporter autrement en présence et en l'absence de l'eau, c'est qu'elles sont en général très oxydables, et que l'oxydation en est plus facile en solution qu'à l'état solide. Nous verrons, de plus, que lorsqu'elles sont à l'état de précipité, ou adhérentes à certains corps solides, elles résistent mieux à l'action de la chaleur. Concluons de tout ce qui précède que toutes ces actions calorifiques sont des actions contingentes, utiles à connaître, mais peu faites pour fournir des caractères distinctifs.

BIBLIOGRAPHIE

FLEISCHMANN. *Das Molkereiwesen*, Brunswick. Wieweg et fils.
KJELDAHL. *Meddelelser fra Carlsberg Laboratoriet*. Copenhague, 1879.
O'SULLIVAN et TOMPSON. *Journal of the chem. Society*, 1890, p. 834.
CHITTENDEN et MARTIN. *Jahresbericht f. Thierchemie*, t. XII, p. 263.
LINTNER et ECKHARDT. *Journal f. prakt. Chemie*, N. S. t. XLI, p. 91.
SZILAGYI. *Chemiker Zeitung*, t. XV, p. 349, 1891.
OSBORNE. *Jahresbericht f. Thierchemie*, t. XXV, p. 612, 1895.
BIERNACKI. *Zeitschr. f. Biologie*, t. XXVIII, p. 49.
URECH. *Ber. d. d. chem. Gesellsch*, t. XVI et XVII.
SPOHR. *Zeitschr. f. phys. Chemie*, t. II, p. 195.
MIQUEL. *Annales de Micrographie*, t. VII, p. 895.
SALKOWSKI. *Virchow's Archiv.*, t. LXX et LXXI.
HUFNER. *Jahrbuch. f. prakt. Chemie*, N.S. t. XVII, et *Pfluger's Archiv.* t. XL.
BAGINSKI. *Zeitschr. f. phys. Chemie*, t. VII.
KUHNE. *Untersuch. d. phys. Inst. zu Heidelberg*, t. I.
AL. SCHMIDT. *Centralbl. f. med. Wissensch*, 1876, n° 29.
FINKLER. *Pfluger's Archiv.*, t. X et XIV.
E. SALKOWSKI. *Virchow's Archiv.*, t. LXXXI, p. 552.
PUGLIESE. *Pfluger's Archiv.*, t. LXIX, p. 115, 1897.
BOURQUELOT. Les ferments solubles. Paris 1896.
GUÉRIN-VARRY. *Ann. de ch. et de phys.*, t. LX, 1835, p. 32.
DE FREUDENREICH. *Ann. de Micrographie*, Septembre 1897

CHAPITRE XI

INFLUENCE DE LA CHALEUR SUR LES TOXINES ET ANTITOXINES

Nous avons signalé en commençant les analogies très étroites qui existent entre les diastases en général, et certaines toxines et antitoxines. Nous allons retrouver ces analogies au sujet de l'action de la chaleur. Mais nous avons d'abord à nous préoccuper du procédé de mesure. Au lieu de disséminer dans les chapitres précédents ce qui est relatif à ce sujet, il a paru meilleur de le condenser dans celui-ci, et c'est par là que nous allons commencer.

140. Méthodes de mesure. — Nous n'avons plus, au sujet des toxines et venins, les ressources trouvées dans l'étude des diastases. Nous ne savons pas ce que sont ces diastases, mais nous les connaissons par l'effet qu'elles produisent sur un corps déterminé, le sucre, l'amidon, et nous prenons, provisoirement, la mesure de cet effet pour la mesure de la cause. Avec les toxines, cette dernière ressource nous manque. Nous les distinguons en gros les unes des autres par la nature des symptômes qui accompagnent leur action, mais nous n'avons pas de mesure entre ces symptômes, qui ne s'ajoutent pas comme des quantités arithmétiques, et se refusent, par conséquent, à toute numération.

Le thermomètre, dont les indications sont physiquement des quantités mesurables, peut servir, mais seulement dans une certaine mesure, à apprécier la gravité des symptômes. Il en est de même de l'état du pouls, du nombre de mouvements respiratoires, et des autres moyens physiques ou chimiques de diagnostic que la médecine met en œuvre. Mais on sait qu'il n'y a aucune proportionnalité entre les indications d'aucun instrument et le degré d'atteinte de l'organisme, qu'en particulier, au moment où celui-ci est le plus menacé et la mort imminente, il y a souvent contradiction entre la réalité et les apparences. On en est donc réduit à indiquer en gros, sans pouvoir la nombrer, la gravité des symptômes. Il n'y en a qu'un sur lequel on puisse tabler, c'est la mort de l'animal intoxiqué.

Avec ce terme de comparaison, nous allons retrouver quelques-unes des déductions relatives aux diastases. Des quantités de diverses dilutions d'un même toxique qui tuent dans le même temps des animaux de même espèce, de même taille, de même poids, et de même état de santé apparent, peuvent être considérées comme contenant la même quantité de toxique, et on peut, par conséquent, exprimer par des nombres leurs degrés divers de concentration en fonction de l'un d'eux pris pour unité.

Si la mort n'a pas lieu dans le même temps, mais dans des temps voisins, on peut aussi admettre, sans trop d'imprudence, que les concentrations sont en raison inverse des temps nécessaires pour amener la mort. Mais il est douteux que cette loi soit encore vraie lorsque ces temps sont très différents, par exemple, doubles l'un de l'autre. On sait même qu'il y a certains poisons qui, rapidement toxiques à un certain degré de concentration, sont tolérés et éliminés à des concentrations plus faibles. On sait aussi qu'il n'est pas indifférent d'inoculer, au même point ou en une seule fois, une certaine dose de toxique, ou de la fractionner en doses plus faibles qu'on inocule en des points différents, ou à divers intervalles. C'est que l'organisme inoculé n'est pas une masse inerte. Il réagit, se défend, et ses réactions dépendent du mode d'attaque. Elles varient avec lui : par contre, elles ne varient guère, d'un animal normal à un autre, quand le mode d'attaque est le même, et c'est sur cette quasi-constance que nous pouvons tabler, de même que nous tablions sur la quasi-constance des réactions inconnues qui conduisent à la coagulation d'un échantillon de lait pour apprécier la force de diverses présures.

En représentant donc par Q la quantité d'action qui correspond à la mort d'un animal d'une espèce et d'un poids déterminés, nous pourrons encore appliquer la loi contenue dans la formule

$$Q = adt$$

ou d représente cette fois la concentration de la toxine, évaluée comme nous l'avons dit plus haut, t la durée des phénomènes qui se déroulent du moment de l'intoxication à la mort, et a un facteur variable d'une toxine à l'autre, qui sera d'autant plus grand que la toxine amènera la mort sous un poids plus faible et dans un temps plus court, et que nous pourrons par conséquent considérer comme représentant la puissance de la toxine ou du venin mis en œuvre.

Il est bien entendu qu'algébriquement, cette formule ne se tient pas debout. Il n'y a aucune commune mesure entre la quantité du premier membre et celles du second. A propos des diastases, nous avions dans le premier membre une certaine quantité $S - s$ de sucre hydrolysé ou d'amidon saccharifié, évaluée au moyen d'une unité que nous retrouvions au second membre. Ici Q est la quantité d'action ou de travail qui aboutit à la mort : elle n'est pas mesurable. Elle correspond pourtant, lorsque d et t varient peu, à une somme d'actions toujours la même, et cela nous suffit pour assurer l'exactitude de la formule dans ces conditions. Lorsque d et t varieront davantage, il ne faudra plus considérer la formule que comme approximative. Avec cette précaution nous pouvons faire un pas de plus.

141. Mesure des effets de la chaleur. — L'animal sur lequel nous étudions les effets des toxines étant un animal à température constante, nous ne pouvons pas faire ce que nous avons fait au sujet de la présure, mesurer les temps de mort de divers animaux inoculés à des températures différentes. Mais nous pouvons, comme à propos de la présure, étudier les effets de la chaleur sur la toxine seule, avant de l'injecter dans les tissus.

C'est ici que nous trouvons les ressemblances que je signalais tout à l'heure. Il en est pour les toxines comme pour les diastases, et les deux courbes de notre figure 13 qui donne une idée de l'action de la chaleur sur la diastase de l'urée peuvent aussi bien servir à caractériser l'effet de la chaleur sur les poisons sécrétés par le microbe de la diphtérie, celui du tétanos, ou sur les venins de serpents. A chaque température, il y a une certaine durée d'exposition que la toxine supporte sans faiblir, mais au delà de laquelle elle est un peu atteinte. Cette durée de séjour qui la laisse intacte va en diminuant à mesure que la température s'élève : c'est celle qui est représentée par la marche de la courbe *a*. A chaque température, à partir du moment où l'action d'affaiblissement est commencée, elle aboutit à une destruction complète en un temps d'autant plus court que la température est plus élevée. De là, une seconde courbe, qui s'abaisse encore plus rapidement que la première et qui pratiquement vient se confondre avec elle à une certaine *température mortelle*, celle à laquelle une courte exposition annihile les propriétés mortelles de la toxine.

Ce terme est naturellement moins net qu'à propos des diastases. Une toxine qui cesse de pouvoir tuer un animal, au bout d'un certain temps d'exposition à une certaine température, ne cesse pas par là brusquement d'être offensive et d'amener des désordres parfois encore graves chez l'animal auquel on l'inocule. Mais l'expérience montre que ces désordres s'atténuent très vite au delà de la température mortelle, de sorte que celle-ci reste encore assez bien définie. Quelquefois les symptômes se perpétuent en changeant de nature. C'est alors un indice qu'il y avait dans la toxine chauffée deux toxines différentes superposées, et que le chauffage permet de dissocier, comme il nous permettra de dissocier l'amylase qui liquéfie l'empois d'amidon et la dextrinase qui le saccharífic. Passons en revue quelques exemples de ces actions diverses.

142. Chauffage de la toxine diphtérique. — Dans leur premier mémoire sur la diphtérie, Roux et Yersin se demandent quelle est la nature du poison diphtérique, et s'il faut le rapprocher des diastases, ou bien des alcaloïdes qui résistent à l'action de la chaleur. Ils montrent que un liquide de culture filtré, qui tue un cobaye de poids moyen quand on le lui injecte sous la peau à la dose de 1/8 de cent. cube, ne fait plus mourir des animaux de même espèce et de même taille quand on leur en injecte 1 cc. après chauffage de 2 heures à 58°. Le liquide n'est pourtant pas encore absolument inoffensif, car chez le cobaye il amène de l'œdème au point d'inoculation, et tue facilement encore les petits oiseaux. Le même liquide, porté pendant vingt minutes à 100°, peut être introduit à la dose de 35 cc. dans les veines d'un lapin sans lui causer aucun malaise immédiat, tandis qu'avant le chauffage, 0,5 cc. en injection sous-cutanée ou intraveineuse amenait sûrement la mort. Ce chauffage à 100°, fait dans des tubes scellés et presque remplis, afin d'éviter que l'action de l'air vienne s'ajouter à celle de la température, n'amène dans le liquide aucun précipité ni même aucun trouble. La toxine est pourtant détruite en presque totalité. Je dis presque, parce que les animaux qui ont reçu dans le tissu sous-cutané ou dans les veines de fortes quantités de liquide chauffé, finissent toujours par succomber au bout d'un temps plus ou moins long, sans doute parce que certains de leurs éléments anatomiques finissent par condenser les minimes quantités de toxine éparses dans le liquide chauffé et qui de la région inoculée ont passé dans la circulation générale.

143. Chauffage de la toxine tétanique. — MM. Vaillard et Vincent ont soumis à la même méthode d'investigation le poison que Knud Faber avait découvert dans les cultures du bacille du tétanos, et qu'il avait vu se détruire par un chauffage à 65°. Ils ont vu qu'un liquide filtré, qui tue rapidement un cobaye à la dose de **1/200** de cent. cube, est déjà considérablement affaibli quand on le chauffe en vases clos pendant 40 minutes à 60°, ou 20 minutes à 62°. Il met 4 à 5 jours à tuer un animal auquel on l'inocule à la dose de 1 cent. cube, alors qu'il le tuait en deux fois moins de temps à une dose 200 fois moindre. Si la formule que nous avons établie plus haut s'étendait encore à ce cas, la valeur a serait 400 fois plus petite après chauffage qu'avant.

Un chauffage de 30 minutes à 65°, en vases clos, rend le poison tétanique tout à fait inactif, et les cobayes, auxquels on en injecte 1 cc. et plus, n'éprouvent aucun trouble immédiat ou ultérieur. L'action de la chaleur est plus complète qu'à propos du poison diphtérique.

144. Mesure de l'activité d'une toxine. — L'étude des toxines a pris une telle importance, que bon gré, mal gré, il a fallu, quelles que fussent les imperfections de la doctrine, arriver à un moyen d'évaluation. Plusieurs ont été proposés. Le plus simple est la définition de l'unité toxique telle qu'elle a été proposée par Roux et Vaillard pour la toxine tétanique, et dans laquelle le travail que nous avons représenté par Q est considéré comme proportionnel au poids de l'animal. Si on convient, comme à propos de la présure, d'une certaine durée d'action représentée par le temps écoulé entre le moment de l'inoculation et celui de la mort, la toxicité d'un venin, ou d'une toxine, sera représentée par le nombre de grammes ou de kilogrammes d'animal que l'unité de poids de cette toxine sèche pourra tuer dans le temps pris pour unité. Cette définition est calquée, comme on voit, sur celle de la force d'une présure, et aurait la même sûreté si la proportionnalité entre la *quantité d'animal* et la quantité de toxine était aussi bien démontrée qu'entre la quantité de lait et celle de présure.

Quoi qu'il en soit, cette convention est commode, et fournit des chiffres qui sont intéressants alors même qu'on ne les prend pas au pied de la lettre. Ainsi une toxine tétanique provenant d'une culture en bouillon possède, après 18 à 20 jours, une puissance telle que 1/100 de milligramme de cette toxine précipitée, desséchée et remise en solution dans l'eau, tue dans les délais normaux, auxquels on est obligé de laisser un peu d'élasticité, un cobaye de 500 gr. Sa toxicité sera donc représentée par le rapport de ces deux chiffres, c'est-à-dire par 50.000.000. Un cheval de 500 kilos meurt sûrement avec une dose de 6 milligrammes. Ici, la toxicité est représentée par 80.000.000 environ. Avec une dose de 1/1000 de milligramme on tue une souris de 20 grammes. Vis-à vis de cette espèce de souris, la toxicité est de 20 millions.

On trouverait des chiffres du même ordre pour la toxine diphtérique. Pour les venins ils sont à la fois plus variables et plus petits, même pour les venins les plus actifs. Ainsi d'après M. Calmette, il faut environ 0,25 mgr. de venin de *naja tripudians* pour tuer dans le délai convenu 1 kilogramme de lapin. Ici la toxicité est de 4 millions. Elle est de même, pour le lapin :

de	3.450.000	pour le venin	d'*Hoplocephalus*
»	800.000	»	de *Pseudechis*
»	250.000	»	de *Pelias berus*

Le cobaye est plus sensible que le lapin, et il suffit par exemple de 0,15 mgr. de venin de vipère pour tuer, en 12 heures, 500 gr. de cobaye. Sa puissance est donc ici de 3.300.000 alors qu'elle était de 250.000 pour le lapin. Par contre, il y a des espèces moins sensibles. Vis-à-vis du chien par exemple, la toxicité du venin de cobra est de 650.000, tandis qu'elle est de 4.000.000 vis-à-vis du lapin.

La valeur de la quantité *a* varie donc d'une espèce à l'autre, mais elle peut aussi varier pour une même espèce suivant certaines influences, parmi lesquelles nous trouvons en première ligne celle de la chaleur.

145. Chauffage des venins. — MM. Phisalix et Bertrand, en chauffant une solution à 1/5000 de venin de vipère dans l'eau glycérinée, avaient vu que la puissance du venin diminuait d'autant plus que la température est plus élevée, ou la durée du chauffage plus longue à une même température. C'est à partir de 75° que l'action devient manifeste. Un quart d'heure de séjour à cette température annihile presque la toxine : il suffit de 5 minutes à 80°.

Calmette a repris ces expériences sur d'autres venins plus actifs. Celui de *Cobra capel* perd sa virulence après 20 minutes à 90°. Celui d'*Hoplocephalus* est un peu plus résistant. Il est encore un peu toxique après 10 minutes entre 100 et 102° ; il ne devient inoffensif qu'après 15 minutes. Celui de *Pseudechis* est détruit entre 99 et 100° ; celui de vipère entre 95 et 97°. Ces écarts sont minimes, mais ils deviennent plus considérables si on opère le chauffage sur des solutions plus diluées. Ainsi 1 milligr. de venin de cobra, en solution au 1/10000, devient inoffensif pour le lapin après 10 minutes à 90°. Avec le venin de vipère dilué, M. Calmette a retrouvé à peu près les chiffres de Phisalix et Bertrand, les petites différences qui persistent étant de celles que peuvent expliquer les différences dans les conditions du chauffage.

Je n'insiste pas pour le moment sur les différences d'effet produites par le chauffage. Le toxine ou le venin qui ont cessé de pouvoir tuer l'animal inoculé ne sont pas pour cela devenus absolument inoffensifs, et amènent parfois un œdème plus ou moins volumineux. Il faut savoir aussi qu'ils peuvent encore tuer l'animal d'expérience, lorsqu'on augmente énormément la dose, ou bien lorsque cet animal n'est pas un animal normal, et a subi antérieurement une maladie ou une inoculation qui l'a affaibli dans une certaine direction, tout en le fortifiant dans une autre. Il y a là des notions qui sortent un peu du terrain sur lequel nous devons rester dans ce livre, et que nous retrouverons ailleurs. Je me contente pour le moment de conclure que les effets de la chaleur sont les mêmes sur les diastases, les toxines et les venins.

Il y a une autre remarque à faire. Nous avons vu que toutes les diastases sont détruites avant l'ébullition. Voici que nous trouvons des venins qui résistent à 100°, et nous trouverions des chiffres encore plus élevés si nous nous adressions à des toxines végétales telles que l'*abrine* et la *ricine*, extraites de l'*abrus precatorius* et du ricin commun. Ces toxines végétales sont une transition vers les alcaloïdes végétaux, tels que la strychnine, la morphine, la quinine, dont les dissolutions résistent à l'ébullition et sont très peu altérables sous l'action de la chaleur. L'activité de ces alcaloïdes est comparable à celle des toxines bactériennes. Il suffit de 3 milligr. de chlorhydrate de strychnine pour tuer un chien de 15 kilos, ce qui donne pour la puissance toxique de ce sel, mesurée comme nous l'avons fait plus haut, le chiffre de 5 millions. Le mécanisme de la mort est, en outre, comme nous le verrons, à peu près le même dans ces divers cas. Il est donc impossible de séparer les toxines des alcaloïdes végétaux, et cette notion nous permet de ne pas nous préoccuper des différences relevées au sujet de l'action de la température. Nous verrons du reste qu'il y a des cas où les diastases les plus fragiles supportent l'ébullition, de sorte que, même de ce côté, les différences que nous avons signalées s'atténuent. L'essentiel est d'avoir montré que l'action de la chaleur a partout la même marche, quels que soient les degrés de l'échelle thermométrique sur lesquels elle se manifeste.

146. Sérums antitoxiques. — Nous n'en avons pas terminé avec ce sujet, et il nous reste à l'étudier pour ainsi dire à rebours, et en nous mettant cette fois du côté de l'organisme inoculé. Quand il ne succombe pas à l'intoxication, il sort de l'épreuve revêtu d'une qualité nouvelle, qu'on peut renforcer chez lui, par l'accoutumance, et qui aboutit à la mithridatisation quand il s'agit des poisons, de même que l'accoutumance bactérienne aboutit à l'immunité.

Nous n'avons pas à nous occuper des mécanismes divers qui commandent ce changement de propriétés cellulaires. Nous n'avons qu'à les envisager dans leurs résultats d'ordre chimique dont le plus curieux, le plus imprévu, et jusqu'ici le plus important résulte de la découverte de Behring. C'est l'apparition, dans le sang des animaux vaccinés soit par des cultures bactériennes, soit par leurs toxines, de propriétés à la fois préventives et thérapeutiques.

L'expérience est très nette avec la toxine tétanique. Prenons-en une dont 1 milligr. suffit pour tuer une souris, mélangeons-la avec seulement 1/100 de son volume du sérum provenant d'un animal solidement immunisé contre le tétanos, et nous verrons que l'inoculation du mélange à une souris restera inoffensive. Le poison semble donc neutralisé comme dans une véritable réaction chimique, dans une véritable saturation, car si on ajoute moins de sérum, la toxine reparaît d'autant plus active que la proportion de sérum ajoutée est plus faible.

Déjà, à cette limite, la puissance protectrice du sérum semble énorme. Nous allons tout de suite pouvoir l'évaluer en fonction de la puissance de la toxine. Vis-à-vis de la souris, nous avons vu que la toxicité pour la toxine tétanique était de 20 millions. Si un certain volume de sérum neutralise 100 fois son poids de toxine, il peut préserver de la mort un poids d'animal représenté par 100 fois 20 millions ou par 2 billions. Ce mode de notation n'est pas tout à fait celui qui a été proposé par Behring, mais il s'accorde, comme on voit, avec les principes généraux qui nous ont servi à l'évaluation de la puissance des diastases. Nous mesurerons donc l'activité d'un sérum par la quantité nécessaire pour préserver 1 gramme d'aminal contre l'inoculation de la dose mortelle de la toxine correspondante. Ainsi, un sérum sera actif au dix millionnième lorsque 1 gr. de ce sérum suffira à immuniser 10.000 kilogrammes de souris, par exemple, ou 500.000 souris de 20 gr. Chacune de ces souris pourra être rendue réfractaire à la dose de toxine mortelle par l'inoculation de 1/500.000 de cent. cube. L'activité des sérums ainsi mesurée est énorme. On obtient avec le cheval des sérums antidiphtériques dont l'activité dépasse dix billions, et Roux a obtenu des sérums antitétaniques dont l'activité dépasse un trillion.

Il y a nécessairement un peu de flottement dans ces chiffres, car, malgré les apparences, la neutralisation de la toxine n'a aucun des caractères d'un phénomène chimique. Buchner a vu qu'une toxine qui est neutralisée pour la souris est encore active sur le cobaye. Roux a vu que le mélange de toxine et de sérum, dans lequel on a abaissé la proportion de sérum jusqu'à la limite qui le rend inoffensif pour le cobaye, n'est pas inoffensif pour tous les cobayes inoculés, alors même qu'ils ont même apparence de santé et ont le même poids. Si on élève la proportion de sérum de façon à rendre ces mélanges sûrement inoffensifs à la dose de 1 cc., ils ne le sont plus à la dose de 3 cc. Il n'y a donc pas saturation ou destruction de la toxine, et il semble que les effets en soient seulement masqués par une autre substance apportée par le sérum dans le mélange. C'est là l'hypothèse la plus généralement adoptée aujourd'hui comme explication. On admet une antitoxine antagoniste de la toxine, et un antivenin antagoniste du venin.

Nous n'avons pas à nous préoccuper en ce moment de l'origine de ces antitoxines chez l'animal immunisé. Pour les uns, elles dérivent des réactions des cellules normales des tissus ; pour les autres, elles ont surtout leur origine dans les leucocytes, et c'est cette dernière théorie qui a pour elle le plus grand nombre des faits observés. Les leucocytes sont très riches en diastases diverses, précisément parce qu'ils ont des propriétés digestives et phagocytaires très énergiques, et plus on va, plus on voit que leur mode de réaction vis-à-vis des toxines solubles se confond avec leur mode de réaction contre les espèces vivantes qui secrètent ces toxines. Mais nous devons nous borner pour le moment à ces notions générales, et revenir à notre objet qui est de nous demander si ces antitoxines existent et si elles sont assimilables aux diastases et aux toxines.

147. Action de la chaleur sur les antitoxines. — On n'a sur ce point que quelques renseignements épars, tirés de l'étude de l'action de la chaleur. Lorsqu'un liquide protecteur quelconque, soit contre une inoculation bactérienne, soit contre une injection de toxine ou de venin, perd sa puissance par un chauffage à une certaine température, l'hypothèse adoptée pour expliquer son action avant chauffage conduit à conclure que l'action de la chaleur a détruit en elle la substance immunisante antitoxique ou antivenimeuse. Nous verrons bientôt, quand nous aurons étudié l'action des matériaux présents dans le liquide sur les effets de la diastase ou de la toxine qui y est contenue, que cette conclusion peut être tout à fait fausse, et qu'en modifiant la nature ou la proportion de certaines substances latérales à la diastase ou à la toxine, par exemple, des phosphates alcalins ou alcalino-terreux, la chaleur peut conduire aux mêmes résultats qu'en agissant sur la diastase ou la toxine elle-même, mais nous accepterons pour le moment les faits avec l'interprétation qu'on leur a donnée. Il nous suffit, jusqu'à plus ample informé, d'avoir fait cette réserve.

148. Alexines de Buchner. — Les alexines de Buchner sont plutôt des substances bactéricides qu'antitoxiques, mais nous ne pouvons les faire sortir de notre cadre, les inoculations bactériennes agissant surtout par leurs sécrétions toxiques. Buchner a vu que ces alexines se comportent, sur beaucoup de points, comme les diastases. Elles n'agissent que lorsqu'elles sont en présence des sels qui les accompagnent d'ordinaire. Elles faiblissent dès qu'on enlève ces sels par la diastase ; elles reprennent leur action lorsqu'on les restitue. Elles suspendent leur action, sans pourtant se détruire, quand on abaisse la température. Elles la perdent quand on les chauffe à 55°. Buchner a renoncé à les isoler et à caractériser par conséquent leur nature. Cependant, il les croit de nature albuminoïde.

149. Extraits leucocytaires de Jacob. — Dans ses recherches, Buchner avait eu l'occasion de remarquer qu'un sérum inactif, au point de vue de l'action des alexines, devenait actif lorsqu'on y introduisait et qu'on y laissait macérer des leucocytes. Ce fait et le rôle important que Metchnikoff assigne aux globules blancs dans l'établissement de l'immunité, a conduit Jacob à étudier un « extrait leucocytaire » qu'il prépare de la façon suivante. Du sang, recueilli dans la carotide, de préférence au moment d'une hyperleucocytose, est additionné d'une solution de carbonate de sodium à 0,5 0/0, en quantité suffisante pour empêcher la coagulation. On y ajoute ensuite 1/100 de chloroforme pour éviter les invasions microbiennes, et on laisse macérer le tout pendant une heure à la température ordinaire. On filtre alors, et c'est le liquide filtré qui, additionné d'un excès de chloroforme de façon à être saturé de ce corps, représente l'extrait en question.

150. Extraits leucocytaires de Löwit. — Cet extrait, étudié par Jacob, qui se montre parfois plus actif protecteur de l'organisme que le sang mis immédiatement en œuvre, contient une substance provenant évidemment de la macération des leucocytes, mais qui reste mélangée avec le sang. Il vaut mieux, comme le fait Löwit, l'emprunter directement aux leucocytes, qu'on appelle sur un point déterminé, par un traitement convenable, et qu'on broie avec de la poudre de verre, après les avoir isolés aussi complètement que possible, au moyen d'un filtre fin ou d'une cloison poreuse, du liquide qui les baigne. L'emploi de la poudre de verre est dangereux, parce que le verre, finement divisé, se dissout facilement dans l'eau et la rend alcaline. Le mélange additionné d'un peu d'une solution physiologique de sel marin est soumis à l'action d'une centrifuge et on en retire un liquide louche, opalescent, restant trouble même après filtration, et faiblement alcalin, ainsi qu'on pouvait s'y attendre. Il précipite un peu par la chaleur, donne, avec l'acide acétique, un dépôt floconneux qui se redissout dans de l'acide chlorhydrique dilué. Ce liquide a des propriétés bactéricides énergiques, et ce qui le distingue des alexines de Buchner, c'est qu'il supporte cinq minutes d'ébullition à 100°.

151. Extraits leucocytaires de Schattenfroh. — Prenant toujours les leucocytes comme source de matières immunisantes ou antitoxiques, Schattenfroh les traite autrement. Il commence par les soumettre à des centrifugations répétées dans la solution physiologique de sel marin, et quand il les a suffisamment purifiés, il les chauffe une dernière fois dans cette solution, de façon à les tuer et à répandre dans le liquide les matières de leur protoplasma. Il suffit pour cela d'une demi-heure à 60°. On peut aussi laisser macérer pendant deux ou trois heures les cellules triturées dans la même solution à 37°. L'extrait ainsi obtenu supporte une demi-heure de chauffage à 60°, mais il se détruit à une température de 80 à 85°, et perd toutes ses propriétés immunisantes.

Bail a de même obtenu, par l'action sur les leucocytes d'une substance particulière qui les tue et qu'il nomme leucocidine, un extrait qui perd toute son activité à 65°.

Il n'est évidemment pas assuré que les extraits obtenus par des procédés si variés soient de composition identique. Mais on a le droit de croire que leur composition est très analogue, et les différences dans les températures qui leur font perdre toutes leurs propriétés témoignent que la nature du liquide ambiant joue un rôle dans la résistance d'une diastase quelconque ou d'un mélange de diastases, de toxines ou d'antitoxines à la chaleur. Nous retrouvons donc de ce côté une conclusion que nous connaissons déjà, et que nos études ultérieures ne feront que confirmer.

Résumons tout ce qui précède en disant que diastases, toxines, venins, antitoxines sont des substances de même ordre lorsqu'on les étudie au point de vue de l'action que la chaleur exerce sur elles. Pour les unes comme pour les autres, il n'y a pas de température mortelle, il y a une zone mortelle de températures, sur laquelle s'établit une sorte de compensation entre le chiffre de la température et la durée de l'action. Cette zone n'est pas non plus caractéristique de la diastase ou de la toxine, elle peut varier, et même largement, avec la composition du liquide, sa nature acide ou alcaline, la quantité et la qualité des sels contenus, et une foule d'autres circonstances extérieures dont nous avons maintenant à poursuivre l'étude.

BIBLIOGRAPHIE

ROUX et YERSIN. Etudes sur la diphtérie. *Ann. de l'Institut Pasteur*, t. II et III, 1888 et 1889.
VAILLARD et VINCENT. Contribution à l'étude du tétanos. *Ann. de l'Institut Pasteur*, t. V, 1891.
KNUD FABER. *Berl. Klin. Woch*, 1890, t. XXXI.
CALMETTES. *Ann. de l'Institut Pasteur*, t. VIII, et IX, 1894 et 1895.
PHISALIX et BERTRAND. *Soc. de Biol.* 1894.
BUCHNER. *Centralbl. f. Bact.* 1889 et 1890; *Centralbl. f. Hyg.* 1890 et 1893; *Fortschr. d. Med.* 1892 et *Munch. med. Woch*, 1891 et 1894.
JACOB. *Zeitschr, f. Klin. Med.* 1897, p. 466.
LOWIT. *Beitrage z. pathol. Anat. u. allgemeine Pathol.* 1897, p. 172 et *Centralbl. f. Bact.* 1898, p. 1025.
SCHATTENFROH. *Munch. med. Woch.* 1897, et *Archiv. f. Hyg.* 1897.
BAIL. *Archiv. f. Hyg.* t. XXX et XXXII et *Berl. Klin. Woch.* 1897 et 1898.

CHAPITRE XII

INFLUENCE DE L'ÉLECTRICITÉ SUR LES DIASTASES

J'ai indiqué, dans le premier volume de ce Traité, à propos de l'action de l'électricité sur les microbes, combien il est difficile de séparer l'action propre de l'électricité des actions calorifiques ou chimiques qui accompagnent toujours son passage. Ces actions se superposent quand on fait passer un courant électrique continu au travers d'un liquide. Quand on y envoie le courant d'induction sortant d'une bobine, l'action chimique s'affaiblit, mais l'action calorifique devient plus puissante. Quand on se sert de courants à haute fréquence, l'action chimique devient à peu près nulle, mais l'action calorifique s'exalte, et il ne suffit pas, pour en combattre les effets, de plonger dans de l'eau froide ou dans de la glace fondante le liquide soumis à l'action du courant. La quantité de chaleur qui peut y être versée par seconde est telle qu'elle n'a pas le temps de disparaître par conductibilité, et le liquide s'échauffe quand même. Comme les diastases sont très sensibles à la chaleur, il faut éviter de prendre pour une action propre de l'électricité ce qui est une simple action calorifique, obtenue seulement par des moyens plus compliqués et plus coûteux que les moyens ordinaires.

En tenant compte de ces notions préliminaires, on peut faire une critique rapide des travaux déjà publiés au sujet de l'action de l'électricité sur les diastases. Les seules étudiées à cause de leur importance pathologique et thérapeutique sont les toxines microbiennes et les venins. Ces substances sont, comme on sait, capables de se détruire peu à peu, sous l'influence de la chaleur, de la lumière, ou de différents agents chimiques, et de subir des modifications dans lesquelles se superposent des effets de dilution, et éventuellement des transformations chimiques produites sous l'influence des agents employés. Dans l'ensemble on dit qu'elles s'atténuent, que leur inoculation à des doses mortelles devient de plus en plus inoffensive, et qu'avec quelques précautions on peut mithridatiser des animaux avec des toxines atténuées, de façon à les rendre moins sensibles à l'action des toxines. Nous n'avons pas à entrer ici dans l'étude physiologique de ces faits. Il nous suffit de les considérer comme fournissant un moyen d'examiner et même d'évaluer les effets de la chaleur ou ceux de l'électricité sur les toxines mises à l'essai.

152. Action des courants continus. — MM. Smirnow, Krüger, d'Arsonval et Charrin ont fait agir des courants continus sur diverses toxines bactériennes. M. Smirnow a opéré avec la toxine diphtérique, qu'il a fait traverser par des courants faibles longuement prolongés. Il se produit naturellement des décompositions électrolytiques auxquelles M. Smirnow n'attache pas d'importance, mais qui sont pourtant redoutables parce que le liquide toxique contenant des chlorures, il se forme au pôle positif des hypochlorites et du chlore, corps vis-à-vis desquels les toxines sont très fragiles. Les résultats fournis par l'inoculation à un animal de la toxine électrolysée, dépendent à la fois et du degré d'affaiblissement de la toxine et des effets oxydants des hypochlorites provenant de l'électrolyse. Il n'y a là aucun effet discernable de l'électricité.

MM. D'Arsonval et Charrin ont fait de même traverser par le courant régulier d'un accumulateur de la toxine diphtérique et de la toxine pyocyanique contenues dans un tube en U portant dans sa courbure un tampon d'ouate hydrophile empêchant le mélange des liquides des deux branches. L'intensité du courant était de 20 milliampères, sa densité de 10 milliampères par centimètre carré, et la différence de potentiel entre les deux électrodes de 20 volts. La durée du passage a été de 65 minutes. L'expérience terminée, on a recueilli séparément les liquides des deux branches. On a trouvé qu'ils contenaient tous deux une toxine affaiblie, et celle du pôle positif semblait même l'être moins que l'autre pour la toxine diphtérique. Les deux liquides inoculés étant différents l'un de l'autre, en ce qui concerne non seulement la toxine, mais aussi leurs autres éléments, il n'y a encore rien à tirer de cette expérience au sujet des actions de l'électricité.

L'action d'un courant intermittent à haut potentiel, fourni par une bobine d'induction de quantité, n'a pas été plus manifeste sur de la toxine pyocyanique. Le courant passait toujours dans le même sens dans le tube, grâce à l'introduction dans le circuit de la bobine d'un micromètre à étincelles. Au bout d'une demi-heure, à raison de 60 étincelles par seconde, la quantité totale d'électricité écoulée était de 7 coulombs. Il y en avait eu 78 dans l'expérience précédente. Ici, il y a encore eu atténuation de la toxine dans les deux branches, et MM. d'Arsonval et Charrin se sont sentis encouragés à essayer l'action des courants de haute fréquence, en remarquant que la bobine avait diminué l'action chimique, mais augmenté ce qu'ils appellent l'ébranlement moléculaire de la culture.

Ils se sont servis pour cela d'un solénoïde traversé par la décharge oscillante d'un condensateur actionné périodiquement par un transformateur à basse fréquence. Aux deux extrémités du solénoïde viennent s'attacher deux fils de platine qui plongent dans le tube en U contenant la toxine. Celle-ci se trouve dès lors traversée par des courants oscillants présentant environ 200.000 renversements par seconde. De ce traitement, la toxine leur a paru sortir très atténuée, et capable, lorsqu'on l'inocule à un animal, de lui permettre de résister ensuite plus facilement à l'inoculation de la toxine neuve à dose mortelle. M. Phisalix a trouvé que le venin de vipère subissait aussi, sous l'influence du même traitement, une atténuation qui en faisait un vaccin.

L'action chimique est à peu près absente dans ces conditions. Mais l'intensité (750 milliampères) et la densité du courant (250 milliampères par cent. carré) sont beaucoup plus grandes que tout à l'heure, et l'échauffement a été tel qu'il aurait porté à l'ébullition en quelques minutes le liquide du tube en

U, s'il n'avait pas été combattu. L'a-t-il été assez ? Il semble que non, d'après les expériences de M. Marmier.

153. Expériences de M. Marmier. — Ce savant s'est servi du dispositif employé par MM. d'Arsonval et Charrin.

Un courant alternatif passe dans le primaire d'une bobine Carpentier grand modèle. Le secondaire de la bobine est relié aux armatures extérieures de deux grandes jarres et à un micromètre à étincelles, entre les boules duquel on souffle l'arc.

Les armatures intérieures de ces condensateurs sont reliées par un solénoïde. Des deux extrémités du solénoïde partent, en dérivation, deux fils amenant le courant aux deux extrémités du tube contenant la toxine. Le nombre des oscillations était d'environ 500.000 par seconde.

Pour éviter l'élévation de température, on a introduit la toxine dans un tube étroit, et en verre mince, qu'on maintenait dans la glace ; ce n'était pas encore suffisant. Il fallait en outre interrompre fréquemment le passage du courant, de façon à permettre la diffusion dans la glace de la chaleur produite.

M. Marmier a étudié par cette méthode des venins et des toxines.

Le venin était un mélange de venins de *Cobra*, de *Bothrops lanceolatus* de la Martinique, d'*Hoplocephalus* d'Australie et de *Pseudechis porphyriacus* d'Australie. Ce mélange n'est pas modifié par le chauffage jusqu'à 90° ; mais, à partir de cette température, il perd progressivement de son activité.

Ce venin fut soumis à l'action des courants à haute fréquence avec un potentiel explosif de 20.000 volts. Mais il avait une grande résistance, et, malgré cette force électromotrice considérable, il ne laissait passer, comme courant efficace, que 68 milliampères par cent. carré. Après 25 minutes il fut inoculé à des lapins et ne se montra nullement affaibli ou atténué.

Une deuxième expérience, faite avec des courants plus intenses, aboutit au même résultat.

Il a été fait de même plusieurs expériences avec la toxine diphtérique, en employant des courants dont les densités ont varié de 110 à 600 milliampères par cent. carré. En prenant les précautions indiquées contre l'échauffement, il ne s'est jamais produit le moindre abaissement de toxicité de cette substance, et cela, malgré de grandes dépenses d'énergie et des forces électromotrices qui ont atteint plus de 30.000 volts.

Il en a été de même pour la toxine tétanique. Concluons donc que même les courants à haute fréquence sont sans action sur les toxines et les venins, et qu'on ne connaît encore aucune influence de l'électricité sur ces substances et sur les diastases. C'est la conclusion à laquelle nous étions déjà arrivés au sujet des microbes.

BIBLIOGRAPHIE

G. A. SMIRNOW. Ueber die Behandlung der Diphterie mit Antitoxinen, die ohne Vermittelung des thierischen Organismus darstellbar sind. *Berliner klinische Wochenschrift*, 23 juillet 1894, p. 683.

G. A. SMIRNOW. Ueber die Behandlung der Diphterie mit künstlich dargestellten Antitoxinen. *Berliner klinische Wochenschrift*, 1895, p. 645 et 675.

S. KRÜGER. Ueber die chemische Wirkung der Elektrolyse auf toxische und immunisirende Bacteriensubstanzen. *Deutsche medicinische Wochenschrift*, 23 mai 1895, p. 331.

D'ARSONVAL et CHARRIN. Action des courants à haute fréquence sur les toxines bactériennes. *Comptes rendus, Académie des Sciences*, 10 février 1896, et *Comptes rendus, Société de biologie*, 1896, pp. 96, 121, 153.

PHISALIX. Atténuation du venin de vipère par des courants à haute fréquence. *Comptes rendus, Soc. de biologie*, 1896. p. 233.

A. MARMIER. Les toxines et l'electricité. *Ann. de l'Institut Pasteur*, 1896, t. X, p. 469.

CHAPITRE XIII

ACTION DE LA LUMIÈRE SUR LES DIASTASES

Nous avons vu, dans les chapitres qui précèdent, que l'action de la chaleur et de l'électricité se mélange toujours, dans une mesure variable, de l'effet de l'oxygène. Il en va être de même pour les effets de la lumière, d'ordinaire superposés à une oxydation. Pour rendre aussi méthodique que possible l'exposé de ces faits complexes, j'étudierai dans ce chapitre l'action simultanée de la lumière et de l'oxygène qui interviennent ensemble dans la grande majorité des cas, non seulement quand on fait agir les diastases à l'air libre, mais encore souvent quand on les fait agir en vase clos, ou même en présence de l'acide carbonique. Il ne faut pas oublier, en effet, que la diastase étant très active sous un poids très faible, n'a pas besoin de beaucoup d'oxygène pour devenir inactive, et que celui qui reste dans un liquide qu'on n'en a pas complétement débarrassé par une ébullition dans le vide, peut parfois être suffisant.

154. Expériences de Downes et Blunt. — La première expérience ayant mis en évidence une action destructive de la lumière sur les diastases, est due à MM. Downes et Blunt, auxquels on doit aussi d'avoir inauguré l'étude de l'influence de la lumière sur les bactéries. Ces savants ont constaté qu'une macération filtrée de levure de bière devenait incapable d'intervertir le sucre après une exposition de durée suffisante au soleil. Quand on prend des dissolutions de sucrase plus pures, je veux dire plus débarrassées de matière organique étrangère que celle dont se servaient MM. Downes et Blunt, on trouve que leur fragilité à la lumière est très grande. En me servant de la sucrase de l'*aspergillus niger* ou d'une présure provenant de la macération dans l'eau d'une muqueuse fraîche, j'ai toujours vu quelques heures d'exposition au soleil enlever presque toute leur force à ces dissolutions de présure ou de sucrase, et, en étudiant de plus près ce sujet, j'ai observé des faits curieux.

Une dissolution de sucrase dans de l'eau qu'on a laissée exposée au soleil s'oxyde et s'affaiblit plus vite que si elle est faite dans de l'eau ayant séjourné à l'obscurité. Il y a même plus. Il suffit que le flacon où l'on introduit la dissolution ait été exposé au préalable au soleil pour que l'affaiblissement y soit plus rapide que dans un flacon laissé à l'ombre. Voici quelques nombres qui donneront une idée du phénomène. On a exposé, à 37°, 5 milligrammes d'une sucrase neutre et très pauvre en sels minéraux, provenant d'une culture d'aspergillus, avec 1gr,5 de sucre. L'eau et les flacons avaient été, au préalable, placés dans des conditions diverses suffisamment indiquées au tableau suivant. Les nombres contenus dans les deux dernières colonnes sont les quantités de sucre transformées au bout de 15 heures dans deux essais comparatifs mis en expérience en même temps.

				1er essai	2e essai
Liquide laissé	à l'obscurité,	flacon	à l'obscurité..	0gr,066	0gr,064
—	au soleil,	—	à l'obscurité..	0 ,046	0 ,046
—	à l'obscurité,	—	au soleil	0 ,040	0 ,045

Cette espèce d'emmagasinement de l'action solaire dans l'eau persiste encore après 24 heures de séjour de l'eau à l'obscurité, mais, au bout de 48 heures, il a disparu.

Avec la présure, on peut constater des faits analogues, et c'est avec raison qu'on recommande de conserver à la cave les bouteilles noires où on vend les présures commerciales, et de ne les laisser jamais débouchées. Pendant la préparation de ces présures, on observe un fait qui est sans doute en relation avec ce que nous venons de découvrir, c'est ce qu'on appelle la *rétrogradation*. Une présure qui, au moment où l'on vient de la fabriquer, peut, par exemple, coaguler 15.000 fois son poids de lait, ne peut plus en coaguler que 8 à 10.000 parties quelques semaines après. Il y a probablement là, comme nous l'avons dit plus haut, un fait d'absorption lente de l'oxygène dissous dans l'eau. Cette intervention de l'oxygène est, en effet, toujours graduelle : elle se fait plus lentement dans les liquides fortement chargés de sels, et c'est pour cela que, pour la bien observer, nous avons été obligés de nous adresser, plus haut, à une sucrase aussi pure que possible. Mais elle n'est jamais absente, et il faut toujours se tenir en garde contre elle. M. Fernbach a confirmé depuis ces résultats au sujet de la sucrase, en y ajoutant quelques faits nouveaux.

Tout d'abord, *la lumière solaire n'a aucune action sur la sucrase dans le vide*, quelle que soit la réaction du milieu. On a pu laisser des tubes exposés au soleil pendant le mois d'août tout entier, sans avoir vu leur activité diminuer. Une constatation analogue avait été faite par M. Roux pour le poison de la diphtérie, sans que cependant l'expérience eût été prolongée pendant aussi longtemps.

Il y a donc action de l'oxygène, et conformément à cette notion, l'expérience montre aussi que la destruction de sucrase est plus rapide dans un vase plat que dans un tube à essai où la surface exposée à l'air est restreinte. De plus, la résistance à l'action combinée de l'oxygène et de la lumière est plus grande dans un liquide alcalin que dans un liquide neutre, et dans ce dernier que dans un liquide acide. En exposant au soleil un liquide diastasifère additionné (A) de 1/5000 d'acide acétique, (C) de 1/11.000 de soude, et (B) laissé tel quel, M. Fernbach a trouvé, pour la diminution centésimale de a, de ce que nous avons appelé (**113**) l'*activité*, les chiffres suivants :

Durée de l'insolation	A (acide)	B (neutre)	C (alcalin)
2 h. 30′	60 0/0	36 0/0	32 0/0
4 h. »	72 »	51 »	45 »

La nature de l'acide employé pour aciduler la liqueur semble n'avoir aucune importance.

155. Etudes de Green. — C'est ici le moment de revenir

aux conclusions de MM. Brown et Morris, que nous avons rencontrées au chapitre IV, et qui attribuaient les variations observées dans la quantité de diastase des feuilles à des causes physiologiques, à des actions de cellules vivantes. Nous avons vu qu'on ne s'expliquait pas facilement ainsi pourquoi il y avait une diminution constante de la diastase après une période d'éclairement. Au contraire, ce phénomène s'expliquait bien par une action de la lumière. Green a cherché si l'expérience concordait avec cette manière de voir.

Il a commencé par employer les mêmes procédés opératoires que Brown et Morris. Les feuilles de *Phaseolus vulgaris* étaient cueillies de bon matin et étendues sur des châssis, le pétiole plongeant dans l'eau. Chaque feuille comporte trois folioles assez grandes, dont chacune était couverte à moitié d'un papier noir jusqu'à la nervure médiane. Puis le tout était exposé à la lumière. Le soir, on tuait rapidement les feuilles au moyen des vapeurs de chloroforme ; on les desséchait vers 35°, et on mélangeait avec des volumes égaux d'amidon soluble des poids égaux des parties éclairées et non éclairées, pulvérisées finement.

Après une exposition de 8 heures à la lumière solaire directe, on trouva que les feuilles éclairées avaient perdu 19 0/0 de leur diastase, les feuilles exposées à la lumière diffuse 15 0/0 ; les feuilles exposées 8 heures à 70 centimères d'une lampe à arc de 2.000 bougies avaient perdu seulement 10 0/0 de leur diastase.

En attribuant uniquement cette diminution à l'influence de la lumière, Green oublie que les feuilles sur lesquelles il a opéré étaient restées vivantes, et qu'il s'y était accompli un fonctionnement cellulaire qui n'est pas négligeable *a priori*. Quoi qu'il en soit, cette perte est très inférieure à celles dont témoignent les expériences de Fernbach, dont nous venons de parler, et à celles que M. Green a observées en comparant, au point de vue de leur résistance à la lumière, trois amylases d'origines diverses, celle du malt, celle de la salive et celle des feuilles de *Phaseolus*.

La diastase du malt était obtenue par précipitation d'une

macération filtrée par l'alcool. Le précipité floconneux, obtenu lorsque le titre alcoolique était environ de 30 0/0, était redissous dans de l'eau antiseptisée par 2/1000 de cyanure de potassium.

La diastase de la salive provenait d'une dilution de salive fraîche dans son volume d'eau. On précipitait la mucine par une trace d'acide acétique. On filtrait, on neutralisait et on ajoutait 2/1000 de cyanure de potassium.

L'extrait de feuilles de haricot était obtenu au moyen de feuilles fraîches ou séchées, broyées et mises à macérer dans de l'eau additionnée de cyanure. Le liquide filtré était légèrement teinté de vert.

Pour l'exposition au soleil, on se servait soit de cristallisoirs, soit de flacons de verre plats dans lesquels le liquide avait une épaisseur de 5 millimètres, soit de cuves en ébonite fermées par des plaques de quartz, quand on voulait éviter l'absorption des rayons ultra-violets que le verre ne laisse pas passer. Parfois, on a fait, avec la diastase, une gélose qu'on versait sur une lame de verre, où elle se solidifiait en couche mince, facile à exposer directement à la lumière et à manipuler.

Sur ces plaques de gélose, faites avec de la diastase de malt, la perte a été de 78 0/0 après 10 à 12 heures de séjour à 70 centimètres d'une lampe à arc de 2.000 bougies, qui agissait ainsi avec l'ensemble de ses radiations. Dans une cuve en ébonite à faces de quartz, qui laisse passer les rayons ultra-violets, la perte, dans les mêmes conditions opératoires, a été de 58 0/0.

Les résultats ont été du même ordre pour la salive. On voit qu'ils sont notablement supérieurs à ceux que nous avons relevés plus haut pour les extraits de feuilles, et nous avons à chercher les raisons de cette différence.

156. Protection de la diastase contre la lumière, dans la feuille vivante. — La protection que la feuille vivante semble ainsi conférer à la diastase qu'elle contient peut être attribuée à l'absorption de certaines radiations lumineuses, soit par la chlorophylle, soit par les autres matières présentes dans le suc cellulaire. Examinons donc ces influences, et commençons par la dernière. M. Green, qui n'a songé à incriminer que les matières albuminoïdes, bien moins abondantes pourtant, d'ordinaire, que les matières gommeuses ou hydrocarbonées, se contente, pour étudier l'influence du suc cellulaire, de comparer les pertes dans une solution de diastase additionnée on non d'un peu d'albumine. Dans une expérience faite sur la salive, le lot sans albumine avait perdu 60 0/0 de sa diastase, et celui avec albumine seulement 18 0/0 comparativement au lot conservé le même temps à l'obscurité. La protection conférée par la présence de l'albumine n'est pas douteuse et elle augmente avec la proportion d'albumine présente.

La protection produite par la chlorophylle est plus difficile à étudier, parce que les seuls dissolvants qu'on connaisse à cette substance, l'alcool, la benzine, sont déjà, par eux-mêmes, tellement absorbants pour les rayons qui détruisent la diastase, que l'adjonction de chlorophylle ne produit aucun effet. Mais on peut aborder le problème par une autre voie dans laquelle M. Green a trouvé quelques-uns de ses résultats les plus intéressants.

157. Effet des diverses parties du spectre. — Jusqu'ici, nous avons opéré sur l'ensemble des radiations de la source lumineuse, en y exposant les plaques de gélose nues, ou les diastases contenues dans un flacon à parois de quartz. Opérons comparativement dans un vase de verre qui arrête en grande partie les radiations ultra-violettes. Nous observerons une augmentation au lieu d'une diminution dans la quantité de diastase ; cette augmentation a été de 33 0/0 après un éclairement de 20 heures par l'arc de 2.000 bougies. Au soleil, l'augmentation est plus faible mais sensible, à la condition pourtant qu'on ne pousse pas trop loin l'expérience, car lorsque l'exposition à la lumière, quelle qu'elle soit, dure trop longtemps, on finit toujours par aboutir à une destruction de la diastase. Toutefois, temporairement, il y a dans la lumière des radiations qui semblent la favoriser tout d'abord, si plus tard elles lui nuisent.

Pour étudier la place qu'occupent dans le spectre visible ces radiations utiles, il n'y a qu'à éliminer les radiations nuisibles en se servant de flacons de verre pour contenir les diastases et à fractionner les radiations visibles au moyen d'écrans colorés. M. Green s'est servi de ceux de Landolt. Le rouge était obtenu en superposant une solution d'hexaméthylpararosaniline à 30 milligrammes par litre à une solution à 10 0/0 de chromate neutre de potasse. Pour l'écran orangé, on superposait trois solutions, l'une de sulfate de nickel à 30 0/0, l'autre de chromate jaune à 10 0/0, la troisième de permanganate de potasse à 2 0/0. L'écran vert était fait d'une solution de chlorure de cuivre à 60 0/0 superposé à une solution de chromate neutre de potasse à 10 0/0. Le bleu était donné par du sulfate de cuivre ammoniacal, dilué jusqu'à ce que les radiations transmises atteignent la limite des radiations de l'écran vert. Enfin, les rayons infra-rouges étaient tamisés au moyen d'une solution d'iode dans le sulfure de carbone. Comme ils intervenaient avec toutes les autres solutions colorées servant comme écrans, il a fallu corriger de leur influence les effets observés au travers de ces écrans. Il est clair que cette correction est un peu incertaine, et même que l'ensemble de ces observations peut sembler mal défini. Les écrans ne laissent pas passer les radiations dans les proportions de leur mélange normal dans la lumière solaire, ou de leur mélange, du reste variable, dans la lumière de l'arc. Mais c'est d'une distribution de qualité le long du spectre, et non d'une distribution de quantité, dont nous nous préoccupons pour le moment.

158. Résultats de M. Green. — Voici les résultats de M. Green, résumés dans un tableau qui donne les longueurs d'onde extrêmes correspondantes aux divers écrans, et l'augmentation ou diminution centésimale de diastase salivaire, observée pour une même durée d'exposition derrière ces écrans, comparativement à un échantillon tout pareil conservé dans l'obscurité.

Partie du spectre	Longueur d'onde correspondante	Augmentation ou diminution centésimale de la diastase
Infra-rouge.....	Sup. à 720 μ	+ 10,8
Rouge..........	720-640	+ 53,5
Orangé.........	640-585	+ 4,7
Vert...........	585-500	— 15,7
Bleu...........	500-430	+ 20,8

De ces chiffres, nous pouvons tirer de suite une conclusion relative aux rayons ultra-violets. Nous avons vu qu'à nu, ou derrière des lames de quartz, l'effet de toutes les radiations est destructeur. Nous voyons ici que les rayons infra-rouges et toute la partie visible du spectre est utile, sauf une bande dans le vert. Nous pouvons donc conclure que ce sont les rayons chimiques et ultra-violets qui sont surtout nuisibles. L'étude de la transmission au travers du verre aurait pu nous conduire à la même conclusion, qui est d'un autre côté d'accord avec ce que nous savons (V. chapitre XXII, t. I) sur les radiations nuisibles aux bactéries, et qui appartiennent aussi à l'extrémité la plus réfrangible du spectre.

Laissons, pour le moment, de côté cette question de surproduction de la diastase sous l'influence de certaines radiations. Nous y reviendrons (Chap. XX) en traitant de ce qu'on a appelé proenzymes ou prodiastases Occupons-nous seulement des rayons nuisibles.

La bande placée dans le vert doit d'abord attirer notre attention en nous ramenant à la chlorophylle qui, précisément, n'absorbe pas cette bande nuisible, tandis qu'elle absorbe tout ou partie des bandes utiles. Elle ne semble donc pas être, au moins dans la partie lumineuse, une protection bien efficace pour la diastase qui l'accompagne dans les cellules. Mais n'oublions pas que la chlorophylle absorbe puissamment aussi les radiations chimiques. Elle peut donc servir de protection de ce côté, et en effet on constate que l'extrait diastasifère de feuilles de *Phaseolus vulgaris*, toujours un peu coloré en vert, est plus résistant à la lumière que l'extrait de malt et la salive.

159. Spectre d'absorption des liquides diastasifères. — En somme, la diastase, même la plus transparente, a un spectre d'absorption, arrête au passage certaines radiations de préférence à d'autres. En prenant comme quantitatifs les nombres de Green, qui ne sont que qualitatifs, on peut tracer une courbe (fig. 17) traduisant les effets de cette absorption. On voit qu'elle s'élève à partir de l'infra-rouge, atteint son maximum dans le rouge, s'abaisse dans l'orangé, devient

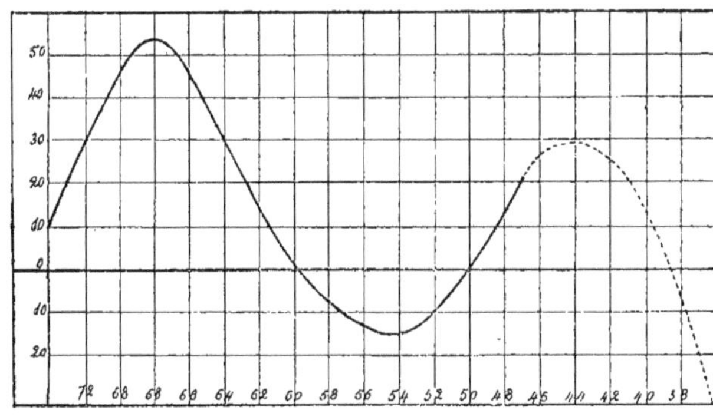

Fig. 17.

négative dans le vert, se relève un peu dans le bleu pour de venir bientôt négative dès qu'on arrive au violet et surtout à l'ultra-violet. Ce tamisage des rayons par la diastase s'accompagne d'une action chimique d'oxydation, à laquelle prennent évidemment part ceux qui sont absorbés. Il en résulte que une solution de diastase est plus ou moins protectrice pour une autre solution de diastase, placée à son arrière, dans le sens de la transmission de la lumière, ou autrement qu'une solution de diastase est plus transparente pour les rayons utiles et tamise une lumière plus favorable au développement de la diastase.

C'est une conséquence que Green a vérifiée en se servant

de cellules à deux compartiments accolés l'un derrière l'autre et fermés par des lames de quartz. La diastase du premier compartiment A doit protéger celle du second B. En effet, dans une expérience, la perte, par rapport à un échantillon identique conservé dans l'obscurité, a été de 50 0/0 dans le premier compartiment et de 6 seulement dans le second.

On peut s'étonner qu'une diastase, qui est toujours en proportions minimes, exerce une protection aussi efficace. Mais ce n'est pas à la diastase seule qu'il faut l'attribuer. Pour le prouver, Green n'a eu qu'à comparer l'effet de la même salive, avant et après une courte ébullition qui y détruit la diastase. Dans le premier compartiment A (fig. 18) d'une cellule double, il met de la salive normale, et dans le premier compartiment A' d'une autre cellule, de la même salive bouillie.

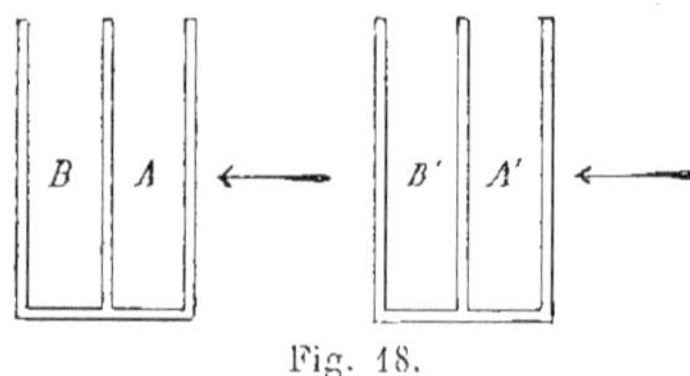

Fig. 18.

En B et en B', derrière A et A' respectivement, il met de la salive normale, et cherche ce que devient la diastase de ces divers compartiments après 9 heures d'exposition à la lumière électrique. Comparativement à une diastase identique conservée le même temps dans l'obscurité, il trouve les chiffres suivants :

en B, les rayons tamisés par A ont donné une augmentation de 43 0/0
en B' » A' » 34 0/0

Ici, grâce sans doute à une moins grande intensité lumineuse, la perte constatée tout à l'heure derrière l'écran se transforme en gain. L'écran, en éliminant les rayons nuisibles, avait laissé passer les rayons utiles. Mais on voit qu'en A' la diastase bouillie et filtrée ne s'est pas comportée très différemment de la diastase non bouillie, et son effet, comme tamis, n'est pas uniquement dû à la diastase qu'elle contient, puisque, cette diastase disparue, sinon comme matière, du moins comme diastase, il n'y a aucun changement nettement appréciable.

L'effet semble donc dû surtout aux matériaux non diastasiques contenus en solution. En effet, en comparant, par la même méthode, l'effet d'un écran de salive bouillie à celui d'un écran d'eau pure, Green a vu que pour la même durée d'exposition, de la salive normale, derrière le premier écran, avait gagné 24 0/0 et perdu derrière le second 94 0/0 de sa diastase.

Nous voyons en résumé combien sont complexes et variables les conditions qui président au fonctionnement de l'action solaire sur les diastases. Nous n'avons pourtant pas encore étudié les accroissements produits par certaines radiations. En envisageant seulement celles qui détruisent la diastase, on voit à quelles influences légères elles obéissent parfois. Nous avons à ajouter un dernier trait à ce que nous avons dit.

M. Green a trouvé, au sujet des diastases, des faits analogues à ceux que l'on connaît depuis Draper, sous le nom d'*induction photochimique*, et que j'avais relevés moi-même, dans mes études sur l'action chimique de la lumière solaire. La destruction provoquée par la lumière se continue après que l'éclairement a cessé. Ainsi la perte en diastase d'une solution d'amylase du malt a été de 42 0/0 après 10 heures d'exposition à la lumière électrique, par rapport à une solution identique non éclairée. Ce qui restait des deux liquides fut abandonné à l'obscurité pendant 6 semaines, au bout desquelles la diastase toujours restée à l'obscurité était intacte, tandis que l'autre avait presque totalement disparu. Nous pouvons dire de suite que cet effet continuateur apparaît aussi pour l'augmentation produite par les rayons bleus. Dans les deux cas, les changements provoqués par l'éclairement, et qui commencent pendant qu'il dure, continuent après qu'il a pris fin. Et ceci augmente encore la complexité du phénomène auquel préside l'action de la lumière, puis, que ce qui commence le jour peut se continuer la nuit. Ce sont des conclusions analogues à celles qui ont terminé l'étude de l'action de la lumière sur les bactéries, et plus nous irons, plus nous verrons que la dissociation entre les cellules vivantes et leurs diastases devient difficile ou impossible.

BIBLIOGRAPHIE

DOWNES et BLUNT. *Procedings of the R. Society*, t. XXVI, 1877 et t. XXVIII, 1878.
DUCLAUX. Microbiologie, 1883, p. 172.
ROUX. *Ann. de l'Institut Pasteur*, t. II, p. 629, 1888.
FERNBACH. *Ann. de l'Institut Pasteur*, t. III, p. 473, 1889.
REYNOLDS GREEN. *Phil. Trans. of the Royal Society*, 1897, p. 167.
DUCLAUX, *Ann. de l'Institut National agronomique*, 1887.

CHAPITRE XIV

INFLUENCE DES ACIDES ET DES ALCALIS SUR LES DIASTASES

Les influences en apparence distinctes des acides et des alcalis gagnent à être étudiées simultanément, parce qu'elles forment une chaîne continue. La barrière qu'on dispose pour les séparer et les distinguer est en effet bien artificielle. A quel moment une solution alcaline qu'on additionne de doses croissantes d'acide commence-t-elle à devenir acide ? Cela dépend du réactif employé. Un papier de tournesol ne mettra pas la barrière au même point qu'un papier à la phénolphtaléine, et, surtout s'il y a des phosphates, telle liqueur acide au premier sera encore alcaline pour le second. Cette remarque, qui simplifie notablement l'étude, a généralement échappé aux savants qui se sont occupés de ce sujet, et qui ont étudié les acides ou les bases séparément, depuis les doses les plus fortes jusqu'aux doses faibles et nulles. Leurs expériences se rejoignent donc par un bout. Nous n'avons qu'à les rapprocher de ce côté, en tenant compte pourtant de ce que, malheureusement, les essais faits au-dessus et au-dessous de ce point ne sont pas comparables, n'ayant pas porté sur les mêmes diastases.

160. Moyens d'études. — Convenons d'abord d'un moyen d'étude et de classement. Pour apprécier l'influence de diverses doses d'acide ou d'alcali sur la marche de l'action, nous prendrons naturellement des quantités égales de diastase, que nous ferons agir à la même température sur la même quantité de la substance qu'elles peuvent transformer, et nous pourrons alors appliquer les moyens que nous avons indiqués (**122**) pour mesurer a, c'est-à-dire : ou bien mesurer les temps nécessaires pour produire la même quantité d'action, auquel cas les valeurs de a sont en raison inverse de ces temps ; ou bien, en nous en tenant aux débuts du phénomène, mesurer les quantités d'action accomplies dans des temps égaux auquel cas les valeurs de a sont proportionnelles à ces quantités d'action. Ces précautions n'ont pas été prises par tous les expérimentateurs, dont les déterminations manquent parfois, de ce fait, de signification bien précise. Quand cela sera possible, nous les ramènerons à la précision, comme nous l'avons fait plus haut au sujet de l'action de la chaleur sur la sucrase, dans les expériences de Kjeldahl.

161. Action des acides. — Le sens général des phénomènes a été donné, dès l'origine de ces études, par les travaux de Kjeldahl sur la sucrase. En ajoutant des doses faibles et croissantes d'acide à une solution de sucre de cannes additionnée de sucrase, ce savant a vu que l'hydrolysation se trouvait activée d'abord, ralentie ensuite par l'augmentation de l'acide jusqu'à un certain niveau, au delà duquel l'action s'accélérait à nouveau. Nous pouvons de suite faire abstraction de cette dernière partie du phénomène, dans laquelle c'est l'acide seul qui agit, ou du moins qui a le rôle prépondérant. La diastase est alors inactive ou à peine active. Il ne reste donc à son compte que ceci : de faibles doses d'acide exaltent son action. De plus fortes l'affaiblissent. Il demeure entendu que pour ces diverses doses, l'action de l'acide seul se superpose toujours éventuellement, à l'action de la sucrase, et que nous aurons à nous préoccuper de les distinguer.

Cette observation faite sur la sucrase de la levure a une portée générale. Toutes les diastases qui se montrent plus actives en présence des acides, même la pepsine qui en demande de grandes quantités, ont une dose optima qui leur convient le mieux. En deçà et au delà de cette dose, elles se montrent moins actives. Nous retrouverons, à propos de chacune des diastases ; l'étude de ces doses. Pour le moment, nous ne nous occupons que de ce qu'il y a de général dans cette étude.

162. Action des alcalis. — Si maintenant, prenant une solution faiblement acide ou même neutre de sucrase, nous y ajoutons des doses croissantes d'alcali, nous voyons que sa puissance diminue graduellement. J'ai vu qu'avec un millième de soude caustique, une solution de sucrase d'aspergillus devenait environ 25 fois plus faible. La courbe décroissante à partir de la dose d'acide optima continue donc à être décroissante après le passage par la neutralité, et comme le mot neutralité correspond à une zone qui peut se déplacer suivant le réactif choisi, ainsi que nous l'avons montré plus haut, nous pouvons conclure, dores et déjà, qu'il n'y a aucune discontinuité dans la courbe, et que le phénomène n'est pas troublé par le passage au zéro.

Cette conclusion peut être corroborée par des mesures précises, dues à M. Fernbach, qui a opéré avec de la sucrase d'*aspergillus*, en solution dans de l'eau additionnée d'une trace d'essence de moutarde, qui la protège contre l'invasion des microbes. Les expériences se faisaient en mélangeant des quantités égales de ce liquide avec des volumes égaux d'une solution de saccharose à 40 ou 50 0/0, et en laissant pendant 1 heure au bain-marie à 56°. Au sortir du bain-marie, les tubes étaient refroidis rapidement et additionnés d'un léger excès de potasse, qui suspendait toute action. Après 1 heure d'action, les quantités de sucre transformées ont parfois atteint 35 centigrammes pour une quantité totale de 80 ou 100 centigrammes de sucre présente; on ne peut donc pas prendre les quantités de sucre interverties comme proportionnelles aux valeurs de a, mais ce que nous demandons à l'expérience, c'est de démontrer seulement la continuité.

Or elle résulte des nombres suivants. Le liquide initial avait, comme toujours, une certaine acidité due à l'acide oxalique produit par l'*aspergillus*, et supportait l'addition de quantités mesurables de soude, étendue au 1/5000, avant de bleuir un papier de tournesol très sensible. Jusqu'à l'essai 4, la réaction était sensiblement acide. A partir de l'essai 7 la réaction était faiblement alcaline. La marche des nombres, est régulièrement décroissante.

N°ˢ d'ordre des expériences	Soude ajoutée en cc.	Proportion correspondante de soude en millionièmes.	Sucre interverti en centigrammes.
1	0	0	35,1
2	0,5	3,3	31,8
3	1	6,6	25,4
4	1,5	9,9	17,6
5	2	13	12,1
6	2,5	16	7,1
7	3	19	5,3
8	3,5	23	3,9

La marche de ces nombres est approximativement représentée par la courbe de la fig. 19, où la zone de neutralité est comprise en N, entre les deux lignes pointillées, qui la séparent de la zone d'acidité *Ac*, et de la dose d'alcalinité *Al*.

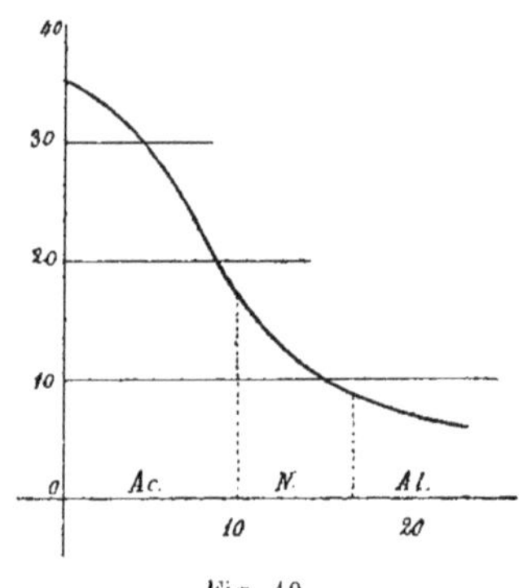

Fig. 19.

On voit que la diminution du côté de l'alcali est plus lente que l'augmentation du côté de l'acide. Voyons d'abord ce qui arrive quand on augmente, au delà de la limite indiquée, la proportion de soude. L'action devient rapidement très faible, et on arrive bientôt à une dose telle que l'action est nulle, si longuement qu'elle soit prolongée. La diastase non seulement n'agit pas, mais se détruit peu à peu, car on ne la fait pas reparaître en acidulant le liquide, pour peu que le contact avec l'alcali ait été prolongé. En tout cas, l'alcali arrête l'action. Aussi avons-nous vu MM. O'Sullivan et Tompson et M. Fernbach se servir de la soude ou de la potasse pour arrêter brusquement l'action de la sucrase. La liqueur prend tout de suite, vis-à-vis de la liqueur de Fehling, un titre qui ne varie plus, et qui correspond à la quantité de sucre interverti présente. Son degré polarimétrique continue à diminuer après l'addition d'alcali qui arrête le phénomène diastasique, ainsi que l'ont observé MM. O'Sullivan et Tompson. La variation est même parfois notable : elle est d'autant plus lente que la dose ajoutée d'alcali est plus faible. Mais lente ou rapide, elle aboutit au même point, et le terme auquel elle correspond alors est le même, qu'on l'évalue par la rotation polarimétrique lorsqu'elle est arrivée à l'état stable, ou par un dosage à la liqueur de Fehling, ou par une détermination cryoscopique, ces deux dernières épreuves pouvant suivre de très près l'addition de l'alcali. La diminution polarimétrique n'est donc pas due à une continuation dans l'action de la diastase, mais à la multirotation connue du dextrose, phénomène tout à fait indépendant de ceux que nous avons à étudier.

163. Maximum d'action dans le cas des acides. — Revenons maintenant aux acides, plus intéressants au point de vue théorique et au point de vue pratique, et suivons l'effet produit sur la diastase par des doses croissantes. Nous allons voir que pour tous les acides, nous arrivons à un maximum, comme dans le cas de l'action de la chaleur.

Nous avons seulement une précaution à prendre. L'acide, lorsque sa proportion dépasse un certain chiffre, ne se borne pas à augmenter l'effet de la diastase, il intervient pour son propre compte comme agent d'inversion, et il faut autant que possible séparer ces deux actions, si on veut se renseigner sur la première. Cette séparation n'est pas facile, pour des raisons théoriques que nous connaissons déjà. L'inversion par un acide, nous l'avons vu, ne dépend pas de la dose de sucre, elle ne dépend que la dose d'acide. L'inversion par la diastase dépend, au contraire, à la fois et de la dose de diastase et de la dose de sucre. Quand elles se superposeront, leur somme ne sera pas la somme des actions séparées, puisque elles ne suivent pas la même marche. Le sucre disparaissant plus vite dans une liqueur où la diastase et l'acide agissent simultanément, la loi de l'action diastasique ne sera pas la même que dans un liquide où la diastase commanderait seule à la transformation de ce corps. On peut cependant admettre que tant que l'acide n'a qu'une faible part dans l'action totale, on peut l'évaluer de la façon suivante.

164. Méthode de mesure. — On fera toujours une expérience de comparaison : à côté du tube dans lequel on fait agir la sucrase et l'acide sur un poids déterminé de sucre, on en mettra un autre, destiné à mesurer la quantité de sucre interverti par l'acide seul, et contenant la même dose d'acide et la même quantité de diastase bouillie. Il faut se servir de diastase bouillie et non d'eau distillée, parce que le liquide diastasifère contient des éléments qui peuvent accélérer ou retarder l'action de l'acide, et qui, présents dans le premier tube, doivent aussi se trouver dans le second. En fait, M. Fernbach, qui a inauguré cette méthode, a toujours trouvé une différence de 1 à 2 centigrammes entre les résultats fournis par l'eau bouillie et par la diastase bouillie, comme si cette diastase contenait des substances légèrement retardatrices sur l'action de l'acide. Il a en outre opéré sur un liquide aussi neutre que possible. Enfin, comme il opérait en présence de 2 gr. 5 de sucre, les quantités de sucre interverti, quand elles ne dépassent pas 30 à 35 centigrammes, sont à peu près proportionnelles à la valeur de a pour la dose d'acide correspondante.

165. Résultats. — Cela posé, voici les chiffres trouvés pour quelques acides, dont les doses sont indiquées en millionnièmes, ou en milligrammes par litre. Les quantités Q de sucre sont, en centigrammes, les quantités de saccharose interverti en une heure à la température de 56°, déduction faite de celle que l'acide intervertit à lui seul dans les conditions que nous venons de définir.

Doses d'acide	Acide sulfurique	Acide oxalique
25	Q = **29**	Q = 41,6
50	29	**45,7**
100	29,1	**47**
200	26,5	45,5
500	13	36,2
1.000	0	21,1
2.000	»	3,7
4.000	»	0

On a marqué en chiffres gras les chiffres du maximum, ou ceux qui le comprennent entre eux. Pour l'acide sulfurique ce chiffre est probablement inférieur à 25 millionièmes. A cette dose l'acide n'intervertit pas sensiblement de sucre pour son compte. Pour l'acide oxalique, une autre expérience a montré que le chiffre du maximum était voisin de 66 millionnièmes. Cette dose d'acide n'intervertit pas non plus le sucre pour sa part.

Voici maintenant des acides pour lesquels les doses d'acide qui fournissent le maximum intervertissent pour leur part une dose de sucre mesurable, et qu'il faut retrancher du nombre fourni par le tube où la diastase et l'acide fonctionnent ensemble.

Doses d'acide	Acide tartrique	Acide succinique
50	Q = 38,5	Q = 32,2
100	57	33,7
200	63,2	36
1.000	**64,8**	36,7
2.000	»	**37,2**
4.000	»	36,5
5.000	»	»
8.000	52,4	35,2

Doses d'acide	Acide lactique	Acide acétique
100	Q = 36	Q = 61,7
200	36,1	65,8
500	36,8	»
1.000	36,8	72,0
2.000	36,8	**73,5**
5.000	**37,8**	73,3
10.000	33,7	73,2
20.000	32	73.3
50.000	»	50

Ici, les maximums sont moins nets, car les doses d'acide qui les produisent intervertissent pour leur part une certaine quantité de sucre. Voici pourtant ce qu'on peut prendre comme doses d'effet maximum. Je mets à côté les quantités de sucre interverti, dans les conditions de l'expérience par ces doses d'effet maximum.

	Dose d'effet maximum	Sucre interverti par cette dose
Acide sulfurique.......	23	0,0
Acide oxalique........	66	0,0
Acide tartrique........	1 000	8,5
Acide succinique......	2.000	4,3
Acide lactique........	5.000	12,2
Acide acétique........	10.000	6,3

On voit qu'il n'y a aucun rapport entre les doses d'effet maximum, et le pouvoir inversif de l'acide seul. On voit aussi que les doses d'effet maximum sont très variables avec les divers acides, et 400 fois plus fortes pour l'acide acétique que pour l'acide sulfurique. Si on veut ranger les acides étudiés, non d'après les doses pondérales d'effet maximum, mais d'après les nombres de molécules qui composent ces doses, on obtient le classement suivant :

	milligramme-molécules
Acide sulfurique.....	0,25
Acide oxalique.......	0,72
Acide tartrique.......	6,7
Acide succinique.....	17,0
Acide lactique.......	55,0
Acide acétique.......	166

Les expériences ci-dessus, faites avec des liquides diastasifères différents, ne sont pas immédiatement comparables les unes aux autres. Comme elles n'étaient destinées qu'à nous donner la position du maximum, cela est indifférent ; mais nous pouvons nous demander, maintenant que nous connaissons les doses d'effet maximum pour divers acides, si ces doses, mises en présence de la même dose de la même sucrase, se comporteraient de la même façon, ou si chacune aurait son action particulière. Pour le savoir, M. Fernbach a fait l'expérience résumée dans le tableau suivant, où l'on trouve, dans la colonne A + D, la quantité en centigrammes de sucre interverti par l'acide et la diastase, en A la quantité de sucre interverti par l'acide seul, et en D la différence, attribuable à la diastase agissant seule en présence de ces doses variables d'acide.

	Doses d'effet maximum	A + D	A	D
	—	—	—	—
Acide sulfurique....	50	31,3	0,7	30,5
Acide oxalique.....	66	30,0	0	30
Acide tartrique.. ..	1000	40	8,6	31,4
Acide succinique...	2000	34,2	3,7	30,5
Acide lactique......	5.000	41,5	12,2	29,3
Acide acétique.....	10.000	37,9	7,2	30,7

Les chiffres de la dernière colonne sont assez peu différents pour qu'on puisse les considérer comme identiques. Il semble donc que la valeur de a, pour une diastase déterminée, ait un maximum qui est indépendant de la nature de l'acide, à la condition que cet acide soit employé à la dose d'effet maximum. En d'autres termes, le titre acidimétrique n'a rien à faire avec l'activité d'une diastase, et la dose variable d'effet maximum de chaque acide correspond à un maximum constant de la valeur de a pour cette diastase.

166. Expériences de MM. O'Sullivan et Tompson. — MM. O'Sullivan et Tompson ont repris après M. Fernbach le même sujet, mais sans faire des expériences aussi systématiques. Ils ont pourtant abordé deux questions que M. Fernbach avait laissées de côté. Ils ont cherché comment variait la dose d'effet maximum de l'acide sulfurique, lorsqu'on augmentait la proportion de sucrase et lorsqu'on élevait la température. Les expériences étaient faites d'après la méthode que nous connaissons. On mettait du sucre de canne en contact avec un volume connu d'une solution de sucrase, et on cherchait au bout de combien de temps le pouvoir rotatoire du mélange passait par le zéro. La dose d'acide sulfurique pour laquelle ce temps était minimum était la dose d'effet maximum à la température de l'expérience et pour la dose de sucrase employée. Presque tous leurs résultats se trouvent résumés dans le tableau suivant qui donne, toujours en millionnièmes, les doses d'effet maximum pour l'acide sulfurique et pour diverses proportions de diastase, aux deux températures de 15°5 et de 56°.

Solution de sucrase évaluée en centièmes du sucre	Dose d'effet maximum à 15°5	à 56°
0,4	»	12,5
0,7	»	12,5
1,5	75	15
4,5	150	»
15,0	250	»

On voit d'abord, dans ce tableau, que les nombres relatifs à 56° sont à peu près les mêmes que ceux qu'avait trouvés M. Fernbach qui opérait à cette température. Comme l'avait vu le premier Kjeldahl, il suffit de faibles variations dans la proportion d'acide pour faire varier notablement le degré de puissance de la sucrase.

On voit de plus ici que cette dose d'effet maximum devient plus grande lorsque la température baisse. On voit aussi qu'elle augmente avec la proportion de sucrase, mais il est bon de se souvenir ici que la sucrase dont se sont servis MM. O'Sullivan et Tompson était certainement moins pure que celle de M. Fernbach, qui empruntait la sienne à une culture d'aspergillus, tandis que les savants anglais la retiraient d'une macération de levure dans laquelle il y avait beaucoup de sels et de matières organiques en solution. Une partie de l'acide sulfurique ajouté était sans doute absorbé par des réactions intérieures, ou des déplacements d'acides organiques moins puissants que l'acide sulfurique ajouté. Certaines des solutions de sucrase employées par MM. O'Sullivan et Tompson contenaient plus de 6 0/0 de matières en solution, dont une minime partie seulement était faite de sucrase.

Nous allons trouver un autre exemple plus probant de cette influence du liquide diastasifère en étudiant comment se comporte l'amylase sous l'action des acides.

167. Amylase. — C'est Leyser qui a inauguré cette étude. Mais c'est encore ici Kjeldahl qui l'a faite le premier d'une façon systématique. Il empruntait son amylase à de l'extrait de malt, liquide toujours assez chargé de matières en solution. Cet extrait de malt, additionné de diverses doses d'acide, était mis en contact avec de l'empois d'amidon liquéfié au préalable par un peu d'extrait de malt agissant à 75°, c'est-à-dire à une température très voisine de la limite d'activité de la diastase. A cette température, la diastase décoagulante agit encore, la diastase saccharifiante est très peu active, de sorte que si on ne laisse que 20 minutes de digestion, et si on fait bouillir ensuite pour détruire la diastase, on obtient un empois liquide homogène contenant très peu de sucre. C'est sur 100 cc. de cet empois qu'on fait agir 0,75 cc. d'extrait de malt additionné de doses croissantes d'acide sulfurique, en laissant 20 minutes en contact à 57-59°. L'augmentation de sucre pendant ce temps varie avec la dose d'acide. Il y avait environ 5 grammes d'amidon dans chaque essai. Il n'y en a pas plus du 1/10 transformé en sucre. On peut par conséquent admettre que les nombres du tableau ci-dessous sont proportionnels aux valeurs de a pour les diverses doses d'acide, évaluées en millionièmes d'acide sulfurique anhydre SO^3.

Dose de SO^3	Sucre produit
0	0,44
10	0,47
20	0,49
25	0,48
30	0,43
35	0,27
40	0,13
60	0,02
100	0,01

On voit que des traces très faibles d'acide sulfurique activent sensiblement l'action de la diastase, mais que celle ci décroît avec une grande rapidité, à mesure que la proportion d'acide augmente. On trouve des résultats analogues pour les autres acides minéraux, chlorhydrique, azotique, phosphorique. Ces acides se montrent seulement un peu moins actifs, à doses égales, que l'acide sulfurique, et les acides organiques, formique, acétique, citrique le sont encore moins. Mais avec tous, il y a un maximum.

De plus, ce maximum, comme pour la sucrase, ne correspond pas à un même degré d'acidité dans le liquide, et on peut se demander s'il n'entre pas en jeu, ici comme tout à l'heure, des influences des matériaux autres que la diastase, apportés soit par l'empois d'amidon, soit par l'extrait de malt.

L'amidon et son empois sont parfois faiblement acides. Il en est de même pour l'extrait de malt qui, en outre, apporte des phosphates. Si on ne neutralise pas ces liquides, leurs acides interviennent en même temps que l'acide ajouté : si on les neutralise, des déplacements de base peuvent changer, au moins en partie, la nature de l'acide dont on étudie l'influence, en le remplaçant par un acide plus faible. Quand on emprunte son amylase non au malt, mais à des sources d'ordinaire moins abondantes, à la salive par exemple, on a affaire à un liquide le plus souvent alcalin, et si on force la dose de salive pour compenser la dilution de sa matière active, on sature une partie plus ou moins considérable de l'acide ajouté.

C'est ce qu'a montré M Bourquelot en cherchant comment se

comportait l'acide chlorhydrique sur la salive. Malheureusement, au lieu de prendre comme critérium de l'action la quantité de sucre formé, il a seulement mis en œuvre la réaction de la teinture d'iode après 24 heures et 48 heures, ce qui ne renseigne que sur la diastase décoagulante, dont l'action, nous le savons, n'est pas parallèle à celle de l'amylase. Il a pourtant trouvé, comme Kjeldahl, que, au-delà de la dose 50 millionièmes de HCl, cet acide était nuisible à l'action. A cette dose même, l'effet accélérateur augmente avec la quantité de salive ajoutée, non seulement parce que la diastase augmente aussi, mais parce que, en saturant en partie l'acide, la salive en ramène la proportion dans la zone des maximums d'effet. Avec ces faibles doses d'acidité, il faut toujours prendre garde à ces actions secondaires.

Chittenden et Smith ont trouvé comme moyenne du taux d'alcalinité d'une quinzaine d'échantillons de salive le chiffre de 97 (en millionièmes) exprimé en $Na\,O, CO^2$. C'est un chiffre voisin des doses actives d'acide, et par conséquent les liqueurs qu'on mélange sont à peu près équivalentes. Cette alcalinité normale gêne du reste l'effet de la salive sur l'empois, et, en la neutralisant, on augmente l'activité de la diastase.

Enfin, pour la salive, nous pouvons relever une dernière cause d'erreur qui apparaîtra davantage dans le cas de la pepsine. Lorsqu'on mélange de faibles doses d'acide avec une matière albuminoïde, fibrine, caséine, albumine, cet acide perd quelques-unes de ses propriétés. Il ne réagit plus par exemple vis-à-vis de la tropéoline et de certains autres réactifs colorés comme il le ferait s'il était en solution dans l'eau. De plus, il se partage inégalement entre l'eau et la matière albuminoïde, et le titre acide, mesuré au moyen de la teinture de tournesol, par exemple, tombe au-dessous du niveau qui correspondait à la dilution de la même quantité d'acide dans la même quantité d'eau. Ces neutralisations apparentes n'ont pas beaucoup d'importance avec la pepsine, à cause de la grandeur des doses d'acide qu'il faut faire entrer en jeu. Mais, avec l'amylase de la salive, elles peuvent conduire à des erreurs. Chittenden et Smith ont trouvé, comme moyenne de 8 déterminations, que la salive neutralisée au tournesol et filtrée pouvait ainsi absorber près de 400 millionnièmes de son poids d'acide, qui n'est ni de l'acide saturé, ni de l'acide libre. Ce chiffre est, comme on voit, très élevé. Aussi en comparant la salive normale alcaline, la salive neutralisée, la salive dont les matières protéiques étaient gorgées d'acide, et enfin la salive qui contenait, en outre, un peu d'acide chlorhydrique en excès, Chittenden et Smith ont trouvé que l'action diastasique allait en augmentant de la première salive à la dernière, tant que la dose d'acide en excès dans celle-ci restait faible. Au delà on retombait dans le cas des expériences de Kjeldahl, et la diastase allait en s'affaiblissant.

Tous ces faits ont de l'importance, non seulement au point de vue théorique, mais aussi au point de vue physiologique du rôle de la salive dans l'estomac. Il est évident que le procès diastasique dans la bouche et surtout dans l'estomac est essentiellement variable, et non seulement qu'il y en a presque autant que d'individus, mais encore que celui du lendemain n'est pas nécessairement copié sur celui de la veille.

168. Pepsine. — Ici les doses d'acide qui favorisent l'action de la diastase sont plus considérables qu'à propos de la sucrase et de l'amylase ; mais la marche de l'action est la même et passe encore par un maximum.

Malheureusement, cette marche est moins facile à saisir que tout à l'heure. Nous indiquerons bien, quand nous étudierons la pepsine, une méthode qui permet d'évaluer la puissance de la diastase par la longueur d'un petit cylindre d'albumine coagulée qu'elle dissout dans l'unité de temps. Mais cette méthode n'a pas encore, à ma connaissance, été appliquée à l'étude de l'action des acides, et A. Petit, qui s'est le plus occupé de ce sujet, s'est contenté de la méthode qui consiste à évaluer l'action d'une pepsine en traitant par l'acide nitrique le résultat de sa digestion sur de la fibrine fraîche. S'il n'y a pas eu action, l'acide nitrique ne donne rien. S'il y a eu simplement gélification de la fibrine, l'acide nitrique donne un précipité d'autant plus fort que la quantité de fibrine réellement digérée et dissoute est plus faible. S'il y a eu digestion véritable, le liquide reste limpide comme dans le cas où la fibrine est restée intacte, mais l'aspect du résidu empêche toute confusion. M. Petit a essayé par ce procédé divers acides. Voici, comme exemple, une de ses expériences faites avec 0,10 gr. de pepsine et des doses d'acide chlorhydrique HCl exprimées en millionnièmes :

Doses d'acide chlorhydrique.	Résultats de l'action de l'acide nitrique.
1.000	Rien : La fibrine n'est pas attaquée.
2.000	Précipité. L'attaque est incomplète.
3.000	Pas de précipité.
4.000	Pas de précipité.
5.000	Pas de précipité.
7.500	Précipité. L'attaque est de nouveau incomplète.
10.000	Précipité abondant.
20.000	Précipité très abondant.

Il y a donc ici encore une dose d'effet maximum voisine de 4 grammes d'acide chlorhydrique par litre. En opérant de la même manière avec d'autres acides, A. Petit a trouvé les nombres suivants, correspondant tous à la même dose de 10 centigrammes de la même pepsine. Cette fois, les doses sont exprimées en millièmes :

Acides étudiés.	Doses d'effet maximum.
Acide chlorhydrique	3 à 5
— bromhydrique	2 à 5
— sulfurique	2,5 à 10
— phosphorique ordinaire	5 à 10
— lactique	20 à 40
— tartrique	10
— malique	20 à 40
— oxalique	5 à 10
— formique	10
— salicylique	0,5 à 2
— gallotannique	0,5

On voit combien sont variables les doses d'effet maximum, et on a même la surprise de voir des acides faibles, comme l'acide salicylique, agir à des doses moindres que l'acide chlorhydrique et l'acide sulfurique. Mais il ne faut pas oublier que ces doses *d'effet maximum* ne sont pas du tout des doses de *même effet*, et que l'acide salicylique peut entraver, comme antiseptique, une action qu'il avait d'abord favorisée comme acide. On pourrait relever dans cette étude bien d'autres bizarreries. C'est ainsi que l'acide phosphorique ordinaire agit à doses moyennes, tandis que l'acide pyrophosphorique, aux doses de 5 à 40 millièmes, ne réussit pas à amener même une simple solution de la fibrine. L'acide butyrique, l'acide valérianique, sont dans le même cas. A côté de ces acides, les acides salicylique, gallotannique, borique amènent à faible dose des digestions faciles. Nous aurons à étudier ces effets à propos de certains corps neutres et certains sels qui les produisent aussi. Pour le moment, ce que nous devons relever, c'est l'existence d'un maximum tout à fait comparable à celui que nous avons observé à propos de l'effet de la chaleur.

169. Etude du maximum observé dans tous les cas. — Ici encore nous pouvons songer à l'interpréter. Toutes les expériences qui précèdent ont été faites en faisant agir simultanément, dans une même liqueur, la diastase, l'acide et la matière sur laquelle s'exerçait l'action. Essayons encore une fois de décomposer le problème, et de voir ce que donnerait l'acide agissant séparément sur la diastase et sur la substance que la diastase transforme. Nous y trouverons, peut-être, le secret de ce qui se passe quand les trois substances sont mélangées.

Une partie de cette ventilation est déjà faite. Nous avons séparé, à propos de la sucrase, l'action de l'acide de celle de la diastase. A propos de l'amylase, nous pouvons nous dispenser de ce soin, car aux doses auxquelles ils agissent pendant la saccharification de l'empois, les acides sont incapables d'agir par eux-mêmes. Nous savons d'ailleurs que s'ils intervenaient, ils fourniraient, non du maltose, mais du glucose. Reste l'action de la pepsine, dans laquelle l'acide seul a sur la fibrine une action incontestable. Mais la parenthèse que nous devrions ouvrir pour étudier cette question serait trop longue. Nous la retrouverons quand nous examinerons, dans le chapitre prochain, le mécanisme général de la coagulation et de la décoagulation. C'est à ce moment aussi que nous pourrons nous préoccuper de l'accélération que de petites doses d'acide impriment aux effets de la présure. Bornons-nous à remarquer pour le moment que tant pour la sucrase que pour l'amylase, l'action des acides sur le sucre ou l'empois peut être négligée, au moins pour les doses usuelles en présence des diastases.

Mais nous avons à connaître l'action que l'acide exerce sur la diastase seule. Pour les mêmes raisons que plus haut, nous laisserons de côté les phénomènes de coagulation de la diastase qui peuvent résulter de ce contact. Nous n'envisagerons que les phénomènes chimiques, par oxydation ou autrement, qui peuvent prendre naissance. Dans cet ordre d'idées nous rencontrons tout de suite les expériences de M. A. Fernbach.

170. Expériences de M. A. Fernbach. — Que se passe-t-il quand on acidule ou quand on alcalinise une solution de sucrase, et qu'on laisse agir sur le mélange soit le temps, soit la chaleur, soit la lumière ? Il semble que pour répondre à cette question il suffise de faire agir ce mélange sur du sucre, par comparaison soit avec un mélange récent, ou avec un mélange non chauffé, ou avec un mélange laissé à l'obscurité. Mais ces expériences ne seraient pas comparables, parce que la réaction acide du milieu ne serait pas partout la même. Il faut d'abord égaliser le titre acide de ces diastases diversement traitées, avant de les faire agir sur du sucre. Pour cela, le mieux est d'ajouter partout 1 0/0 d'acide acétique. Avec cet acide, la dose d'effet maximum est assez élévée pour que les petites différences d'acidité ou d'alcalinité introduites par l'expérience, et qui ne dépassent pas quelques millionnièmes, n'aient aucun rôle perturbateur. Au voisinage du maximum, les variations sont faibles. De plus cette dose de 1 0/0 est très facilement mesurable. Enfin l'acide à ce titre et à la température de l'expérience (56°) ne prend qu'une faible part à l'inversion du saccharose. Il en intervertit pour sa part environ 5 centigrammes, qu'on retranchera du nombre toujours beaucoup plus grand, obtenu dans l'expérience où la diastase et l'acide agissent simultanément.

171. Action de l'acidité ou de l'alcalinité à la chaleur, sans oxydation. — Avec un même liquide diastasifère faiblement acide, on fait trois mélanges contenant : A, 200 millionnièmes d'acide acétique ; B, rien ; C, 90 millionnièmes de soude : ces trois liquides sont chauffés 24 heures à 56°, dans des tubes vides d'air. Au bout de ce temps, on les essaie comparativement avec les mêmes liquides frais, avant chauffage. Les pertes sont :

A 22 0/0 B 51 0/0 C 79 0/0

Il y a donc destruction à la chaleur, en dehors de toute oxydation apparente, et la sucrase résiste d'autant mieux à cet agent qu'elle est plus acide. A température plus basse l'action est beaucoup moins vive, alors même qu'on fait intervenir l'oxygène. Voici les pertes subies, après 48 heures d'aération à 35°, par des mélanges d'une même quantité de diastase avec des doses variables d'acide et d'alcali, exprimées en millionnièmes :

		Pertes 0/0
A	420 d'acide acétique . . .	0
B	270 »	0
C	neutre.	5
D	75 de soude.	20
E	150 »	40

L'alcalinité est donc toujours une cause de faiblesse, et cette conclusion est remarquable, car nous avons vu qu'au soleil, c'était au contraire la diastase acide qui se détruisait le plus vite.

La perte subie par la diastase à la chaleur augmente naturellement avec la durée d'exposition. Pour le démontrer on s'est servi d'une solution A de diastase, contenant 80 millionnièmes de soude et un peu alcaline, l'autre B, contenant seulement 40 millionnièmes, et neutre. Quatre tubes renfermant chacun 5 cc. de A, quatre autres renfermant 5 cc. de B, sont mis au bain-marie, à 56°. Toutes les heures, on met dans un tube de chaque série 5 cc. d'eau sucrée et on dose le sucre interverti après 1 heure. On trouve les nombres suivants, pour les pertes subies, le numéro d'ordre de chaque expérience indiquant le nombre d'heures pendant lequel chaque tube est resté à 56° avant d'avoir été mis en contact avec le saccharose.

	A	B
1	5	0
2	16	6
3	20	8
4	28	10

On voit qu'avec le liquide le plus alcalin, l'oxydation commence plus tôt et qu'elle est plus énergique qu'avec le liquide neutre.

On voit aussi que, une fois commencée, elle s'accélère, puis que au bout de quatre heures, elle est, dans les deux cas, bien supérieure à quatre fois ce qu'elle était dans la première heure.

172. Conclusion. — Les expériences n'ont malheureusement pas été poussées plus loin, mais, si incomplètes qu'elles soient, on peut en tirer certaines conclusions. Nous voyons d'abord que, pour une dose d'acide acétique environ 50 fois plus faible que la dose d'effet maximum, la destruction, après 24 heures à 56°, de la diastase par l'acide est déjà très sensible, alors même que l'air n'intervient pas. En augmentant la dose, on aurait eu sûrement un effet plus grand, ou le même effet avec une moindre durée d'action. Avec les alcalis, la destruction s'accomplit suivant les mêmes lois, mais d'une façon plus rapide. Avec ces notions, nous pouvons revenir sur quelques-uns des faits énumérés dans ce chapitre, et nous les expliquer.

Nous avons vu que la sucrase n'agit pas dans un milieu légèrement alcalin. En réalité, nous savons qu'il n'y a pas de barrière fixe entre les milieux acides et les milieux alcalins. Tout ce qu'on peut dire, c'est qu'à mesure que l'alcalinité augmente, l'action de la diastase devient de plus en plus faible. D'un autre côté, l'alcalinité croissante provoque la destruction de la diastase à toutes les températures, surtout à celle à laquelle se font les essais. Rien d'étonnant dès lors, à ce qu'une action faible, et qui s'éteint vite, passe inaperçue.

Avec les acides, au contraire, elle s'accélère, et sa marche peut être représentée par une courbe telle que celle de la figure 20 dans laquelle on compte les doses d'acidité dans le sens positif, à droite de l'origine, et les alcalinités à gauche, l'origine passant par le point variable qui correspond à la neutralité pour le papier réactif dont on se sert. La quantité

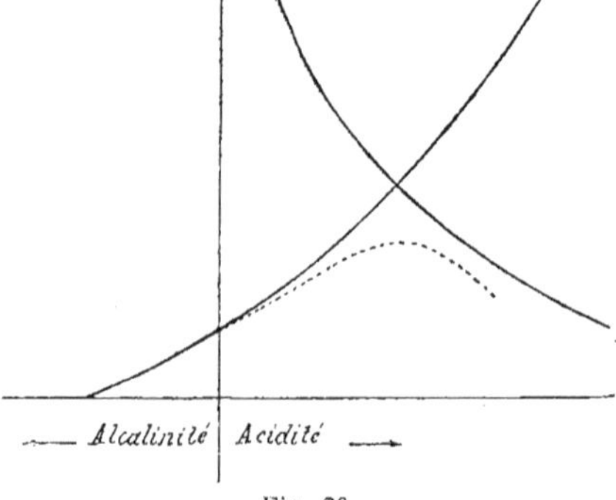

Fig. 20.

de sucre intervertie dans l'unité de temps augmente ainsi, à partir de la zone de neutralité, avec la dose d'acide, et le phénomène resterait probablement très régulier si la destruction par l'acide n'intervenait pas. Cette destruction, faible pour de faibles doses d'acide, augmente avec ces doses : la quantité de sucre que pourrait hydrolyser la diastase qui reste, après un certain temps de contact, diminue à mesure que l'acidité augmente, et peut être représentée par une courbe à ordonnées décroissantes comme celle qui est dessinée sur la figure. Cette seconde courbe coupe la première et doit inévitablement, comme on le voit, amener l'existence d'un maximum, figuré par la courbe pointillée.

On peut même prévoir que la zone dans laquelle évolue ce maximum sera beaucoup plus étendue que pour la chaleur, à propos de laquelle nous avons fait un raisonnement tout pareil. C'est que la chaleur est *une* pour toutes les substances auxquelles on l'applique, tandis que l'effet des acides, n'est pas, comme nous l'avons vu, seulement un effet d'acidité. Chaque acide a ses allures spéciales, sa façon d'activer l'effet de la diastase, sa façon de la détruire, et un maximum qui dépend de cette superposition de causes doit être plus flottant encore que celui que nous avons constaté à propos de la chaleur. L'expérience, comme on sait, est d'accord avec cette conclusion, et nous voyons en même temps combien devient compliqué, à mesure qu'on l'étudie davantage, le mécanisme d'action d'une diastase. Nous avons vu qu'elle était influencée par des causes infiniment petites, parfois impossibles à mesurer ; elle nous apparaît comme une fonction complexe des conditions dans lesquelles elle se produit, si bien qu'une diastase peut être présente sans amener aucune transformation chimique. Nous retrouverons bientôt cette conclusion : contentons-nous de faire remarquer l'importance que cette variabilité d'action peut avoir au point de vue de la vie intracellulaire, puisque la diastase peut trouver, pour des changements très faibles dans la réaction du protoplasma, des conditions qui tantôt exagèrent son action, tantôt l'annihilent, qui lui permettent de résister aux agents chimiques et physiques de sa destruction ou qui augmentent au contraire sa fragilité.

BIBLIOGRAPHIE

KJELDAHL. *Meddelelser fra Carlsberg Laboratoriet*, t. I, 1881.
DUCLAUX. Microbiologie, 1883.
FERNBACH. *Annales de l'Institut Pasteur*, t. III, p. 473 et 531, 1889.
O'SULLIVAN et TOMPSON. *Journal of chem. Society*, 1890.
LEYSER. *Der Bayerische Bierbrauer*, 1869, p. 30.
E. BOURQUELOT. *Journal de ph. et de chimie*, t. X, 1884, p. 177.
CHITTENDEN et SMITH. *Chemical News*, t. LIII, 1886, p. 109.
A. PETIT. *Recherches sur la pepsine*, Paris, 1881.

CHAPITRE XV

PHÉNOMÈNES DE COAGULATION

La marche générale de notre exposé nous conduit, après avoir étudié l'action des acides et des bases sur les diastases, à étudier celle des sels. Mais celle-ci est tellement complexe qu'elle ne peut être envisagée en bloc. Un même sel peut favoriser certaines diastases et en paralyser d'autres. Il peut activer ou ralentir l'action d'une même diastase suivant sa proportion. Le détail serait donc infini, et nous ne pouvons éviter de nous y perdre qu'à une condition, c'est de renvoyer à l'étude individuelle de chacune des diastases l'indication de ses sels adjuvants ou paralysants principaux, et de nous borner à signaler ici ce qu'il y a de général dans l'ensemble de ces actions variées.

Pour faire ce dernier travail avec utilité et profit, nous pouvons revenir aux grandes divisions établies au début de ce livre entre les diastases. Nous trouvons d'abord devant nous les diastases coagulantes et décoagulantes. Avant de les étudier dans leur individualité, nous avons évidemment intérêt à nous demander, de plus près que nous n'avons eu à le faire jusqu'ici, ce que c'est que le phénomène de la coagulation. Nous voyons se coaguler les substances les plus variées, la fibrine du sang, l'albumine de l'œuf, la caséine du lait, la gélatine, la silice, l'alumine, l'argile, les sels de fer, un grand nombre de sels minéraux et organiques, les gelées végétales, les sucs de plantes, bref un trop grand nombre de substances de compositions trop variées pour qu'on puisse voir dans ce phénomène une conséquence de leur constitution chimique. De plus, la différence de propriétés entre un corps coagulé et non coagulé nous apparaît comme étant surtout d'essence physique, et pourtant il y a des cas où il semble que des actions chimiques entrent en jeu. Cherchons donc ce que peut être en lui-même ce phénomène de la coagulation. Nous en tirerons certainement quelques lumières au sujet des influences qui le produisent.

173. Etude du phénomène de la coagulation. — Dans tous les phénomènes de coagulation, nous trouvons une substance, liquide en apparence à une certaine température ou dans de certaines conditions de milieu, et qui, pour une faible différence dans cette température ou dans ces conditions extérieures, se prend peu à peu en masse plus ou moins solide, molle et élastique dans certains cas, plus ou moins friable dans d'autres, mais ayant pour caractère général d'englober une forte proportion d'eau ou du dissolvant employé. On peut voir tout de suite qu'une grande partie de cette eau, au moins, est retenue par le même mécanisme que dans une éponge, et parce que la masse coagulée s'est remplie de trabécules, de filaments enchevêtrés retenant dans leurs mailles le liquide ambiant. Quand ces trabécules sont molles et extensibles, la masse a une consistance de gelée. Quand elles sont raides et cristallines, comme dans le cas du sulfate de quinine, le coagulum est plus facile à disloquer. Mais la séparation du liquide et du solide se fait avec le temps, même dans les coagulums les plus élastiques et les plus mous. Les coagulums de gélatine, de silice, de fibrine du sang, de caséine du lait, se contractent peu à peu en laissant exsuder le liquide contenu dans leurs mailles, et on en retire une substance qui, à mesure qu'elle se dessèche et se resserre, devient de plus en plus incapable de revenir à son état de solution initial, à celui dans lequel elle a été prise et saisie par le phénomène de coagulation.

Voilà pour le gros du phénomène. Nous avons évidemment maintenant à entrer dans le détail et à nous demander comment nous pourrons suivre de plus près la matière en voie de coagulation. La première question à nous poser est la suivante: Il y a des solutions non coagulables. Il y en a, au contraire, qui le sont très aisément. Y a-t-il, au point de départ, quelque chose qui les différencie?

174. Solution et pseudo-solution. — Sur ce point, on ne saurait se fier aux apparences. On peut faire des solutions coagulables de silice ou de gélatine aussi limpides que des solutions de sel marin, qui ne se coagule pas. Par contre, des liquides coagulables peuvent se présenter sous des aspects très variés. Une solution à peine trouble d'hydrate ferrique ou de caséine ne saurait, en apparence au moins, être comparée avec de l'eau tenant de l'argile en suspension ; et cependant, quand on cherche quelles peuvent être les différences physiques essentielles de ces divers liquides, on n'en trouve pas, car ils peuvent se coaguler sous les mêmes influences, et même les flocons d'argile, précipités par du chlorure de calcium ou de magnésium, peuvent, en se desséchant, prendre l'aspect demi-transparent et corné qui caractérise la caséine sèche.

Etudions d'abord ces flocons d'argile que leur insolubilité permet d'observer plus longtemps. Une fois agrégés en masses molles plus ou moins volumineuses, ils peuvent inversement, lorsqu'ils sont délayés dans un liquide convenable, s'y diviser sous formes de masses invisibles à l'œil nu, mais encore saisissables au microscope. Dans toute cette partie du phénomène dont nous pouvons suivre le détail, il ne s'agit, en apparence au moins, que d'une dislocation, d'une pulvérisation de plus en plus fine de la masse originelle, de même que le phénomène inverse, la coagulation de l'argile en suspension, est une agrégation progressive des matériaux microscopiques primitifs en masses de plus en plus volumineuses. Passons à la caséine maintenant. Dans du lait qui commence à s'aigrir, mais qui est encore parfaitement liquide, le microscope montre, comme je l'ai signalé, un fin précipité granuleux, presque insaisissable à ses débuts, ne se traduisant que par l'aspect finement *chagriné* du champ de la vision, mais aboutissant à des granulations très visibles, animées du mouvement brownien absolument comme pour l'argile. Faut-il admettre que le phénomène de coagulation de la caséine change brusquement de nature, au moment où nous commençons à l'apercevoir, et à pouvoir juger de la façon dont il se produit? A partir de ce moment, il se traduit à nos yeux par des phénomènes de condensation moléculaire de plus en plus copieuse. Il ressemble alors à de l'argile qui s'agglomère et se dépose. Faut-il croire qu'il a une autre essence avant le moment où il devient possible à étudier au microscope? Ce caractère de visibilité lui est extérieur; il ne dépend que de nous et de l'habileté de nos constructeurs. Il n'a donc aucune importance dans l'espèce. Dès lors, nous voilà conduits à penser que cette condensation régulière qui donne naissance à la coagulation, dans toute la région abordable pour l'œil, commence déjà avant que le microscope nous en ait averti; mais, si légitime que soit cette induction, elle resterait un peu *en l'air* si nous ne pouvions la justifier par l'expérience.

Cette expérience est subordonnée à la découverte d'un moyen qui nous permette de *voir* les molécules à un degré de grandeur auquel elles sont encore absolument invisibles au microscope, qui ne montre nettement que des objets dont la grandeur approche de un demi-millième de millimètre. Quand on en voit de plus petits, par exemple les cils de certaines bactéries, c'est à cause des phénomènes de diffraction auxquels ils donnent naissance. Quand ces objets, placés au-dessous de la limite de vision distincte au microscope, sont rangés régulièrement, les phénomènes de diffraction se transforment en phénomènes de réseaux, et la visibilité de la masse résulte de jeux de la lumière. C'est ainsi qu'avec une structure en apparence très homogène, la nacre de perle peut manifester ses irisations caractéristiques. Dans cet ordre d'idées, nous devons à M. Morren d'abord qui l'a découvert, puis à M. Tyndall qui en a montré la délicatesse, un moyen de scruter la structure de la matière, à un moment où ses éléments sont encore loin d'être saisissables au microscope. C'est ce que nous avons déjà étudié dans le courant de cet ouvrage sous le nom de

Réaction de Tyndall, mais sans en scruter suffisamment les conditions et le mécanisme.

175. Réaction de Tyndall. — Introduisons avec M. Tyndall, dans un tube horizontal que peut traverser un jet puissant de lumière, un liquide décomposable par cet agent, par exemple, du nitrite d'amyle ou de l'iodure d'allyle mélangés avec une trace d'acide chlorhydrique. « Pendant quelque temps, dit M. Tyndall, on ne voit rien. L'action chimique progresse sans doute, la condensation suit sa marche ; mais les molécules ne sont pas encore réunies en particules assez larges pour réfléchir sensiblement les ondes lumineuses. La dimension de ces particules ne pourrait sans doute être exprimée qu'en millionnièmes de pouce (en quarante-millièmes de millimètre), et pour former chacune d'elles, il a sans doute fallu des multitudes de molécules. Aidée par ces considérations, la vision intellectuelle plonge plus profondément dans la nature atomique et nous montre, entre autres choses, combien nous sommes loin de voir se réaliser les espérances de Newton, qu'un jour viendrait où on pourrait voir les molécules au microscope. Pendant que je parle, vous voyez une délicate couleur bleue apparaître et augmenter dans le tube. Aucun bleu de ciel ne la dépasse en richesse et en pureté, et les particules qui la produisent sont encore très au-dessous de la zone d'action du microscope... Ce bleu est, à l'origine, aussi profond et aussi noir que le ciel vu des plus hauts sommets des Alpes ; mais il devient de plus en plus brillant, tout en restant bleu, jusqu'à ce qu'enfin une teinte blanchâtre se mélange au pur azur. »

A ce moment, les particules approchent du degré de grandeur qui va les rendre visibles au microscope. Elles sont formées, dans l'expérience qui précède, de l'aggrégation des molécules de nitrite d'amyle ou de l'iodure d'allyle dissociées par l'action lumineuse, mais le phénomène est le même toutes les fois que, pour une raison quelconque, physique ou chimique, des molécules s'agglomèrent de façon à donner des particules de grosseur croissante. Il n'est, par exemple, pas rare de voir, dans les pays de montagnes, un nuage commencer par une irisation multicolore qui embrasse une portion d'abord peu étendue du ciel, et qui correspond au mélange confus d'un grand nombre de particules aqueuses, d'abord individuellement invisibles, qui grossissent de plus en plus, de façon à pouvoir être aperçues au microscope d'abord, à l'œil ensuite. Alors, toute irisation a disparu, sauf parfois sur les bords, et le nuage, réfléchissant indifféremment toutes les radiations lumineuses qui tombent sur lui, est opaque par transparence et blanc par réflexion, tandis qu'à ses débuts, comme dans l'expérience de Tyndall, il est bleu par réflexion, et, par conséquent, rougeâtre par transparence. C'est ainsi que le ciel est bleu pour la lumière réfléchie, et colore en rouge la lumière d'un astre à l'horizon. C'est ainsi que la fumée bleue d'une cigarette projette sur le sol ou sur le papier une ombre rouge.

Ce n'est pas tout. La lumière blanche d'un nuage n'est pas polarisée : celle du ciel bleu l'est partiellement mais non complètement, car le ciel le plus pur contient encore assez de vapeur d'eau à l'état globulaire pour qu'on puisse considérer sa couleur bleue comme se détachant sur un fond blanc. Pour savoir quel est l'état de polarisation de la pure lumière bleue que réfléchissent les particules dans la première période de leur coalescence, il faut étudier avec un prisme de Nicol la lumière émise par le tube de Tyndall. On s'aperçoit alors que cette lumière est complètement polarisée dans un plan perpendiculaire à la direction du rayon lumineux lancé dans le tube, et cette polarisation distingue cette lumière à la fois de la lumière des corps fluorescents, et de celle que réfléchissent les molécules lorsqu'elles sont devenues assez grosses pour être visibles à l'œil nu ou au microscope.

176. Expériences de Picton et Linder. — Revenons, avec ces notions, à l'étude de la coagulation, et demandons-leur de nous servir de guide au moment où nous sommes abandonnés par le microscope. Si un rayon lumineux, lancé à travers un liquide coagulable, en apparence parfaitement limpide, et où le microscope ne découvre rien, y laisse une trace bleuâtre dont la lumière est polarisée perpendiculairement à la trajectoire du rayon, il ne nous en faudra pas davantage pour affirmer l'existence dans ce liquide d'agrégats moléculaires.

Or, les exemples de ce fait sont des plus communs, ainsi qu'on peut le voir dans les travaux de MM. Picton et Linder, qui ont spécialement étudié cette face de la question. Je citerai les solutions de sulfure d'antimoine résultant de l'action de l'hydrogène sulfuré sur le tartre émétique, celles d'hydrates de fer, de chrome et d'alumine ; la solution neutre de silice gélatineuse, celle d'hémoglobine oxygénée ou réduite ; les solutions de rouge de Congo neutre ou acide ; les solutions de cellulose ou d'amidon, etc. Mais nous ne gagnerions rien à multiplier les exemples. Il vaut mieux essayer de relier ces phénomènes avec ceux qui précèdent pour montrer qu'ils forment une série continue. Or, ceci est facile. Une goutte de dissolution alcoolique de mastic, mélangée vivement avec de l'eau distillée, y détermine un trouble à peine apparent à l'origine, mais qui rend le liquide plus ou moins bleu par réflexion. Ce n'est pas le bleu pur de tout à l'heure, mais c'est encore un beau bleu de ciel. A ce moment pourtant, ce liquide est encore parfaitement transparent, et rien n'y apparaît aux plus forts grossissements du microscope. En continuant à ajouter de la résine en solution alcoolique, le bleu devient de plus en plus blanc, et, à un moment, on voit apparaître un fin précipité granuleux, animé du mouvement brownien, qui se condense en particules de plus en plus grosses jusqu'au moment où il devient un précipité véritable, visible à l'œil nu, comme l'iodure d'amyle de Tyndall ou la vapeur d'eau de l'air : notre résine a passé par tous les états d'aggrégation moléculaire, depuis l'état invisible jusqu'à celui où elle se résout *en pluie*.

Nous avons formé ici notre trouble bleuâtre à l'aide de substances qui étaient à l'origine en solution véritable dans l'alcool et n'agissaient pas sur le rayon lumineux, mais nous pouvons produire les mêmes effets en ajoutant à de l'eau distillée de l'argile suffisamment fine, et la couleur bleue de certaines eaux est due à la même cause que le bleu du ciel et des yeux azurés. Ce sont partout des milieux troublés par de très fins éléments en suspension.

Nous avons donc ainsi reculé les limites de la région dans laquelle nous pouvons étudier le mécanisme du phénomène, et partout, depuis la première apparition du trouble bleuâtre jusqu'au moment de la formation de masses visibles à l'œil nu, nous nous trouvons en présence du même fait, d'une coalescence de molécules formant d'abord des particules, puis des agrégats plus volumineux, finalement des flocons ayant figure et étendue. A aucun moment nous ne trouvons de raison valable pour supposer que le phénomène change de nature ; à aucun moment, nous ne voyons intervenir une force nouvelle qui n'aurait pas agi jusque-là. Tout le procès de coagulation obéit en apparence d'une façon parfaite à la loi de la continuité.

177. Causes de la rupture d'équilibre. — Demandons-nous maintenant ce qui le provoque à son point de départ, à son tout premier début, puisque nous voyons qu'une fois commencé, il se déroule en vertu de la continuité des forces qui lui ont donné naissance. Tournons-nous pour cela non plus du côté de la matière coagulable, mais du liquide qui la contient. Ce liquide a aussi son rôle, et même les variations les plus faibles dans sa composition, un léger degré de plus dans sa richesse en acides et en alcalis, dans sa température, peuvent provoquer ou empêcher la coagulation. Avec des traces de chlorure de calcium on coagule en quelques instants des solutions de sulfure d'antimoine, de silice, de l'argile en suspension, du lait additionné d'une trace infinitésimale de présure, etc., tous liquides qui auraient indéfiniment conservé leur état homogène sans l'addition de ce sel.

Le chlorure de calcium, les sels magnésiens, coagulent ainsi un nombre trop grand de substances trop variées pour qu'on puisse songer à l'intervention d'un phénomène chimique. Ils interviennent souvent en proportions trop faibles pour qu'on puisse croire qu'ils donnent des composés nouveaux. On ne peut dès lors se représenter le phénomène que comme une rupture d'équilibre. Avant l'intervention du sel, la matière coagulable était répartie dans toute la masse du liquide sous forme de molécules ou de particules plus ou moins grosses, que leur adhésion pour les molécules du liquide environnant soustrayait aux lois de la pesanteur. Le mélange restait homogène. Le sel présent, cet état d'équilibre entre la pesanteur et les forces moléculaires est troublé, et soit que l'adhésion entre le solide et le liquide ait diminué, soit, ce qui est plus probable, que la force d'attraction entre les particules du solide ait augmenté, celui-ci se réunit en agrégats de plus en plus volumineux, qui deviennent visibles à l'œil nu et se précipitent.

Quant aux forces moléculaires qui entrent en jeu, on ne peut pas dire, si on accepte la classification usuelle, que ce sont des forces chimiques, car elles ne changent rien à la nature ni aux propriétés des corps auxquels elles s'appliquent. Ce ne sont pas non plus, à proprement parler, des forces physiques, puisqu'elles ne sont pas indépendantes de la nature chimique de ces corps. Les sels de chaux ne précipitent pas toutes les substances coagulables ; il y en a qui sont surtout sensibles à l'action des sels ammoniacaux. Les sels de chaux précipitent l'argile ; les sels d'ammoniaque la remettent en suspension. Mais si nous ne sommes en plein ni sur le domaine de la physique ni dans celui de la chimie, nous sommes sur leurs limites communes, dans cette région qui comprend les actions tinctoriales et en général tous les phénomènes de surface, et que nous pourrons appeler la région des phénomènes *d'adhésion moléculaire*.

178. Adhésions moléculaires. — Quand on met un solide en présence d'un liquide, *quelque chose* se produit sur la surface de contact, qui n'est ni un phénomène chimique, puisqu'il n'y a aucun changement de nature et de propriétés, ni un phénomène physique, car l'action tient compte de la nature chimique des corps en présence. Parfois le solide ne se laisse pas mouiller, et alors c'est la surface du liquide qui se modifie à son contact et devient capable de produire des effets capillaires. C'est le cas du mercure et du verre, de l'eau et des corps gras. Quand le solide se laisse mouiller, il retient et immobilise à sa surface une couche liquide qui se trouve soustraite, par une adhésion supérieure, à son adhésion pour le reste du liquide. Ce solide, retiré de l'eau, reste mouillé, et quand la couche d'eau qui le recouvre a une épaisseur très faible, cette eau n'a plus sa tension de vapeur normale pour sa température. Quand le liquide qui baigne le solide n'est pas de l'eau pure et contient des sels en solution ou des matières en suspension, les mêmes actions superficielles interviennent : le corps plongé dans la liqueur se *teint* parfois à sa surface, ou dans toute son épaisseur, s'il est poreux, de la matière colorée ou du sel incolore que contient le liquide. En d'autres termes la couche liquide immobilisée au contact du solide a une concentration différente de celle du liquide ambiant. En d'autres termes encore la substance dissoute arrivée et maintenue au contact du solide immergé n'a plus sa solubilité normale pour la température du bain.

Le phénomène est plus marqué si la substance dissoute et le corps qu'elle imprègne, sont tous deux des corps coagulables, car ces corps se précipitent facilement les uns avec les autres, c'est-à-dire les uns sur les autres. Mais des actions analogues se produisent entre presque tous les corps de la nature, et la force qui retient sur un filtre de l'argile fine en suspension, celle qui précipite sur un tissu mordancé une matière colorante, colloïdale ou non, celle qui retient dans les pores d'un filtre Chamberland les menus éléments en suspension dans un liquide, ou dans l'épaisseur de la terre arable certains des éléments fertilisants du sol, toutes ces forces, de physionomies en apparence si diverses, appartiennent toutes au groupe des *adhésions moléculaires*. Elles sont délicates, subissent l'influence d'actions parfois imperceptibles, et nous paraissent capricieuses, parce que nous ne les connaissons pas bien. Suivons-les dans le phénomène de la coagulation. Ici, nous rencontrons des phénomènes que nous avons déjà visés, et sur lesquels nous avons promis de revenir avec les détails nécessaires.

179. Filtration des solutions non coagulables. — Prenons d'abord le cas en apparence très simple de la filtration d'un liquide au travers d'une cloison poreuse, par exemple d'un filtre Chamberland. Ce filtre est traversé d'une multitude de canaux capillaires irréguliers, creusés dans une substance qui a été colloïdale avant cuisson, et qui, finement pulvérisée et remise en suspension dans l'eau, s'y comporte comme de l'argile. On peut s'attendre avec elle à de multiples phénomènes d'adhésion moléculaire, et l'expérience justifie cette induction.

Étudions pour commencer la filtration de l'eau pure. Nous savons, par les phénomènes de capillarité, que cette eau tapisse tous les canaux dans lesquels elle circule d'une couche immobile, sur laquelle glisse le liquide qui filtre, et qui a naturellement la même composition chimique que lui. La seule modification qu'elle ait subie est que son adhésion au solide l'a immobilisée. Elle est devenue solide au point de vue physique, elle s'est coagulée au contact de la paroi, mais chimiquement c'est de l'eau pure.

Cette identité de composition entre le liquide retenu au contact des parois et celui qui filtre persiste encore parfois lorsque l'eau contient des matériaux en solution. Mais, le plus souvent, les actions de surface, dans les canaux capillaires dont est percée la masse poreuse, s'exercent inégalement sur l'eau et la substance en solution, si bien que la couche liquide immobilisée au contact des parois est tantôt plus, tantôt moins concentrée que la solution qui filtre. Si le volume du filtre poreux est comparable à celui du liquide qui l'imprègne ou le traverse, il résulte naturellement de cette action des parois une différence de composition entre le liquide filtrant et le liquide filtré. C'est ainsi que le noir animal ou le charbon végétal absorbent certains sels dissous, et en appauvrissent les liqueurs avec lesquelles on les met en contact. Inversement, de la pâte de papier, délayée dans une solution de sel marin, absorbe plus d'eau que de sel. Mais cet effet de concentration passe inaperçu quand on filtre cette solution salée par un simple filtre de papier, ou ne se manifeste que sur les premières gouttes du liquide filtré. Il en est de même pour l'effet de dilution ou de concentration amené par le filtre Chamberland sur les solutions qui le traversent, et le liquide qui passe ressemble bientôt complètement au liquide introduit. C'est même à ce caractère de pouvoir filtrer intégralement au travers de toutes les cloisons poreuses, que nous reconnaîtrons les substances en solution véritable. Elles ne peuvent être arrêtées par le filtre qu'en proportions très faibles. Le mécanisme de l'arrêt complet, quand il fonctionne, n'entre en jeu que dans d'autres conditions.

180. Filtration des solutions coagulables. — Pour l'étudier dans un cas particulièrement simple, adressons-nous à un liquide contenant des éléments en suspension, par exemple des germes de microbes comme les eaux ordinaires, ou des matières ténues comme les eaux troubles, ou une résine précipitée comme de l'eau dans laquelle on a versé une goutte de teinture de mastic ou de benjoin, ou des coagulums en voie de formation, comme les liquides étudiés plus haut. Supposons, en d'autres termes, que la matière contenue dans le liquide à filtrer soit à cette période de coalescence moléculaire, qui va du moment où les agrégats donnent naissance à la réaction de Tyndall, jusqu'à celui où ils sont directement visibles au microscope. Supposons en outre qu'ils soient peu nombreux dans le liquide à filtrer. Dans ce cas, la paroi du filtre intervient encore pour modifier le jeu des adhésions moléculaires, et arrête au passage, comme tout à l'heure, tout ou partie des éléments contenus. J'ai montré que les germes de microbes de l'eau ordinaire ne sont pas retenus par le filtre à la façon du sable sur un tamis, et parce qu'ils sont trop gros pour en traverser les pores. Ceux-ci les avaleraient aussi facilement qu'un tunnel avale un train de chemin de fer fait pour y circuler : mais, en pénétrant dans ces canaux sinueux et irréguliers, les germes de l'eau viennent nécessairement frôler la paroi, contre laquelle ils sont retenus par des actions de même nature que celles qui agissent sur les sels en solution véritable. Ils s'y immobilisent, et c'est de l'eau débarrassée de germes qui passe seule au travers de la bougie.

Si l'eau n'est pas très impure, les germes s'accumulent à l'orifice des méats, ne salissent la bougie qu'à l'extérieur, et, à l'intérieur, n'arrivent jamais jusqu'à la surface de sortie. Mais si l'eau est sale ou trouble, il se forme autour de la bougie un dépôt organique plus ou moins glaireux, que nous allons retrouver en étudiant la filtration des matières albuminoïdes.

181. Filtration des solutions de matières albuminoïdes. — En songeant au caractère visqueux, gélatineux, de la plupart de ces matières, en se rappelant que, même dans le blanc d'œuf agité avec de l'eau, il existe encore des masses glaireuses presque impossibles à dissocier, on pourrait s'attendre à voir le filtre poreux arrêter au passage toutes ces substances, plus incapables en apparence de le traverser que les germes de microbes. Il n'en est rien. Le sérum du sang défibriné passe presque intégralement au travers d'une bougie Chamberland. L'albumine d'un blanc d'œuf délayé dans son volume d'eau y passe aussi en proportions, variables suivant la nature du filtre et la pression de filtration, et qui sont d'ordinaire comprises entre le tiers et les deux tiers. Avec la caséine du lait, la proportion retenue sur le filtre est encore plus grande et atteint d'ordinaire, comme je l'ai montré, les 7/8 de la caséine totale.

Mais, quelle que soit la portion de matière sur laquelle il porte, l'arrêt se fait toujours comme tout à l'heure. En arrivant au contact de la paroi poreuse, la matière albuminoïde, lorsqu'elle est capable de contracter avec elle une adhésion moléculaire, en tapisse la surface d'une couche désormais immobilisée. Cette action de *teinture* n'est pas immédiate : comme toutes les coagulations, elle demande quelques instants pour s'accomplir, et il arrive parfois, surtout lorsqu'on filtre rapidement et sous forte pression, que les premières gouttelettes du liquide qui a traversé le filtre renferment plus de matière albuminoïde que celles qui suivront, parce qu'elles n'ont pas eu le temps de se dépouiller autant sous l'action des parois. Mais cela dure peu, parce que les pores, une fois tapissés, se remplissent bientôt, en vertu de cette propriété des matières coagulables de se déposer aisément les unes sur les autres; si bien qu'il arrive bientôt un moment où le filtre, obstrué de dépôts gélatineux, ne livre plus passage qu'à un liquide de composition constante qui, dans le cas du lait, contient les sels solubles, le lactose, la portion de caséine non coagulable, tandis que la portion coagulable forme à la surface un manchon plus ou moins épais, assez peu cohérent si la filtration a eu lieu sous faible pression, plus compact si la pression a été forte. Ce manchon, comme les *septa organiques* au travers desquels se fait la dialyse, est perméable pour certaines substances, et imperméable pour d'autres. A partir du moment où il est formé, il devient un fitre véritable, encore plus *fin* que le filtre de porcelaine qui lui sert de support, et il peut servir à arrêter à son tour des éléments que le filtre de porcelaine eût peut-être laissés échapper, s'il avait été seul à agir.

182. Coagulation sur un coagulum déjà formé. — Le moment est venu, en effet, de faire entrer en jeu cette action que je me suis contenté jusqu'ici de signaler en passant, cette propriété qu'ont les matières coagulables de se précipiter facilement les unes les autres, ou les unes sur les autres, ou les unes avec les autres, car tous ces aspects différents d'un même phénomène ne sont que les diverses formes de l'adhésion moléculaire qu'elles sont d'ordinaire capables de contracter ensemble. La gélatine précipite le tannin, les liqueurs gommeuses, la silice gélatineuse. Je sais bien qu'on a voulu attribuer quelquefois aux précipités qui se forment ainsi le caractère de composés chimiques. Mais il entre, si je ne me trompe, dans la définition d'un composé chimique, de renfermer des proportions constantes ou à peu près constantes de ses divers éléments, et c'est ce qui n'a jamais lieu pour ces coagulums hétérogènes. D'après Graham, le précipité blanc et opaque qu'on obtient lorsque une solution d'acide silicique est graduellement ajoutée à une solution de gélatine en excès, contient 100 de silice pour 92 de gélatine. Celui qu'on obtient en introduisant la solution de gélatine dans un excès de silice soluble contient environ 100 de silice pour 56 de gélatine. Les divers tannates et gallotannates de gélatine qu'on a étudiés présentent la même variabilité dans leur composition, et d'une manière générale, la composition de ces précipités varie lorsqu'on change le mode de préparation. On a donc fait fausse route en voulant y voir des composés chimiques, et il est plus naturel de les envisager comme nous le faisons ici, comme des phénomènes de coagulation simultanée, dont le produit peut avoir une composition à peu près constante, lorsque les conditions de coagulation sont les mêmes, et variable lorsqu'on change ces conditions.

Quoi qu'il en soit de cette question que nous allons du reste retrouver sous une autre forme, nous trouvons, dans cette précipitation mutuelle des corps colloïdaux les uns sur les autres, une nouvelle force active qui peut superposer ses effets à ceux du filtre de porcelaine dans la filtration des liquides de l'organisme. C'est ainsi que des diastases, que la porcelaine eût laissées passer, se trouvent retenues par voie d'affinité capillaire dans la matière albuminoïde formant manchon ou vernis à sa surface. C'est précisément l'union intime et facile des diastases avec les matières albuminoïdes, et en général avec les matières colloïdes, que nous avons utilisé pour les précipiter (action de l'alcool, du collodion, du phosphate de chaux gélatineux) ; il n'est pas étonnant de les voir *parfois* retenues par le coagulum gélatineux, animal ou végétal, dont se couvre la surface du filtre.

183. Irrégularités dans tous ces phénomènes. — Jusqu'ici nous avons fait une étude générale de l'action coagulante du filtre poreux sur les matières en solution ou en suspension dans un liquide, mais le mot *parfois*, qui s'est introduit naturellement dans la phrase précédente, nous avertit que ce phénomène d'arrêt ou de coagulation est un phénomène contingent, comme tous les phénomènes d'adhésion moléculaire. Les forces mises en jeu n'ont pas le degré de puissance des forces chimiques, avec lesquelles elles confinent pourtant quelquefois, et de minimes influences peuvent en troubler ou même en intervertir le jeu.

La chose est aussi vraie pour les substances en solution véritable que pour les matières en suspension. Le même corps absorbant et poreux n'agit pas de la même façon sur tous les autres corps. Chevreul a vu la laine, la soie, le coton, plongés dans certaines liqueurs, absorber tantôt plus de sel dissous que de l'eau, tantôt plus d'eau que de sel, tantôt pas plus de l'un que de l'autre. J'ai vu le papier Berzélius ou le papier à filtre ordinaire, tachés avec une goutte de solution de cyanure rouge ou de perchlorure de fer, laisser le sel se diluer au centre de la tache et se concentrer sur les bords, tandis que les taches d'hypermanganate de potasse, de teinture de tournesol, de sulfate d'indigo, sont plus colorées au centre que la périphérie, et même s'entourent quelquefois d'un liseré tout à fait incolore. Ceci nous amène au seuil des actions tinctoriales. L'indigo, le bleu de Prusse sont des matières colloïdales qui se fixent spontanément sur certaines substances. Quand celles-ci ne sont pas colorables directement, il suffit de les *mordancer*, c'est-à-dire, soit de modifier leur texture physique, soit de les recouvrir d'un vernis souvent imperceptible d'alumine, ou d'une autre matière colloïdale, pour qu'elles deviennent capables de décolorer leur bain de teinture. C'est même un des tourments du teinturier, que d'assurer partout l'uniformité de la teinte et d'éviter ces influences fugaces, irrégulières, si insaisissables qu'elles en deviennent parfois mystérieuses, qui produisent ce qu'il appelle des *taches* dans ses tissus : en ces points, et souvent sans qu'on puisse savoir pourquoi, l'adhésion moléculaire n'a pas agi de la même façon ou aussi puissamment qu'ailleurs.

Nous retrouvons partout cette variabilité d'effets. Il résulte, d'une manière générale, de ce que nous avons dit plus haut, que les substances qui donnent la réaction de Tyndall, lorsqu'elles sont diluées dans l'eau, ne peuvent pas passer au travers des filtres poreux. Telles sont, par exemple, d'après MM. Picton et Linder, la solution de sulfure d'antimoine résultant de l'action de l'hydrogène sulfuré sur l'émétique, la solution d'hydrate de fer avec un peu de perchlorure de fer, celles de silice, d'hémoglobine réduite, de rouges de Congo et de Magdala ; mais là encore il y a des renversements d'effets, provenant soit d'un changement dans l'action, soit de la paroi du filtre, soit de la matière elle-même. L'hydrate de silice passe à travers la cloison poreuse et ne donne pas la réaction de Tyndall, quand il est en liqueur acide. Il donne cette réaction et reste sur le filtre quand il est en solution neutre. Pour le rouge de Congo, c'est l'inverse : c'est en solution neutre qu'il traverse le filtre et est sans action sur un rayon lumineux. L'oxyhémoglobine, qui donne la réaction de Tyndall, passe faiblement au début à travers une cloison poreuse, et ce n'est qu'ensuite que le liquide passe incolore. Cette oxyhémoglobine nous amène au seuil des matières albuminoïdes, et nous n'avons plus aucune difficulté à comprendre que quelques-unes puissent passer au travers du filtre qui en arrête d'autres, que, dans un même liquide organique, il y en ait qui passent et d'autres qui ne passent pas. Vouloir les distinguer par là, serait évidemment commettre la même faute que de faire deux espèces séparées de l'hydrate de silice acide ou neutre. Personne ne contestera cette conclusion, mais si on l'accepte, pourquoi faire des espèces différentes des matières albuminoïdes qui se coagulent sous des influences différentes ? Dans les deux cas, les forces en jeu sont les mêmes.

Une bougie Chamberland, plongée dans une solution d'hydrate de silice, dans de l'eau tenant une résine en suspension, dans du lait, commence par attirer, condenser à son contact, et réunir en agrégations moléculaires de plus en plus volumineuses la silice, la résine, la caséine : elle les coagule. Peu à peu, ces masses deviennent confluentes, forment vernis ou manchon, et à l'action coagulante de la paroi vient se superposer l'action de la matière déjà coagulée, qui peut être toute différente de la première : mais dans toutes deux la coagulation résulte d'une rupture d'équilibre. Une petite quantité de sel de chaux précipite de même une solution de silice, de sulfate de quinine, de plasma sanguin, en y formant visiblement dans quelques cas les mêmes complexes moléculaires que plus haut, lesquels grossissent et finissent comme tout à l'heure par devenir visibles à l'œil nu. Peut-on, sur cet ensemble de faits, et sous prétexte que toutes ces actions sont parallèles et peuvent s'accomplir simultanément, rapprocher la silice, la résine, la caséine, le sulfate de quinine, la fibrine ? On n'a pas plus le droit d'assimiler les matières qui précipitent sous l'action d'une même dose du même sel, que de distinguer les matières qui ne se coagulent pas de même sous l'action des mêmes réactifs. Car cela aussi peut arriver, sans que nous ayons le droit d'en être surpris, tant ces réactions de coagulation deviennent en apparence capricieuses lorsqu'elles dépendent de la présence ou de l'absence de quantités infinitésimales de matières dans la liqueur. Une solution contenant de 2 à 3 0/0 de l'alumine soluble de W. Crum est coagulée par quelques gouttes d'eau de source, et ne peut pas être versée d'un verre dans un autre sans se coaguler, à moins qu'on n'ait lavé à plusieurs reprises avec de l'eau distillée le verre où on l'introduit. Comment après cet exemple, que nous retrouverons à propos de la coagulation du sang, et qu'on pourrait appuyer d'un grand nombre d'autres, distinguer deux matières albuminoïdes dont l'une se coagule, et l'autre non, dans des conditions en apparence identiques.

184. Soudures moléculaires. — Tout ceci nous dit bien que la coagulation n'est pas un phénomène comparable à la précipitation du sulfate de baryte ou du chlorure d'argent, ou même du phosphate ammoniaco-magnésien, bien que ces derniers précipités ressemblent un peu à ceux des matières albuminoïdes. Mais où sont les différences ? A quoi la coagulation doit-elle son caractère spécial? Pourquoi est-elle à la fois un phénomène banal et très particulier, banal en ce qu'il peut être provoqué par les causes les plus diverses, particulier en ce sens qu'il ne se présente que dans certaines substances, lesquelles ne semblent pas pouvoir subsister sans le présenter? Voilà des points essentiels sur lesquels la science ne nous dit rien, ou ne nous fournit que des réponses vagues et contradictoires.

La plus nette en apparence est celle qui voit dans la coagulation un phénomène de soudure moléculaire. On sait ou on croit savoir depuis longtemps que les matières albuminoïdes ont un poids moléculaire très élevé, c'est-à-dire contiennent un très grand nombre d'atomes; on pense aussi, surtout depuis les travaux de Graham, qu'elles ont aussi une grosseur moléculaire considérable, c'est-à-dire que leurs molécules peuvent se souder de façon à former des *complexes* volumineux. C'est par la grosseur de la molécule des colloïdes que Graham expliquait comment ces substances ne passent pas par les pores des membranes organiques et ne sont pas dialysables. Mais cette idée n'était évidemment pas nette dans son esprit. La preuve c'est qu'il croyait que ces substances colloïdes pouvaient entrer en solution parfaite comme les sels. Comment comprendre dès lors que la *grosseur* des molécules fût différente dans une solution de gomme non dialysable et dans une solution de sel marin de même concentration. Pour que la grosseur des groupements d'une même quantité de matière fût beaucoup plus grande dans le cas de la gomme, il fallait évidemment que la matière fut autrement distribuée, et que l'homogénéité de la solution cessât d'être absolue, au moins dans l'un des liquides.

Quoiqu'il en soit, cette soudure moléculaire une fois admise dans le liquide, on pouvait admettre qu'elle se continuait et produisait des groupements de plus en plus volumineux à mesure que le liquide se coagulait, de sorte qu'à pousser les choses à l'extrême, toute la caséine d'un lait formait une molécule unique, résultant de la soudure de toutes les molécules, lorsque le lait s'était caillé.

185. Soudures physiques. — Toutefois, cette conception, très simple en apparence, n'expliquait pas tout le phénomène. Dans une solution saline qui cristallise, tous les éléments présents dans la liqueur se réunissent en masses de plus en plus volumineuses, et on peut, avec quelques précautions, assembler en seul cristal régulier tout l'alun contenu dans une liqueur. Personne ne consentira pourtant à assimiler la coagulation et la cristallisation. Le mode d'union des éléments, de soudure si on veut, n'est pas le même. Les éléments d'un cristal se dissocient facilement et rentrent en solution : une matière coagulée est plus résistante, devient parfois tout à fait insoluble. La soudure qui en a réuni les particules semble être plus forte que les soudures cristallines, et, de là à l'envisager comme un phénomène chimique, il n'y avait qu'un pas, facile à franchir avec nos idées actuelles. Il suffisait, par exemple, d'admettre que deux molécules se soudent, soit par leurs atomicités libres, si ce sont des chaînes ouvertes, soit avec élimination d'une molécule d'eau, si ce sont des chaînes fermées. Et c'est ainsi que s'est constituée l'explication la plus généralement acceptée des phénomènes de coagulation.

Je pourrais me dispenser de la discuter, car elle est restée jusqu'ici purement hypothétique. Il n'est pas facile d'observer les effets du départ d'une molécule d'eau dans la soudure de deux molécules lorsque celles-ci sont déjà compliquées, à plus forte raison lorsque les deux groupements qui se soudent sont déjà des complexes moléculaires. Mais je voudrais pourtant montrer que, lorsqu'il s'agit des matières albuminoïdes ou plus généralement des corps colloïdes, tous les raisonnements dans le genre de celui qui précède sont viciés par une cause d'erreur, l'oubli de l'un des caractères principaux de ce même corps colloïdal sur lequel on raisonne.

Pour le faire, je prendrai un exemple dans un travail, très intéressant du reste, de MM. Linder et Picton sur quelques hydrosulfures métalliques. MM. Linder et Picton ont observé que beaucoup de sulfures métalliques, quelle que soit la façon de les préparer, retiennent obstinément un peu d'hydrogène sulfuré en excès, qui ne se laisse éliminer ni par les lavages, ni par un courant d'hydrogène, ni même quelquefois par la chaleur. Au moins dans ce dernier cas, l'élimination de l'hydrogène sulfuré en excès est souvent lente. C'est ainsi que du sulfure de mercure sec, chauffé dans l'hydrogène sec, n'avait pas encore perdu tout son hydrogène sulfuré au bout de 17 heures.

MM. Linder et Picton n'hésitent pas à considérer cet hydrogène sulfuré, si obstinément retenu, comme combiné avec le sulfure métallique, toutes les fois au moins que la proportion conservée est constante ou à peu près constante, et ils arrivent ainsi à admettre comme démontrée l'existence de composés dans lesquels, pour prendre l'exemple cité plus haut, il y aurait une molécule d'hydrogène sulfuré combinée avec 31 ou même 62 molécules de sulfure de mercure. Le lien de ces phénomènes avec ceux que nous étudions est évident. Le premier précipité obtenu est un sulfure $(MS)^m,H^2S$ où m a une valeur relativement petite. Sous certaines influences, ce composé élimine de l'hydrogène sulfuré, comme les matières albuminoïdes en se coagulant éliminent de l'eau ; on a ainsi un nouveau composé $(MS)^n,H^2S$, où n est plus grand que m, et ainsi de suite. Avec le cuivre, l'hydrosulfure $7CuS,H^2S$ passe, sous l'action des acides, par des états successifs exprimés plus ou moins approximativement par les formules $9CuS,H^2S$ et $22CuS,H^2S$, jusqu'à arriver finalement à la molécule composée de $(CuS)^n$ seule, où n est probablement plus grand que 22, résultat qui confirme les autres preuves du caractère complexe des sulfures... Avec le mercure, en supposant que le précipité soit un composé défini, la molécule $(HgS)^n$ serait certainement composée d'au moins 62 molécules d'HgS.

Notons que ces molécules complexes ont, comme l'ont très bien montré MM. Picton et Linder, quelques-unes au moins des principales propriétés des colloïdes, ne sont ni diffusibles, ni dialysables, sont coagulables soit par les acides, soit par les sels, soit par l'ébullition, donnent la réaction de Tyndall, etc. Voilà donc en action sous nos yeux, et accessible en apparence à l'expérience, un mécanisme de soudure moléculaire analogue à celui que nous avons admis tout à l'heure pour l'explication des phénomènes de coagulation. Le mécanisme de la coalescence par élimination de l'hydrogène sulfuré pour les sulfures est le même que le mécanisme par élimination de l'eau dans le cas des matières coagulables.

Mail l'objection est toujours la même : rien ne prouve que les hydrosulfures de MM. Linder et Picton soient des composés définis. Quand on les étudie sans idées préconçues, voici ce qu'on voit. Il y a des métaux, comme l'arsenic, avec lesquels il n'en est pas question. « Pour ce corps, après un grand nombre d'essais et l'emploi de méthodes variées, toutes les tentatives pour obtenir des résultats concordants ou définis ont dû être abandonnées » (*l. c.*, p. 27). Pour le cuivre, au contraire, chaque mode de préparation a, pour ainsi dire, fourni son hydrosulfure à composition *à peu près* constante. Entre ces deux extrêmes se placent les autres métaux étudiés. Là où la composition était à peu près constante, il était toujours facile de trouver une formule chimique représentant à peu près les résultats. Quand on consent à mettre 62 molécules de sulfure de mercure dans une molécule d'hydrosulfure, le calcul peut serrer de près l'expérience : mais ce calcul, par lui-même, ne signifie rien si le corps auquel il s'applique n'est pas défini par ailleurs.

Le seul caractère signalé pour ces hydrosulfures, c'est qu'ils donnent des résultats concordants à l'analyse, quand ils sont préparés dans les mêmes conditions, et qu'ils sont ordinairement assez stables. Or, c'est là aussi le caractère de toutes les actions de teinture, de tous les phénomènes d'adhésion moléculaire. Là où les sulfures de MM. Linder et Picton sont colloïdaux, ils ont pu entraîner, en se précipitant, un peu de l'hydrogène sulfuré de la liqueur, contracter avec lui une union plus ou moins stable, mais qui diffère d'une combinaison véritable par son caractère mal défini, par la disproportion entre le poids du sulfure et le poids de l'hydrogène sulfuré, par la variabilité dans les proportions suivant les conditions de précipitation, bref, par tous les caractères que MM. Picton et Linder signalent avec soin dans leurs hydrosulfures, et qu'ils s'attachent à oublier ensuite pour en faire des composés définis.

186. Phénomènes de teinture. — Cette théorie d'une soudure chimique entre les corps qui se déposent en se coagulant sur d'autres corps, ou qui se soudent entre eux, se heurte d'ailleurs à d'autres difficultés, très faciles à saisir quand on prend l'exemple de certaines matières colorantes. Beaucoup d'entre elles, on le sait, sont des substances coagulables, consentant par exemple à entrer en solution dans l'eau, mais s'y coagulant ensuite peu à peu, formant des dépôts insolubles qui obligent souvent à n'employer que des solutions fraîches. Ce dépôt, qui se fait lentement, peut être accéléré par de petites quantités de matières banales, de sel marin, par exemple, introduit dans le bain colorant. On peut encore soustraire ces couleurs au liquide en y plongeant un tissu convenable, fil, soie, coton, soit dans son état normal, soit imprégné au préalable d'un mordant. Prenons l'un quelconque de ces phénomènes de teinture et voyons ce que son explication soulève de difficultés lorsqu'on veut y introduire des soudures moléculaires dans le sens chimique ordinaire de ce mot, c'est-à-dire des combinaisons avec élimination d'un corps saturé, formé de deux groupements monoatomiques empruntés à chacun des deux corps, et avec soudure des résidus moléculaires.

Tout d'abord nous avons un bain colorant qui est plus ou moins stable, ce qui, dans notre hypothèse, exige une soudure de la matière colorante avec la molécule d'eau. Car l'eau est aussi une matière colorable, au même titre que le coton et la soie. Il faut donc si RX est une matière colorante, où R est le radical colorant et X un groupement monoatomique, admettre l'une des deux réactions suivantes :

$$RX + H^2O = R(OH) + HX$$

ou bien

$$RX + H^2O = RH + (OH)X$$

Admettons l'existence d'une de ces deux réactions, qu'il faut supposer immédiates, puisque l'eau peut se colorer très vite, et, par conséquent, assez puissantes. Or, si, ce qui arrive souvent, il y a décoloration spontanée du bain par suite de coagulation, cette soudure, faite tout de suite, doit se défaire peu à peu, sans aucun changement de température, sous l'action du temps, pour ramener les deux corps à l'état primitif. Quand elle ne se défait pas d'elle-même, on peut la détruire en ajoutant par exemple 1 à 2 0/0 de sel marin, qui est pourtant un sel bien inerte. Quand, au lieu de sel marin, on introduit un tissu non mordancé, par exemple un écheveau de coton, il faut encore admettre que cette cellulose, très inerte aussi, change contre l'un de ses éléments l'un des deux groupements monatomiques H ou OH de la matière combinée avec l'eau, et contracte avec R une combinaison nouvelle qui est souvent, à son tour, aussi dissociable que le bain colorant. Et cette combinaison avec les éléments du coton, il y aura des matières colorantes qui la contracteront aussi, ou en contracteront une pareille, avec la peau des mains, avec les parois émaillées du vase de teinture, etc. De plus, ces combinaisons dépendront de la présence ou de l'absence, dans le tissu qui se colore, de matières en quantités infinitésimales, pourvu que ces matières aient les qualités des *mordants*. Une combinaison contractée avec l'émail du vase, et résistant à tous les lavages, se détruira inversement parfois sous l'influence d'un peu d'alcool. On peut dire que ces soudures chimiques sont bien instables, si elles existent, et ce n'est pas les expliquer que d'y faire intervenir, comme on le fait souvent, des phénomènes de dissociation ; c'est au contraire les rendre plus confuses : c'est en tout cas retrouver le même problème avec une autre phraséologie, car il restera toujours à expliquer pourquoi la dissociation d'un bain colorant se fait lentement à la même température que celle où l'association s'est faite rapidement.

Nous n'avons encore examiné, à la lumière de cette interprétation, que les soudures possibles entre le corps qui se coagule et les corps sur lesquels a lieu le dépôt. Mais la soudure de ce corps avec lui-même, qui donne des complexes de plus en plus volumineux, se comprend encore moins. En prenant par exemple R(OH) pour symbole de la combinaison aqueuse de la matière colorante RX, la soudure de deux molécules ainsi constituées ne se comprend facilement que par la formule

$$2R(OH) = R.O.R + H^2O$$

Mais il faudrait admettre que le corps R.O.R a la même couleur que le corps RX, car la coagulation fait reparaître la matière colorante avec toutes ses propriétés. Or on sait combien les plus petits changements de composition modifient parfois la couleur. Nous nous heurtons donc dans cette explication, à toute une série de conclusions qui, sans être impossibles, sont au moins très improbables, et comme du reste, ainsi que nous l'avons dit, cette théorie des soudures chimiques entre les molécules n'est appuyée par aucune expérience prise, nous en concluons que rien ne nous invite à l'accepter.

Il resterait, pour terminer, à envisager une autre théorie de la coagulation dans laquelle on admet que la substance qui se coagule ne le fait que parce qu'elle quitte une combinaison déjà faite, ou qu'elle entre dans une combinaison nouvelle. C'est ainsi, par exemple, que pour Hammarsten, la caséine du lait, qu'il considère comme soluble, se dédouble sous l'influence de la présure en coagulum insoluble et en protéine soluble. Pour MM. Arthus et Pagès, l'insolubilité du caséum résulterait d'une combinaison avec les sels de chaux. Mais ici il faut serrer davantage la question et entrer dans le domaine des faits particuliers à chacune des substances pour lesquelles cette interprétation des phénomènes a été proposée ; c'est ce que nous ferons quand nous les retrouverons dans la suite de notre exposé, que nous reprenons maintenant au point où nous l'avions laissé en commençant ce chapitre, consacré à des notions tout à fait générales.

BIBLIOGRAPHIE

TYNDALL. Mémoires divers et *Fragments de science pour le public non scientifique*, Londres, 1871.
PICTON. *Journal of the chem. Society*, p. 137, 1892.
PICTON et LINDER. *Id.* p. 148, 1892.
CHEVREUL. *Comptes rendus*, t. XXXVI, 1853.
SCÖNBEIN. *Pogg. Annalen*, t. CXIV, p. 275.
GÖPPELSRŒDER. *Id.* t. CXV, 1862.
DUCLAUX. *Ann. de ch. et de phys.* 4e S. t. XXV, 1872 et *Ann. de l'Institut agronomique*, 1877 et suiv.
GRAHAM. *Phil. Trans*, 1861. pp. 183-224, et *Journal of the chem. Soc.* 1864.

CHAPITRE XVI

COAGULATION DE LA CASÉINE

C'est avec le lait que les questions de coagulation ont été le plus et le mieux étudiées. Nous prendrons donc comme exemple la coagulation de la caséine, et nous avons d'abord à résumer les connaissances acquises et les théories émises à son sujet.

187. Expériences de Hammarsten. — Au point de départ, de quelque façon que nous abordions le sujet, nous trouvons les expériences de Hammarsten, qui s'est attaché et a réussi à séparer du lait une matière albuminoïde précipitable par les acides et coagulable par la présure, ayant, par conséquent, par son origine et ses propriétés, les caractères spécifiques de la caséine.

On la prépare de la façon suivante. On étend le lait de 3 ou 4 fois son volume d'eau et on le précipite par 0,75 à 1 pour mille d'acide acétique. Il se forme un précipité qu'on sépare du liquide, par filtration au travers d'un linge, et qu'on redissout dans de la soude étendue, ou, de préférence, d'après MM. Danilewski et Radenhausen, dans une solution à 1 ou 2 0/0 d'ammoniaque. On évite ainsi tout danger d'attaque de la caséine par l'alcali fixe en excès ; de plus on favorise l'écrémage. Les globules gras montent facilement à la surface de cette solution ammoniacale, conservée à la température ordinaire. On siphonne le liquide sous-jacent, et on le précipite à nouveau par l'acide acétique : on recommence ainsi 4 ou 5 fois la solution et la précipitation successives de la caséine. On lave enfin à fond le dernier précipité, on le broie avec de l'alcool, puis on ajoute de l'éther, on l'épuise de sa matière grasse dans un appareil à extraction, et on le laisse se dessécher à l'air d'abord, en présence de l'acide sulfurique ensuite.

On obtient ainsi une poudre blanche, ayant, d'après Hammarsten, la composition suivante :

Carbone	53,0
Hydrogène	7,0
Azote	15,7
Soufre	0,8
Phosphore	0,85
Oxygène	22,65

Cette caséine est très peu soluble dans l'eau. En suspension fine dans ce liquide, elle se comporte comme un acide assez énergique, chassant l'acide carbonique des carbonates. En contact avec le carbonate de chaux, elle le dissout en s'emparant de la chaux; elle se dissout très facilement dans les alcalis ou dans l'eau de chaux. Dans ce dernier liquide, si on ajoute de l'acide phosphorique très étendu jusqu'à neutralité, on obtient une solution apparente de caséine, ayant presque la couleur blanche du lait écrémé, en même temps qu'il se forme du phosphate de chaux. De là, Hammarsten avait tiré la conclusion que la caséine du lait était une combinaison calcique de la caséine qu'il avait appris à préparer.

Ajoutons, pour terminer, que ces solutions artificielles de caséine, sensibilisées par une neutralisation préalable, peuvent se coaguler lorsqu'on y ajoute un peu de présure, et de là un nouvel argument pour les rapprocher du lait naturel.

188. Expériences de G. Courant. — Ces notions ont été précisées par M. G. Courant dans une étude sur la réaction amphotère du lait. Vis-à-vis de la teinture de tournesol, le lait ne donne qu'une réaction indécise. On peut préparer des papiers rouges qu'il bleuit, et des papiers bleus qu'il rougit. Cette indécision disparaît quand on se sert d'autres réactifs, de ceux précisément qui servent à étudier la réaction des phosphates solubles.

189. Réactifs colorés des phosphates. — On sait, par les travaux de A. Joly, que l'acide phosphorique H^3PO^4 est un acide monobasique vis-à-vis du méthylorange ou de préférence du lacmoïde. Sitôt qu'il a absorbé une molécule de soude, de potasse ou de chaux, tout nouvel alcali ajouté s'unit au méthylorange ou à la lacmoïde, et fait passer au bleu la teinte de cette dernière substance. Par contre, si après avoir ajouté un excès d'alcali, on verse à nouveau un acide fort, l'acide sulfurique ou azotique, pour saturer cet excès, on n'attaque la combinaison de l'alcali avec le lacmoïde qu'en dernier lieu, au moment où va commencer l'attaque du phosphate soluble, et c'est à ce moment qu'a lieu le virage. Le lacmoïde peut donc servir à doser soit l'excès d'alcali dans une solution de phosphate monobasique, soit la quantité d'acide en liberté dans une solution acide.

Ce phosphate monobasique KH^2PO^4 ou NaH^2PO^4, est à son tour alcalin pour le curcuma ou de préférence pour la phénolphtaléine, et, mis en contact avec de la potasse ou de la soude, il en absorbe une molécule nouvelle, de façon à devenir K^2HPO^4 ou Na^2HPO^4, avant que l'alcali fasse virer au pourpre la teinte de la phénolphtaléine. Si on continue à verser de l'alcali, on peut arriver jusqu'au phosphate tribasique sans virage de teinte. L'excès d'alcali surajouté peut à son tour être mesuré par le virage de la phénolphtaléine, qui se produit, sous l'influence d'une addition d'acide, juste au moment où le phosphate bibasique commence à être attaqué.

En résumé, une solution d'acide phosphorique exigera deux fois plus d'alcali pour le virage à la phénolphtaléine que pour un virage au lacmoïde, et, dans un mélange de phosphates monobasique, bibasique et tribasique de soude, on pourra doser ce dernier, par un titrage acidimétrique, en se servant de phénolphtaléine, et on pourra doser ensuite le phosphate bibasique en ajoutant à ce liquide, neutre pour la phénolphtaléine, de la lacmoïde, puis en versant de nouvel acide jusqu'à virage au rouge.

Avec la chaux et les terres alcalines, les choses ne se passent pas tout à fait de même. Il faut, pour obtenir la neutralité avec la phénolphtaléine, verser, non pas deux fois, mais trois fois plus de chaux que pour la neutralité avec le lacmoïde. Le sel neutre vis-à-vis de la phénolphtaléine est dans ce cas, non le phosphate bibasique de chaux, mais le phosphate tribasique $Ca^3(PO^4)^2$. Le phosphate monobasique $Ca(H^2PO^4)^2$ continue à être neutre vis-à-vis de la lacmoïde. Il n'y a aucune difficulté provenant de ce fait quand on opère dans un liquide ne contenant que de l'acide phosphorique et de la chaux. On peut, étant donné, par exemple, un mélange, alcalin à la lacmoïde, acide à la phénolphtaléine, mesurer, par un dosage à l'eau de chaux ce qu'il lui manque de cet alcali pour être du phosphate tribasique, et, par un dosage avec de l'acide sulfurique titré, en présence du lacmoïde, savoir ce qu'il y a de chaux en excès sur celle qui correspond au phosphate monobasique. Si par exemple on trouve que la chaux est à égale distance de celle qui correspond au phosphate monobasique et au phosphate tribasique, c'est qu'on est en présence du phosphate bibasique. Si, pour revenir au phosphate monobasique, il faut enlever plus de chaux qu'il ne faut en ajouter pour arriver au phosphate tribasique, c'est que dans la liqueur, il y a un mélange, en proportions faciles à calculer approximativement, de phosphates bibasique et tribasique.

Ces notions simples deviennent un peu plus confuses quand il y a, dans la liqueur phosphorique, d'autres bases que de la chaux, par exemple de la potasse ou de la soude, ce qui est d'ordinaire le cas dans les liquides naturels. On pourrait, dans ce cas, pousser plus loin l'analyse des phénomènes. Mais nous pouvons nous borner là. Le lait, traité par ces méthodes, se montre alcalin au lacmoïde, acide à la phénolphtaléine, et, si on opère avec des solutions équivalentes de soude et d'acide sulfurique, il faut ajouter environ deux fois plus d'acide pour faire rougir le papier bleu de lacmoïde qu'il ne faut ajouter de base pour neutraliser à la phénolphtaléine. En moyenne, d'après M. G. Courant, 1000 cc. de lait réagissent basiquement pour le lacmoïde comme 1 gr. 98 de NaOH et acidement pour le phénolphtaléine comme 0 gr. 93 de SO^4H^2.

Ces chiffres sont tout à fait du même ordre que ceux qu'on pouvait prévoir avec ce qu'on sait des phosphates contenus dans ce lait, et il semblait naturel de les rapporter à cette origine. J'avais en effet montré que dans le lait il y a, outre du phosphate tribasique de chaux en suspension, des phosphates solubles qui, évalués en sels de chaux, correspondaient à un mélange de phosphate monobasique et de phosphate tribasique. Au lieu de chercher dans cette voie, M. Courant préfère chercher du côté des qualités acides de la caséine, et c'est à cette substance qu'il rapporte les phénomènes d'alcalinité ou d'acidité que nous venons de signaler.

190. Expériences de M. Houdet. — La première chose à se demander, quand on se pose le problème de cette façon, c'est si le sérum, privé de la presque totalité de la caséine, et le lait total se comportent de même. Il est clair que dans ce cas, la caséine ne serait pour rien dans le phénomène. Cette question, que M. Courant n'a même pas songé à se poser, M. Houdet l'a résolue en montrant que le sérum, obtenu par la présure, se comporte comme le lait vis-à-vis du méthylorange et de la phénolphtaléine. Il y a, du lait au sérum, une petite diminution d'acidité vis-à-vis de la phénolphtaléine, mais la différence entre les titrages aux deux réactifs est à peu près constante, et doit, dès lors, être attribuée à des sels ou à des substances solubles, mais non à la caséine, que cette expérience met presque complètement hors de cause.

191. Interprétation des résultats de M. Courant. — Le travail de M. Courant pourrait donc être passé sous silence, s'il ne nous avait apporté quelques notions relatives au caractère acide des solutions artificielles de caséine, et qui prennent de l'importance dès qu'on les interprète au rebours de ce qu'a fait l'auteur. M. Courant a préparé de la caséine artificielle par le procédé de Hammarsten, et, l'ayant dissoute dans l'eau de chaux, il trouve qu'elle y amène une diminution d'alcalinité, ce qui prouve qu'elle est acide. De plus, examinant ce qu'il faut de chaux à un certain poids de caséine pour que le mélange devienne alcalin à la lacmoïde, d'un côté, et à la phénolphtaléine, de l'autre, il trouve qu'il en faut trois fois plus dans le dernier cas que dans le premier. Il en tire la conclusion qu'il y a une caséine monocalcique, une caséine bicalcique, une caséine tricalcique, et que, par conséquent, la caséine se comporte comme l'acide phosphorique. Les trois caséines sont : la première, neutre, les deux autres alcalines pour le lacmoïde ; les deux premières sont acides pour la phénolphtaléine, la dernière est neutre pour ce dernier réactif.

En présence de ces ressemblances singulières entre la caséine et l'acide phosphorique, M. Courant aurait peut-être pu se demander si elles ne s'expliquaient pas tout naturellement par la présence d'un peu d'acide phosphorique dans sa caséine préparée par le procédé de Hammarsten. Celle-ci est obtenue, nous l'avons vu, par une série de précipitations par l'acide acétique. Or, cet acide décompose sûrement, dans le lait originaire, le phosphate de chaux qui y est en suspension, et rien ne nous autorise à croire que les lavages auxquels on soumet les flocons précipités en éliminent l'acide phosphorique, retenu précisément, non seulement par des affinités capillaires communes à tous les coagulums, mais encore par une affinité toute particulière et plus intense de la caséine pour l'acide phosphorique, qui a un rôle différent de celui des autres acides. M. Courant signale lui-même, après Hammarsten, que la caséine se gonfle sans se dissoudre en présence d'une solution étendue d'acide chlorhydrique, reste compacte et insoluble en présence de l'acide sulfurique, se dissout peu à peu en présence d'une solution d'acide phosphorique au même titre. Les méthodes de préparation de la caséine de Hammarsten ne peuvent donc pas manquer d'y laisser un peu d'acide phosphorique. Nous verrons du reste, quand nous en viendrons aux matières albuminoïdes, que cette persistance de l'acide phosphorique à rester adhérent aux résidus non dissous de matière protéique apparait fréquemment. S'il en est de même ici, une foule de faits s'expliquent sans peine.

1° *Présence du phosphore dans la molécule de la caséine.* — Nous avons vu plus haut que Hammarsten faisait entrer 0,85 0/0 de phosphore dans la composition centésimale de sa caséine. J'ai déjà fait observer que lorsqu'on sépare la caséine par filtration sur de la porcelaine et qu'on l'analyse, la quantité de phosphore qu'il reste à attribuer à la molécule de caséine, lorsqu'on a fait distraction de celle qui est visiblement à l'état de phosphate de chaux, devient si faible qu'elle atteint tout au plus le dixième de celle qu'admet M. Hammarsten, et encore faudrait-il tenir compte de ce que, en admettant que tout l'acide phosphorique est à l'état de phosphate tribasique de chaux, on l'évalue par défaut, une partie de celui qui est retenu par la caséine se trouvant certainement sous une autre forme plus riche en phosphore. Cet excédent de phosphore dans le produit analysé par M. Hammarsten ne peut provenir que de l'acide phosphorique retenu par la caséine.

2° *Acidité de la caséine de Hammarsten.* — L'acidité de cette caséine s'explique de même. 0,85 0/0 de phosphore correspondent environ à 2 gr. 55 d'acide phosphorique pour 100 grammes de caséine sèche, ce qui exigerait, pour former du phosphate tribasique de chaux, neutre à la phénolphtaléine, environ 2 gr. 20 de chaux. Or, d'après les évaluations de M. Courant, 100 grammes d'une caséine sèche, différente de celle qu'avait analysée Hammarsten, mais dont il ne fournit pas lui-même l'analyse, saturent de 2 gr. 84 à 2 gr. 93 0/0 de chaux. La différence n'est pas grande, et s'explique si on admet que la caséine de M. Courant était moins bien lavée que celle de Hammarsten.

3° *Réaction de la caséine de Courant vis-à-vis des réactifs colorants.* — Enfin, si la caséine étudiée par M. Courant contient de l'acide phosphorique, on s'explique qu'elle se comporte exactement comme lui vis-à-vis de la lacmoïde et de la phénolphtaléine. Mais ce n'est pas tout, et nous pouvons maintenant tirer de cette interprétation toute une série de déductions relatives à la coagulation de la caséine ou à sa précipitation par les acides.

Prenons d'abord les solutions artificielles de caséine dans de l'eau de chaux. Pour Hammarsten, nous l'avons vu, la caséine est insoluble dans l'eau, soluble dans les liqueurs alcalines et en particulier dans l'eau de chaux. Si dans cette dernière solution on ajoute jusqu'à saturation de l'acide phosphorique, on a une liqueur tout à fait comparable au lait. Si on dépasse la neutralité, on précipite la caséine.

La neutralité, dans les expériences de Hammarsten, correspond à celle de la teinture de tournesol. Voyons comment se fait la précipitation quand on se sert de la phénolphtaléine ou de la lacmoïde, qui donnent des indications plus nettes. Prenons l'une des caséines calciques de M. Courant, et versons-y de l'acide sulfurique ou de l'acide chlorhydrique étendu. A chaque goutte, il se forme dans la liqueur opalescente un précipité qui commence par se redissoudre rapidement d'abord, puis de plus en plus lentement, à mesure qu'on ajoute plus d'acide. Il ne devient permanent que lorsqu'on a dépassé le point où la lacmoïde bleue a commencé à rougir, c'est-à dire au moment où il n'y avait, dans notre interprétation, que du monophosphate. Elle est complète lorsqu'on a versé assez d'acide pour prendre toute la chaux, et que l'acide phosphorique est libre. Quand on se sert, au lieu d'acide sulfurique, chlorhydrique ou oxalique, de l'acide phosphorique, la précipitation complète n'a lieu que lorsque tout l'acide phosphorique est transformé en monophosphate, ce qui exige environ trois fois plus de molécules d'acide phosphorique que d'acide sulfurique ou chlorhydrique. Mais, dans ce second cas comme dans le premier, l'acide ajouté a pris toute la chaux présente, de sorte que nous revenons à la caséine initiale insoluble. De cela, Hammarsten et Courant concluent que la caséine n'est soluble qu'après avoir formé, en vertu de sa qualité d'acide, une combinaison alcaline. Dans notre interprétation, où l'acidité de la caséine est due à l'acide phosphorique qui l'accompagne, elle est soluble dans une liqueur neutre à la lacmoïde, d'où l'acide la précipite de plus en plus complètement.

Voyons maintenant ce qui se passe dans le lait pour ceux qui acceptent la théorie de Hammarsten et de Courant. La caséine est à l'état de sel de chaux, formant un mélange de caséine bicalcique et de caséine tricalcique. Comme il n'y a pas assez de chaux pour saturer à la fois la caséine et l'acide phosphorique, celui-ci est libre, de sorte qu'après avoir admis qu'il décompose les caséines calciques en solution artificielle, il faut admettre qu'il ne décompose pas celles du lait. La logique du raisonnement est peu visible. Pour nous, au contraire, la caséine est soluble dans la dissolution de phosphate de chaux qui est alcaline à la lacmoïde, elle précipite dès qu'on a ajouté assez d'acide pour que l'on n'ait plus en solution que du monophosphate de chaux.

Il est bien entendu que, dans tout ce qui précède, nous ne nous sommes servis du mot soluble, dans notre double interprétation du phénomène, que dans le sens conventionnel visé dans le chapitre précédent, et uniquement comme terme abréviatif de cette périphrase : formant avec le liquide ambiant une émulsion persistante, comme des parcelles d'argile dans l'eau distillée.

192. Coagulation par la présure. — Arrivons maintenant au phénomène plus complexe de la coagulation par la présure, qui peut s'accomplir, comme nous le savons, sans aucun changement dans la réaction du liquide. Ici, il ne peut plus être question de décomposition des caséines calciques. Il faut donc modifier la théorie de la précipitation par les acides de Hammarsten, pour l'appliquer à ce phénomène nouveau, et voici celle qu'ont adoptée, non pas Hammarsten lui-même, qui avoue que le processus chimique dans la coagulation par la présure lui semble insuffisamment étudié, mais les savants qui ont pris son travail pour point de départ des leurs.

Etudions d'abord les solutions artificielles de caséine. Sur elles, Hammarsten a remarqué que seules étaient sensibles à l'action de la présure celles que l'on obtient en saturant leur solution dans l'eau de chaux par l'acide phosphorique, et dans lesquelles il y a, par conséquent, du phosphate de chaux. De plus, il a fait l'observation suivante, très importante. Deux quantités égales d'une même solution de caséine sans chaux sont maintenues à 40° pendant quelque temps, l'une, *a*, après addition d'une certaine quantité de présure, l'autre, *b*, avec la même quantité de présure bouillie. Aucune ne se coagule. On les fait bouillir ensuite, et quand elles sont refroidies, on y introduit du phosphate de chaux : *a* se coagule. *b* ne change pas. De là, une double conclusion : 1° en l'absence de sels de chaux, la présure ne coagule pas la caséine ; 2° la présure prépare la caséine à se coaguler sous l'action des sels de chaux.

Plus tard, Soxhlet et Söldner ont montré que le sel de chaux coagulant devait être un sel soluble, et que le phosphate tribasique de chaux, insoluble, était sans action.

Revenons maintenant au lait. J'ai montré que la puissance de la présure, toutes choses égales d'ailleurs, augmentait quand on ajoutait au lait quelques millièmes de chlorure de calcium, et MM. Arthus et Pagès ont fait voir, de leur côté, que dans un lait débarrassé de tous ses sels de chaux solubles par l'oxalate d'ammoniaque ou par le fluorure de potassium, la présure ne donne plus de coagulation. Le lait se comporte donc comme les solutions de caséine soluble de Hammarsten. Il y faut un sel de chaux soluble pour qu'il se coagule.

193. Interprétation de ces faits. — Voilà les faits. Voyons maintenant comment on les explique dans les théories admises. On admet que la caséine, sous l'influence de la présure, se dédouble en deux substances ; l'une, formant le produit principal, ayant une composition très voisine de la caséine, très peu soluble, et qui se précipite : c'est la paracaséine ; une autre plus soluble, plus pauvre en carbone et en azote (ne contenant d'après Koster, que 50, 3 0/0 de carbone et 13 0/0 d'azote) reste en solution et porte le nom d'albumine du sérum. Jusqu'ici, sauf ces différences analytiques très incertaines, il n'y a pas d'idée nouvelle. L'explication n'est encore qu'un simple énoncé des faits observés. On ajoute que, en l'absence des sels de chaux, la caséine est incoagulable, mais qu'elle est transformée par la présure de façon que celle-ci étant détruite par l'ébullition, le liquide refroidi devient capable de se coaguler sous l'action des sels de chaux. Enfin M. Arthus fait le dernier pas en disant que la paracaséine coagulée est une combinaison calcique insoluble.

194. Objections. — Une théorie, pour entrer dans la science, ne peut pas se borner à un simple énoncé, en langage ordinaire, des faits observés. Il faut qu'elle conduise à des conclusions, vérifiables par l'expérience, et qui constituent des faits nouveaux. Celle-ci se prête immédiatement à une vérification. Si la caséine du lait se dédouble sous l'influence de la présure en une substance insoluble et une plus soluble, la coagulation doit conduire à une augmentation dans la quantité de matières solubles dans le sérum, et cette augmentation doit atteindre au moins le chiffre de l'albumine du sérum. Or, il est facile de se convaincre que cette augmentation est nulle.

J'ai montré en effet, en filtrant le lait au travers d'un diaphragme de porcelaine, qu'on peut ainsi en séparer la caséine en suspension, qui reste collée sur les parois du filtre par le mécanisme étudié au chapitre précédent. Les matières en solution passent au travers du filtre. Or, en faisant cette expérience de filtration sur du lait et sur le même lait coagulé, on constate les deux liquides ont exactement la même composition dans les limites d'erreur de l'expérience, ainsi que le prouvent les chiffres suivants :

	1re expérience		2e expérience	
	Lait normal	Lait emprésuré	Lait normal	Lait emprésuré
	—	—	—	—
Sucre de lait.......	5,53	5,53	5,37	5,64
Mat. alb. soluble...	0,55	0,57	0,37	0,36
Mat. minérales.....	0,54	0,52	0,56	0,40

Les chiffres relatifs à la matière albuminoïde en solution dans le sérum, avant et après emprésurage, sont les mêmes, et leur différence est, en tous cas, très inférieure à la quantité moyenne de ce qu'on dose dans tous les laits sous le nom d'albumine du sérum, et qui dépasse 0,50 0/0. La théorie du dédoublement est donc en désaccord avec l'expérience.

Quant à l'hypothèse qui fait de la caséine un composé calcique, dont la chaux ne peut être empruntée qu'au chlorure de calcium ajouté pour provoquer la coagulation, elle reste une vue de l'esprit tant que son auteur ne l'aura pas appuyée sur l'expérience, en montrant d'abord que le lait ne peut se coaguler par la présure lorsqu'il n'y a pas de sels de chaux. C'est une démonstration qui n'est pas faite. Ce qui est démontré, c'est que du lait additionné d'un excès d'oxalate ou de fluorure alcalin ne se coagule pas sous l'influence des doses de présure qui le coagulent d'ordinaire. Mais nous savons que cet oxalate ou ce fluorure sont des sels antagonistes de la présure et peuvent masquer son action. Il faudrait n'en ajouter que la quantité nécessaire pour précipiter la chaux du lait et de la présure. Mais alors, au moins autant qu'on peut le voir dans les travaux de M. Arthus, l'effet est nul, et pour avoir un résultat, il faut forcer la dose. M. Arthus se préoccupe peu de cette nécessité, ou du moins il se contente de faire remarquer qu'on est de même obligé, en chimie analytique, de mettre un excès d'oxalate quand on veut précipiter de la chaux. Cela est possible, mais en chimie analytique cet excès n'a pas d'importance, tandis qu'il en prend dans l'étude de la coagulation. Un lait oxalaté n'est pas seulement du lait décalcifié, c'est une voiture à l'arrière de laquelle on a attelé un cheval pour l'empêcher d'avancer.

Ce n'est pas tout. Après avoir montré que du lait et de la présure sans chaux ne peuvent pas réagir l'un sur l'autre, M. Arthus aura encore à faire voir que la teneur en chaux des divers coagulums formés est constante, en expliquant ensuite comment la caséine, corps acide dans son hypothèse, peut décomposer un sel aussi stable que le chlorure de calcium, pour lui prendre sa chaux. Nous avons vu tout à l'heure que l'acide chlorhydrique décomposait les caséines calciques, et à cela, il n'y avait rien à dire. Voici maintenant que c'est la caséine calcique qui se forme aux dépens du chlorure de calcium. De plus, tout à l'heure, avec les acides, c'étaient les caséines calciques qui étaient solubles. Ici, avec la présure, ce sont les caséines calciques qui sont insolubles. Voilà de quoi expliquer le scepticisme des chimistes en présence de ces affirmations contradictoires.

Je crois donc pouvoir conclure qu'aucune des théories proposées n'est acceptable. Mais les faits restent. Voyons s'ils ne forment pas un ensemble plus homogène, plus coordonné, en les étudiant comme des phénomènes de coagulation qu'en les considérant comme des phénomènes chimiques.

Revenons pour cela à l'expérience intéressante de Hammarsten, répétée sur le lait. Du lait débarrassé de sel de chaux, et mis en contact avec la présure à la température la plus favorable, ne se coagule pas. Il se coagule en quelques minutes si, à ce moment, on y ajoute du chlorure de calcium. On peut faire cette expérience autrement, comme l'a montré M. Arthus. On peut mettre le lait en contact avec du chlorure de calcium, il ne se coagule pas ; mais se coagule très rapidement alors quand on l'additionne de présure, et même, toutes choses égales d'ailleurs, le temps qu'il met à se coaguler avec la présure est d'autant plus court que la durée de son contact avec le chlorure de calcium a été plus longue. Si on admet que l'effet est dû à une combinaison préalable de la caséine avec la chaux du chlorure, il faut admettre aussi qu'il y a combinaison, dans l'expérience de Hammarsten, de la caséine avec la présure. L'explication ne doit pas être là. Faisons alors ce que nous avons souvent fait ; examinons séparément l'action du sel et celle de la présure sur le lait, puis nous passerons à l'étude de l'action simultanée du sel et de la présure.

195. Action des sels de chaux sur le lait. — Nous connaissons déjà l'action de la présure sur le lait. Voyons celle du chlorure de calcium et des sels neutres alcalino-terreux. L'expérience apprend que tous ces sels, en proportions suffisantes, peuvent coaguler le lait à la température ordinaire, en donnant un coagulum blanc, plus floconneux que celui de la présure, retenant plus mal la matière grasse, laissant le liquide plus trouble ; mais leur action est en tous points comparable à celle de la présure : elle n'est jamais immédiate, exige toujours une durée de contact d'autant plus faible que la proportion du sel est plus grande. La dose du sel active dans un temps donné diminue à mesure que la température s'élève, comme pour la présure. Il n'y a pas de maximum, parce qu'ici la substance coagulante n'est pas atteinte par l'action de la chaleur, si bien que, à l'ébullition, la dose coagulante est minime. Le sel étant alors moins abondant dans le liquide, le coagulum devient compact, plus cohérent et plus comparable à ceux que fournit, à l'ébullition, le lait coagulé par la présure à la température optima. Voici, pour quelques sels, les doses coagulantes en quelques minutes :

Chlorure de calcium cristallisé :	avec 12 0/0,	coagulation à 15°
	4	40°
	0,5	100°
Chlorure de strontium :	8	15°
	4	50°
	0,5	100°
Chlorure de baryum :	8	15°
	4	50°
	0,5	100°
Nitrate de baryte :	20	80°
	0,5	100°

Nous retrouvons là des phénomènes en tout pareils à ceux qui président à la coagulation du sulfate de quinine et d'une foule d'autres sels d'alcaloïdes sous l'influence des sels neutres. Nous reviendrons sur ce point dans la partie de cet ouvrage qui sera consacrée à l'étude des matières albuminoïdes. Contentons-nous de remarquer ce parallélisme. Comme le sulfate de quinine, qui quitte ainsi ses solutions en présence des sels, n'a subi aucune transformation chimique, nous voyons qu'il n'y a aucune raison d'admettre que la caséine est devenue un composé nouveau. Ses propriétés physiques de solubilité ont seules été modifiées. C'est une des actions de coagulation que nous avons étudiées au précédent chapitre.

Les sels de magnésie et les sels neutres alcalins se comportent du reste comme les sels de chaux. Il y a bien quelques différences entre les coagulums. Ceux que fournissent les sels de magnésie sont plus transparents, et la différence d'aspect avec ceux des sels de chaux est à peu près celle qu'on remarque dans une émulsion d'amidon avant et après la gélatinisation. Cela témoigne d'une action sur la caséine analogue à celle que subissent, en s'hydratant et se gonflant, les matériaux du granule d'amidon. Avec les sels neutres alcalins, les doses actives sont plus fortes, à toutes les températures, qu'avec les sels alcalino-terreux. C'est ce que montrent les nombres suivants :

Chlorure de magnésium :	30 0/0, coagulation à	15°
	0,5	100°
Chlorure de sodium :	35	15°
	16	75°
	10	100°
Chlorure de potassium :	40	65°
	20	100°

Les nitrates et sulfates se comportent de même. Nous sommes donc là en présence d'une loi générale, qui est du reste d'accord avec ce que nous savons au sujet d'une foule d'autres phénomènes de coagulation. N'oublions pas que la caséine est non en solution, mais en suspension, c'est-à-dire dans un état d'union instable avec le liquide ambiant. Les sels neutres l'entraînent du côté de la coagulation, absolument comme les bases et un certain nombre d'autres corps l'entraînent en sens inverse pour la solubiliser, ainsi que nous aurons l'occasion de nous en convaincre tout à l'heure.

En résumé, les sels neutres, et en particulier les sels de calcium qui nous intéressent surtout dans l'espèce, se comportent comme la présure vis-à-vis de la caséine du lait, et bien que le phénomène n'ait pas été étudié de près, ce qu'on sait de ses allures générales montre que la courbe qui les traduit et les résume a la même forme que celles que nous avons établies pour la présure.

196. Théorie des phénomènes. — Prenons comme exemple la courbe qui relie, à une température quelconque T, la quantité de diastase d, le temps t de l'action. Elle est représentée, nous le savons, par une hyperbole DD′ (fig. 21).

$$adt = C,$$

où a est ce que nous avons appelé l'activité de la diastase, et C une quantité constante. Cette courbe est asymptote à l'axe vertical des temps, et à l'axe horizontal des quantités de diastase, car nous savons que pour une quantité de diastase

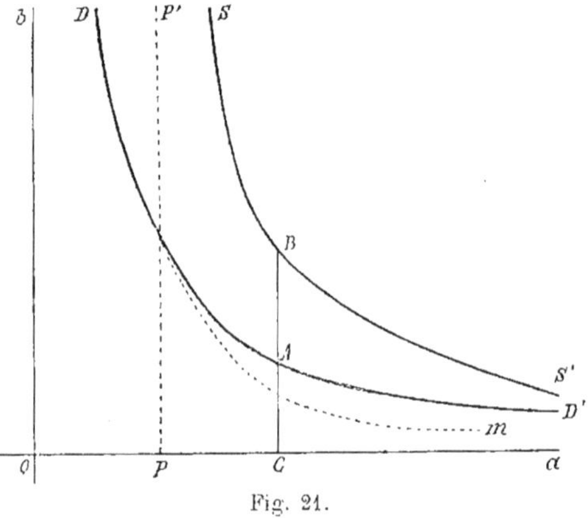

Fig. 21.

très voisine de zéro, le temps de l'action est très grand, et qu'il devient très court quand la quantité de diastase augmente beaucoup.

La courbe relative à la coagulation par le chlorure de calcium, rapportée à la même échelle, aura aussi les allures d'une courbe hyperbolique, asymptote à une certaine droite PP′ tracée à une distance OP de l'origine égale à la plus petite quantité de sel qui peut provoquer, quand on lui en donne le temps, la coagulation à la température de l'expérience. Elle est aussi à peu près asymptote à l'axe horizontal, car les temps de coagulation deviennent de plus en plus courts à mesure que la quantité de sel augmente. On peut donc lui attribuer les allures générales de la courbe SS'.

Voyons maintenant ce qui résulte de la superposition des deux actions. Pour une quantité OC de présure, le temps de l'action est $CA = t$, et si la présure agit seule on a :

$$a = \frac{C}{dt} = \frac{Q}{t},$$

en désignant par Q une nouvelle constante $Q = \frac{C}{d}$.

De même, si le sel agit seul, on a, le temps de l'action étant $t' = CB$:

$$a' = \frac{Q}{t'},$$

la valeur de Q étant la même dans les deux cas, si la loi de l'action des sels est la même que celle des diastases, puisque la quantité d, de sel ou de diastase, la température T, et la quantité d'action, que nous avons appelée $\frac{S-s}{S}$ sont les mêmes. Si cette formule n'est pas exacte, elle doit au moins être très approchée de la réalité.

Il est naturel aussi d'admettre que, lorsque les deux actions se superposeront, elles ajouteront leurs puissances, on aura donc :

$$a + a' = \frac{Q}{t} + \frac{Q}{t'} = \frac{Q}{\frac{tt'}{t+t'}}$$

ce qui revient à dire que le temps de l'action, lorsqu'il y a superposition des deux causes coagulantes, est :

$$\theta = \frac{tt'}{t+t'}$$

On voit que l'action est de durée plus courte qu'aucune des actions composantes, attendu que

$$\frac{\theta}{t} = \frac{t'}{t+t'} \text{ et } \frac{\theta}{t'} = \frac{t}{t+t'}$$

Par exemple, si la présure coagule en 20 minutes et le sel en 30, on aura :

$$\theta = \frac{20.30}{50} = 12 \text{ minutes.}$$

Ici, nous avons supposé que les deux actions qui se superposent sont concourantes, telles par exemple, que la présure et les sels de chaux, ou encore les acides et la présure. Mais il peut se faire qu'on superpose à l'action coagulante de la présure une action décoagulante, comme celle de la caséase, ou encore comme celle des bases que nous apprendrons bientôt à connaître. Le même raisonnement nous permet, sinon d'écrire la loi de l'action qui ne peut sortir que de l'expérience, du moins d'en deviner le sens. On a, en effet, dans ce cas, à retrancher les deux quantités a et a', au lieu de les ajouter, et on a alors, en admettant que $t' > t$:

$$a - a' = \frac{Q}{t} - \frac{Q}{t'} = \frac{Q}{\frac{tt'}{t'-t}}$$

Ici, le temps de l'action est :

$$\theta = \frac{tt'}{t'-t}$$

et on a :

$$\frac{\theta}{t} = \frac{t'}{t'-t}$$

Donc, l'action coagulante est ralentie, et sa durée peut croître considérablement pour peu que t' soit voisin de t. Supposons, en effet, $t = 20$, $t' = 30$, comme dans l'exemple ci-dessus. On a alors :

$$\theta = \frac{20.30}{10} = 60.$$

Si $t = 25$, $t' = 30$, on a de même $\theta = 120$, c'est-à-dire que la durée de la coagulation mixte devient double de ce qu'elle était tout à l'heure, pour une variation de 20 à 25 ou de 1/5 seulement dans la durée de coagulation par la présure, ou ce qui revient au même, dans la quantité de présure ajoutée.

Il est bien entendu que si $t' < t$, l'action empêchante prend le dessus tout de suite, et il n'y a plus de coagulation. C'est à cette absence de phénomène que correspond la valeur négative trouvée pour θ, qui devient infinie pour $t = t'$.

Les mêmes formules vont nous renseigner sur le sens du phénomène dans les cas qui correspondent aux deux expériences de Hammarsten et de Arthus signalées plus haut, c'est-à-dire quand, avant d'ajouter le second coagulant, présure ou sel, on a laissé agir le premier pendant un temps u. Il est clair que tout se passera comme si le temps t de l'action du coagulant qu'on a fait agir le premier devenait plus petit de toute sa durée d'action avant qu'on ait fait agir le second. Si, par exemple, dans le cas qui précède, on fait agir la présure pendant 5 minutes avant d'introduire le sel qui se coagule en 30 minutes, il ne faudrait plus à la présure que 15 minutes pour achever la coagulation, et on a alors :

$$\theta = \frac{15.30}{45} = 10 \text{ minutes environ au lieu de 12 minutes.}$$

En laissant de même agir la présure pendant 15 minutes avant l'addition du sel, on aurait :

$$\theta = \frac{5.30}{35} = 4 \text{ minutes 17 secondes,}$$

et ainsi de suite jusqu'au moment où, la présure ayant presque terminé son action au moment où on ajoute l'autre coagulant, l'accélération apportée devient nulle.

On peut schématiser tous ces résultats dans une courbe. Revenons aux deux courbes pleines de la figure précédente donnant séparément, l'une, DD′, la loi de l'action de la présure seule, l'autre, SS′, la loi de l'action du sel coagulant. La courbe résultant de la superposition sera évidemment une courbe telle que Dm (fig. 21), confondue avec D sur toute la région où le sel coagulant est à des doses telles qu'il est sans action, s'en détachant au voisinage de la droite PP′, dont nous avons vu plus haut la signification, et passant à partir de ce moment entre A et l'axe des abscisses.

Ceci est pour le cas des actions concordantes. Si les actions sont de sens inverse, on peut, sans rien changer à la courbe relative à la présure, représenter la seconde action par les ordonnées négatives d'une courbe, telle que SS′ (fig. 22), qui part de P et s'éloigne d'autant plus de l'axe des abscises que la

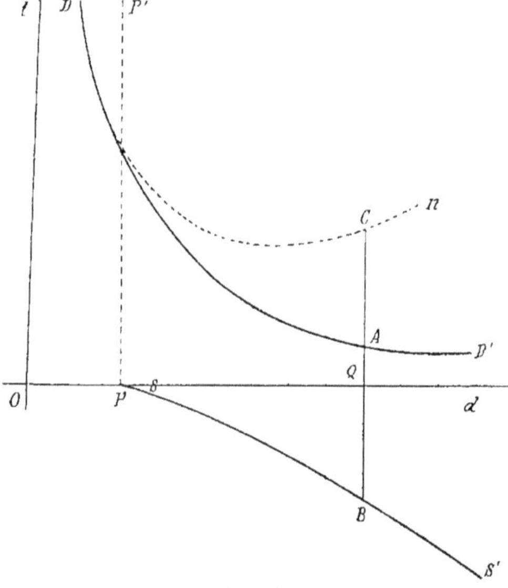

Fig. 22.

proportion du décoagulant est plus grande. Dans ce cas, la durée de la coagulation, au lieu d'être évaluée par la distance verticale de la courbe DD′ à l'horizontale, sera évaluée par la distance des deux courbes sur une même ordonnée, et pour trouver ce qu'elle serait par rapport à l'horizontale, il faut tracer une courbe Dn telle que, en un point quelconque, on ait CQ = AB. On voit qu'à partir d'une certaine limite, l'influence contraire à celle de la présure peut devenir la plus puissante, et que la courbe résultante Dn, après avoir présenté un minimum, se relèvera de façon que la durée d'action pourra croître au delà de toute limite.

197. Comparaison de la théorie avec l'expérience. — Dans le cadre que nous venons de tracer, nous pouvons faire entrer une multitude de faits. D'abord y figurent tout naturellement les deux expériences de Hammarsten et d'Arthus, que nous avons signalées plus haut, même celle dans laquelle, après avoir ajouté et laissé agir la présure, on la fait bouillir avant d'ajouter le sel de calcium coagulant. L'action de la présure a commencé la coagulation et détruit l'équilibre. Le travail d'agrégation moléculaire, tel que nous l'avons décrit dans le chapitre précédent, est en train, et ce n'est pas parce qu'il est parfois invisible qu'on peut le nier, car les exemples de ce fait sont fréquents. A ce travail commencé, le sel vient ajouter son influence, et il profite du travail fait au début, de tous le plus long, si on en juge par les cas où ce travail est visible et peut être suivi à l'œil ou au moyen de la lumière polarisée. Il n'est donc besoin de recourir à aucune des hypothèses adoptées pour expliquer ce phénomène, qui rentre dans les lois générales de la coagulation.

Nous pouvons faire entrer dans le même cadre toutes les actions adjuvantes, si souvent observées, qu'exerce une légère acidité du lait sur l'action de la présure, ou les actions défavorables de l'alcalinité. Mais il y a plus, nous pouvons y mettre aussi l'histoire abrégée des actions qu'exercent les divers sels neutres sur le lait emprésuré.

Voici par exemple une expérience de M. Arthus où apparaît clairement l'influence des deux actions coagulantes superposées. On sait depuis longtemps, dans les laiteries, que le lait légèrement acide n'exige que peu de présure, d'autant moins qu'il est plus acide, jusqu'au degré d'acidité où il se coagule tout seul. M. Arthus a voulu examiner l'effet de l'addition de doses croissantes d'acide à du lait normal, additionné de présure. A 20 cc. de lait, il ajoute 10 cc. d'un mélange fait en proportions variables avec de l'acide chlorhydrique à 1/1000 et de l'eau distillée. Puis à ces mélanges il ajoute immédiatement une même quantité de présure. Le tableau suivant donne dans ses deux premières colonnes la composition variable du mélange acide qu'on ajoute à 2 fois son volume de lait ; la troisième, les durées de coagulation ; la dernière colonne donne un nombre A sur lequel nous reviendrons tout à l'heure.

Avec	10 cc. HCl et	0 cc. d'eau	coagul.	en	2	minutes	A =	6,6
	9	»	1 »	»		4	»		3.6
	8	»	2 »	»		7	»		2.3
	7	»	3 »	»		11	»		1.3
	6	»	4 »	»		17	»		1.2
	5	»	5 »	»		25	»		0.9
	4	»	6 »	»		35	»		0.8
	3	»	7 »	»		50	»		0.7
	2	»	8 »	»		80	»		0.5
	1	»	9 »	»		120	»		—
	0	»	10 »	»		—	»		—

La présure employée dans cette expérience était évidemment très faible, puisqu'elle ne coagulait pas le lait en 2 heures, lorsqu'elle était seule ; mais on voit que son action était notablement accélérée par la présence de l'acide, et d'autant plus accélérée, que l'acide était en plus forte proportion. M. Arthus ne donnant pas la durée de la coagulation par la présure seule, il est difficile de calculer dans cette expérience le rapport $\frac{\theta}{t}$. On voit seulement que ce rapport, quel qu'il soit, décroît très vite à mesure qu'augmente la dose d'acide, et beaucoup plus vite que n'augmente la dose d'acide, de sorte que le phénomène total ne semble pas être seulement une superposition, une addition d'actions : les deux forces en jeu s'influencent et s'accélèrent l'une l'autre.

198. Effets divers de la superposition des forces dans la coagulation. — Il n'y a, pour s'en assurer, qu'à comparer l'expérience avec la réalité dans une expérience plus complète que celle d'Arthus, où le rapport $\frac{\theta}{t}$ pourra être connu. Nous prendrons pour cela une de mes expériences faites avec le chlorure de calcium, qui est un accélérant de la coagulation comme les acides Mais il importe tout d'abord de se demander théoriquement quel doit être l'effet de doses croissantes de ce sel ajoutées à une même dose de présure, en supposant que ces diverses actions coagulantes s'ajoutent sans s'influencer mutuellement. On peut y arriver de la façon suivante.

Admettons, comme tout à l'heure, que l'effet d'une dose de sel, prise pour unité, ajoutée à une dose égale de présure, s'obtient en superposant les deux valeurs de a et a' relatives aux deux coagulants dont on superpose l'action

$$a + a' = \frac{Q}{t} + \frac{Q}{t'}$$

Si nous doublons la dose d de sels, nous aurons de même, en admettant que les actions se superposent sans s'influencer mutuellement

$$a + 2\,a' = \frac{Q}{t} + 2\,\frac{Q}{t'}$$

et, plus généralement, si nous prenons d pour unité, et si nous représentons par p la concentration, évaluée au moyen de cette unité

$$a + pa' = \frac{Q}{t} + p\,\frac{Q}{t'} = Q\left(\frac{1}{t} + \frac{p}{t'}\right) = \frac{Q}{\dfrac{tt'}{pt + t'}}$$

Il en résulte que le temps de l'action sera, dans notre hypothèse :

$$\theta = \frac{tt'}{pt + t'}$$

et le rapport de cette durée d'action à la durée t pour la présure seule sera :

$$\frac{\theta}{t} = \frac{t'}{pt + t'} = \frac{1}{1 + p\,\dfrac{t}{t'}}$$

Si j'appelle R ce rapport, facile à évaluer par l'expérience, on voit qu'il sera toujours plus petit que l'unité, et qu'il diminuera à mesure que la concentration augmentera, suivant un loi qui aura la forme suivante :

$$R = \frac{1}{1 + Ap}$$

où A' est une constante que l'expérience peut fournir, puisqu'elle est le rapport entre les temps de coagulation de la présure seule et de la présure additionnée de l'unité de concentration du sel ajouté. Comparons maintenant avec l'expérience, qui a été faite en comparant les temps de coagulation d'un lait et du même lait additionné de doses variables, exprimées en millionnièmes ou en milligrammes par litre, de chlorure de calcium $CaCl^2 + 6H^2O$ cristallisé et pur. Le tableau ci-dessous donne les valeurs de R et les valeurs de A correspondantes, calculées en prenant pour unité de concentration la dose de 40 millionnièmes de sel.

Doses de sel.	Valeur de R.	Valeur de A.
—	—	—
20	0.95	0,10
40	0.91	0.10
100	0.87	0.06
200	0.83	0.04
1.000	0.50	0.04
2.000	0.41	0,03
4.000	0.30	0.02
10.000	.0.21	0.015

On voit que l'accélération produite par le chlorure de calcium est très sensible : avec un gramme de sel cristallisé par litre, correspondant à un peu plus d'un demi-gramme de sel anhydre, le lait se coagule deux plus fois vite On voit aussi que la loi que nous avons admise pour la superposition des effets coagulants n'est pas exacte. La valeur de A est peu variable, ce qui permet d'admettre que pour de légères variations dans la dose d'acide ou de celle de sel, il y a simplement superposition d'effets. Mais lorsque les doses varient beaucoup, les deux actions s'influencent l'une l'autre.

On peut même voir qu'elles ne s'influencent pas de la même façon dans le cas des acides que dans le cas des sels.

Dans l'expérience citée plus haut de M. Arthus, nous avons mis, dans la dernière colonne, la valeur de A calculée en partant, non du temps de coagulation du lait additionné seulement de présure, temps que l'auteur ne donne pas, mais du temps de coagulation du lait additionné de 1 cc. d'HCl, que nous savons se coaguler en 2 heures ; on voit que A augmente beaucoup avec la dose d'acide, et qu'à la fin l'action se précipite. Au contraire, on voit que A diminue à mesure qu'augmente la dose de chlorure de calcium dans notre seconde expérience de mesure, ce qui témoigne que si l'acide et le chlorure de calcium sont comparables dans leur action pour de petites doses, ils ne le sont plus pour des doses considérables.

Avec l'acide, l'accélération est continue et augmente plus rapidement que la dose. Lorsqu'on ajoute au contraire un excès de chlorure de calcium, et qu'on arrive à des doses de 50 à 100 grammes par litre, c'est un ralentissement dans l'action de la présure qu'on observe au lieu d'une accélération, et nous tombons là dans un nouvel ordre d'actions dont nous avons donné plus haut la formule générale et qui correspondent aux valeurs de R plus grandes que l'unité. Au lieu d'étudier ces actions retardatrices avec les sels de chaux, où elles ne se produisent que pour des doses élevées, il vaut mieux les étudier avec les sels des métaux alcalins, avec lesquels elles sont la règle. De faibles doses n'influencent pas la présure, et le rapport R reste égal à l'unité jusqu'à une certaine dose de sel voisine en général de 1 gramme par litre, pour laquelle le retard commence. Le coagulum formé en présence de ces sels est moins opaque que le coagulum normal, et la caséine commence à être atteinte.

199. Etude des sels neutres. — C'est surtout avec les sels de magnésie que le caractère du coagulum se modifie, et ces sels sont à leur tour intermédiaires entre les sels de potasse et les sels alcalino-terreux. Ils accélèrent, comme les derniers, pour de faibles doses, l'action de la présure, et commencent à la ralentir ensuite pour des doses plus faibles que dans le cas des sels de chaux. Le tableau suivant résume les résultats d'une longue série d'expériences à ce sujet.

Les chiffres de la première colonne horizontale sont les proportions, en millionnièmes, des divers sels de la première colonne verticale. Les chiffres placés à l'intersection des deux colonnes sont les valeurs correspondantes du rapport R défini comme nous l'avons fait plus haut.

	40	80	200	400	1000	4000	8000	50000	100000
Nitrate de potasse......	1,00	1,00	1,00	1,00	1,05	1,14	1,85	13,0	»
Sulfate de potasse......	1,00	1,00	1,00	1,00	»	1,40	1,75	»	»
Chlorure de potassium..	»	0,95	1,00	»	1,02	1,10	»	»	»
Phosphate de potasse...	1,00	1,00	1,00	1.04	»	2.00	4,00	0,66	0,4
Nitrate de soude........	1,00	1,00	1,00	1,03	1,10	1,47	2,00	>12	»
Sulfate de soude........	1,00	1,00	1,00	1,00	1,05	1,42	1,80	»	»
Chlorure de sodium.....	1,00	1,00	1,00	1,00	1,00	1,20	1,37	3,4	3,0
Phosphate de soude.....	0,94	»	0,87	1,07	»	2,00	5,50	»	3,0
Nitrate d'ammoniaque..	1,00	1,00	1,00	1,00	»	1,10	1,20	»	»
Sulfate d'ammoniaque..	1,00	1,00	1,00	1,00	1,00	1,02	1,05	»	»
Chlorhydrate d'ammon.	1.00	1,00	1,00	1,00	1,00	1,06	1,12	»	»
Nitrate de magnésie....	0,97	0,94	0,87	0,77	»	0,40	0,50	>33	»
Sulfate de magnésie....	»	»	»	»	»	»	0,90	2,2	4,3
Chlorure de magnésium	»	»	»	»	0,56	0,43	0,54	4,5	»
Nitrate de baryte......	1,00	0,93	0,86	0,78	»	0,30	0,21	0,70	2,14
Chlorure de baryum....	1,00	1,00	0,89	0,75	»	0,12	»	0,45	1,60
Nitrate de strontiane...	1,00	0,92	0,84	0,70	»	0,28	»	0,60	2,00
Chlorure de strontium..	»	»	»	0,71	0,50	0,21	0,23	0,50	1,20
Nitrate de chaux.......	0,94	»	0,83	0.75	»	0,20	0,15	»	»
Sulfate de chaux.......	»	»	0,94	0,91	0,83	»	»	»	»
Chlorure de calcium....	0,91	0,87	0,83	»	0,50	0,30	0,21	2 1	>10

On voit sur ce tableau quelle est la variété des effets produits, en rapport avec la variété des combinaisons que permet le jeu des deux courbes des figures 21 et 22. On peut remarquer aussi que les phosphates de soude et de potasse ne se comportent pas de même, et que chacun d'eux a une allure différente de celle des autres sels de la même base. Nous avons vu plus haut que l'acide phosphorique ne se comporte pas non plus comme les autres acides. Nul doute qu'il n'imprime aux sels qu'il forme le cachet de son influence.

Lörcher, qui a recommencé récemment cette étude, l'a faite

à un autre point de vue et a interprété autrement ses résultats. Acceptant l'idée de Hammarsten, d'Arthus et Pagès, que la transformation de la caséine par la présure, et sa précipitation sont deux phénomènes indépendants, il admet que les sels se partagent sous ce point de vue en deux groupes. Le premier influence l'action chimique de la présure sur la caséine, le second groupe influence la précipitation. Les sels de chaux appartiennent au second groupe, les sels de magnésie au premier. Il y a des sels qui appartiennent aux deux, et ce sont les plus nombreux : on peut même dire que le chlorure de calcium appartient au premier pour de faibles doses, au second pour de fortes doses. On ne voit donc pas l'avantage de faire des groupes aussi mal définis. De plus, la distinction entre l'action de la présure sur la caséine et la coagulation est, nous l'avons vu, tout à fait arbitraire, et l'expérience qui a donné cette idée peut être interprétée autrement. Il ne reste que ceci, que certains sels modifient la caséine et la rendent plus ou moins coagulable par la présure, ce qui rentre dans le cadre ordinaire des actions de coagulation. Nous retrouverons ces résultats de Lörcher à propos de la présure, mais il est nécessaire d'en dire un mot ici, car nous aurons besoin de ce que nous allons apprendre pour étudier dans le chapitre suivant la coagulation du sang.

200. Résultats de Lörcher. — Lörcher a étudié l'action de divers sels pulvérisés et desséchés, introduits en poudre en proportions équimoléculaires dans du lait additionné de présure, en arrêtant ses essais lorsque le lait, ainsi additionné de sel, perdait son aspect normal, et prenait un peu de cette transparence gélatineuse que j'avais observée dans mes expériences, et que j'ai signalée plus haut. Il a comparé les durées de coagulation du lait additionné de sel, avec le lait normal. Voici les résultats qu'il a observés, aussi brièvement résumés que possible.

Les sels de métaux alcalins KOH, NaOH, Na^2CO^3, K^2CO^3, $NaHCO^3$, Na^2SO^4, K^2SO^4, $NaAzO^3$, $KAzO^3$, Na^2HPO^4, NaI,KI,

NaBr, KBr, NaCl, KCl, retardent d'autant plus l'action de la présure qu'ils sont plus concentrés; c'est le résultat que nous connaissons, étendu à un plus grand nombre de sels.

Tandis que Na^2HPO^4 retarde, K^2HPO^4 accélère l'action de la présure, dit Lörcher. J'ai trouvé que c'était l'inverse pour de faibles doses.

Le chlorure de lithium LiCl accélère d'abord et retarde ensuite. Les fluorures de sodium et l'oxalate de potasse retardent l'action de la présure et même notablement. Ceci montre que dans les expériences d'Arthus et Pagès, le fluorure et l'oxalate employés comme décalcifiants n'agiraient comme tels que s'ils étaient employés à la dose strictement nécessaire pour précipiter toute la chaux présente; or c'est ce qui n'arrive jamais. Il faut toujours en introduire un excès, et dès lors le lait qui contient cet excès n'est plus un lait normal, il est devenu plus résistant à l'action de la présure. Nous avons eu plus haut (**194**) à nous souvenir de ce fait.

Quant aux sels alcalino-terreux, voici le résumé de leur histoire. La chaux et le baryum retardent l'action de la présure, $Ba(AzO^3)^2$ l'accélère ; $CaCl^2$, $BaCl^2$, $SrCl^2$ l'accélèrent d'abord et la retardent ensuite, comme nous l'avons dit plus haut. $MgCl^2$ commence par retarder puis accélère. $ZnCl^2$ fait l'inverse ; quant à $CdCl^2$ et $AlCl^3$, ils accélèrent de plus en plus, mais déjà là, il n'est plus question de sels neutres et l'acidité du produit se met de la partie.

Nous retrouverons ces résultats de Lörcher à propos de la présure, de même que nous retrouverons à propos de chacune des diastases dont nous ferons l'histoire individuelle, l'étude de ses sels favorisants ou paralysants.

Mais nous avons d'abord à examiner, à la lumière de ce que nous venons d'apprendre, les autres phénomènes de coagulation que l'on connaît le mieux, celle de la fibrine et celle de la pectase.

BIBLIOGRAPHIE

HAMMARSTEN. Zur Kenntniss des Kaseins und der Wirkung der Labferments. *Festchrift*, Upsal, 1877 et *Zeitschr. f. phys. Chemie*, t. VII, 1883.

G. COURANT. *Pfluger's Archiv.*, t. L. 1890,

DUCLAUX. *Ann. de l'Institut agronomique*, 1882, et Le lait, Paris, 1890.

SOXHLET. *Munch. med. Wochenschr*, t. XL, 1893.

SOLDNER. Die Salze der Milch und ihre Beziehungen zu dem Verhalten der Kaseïns, *Inaug. Dis.* Erlangen, 1898.

ARTHUS et PAGÈS. *Archives de physiologie*, t. II, 1890. p. 331 et 540.

LÖRCHER. *Pfluger's Archiv*, t. XLIX, 1890.

CHAPITRE XVII

COAGULATION DU SANG

Résumons, avant d'aborder ce sujet difficile, ce que nous venons d'apprendre au sujet de la coagulation du lait. On peut le faire en quelques propositions très simples.

Il y a dans le lait de la caséine en solution et de la caséine en suspension. C'est cette dernière qui seule se coagule.

Cette caséine en suspension se comporte comme de l'argile en suspension dans l'eau, et peut être précipitée sous les influences les plus minimes, sans changer de nature, par une très légère modification de ses liens d'adhérence physique avec le liquide ambiant.

Un grand nombre de sels peuvent provoquer ce dépôt à doses plus ou moins fortes. Parmi eux les sels de chaux sont au premier rang.

D'autres sels, les sels alcalins ou ceux de magnésie, ont, au contraire, la propriété de solubiliser la caséine en suspension et de la rendre par conséquent plus difficilement précipitable. Cette propriété, les sels de calcium la possèdent aussi quand ils sont employés à haute dose, par exemple le chlorure de calcium.

La présure se comporte comme les sels de chaux, mais à doses beaucoup plus faibles.

Il n'est pas encore démontré qu'elle soit impuissante à coaguler, à dose suffisante, un lait absolument privé de chaux. Mais ce qui est sûr, c'est qu'on ajoute à sa puissance en la faisant agir en présence d'un sel soluble de calcium, et qu'on l'affaiblit en lui supprimant la chaux, surtout quand on se sert pour cela d'un fluorure ou d'un oxalate alcalin qui, dissolvant la caséine pour leur compte, la rendent plus insensible à l'action de la présure.

Cette action de la présure est en effet favorisée par les sels qui sont précipitants comme elle. Elle est en revanche contrariée par les sels dissolvants, si bien qu'en présence de ces derniers, la présure peut être tout à fait inactive. Mais cette concordance d'effets, de même que cet antagonisme, ont leurs lois, analogues aux lois de la composition des forces, et expliquant suffisamment bien les phénomènes pour qu'il soit, dans l'état actuel de la science, inutile d'en chercher d'autres.

Toutes ces notions vont se retrouver à propos de la coagulation du sang dans laquelle nous allons rencontrer une présure, la plasmase, une caséine, la substance fibrinoplastique, l'influence des sels coagulants ou décoagulants, et en particulier l'influence si singulière des sels de calcium, de sorte qu'on pourrait faire l'économie d'un chapitre nouveau en disant que les conclusions générales qui précèdent s'appliquent aussi à la coagulation de la fibrine. Mais comme elles diffèrent sensiblement de celles qui sont adoptées partout, et comme le sang diffère encore du lait en ce qu'il peut se coaguler spontanément dans certaines circonstances et pas dans d'autres, tandis que le lait exige toujours une addition de présure, il y a intérêt à faire l'examen rapide de la question, en insistant non sur ce qu'elle a de commun avec celle de la coagulation par la présure, mais sur ses différences.

201. Constitution du sang. — Nous n'avons pas évidemment à faire ici l'histoire physiologique du sang. Nous n'en prendrons que ce qu'il en faut pour comprendre sa coagulation. On sait comment se comporte le sang sorti de la veine. Prenons comme exemple le sang de cheval, celui dont la coagulation est la plus lente et par là la plus facile à étudier. Abandonné au repos et dans un lieu frais, ce sang laisse d'abord se déposer ses globules rouges, qui forment au fond du vase une couche plus ou moins épaisse. Au-dessus se déposent les globules blancs, formant une couche mince, gris jaunâtre ou gris rougeâtre, que surnage un liquide un peu trouble. Ce liquide est le plasma, qui tient encore en suspension les plaquettes de

Hayem. Dans ce plasma se fait peu à peu un coagulum de fibrine, dont les filaments entremêlés et anastomosés retiennent le liquide et en font une masse molle. Puis a lieu la rétraction. Les filaments fibrineux se contractent et expulsent un liquide parfois très limpide, jaune clair, lorsque l'expérience a été bien faite. C'est le sérum ou plasma défibriné.

Ce sérum contient à son tour diverses matières qui ne nous intéressent pas pour le moment, et dont l'étude ne pourrait qu'introduire de la confusion dans notre exposé, que nous bornons au mécanisme de l'apparition de la fibrine. Cette fibrine est en poids très faible, représentant environ 1/200 du poids du sang. Nous l'avons assimilée physiquement, dans un des chapitres qui précèdent, à l'enchevêtrement de cristaux de sulfate de quinine, qu'on provoque dans une solution saturée de ce sel, par l'addition de sulfate d'ammoniaque cristallisé. Nous y retrouvons la formation d'un tissu spongieux, emprisonnant une masse énorme de liquide. Nous verrons tout à l'heure que le dépôt de fibrine peut être aussi provoqué par l'action de certains sels, analogues ou identiques à ceux qui font cristalliser les solutions de sulfate de quinine. La ressemblance entre les deux phénomènes n'est pas douteuse, mais la coagulation du sang a un côté physiologique qui n'existe pas chez l'autre, et que nous avons à dégager.

Le sang circulant dans les vaisseaux ne se coagule pas dans les conditions ordinaires. Deux à trois minutes après sa sortie d'une veine, chez l'homme, il commence à manifester des signes de coagulation, et il est pris en masse après 7 à 8 minutes. D'où vient cette différence entre le sang circulant et le sang sorti de l'organisme ?

202. Formation du dépôt de fibrine. — Demandons-nous d'abord comment se fait le réseau de fibrine. Part-il de certains des éléments figurés du sang, auquel cas il faudrait chercher s'il n'a pas avec eux quelque relation génétique, ou bien est-il tout à fait indépendant d'eux ? On peut le savoir facilement en employant un procédé dû à Schimmelbusch. On étale le sang au sortir de la veine sur une lamelle dont on recouvre une cuvette creusée dans un porte objet, et on examine au microscope. On voit, au bout de une à deux minutes, de petites aiguilles se produire çà et là, se fixant aux parois du verre, et cela si bien qu'on peut, à l'aide d'un filet d'eau, les débarrasser à ce moment des éléments non encore fixés, et en faire des préparations colorées. Ces aiguilles flexibles grandissent peu à peu, se croisent et se soudent à leurs points de croisement, mais à aucun moment, ni à leur début, ni quand elles ont formé réseau, elles ne manifestent, d'après Eberth et Schimmelbusch, aucune prédilection pour telle ou telle place de la préparation, pour tel ou tel élément figuré. Elles sont également réparties sur toute la surface.

On avait en particulier rattaché la formation du réseau fibrineux aux plaquettes de Hayem, beaucoup plus fragiles en dehors des vaisseaux que les autres éléments figurés du sang, et qui, précisément, au bout de quelques minutes, s'étoilent, deviennent visqueuses, crénelées, se garnissent de prolongements fibrineux, et sont en assez grand nombre dans le sang, environ 400.000 par millim. cube, pour qu'on ait pu considérer le réseau fibrineux comme une prolongation directe et un enchevêtrement des pointes de ces plaquettes. On peut, au contraire, montrer leur indépendance dans le procédé de Schimmelbusch, en colorant la fibrine par la méthode de Weigert. On traite par le liquide de Gram (T. I, 77) le coagulum durci par l'alcool, et on décolore par l'aniline. Les plaquettes se décolorent ainsi complètement, pendant que les filaments de fibrine restent colorés, et on voit que le réseau est indépendant des plaquettes. Il peut en outre se faire des coagulations dans des liquides où il n'y a pas de plaquettes. Les deux phénomènes de formation de la fibrine et de la destruction des plaquettes dans le sang sont donc simultanés, mais indépendants. Ce qui le prouve encore, c'est qu'ils se dissocient parfois : on trouve des coagulums avec des plaquettes intactes, et d'autres fois des plaquettes détruites dans un sang non encore coagulé.

La même question ne se pose pas au sujet des globules blancs, qui sont en moyenne les éléments les plus résistants de l'organisme. Nous les verrons intervenir tout à l'heure, non par eux-mêmes, mais par leurs sécrétions. Concluons donc de ce qui précède que la fibrine du coagulum n'est pas une autre forme des éléments figurés contenus dans le sang. Elle était primitivement, sinon à l'état liquide, du moins à l'état invisible, et la question est de savoir comment et pourquoi elle se solidifie hors des vaisseaux.

On a cherché à ce phénomène des causes physiques. On a d'abord accusé le mouvement du sang : mais on accélère la séparation de la fibrine en agitant le sang en dehors de l'organisme, en le battant par exemple au moyen d'un petit balai. On a dit aussi que c'était parce qu'il se refroidit qu'il se coagule : mais le coagulum se produit plus vite dans du sang maintenu à la température du corps, ou à une température supérieure. On ralentit au contraire sa formation en refroidissant le liquide, par exemple en le recevant, à la sortie de la veine, dans un vase refroidi et plongé dans la glace. On a enfin accusé l'influence chimique des gaz : le sang s'appauvrit à l'air de son acide carbonique et s'oxyde. Mais on ne gagne rien à recevoir le sang, dès sa sortie de la veine, sous une éprouvette pleine de mercure, dans laquelle il ne subit aucun échange gazeux. On peut aussi le recevoir dans un vase rempli d'acide carbonique, où il ne se coagule pas moins vite. Il faut donc en venir à des causes intérieures au sang, et dès lors le problème persiste : pourquoi ces causes intérieures n'interviennent-elles pas en dedans comme en dehors de l'organisme ?

203. Etude chimique du sang. — Cette question nous conduit à l'étude chimique du sang, ou du moins de celle des parties du sang qui donne la fibrine. Le pas le plus important de ce côté a été fait par Al. Schmidt et ses élèves de l'École de Dorpat.

Schmidt prend du sang de cheval, qui se coagule plus lentement que les autres, ou bien du sang de bœuf qu'on a reçu, au sortir de la veine, dans une solution saturée de sulfate de magnésie. Il suffit de un volume de solution saturée pour trois volumes de sang, et il faut agiter pendant la prise. Le sang, dans ces conditions, devient incoagulable, de plus, les globules rouges perdent leur mollesse et l'élasticité qui leur permettait de passer au travers des pores d'un filtre, ils gagnent aussi, sans doute, de l'adhésion pour les fibres du papier, de sorte qu'on peut obtenir en filtrant un plasma salé incolore. Quelle que soit sa provenance, ce plasma est mélangé à un volume égal de solution saturée de sel marin. On obtient un précipité qu'on sépare du liquide, qu'on comprime entre des doubles de papier, et qu'on redissout dans une solution à 8 0/0 de sel marin : on filtre, on précipite à nouveau par une solution saturée de sel marin, et on recommence deux ou trois fois de suite. Le dernier précipité est comprimé entre des doubles de papier Joseph, finement divisé, et mis en suspension dans de l'eau, dans laquelle il se dissout grâce aux traces de sel marin qu'il contient encore : le liquide est alors soumis à la dialyse en présence d'eau très faiblement alcaline.

On peut aussi recevoir le sang dans 1/10 de son volume de solution contenant 0 gr. 7 de sel marin et 10 gr. d'oxalate de potasse par litre, qui permet de centrifuger les globules rouges. Le plasma obtenu est mélangé avec son volume d'une solution concentrée de sel marin, ce qui fournit une solution trouble qu'on centrifuge une demi-heure. On sépare le mieux possible la partie solide et on la dissout dans l'eau. On recommence la précipitation deux ou trois fois de suite, et on continue comme précédemment.

On a ainsi une solution d'une matière albuminoïde qui se coagule à 56°, à peu près à la même température que le plasma sanguin. Elle contient encore un peu de sel, car quand elle en est privée, elle devient insoluble. Ce qui rend cette substance intéressante pour nous, c'est que la solution peut se conserver longtemps sans se coaguler, mais si on y ajoute un peu de coagulum sanguin, même lavé à l'eau, ou un peu de sérum expulsé naturellement par ce coagulum, elle fournit de la fibrine typique.

Nous pouvons, dès lors, passer sous silence les autres matières albuminoïdes du sérum, que nous retrouverons dans la partie de cet ouvrage consacrée à l'étude des matières albuminoïdes en général, à la condition de nous borner à étudier, non pas les coagulations diverses dont le sang peut devenir le siège sous l'influence de la chaleur, des acides, des sels, etc., mais la coagulation qui fournit les filaments élastiques de la fibrine. Nous avons, en effet, séparé du sang la substance qui la fournit. C'est ce que Schmidt a appelé le *fibrinogène*.

Jusqu'ici, le parallélisme est parfait avec les phénomènes de la coagulation du lait. Le fibrinogène est la caséine du sang. La seule différence apparente est que dans le lait la caséine est à peu près seule, et que le coagulum la comprend presque toute entière, tandis que dans le sang, le fibrinogène ne forme qu'une faible partie des matériaux albuminoïdes du sang. Il en constitue la partie la plus facilement précipitable.

Le parallélisme se continue en ce que la production de la fibrine aux dépens du fibrinogène rappelle tout à fait la coagulation du lait par la présure. Le fragment de coagulum ou les petites portions de sérum que nous avons été obligés d'ajouter dans la solution de fibrinogène se comportent comme une diastase. Pour savoir si cette explication est exacte, il faut chercher quels sont les liquides organiques capables de provoquer ainsi la coagulation du fibrinogène, et ensuite si, de ces liquides, on peut isoler par les méthodes ordinaires, une diastase coagulante.

204. Plasmase du sang. — C'est ce que Schmidt a fait le premier en précipitant le sérum ou le sang défibriné par 15 à 20 fois son volume d'alcool, et en laissant ensuite au repos pendant plusieurs mois. On filtre le précipité, et on le dessèche sur l'acide sulfurique. En traitant par de l'eau tiède la poudre obtenue, on obtient un magma capable, sous un poids très faible, de coaguler le fibrinogène. Cette substance active perd ses propriétés quand on la chauffe à 75° : c'est elle que Al. Schmidt, qui en a le premier étudié les propriétés, après Buchanan qui l'avait découverte, a nommée *fibrin-ferment*. Comme dans cet ouvrage, nous proscrivons systématiquement le mot de ferment à propos des actions diastasiques, nous l'appellerons, avec Bourquelot, plasmase, puisqu'elle coagule le plasma.

Il est bien entendu que cette plasmase, telle que nous venons de la préparer, n'est pas pure ; elle semble même beaucoup plus impure que les présures commerciales. On peut trouver au liquide qui la contient des propriétés variables au sujet de sa composition centésimale, de sa teneur en azote, de sa température de coagulation. Nous n'entrerons pas dans le détail des observations faites sur ce point par Gamgee, Léa, Grun, Halliburton. Nous nous bornerons à dire que prendre pour la diastase le liquide qui la contient, revient dans une certaine mesure à prendre pour de la sucrase le précipité formé par l'alcool dans de l'eau de levure. Il y a de la diastase dans le liquide, mais il y a beaucoup d'autres choses qu'elle.

Le caractère diastasique de la plasmase de Schmidt résulte aussi de ce que son introduction dans un liquide organique non spontanément coagulable, par exemple, dans un liquide d'hydrocèle, y provoque une abondante coagulation fibrineuse. Très peu résistante à la chaleur quand elle est en solution, la plasmase peut être chauffée au delà de 100° quand elle est à l'état sec. On l'a trouvée partout où on l'a cherchée dans les liquides capables de coaguler les solutions de fibrinogène. La plasmase est donc la présure de la coagulation sanguine.

La ressemblance se continue en ce que la plasmase ne précipite pas, à l'état de fibrine, toute la matière albuminoïde de la solution de fibrinogène, pas plus que la présure ne précipite toute la matière albuminoïde du lait, pas plus que le sulfate d'ammoniaque ne précipite tout le sulfate de quinine d'une solution. Il est clair que dans ce dernier cas, il serait absurde de conclure que le sulfate de quinine a subi une transformation chimique en deux substances nouvelles, l'une qui se précipite, l'autre qui reste dissoute. Nous avons vu que, pour la caséine, l'expérience nous a aussi empêché de conclure à un dédoublement. Ce que nous savons sur tous les phénomènes de coagulation qui ont été un peu étudiés, nous conduit à conclure de même qu'il n'est pas nécessaire, pour comprendre la production de la fibrine aux dépens d'une partie du fibrinogène, d'admettre qu'il y a eu dislocation de ce corps. Nous allons du reste trouver tout à l'heure un argument de fait, concluant dans le même sens.

205. Unité de la plasmase. — Avec ce que nous venons d'apprendre au sujet de la plasmase, nous pouvons tirer tout de suite une conclusion, c'est que c'est elle qui est l'agent actif dans toutes les matières diverses qu'on a trouvées douées de la même propriété qu'elle. Lorsqu'on nous dira qu'un coagulum fibrineux, qu'un précipité obtenu par un moyen quelconque coagule le plasma sanguin, nous ne conclurons pas qu'il est une plasmase, mais seulement qu'il contient de la plasmase, qui, en sa qualité de diastase, se colle en général aux précipités qu'on produit dans le liquide qui la contient, et qui se redissout avec eux sans se confondre avec eux. Cette simple remarque nous dispense d'abord d'énumérer les substances nombreuses qu'une fausse interprétation des faits conduisait à assimiler à la plasmase. Nous admettrons, jusqu'à plus ample informé, qu'il n'y a qu'une plasmase comme il n'y a, sauf les réserves que nous ferons plus tard, qu'une seule sucrase et qu'une seule amylase. Il demeure entendu que nous ne confondrons pas avec la plasmase les acides et les sels capables de coaguler la fibrine, pas plus que nous ne confondons avec la sucrase les sels ou acides minéraux capables d'intervertir le sucre.

206. Recherche de la plasmase. — Cette manière de concevoir les choses nous permet maintenant de chercher la plasmase dans les liquides ou solides qui en contiennent. Il suffit de voir si ces liquides ou ces solides coagulent une solution de fibrinogène, ou plus simplement du plasma, ou plus simplement encore un liquide d'hydrocèle non spontanément coagulable. Ce n'est pas, en effet, le fibrinogène qui manque dans ce liquide, c'est la plasmase, et par là nous voyons tout de suite que tous les liquides de l'économie n'en contiennent pas. Elle est pourtant très largement répandue, bien qu'on n'en trouve pas, en apparence au moins, dans le sang circulant ; mais il y en a dans le tissu des glandes, dans la chair musculaire, et dans presque tous les liquides physiologiques. Sa diffusion extrême est même sans doute une nécessité de nutrition. C'est elle qui arrête et immobilise au passage la partie de la fibrine du sang destinée à la nutrition de la cellule, et à cette lumière on voit mieux pourquoi toutes ces actions de coagulation doivent dépendre de mécanismes très délicats, prêts à fonctionner tantôt dans un sens, tantôt en sens inverse, suivant que la cellule a à reprendre ou à lâcher de sa matière organique. C'est une conclusion analogue à celle que nous avons déjà rencontrée à propos de l'amidon.

Cette plasmase est toujours mélangée à des liquides organiques albumineux et complexes d'où il est difficile de l'isoler. La méthode de Schmidt, dont nous avons parlé plus haut, sert surtout à montrer que c'est une diastase insoluble dans l'alcool, mais elle est médiocre comme procédé d'isolement. Si on laisse peu de temps le coagulum en contact avec l'alcool, on obtient une plasmase assez active, mais très impure. Si on laisse le contact durer plus longtemps, pour donner à la matière albuminoïde le temps de se coaguler et de devenir insoluble, il arrive ce qui arrive toujours en pareil cas, la diastase devient aussi insoluble, et on n'a qu'une solution faible de plasmase. Or, il est important de ne pas opérer avec des solutions trop affaiblies de ce corps, lorsqu'on veut étudier ses propriétés. On s'expose à la méconnaître là où il y en a réellement, et voici, par exemple, une cause d'erreur dont ont été victimes la plupart des savants qui ont étudié ce sujet. On met une solution de plasmase peu active en contact avec du fibrinogène, et on partage la solution en deux, dont une est additionnée d'un sel quelconque, de calcium ou d'un autre métal, amenant la coagulation par lui-même à dose convenable. Il se produit alors, par le mécanisme général que nous avons étudié dans le chapitre précédent, une combinaison de forces entre la plasmase et le sel minéral, et le second échantillon se coagule alors que le premier reste intact. Comment interpréter l'expérience ? Elle l'a été de deux façons : Les uns ont dit : c'est le sel qui est l'élément coagulant. Les autres ont dit : non ! C'est que la solution organique ne contenait pas de plasmase, mais une substance différente, une pro-plasmase, que le contact du sel de calcium transforme en plasmase. Il est clair que si ces deux conceptions n'ont pas d'autre base que l'expérience qui y a conduit, ou des expériences de même ordre, elles sont tout à fait caduques, les faits qu'elles visent s'expliquant beaucoup plus rationnellement sans elles.

207. Préparation de la plasmase. — Quoi qu'il en soit, quand Hammarsten a voulu préparer une solution de plasmase aussi active que possible, il a renoncé aux anciennes pratiques, et voici comment il a opéré. Son objectif, en vue d'une question que nous rencontrerons tout à l'heure, était d'avoir une plasmase exempte de sels de chaux précipitables par l'oxalate de potasse. Il prenait du sang de cheval, qu'il centrifugeait, et séparait ainsi les globules. Le sérum était mélangé avec 0,3 0/0 d'oxalate de potasse. On séparait, par un nouveau passage à la centrifuge et par une filtration sur papier épais, le précipité d'oxalate de chaux formé. Comme le sérum filtré, malgré sa limpidité, pouvait encore contenir un peu d'oxalate de chaux, on l'étendait de deux à trois fois son volume d'eau distillée. Il se formait, au bout de quelques jours, un précipité floconneux de globulines, qui entraînaient par collage toutes les matières en suspension.

On étend encore davantage d'eau le sérum tout à fait limpide obtenu par ces moyens, et on y produit, au moyen d'un peu d'acide acétique, un précipité de ce que Hammarsten appelle des globulines. Ce précipité entraîne toute la plasmase. On le purifie en le dissolvant dans un peu d'alcali et en le précipitant à nouveau par l'acide acétique. Après deux ou trois de ces traitements, on redissout le dernier précipité dans de l'eau contenant un peu de NaCl pur. Ces solutions ne contiennent pas de chaux et sont très riches en plasmase.

On peut encore provoquer la formation de ces globulines en soumettant à la dialyse le sérum oxalaté et filtré, sans l'étendre d'eau au préalable. La globuline qui se sépare à mesure que le sérum s'appauvrit en sels est séparée, redissoute dans un peu de sel marin et refiltrée. Le liquide obtenu sert directement aux recherches.

Maintenant que nous en sommes arrivés à étudier le phénomène de la coagulation, procurons-nous aussi, nous verrons bientôt pourquoi, une solution de fibrinogène exempte de chaux. On reçoit pour cela le sang de cheval, au sortir de la veine, dans une solution aqueuse à 5 ou 6 0/0 d'oxalate de potasse, en s'arrangeant de façon que le mélange, rapidement opéré, contienne seulement à la fin 0,3 0/0 d'oxalate. On centrifuge et on laisse le sérum pendant une vingtaine d'heures au voisinage de 0°. Il s'y forme un précipité, qui le laisse parfaitement limpide, et prêt à servir comme solution de fibrinogène. Quand on veut en retirer ce corps, on précipite par un demi-volume d'une solution concentrée de sel marin, additionnée d'un peu d'oxalate de potassium, et filtrée de façon qu'elle ne contienne aucune trace de chaux soluble ; on filtre pour séparer un léger précipité, et on ajoute de nouvelle solution salée, en volume égal environ au premier. Le fibrinogène se précipite, on le redissout dans une solution oxalatée de sel à 6 ou 8 0/0, on reprécipite par le sel marin et ainsi de suite trois fois. Le dernier précipité est comprimé entre plusieurs doubles de papier, et redissous dans l'eau légèrement salée. Ce liquide contient un excès d'oxalate et précipite par un sel de calcium. C'est une solution de fibrinogène sans sels de calcium.

208. Mécanisme de la coagulation. — Mélangeons maintenant notre plasma ou notre fibrinogène, privés de sels de calcium, avec une solution de plasmase également sans sels de calcium. Nous observons une coagulation tout à fait normale, avec formation de filaments fibrineux tout à fait pareils à ceux de la coagulation spontanée du sang. « On obtient, nous dit Hammarsten, à qui sont dues ces expériences, une formation tout à fait typique de fibrine en l'absence de tout sel de calcium précipitable par les oxalates ». C'est une conclusion plus précise que celle que nous avons rencontrée au sujet de la présure, pour laquelle il est encore douteux que la coagulation soit possible en l'absence de sels de chaux. Mais il est probable qu'en cherchant bien, on trouverait que les deux phénomènes sont du même ordre, et peuvent s'accomplir, sinon en l'absence totale et absolue des sels de chaux, du moins en l'absence de quantités visibles ou mesurables par les réactifs ordinaires. Car il reste la possibilité, qu'on ne peut pas exclure *a priori*, que la coagulatiou du lait ou du sang soit un *réactif* du calcium plus sensible que tous les autres. N'oublions pas que le réactif le plus sensible de l'argent n'est pas le sel marin, mais l'*aspergillus niger* (T. I, **99**).

209. Critique des anciennes interprétations. — En résumé, la présence d'un sel de chaux n'est pas nécessaire pour la coagulation, d'après Hammarsten, d'accord en cela avec Peckelharing, qui avait observé avant lui le même fait. Il suffit de cette expérience pour renverser une théorie qui a longtemps eu cours, et dans laquelle la fibrine résultait de la combinaison avec la chaux du fibrinogène du sang, de même que la caséine coagulée était un caséinate de chaux.

Lilienfeld avait essayé d'appuyer sur un dosage la conclusion relative à la fibrine, en comparant sa teneur en chaux avec celle du fibrinogène. Il avait calciné pour cela environ 1 gr. 5 des deux substances, n'avait pas trouvé de chaux dans la seconde, en avait trouvé moins d'un milligramme dans la première, et c'était sur des chiffres pareils qu'il avait tablé. De plus, pour précipiter sa chaux, il avait fait une solution des cendres dans l'acide chlorhydrique, dont on sait très bien que la présence dans une liqueur peut masquer de petites quantités de chaux. Quand Hammarsten a recommencé cette mauvaise expérience, il a vu que du fibrinogène et de la fibrine authentiques contiennent le premier 0,034 0/0 de chaux, le second 0,035, c'est-à-dire deux chiffres identiques.

Mais ce n'est pas tout que de prouver l'inexactitude de cette théorie, on peut encore indiquer l'erreur d'interprétation qui l'a fait naître. Elle revient à ceci : un plasma oxalaté additionné de plasmase ne se coagule pas ; il se coagule quand on y ajoute du chlorure de calcium. Conclusion : la chaux s'est combinée au fibrinogène pour former le coagulum. Outre la difficulté de comprendre comment la fibrine pouvait enlever sa chaux à l'acide chlorhydrique, on oubliait dans cette conclusion qu'il y avait dans la liqueur, outre la plasmase coagulante, une influence décoagulante, ou plutôt hostile à la coagulation, celle de l'oxalate. Dès lors il arrivait ce que nous avons vu p. 300, que la solution de fibrinase étant peu active, l'influence du sel décoagulant l'emportait. En ajoutant du chlorure de calcium, outre qu'on diminuait la quantité d'oxalate, on faisait intervenir une nouvelle influence coagulante qui finissait par l'emporter.

Nous pouvons diriger une critique toute pareille du côté d'une autre théorie qui a encore cours, et qui est dans une certaine mesure indépendante de la précédente, bien qu'elle s'y rattache par un point. Elle admet que lors de la coagulation, le fibrinogène se scinde en deux parties, l'une qui reste en solution, l'autre qui se précipite à l'état de fibrine. C'est, comme on voit, la répétition de ce que nous avons vu pour la caséine, et ici encore, nous ne trouvons aucune preuve expérimentale à l'appui de cette interprétation. Nous avons donné une preuve de son inexactitude à propos de la caséine ; on pourrait facilement en trouver une à propos de la fibrine, mais cela est inutile depuis que Hammarsten a relevé une cause d'erreur commune à toutes les expériences qui ont fait naître l'idée de cette dislocation.

Voici par exemple une expérience de Lilienfeld. Il prépare une solution de fibrinogène par la méthode de Hammarsten, solution qui contient du sel marin. Cette solution ne se précipite ni ne se coagule sous l'action du chlorure de calcium. De cette solution de fibrinogène on retire, en faisant agir l'acide acétique, un précipité qui, lavé, redissous dans une eau faiblement alcaline, précipite par le chlorure de calcium. Donc, dit Lilienfeld, ce second précipité n'est plus du fibrinogène, et résulte de sa dislocation. Pour que cette conclusion soit acceptable, il aurait fallu additionner la seconde liqueur d'une quantité de sel égale à la première, ou enlever à la première le sel qui empêche de la comparer à la seconde. Si on fait cette opération, on trouve que les deux liqueurs se comportent de même.

Voilà un exemple des erreurs auxquelles des savants consciencieux sont exposés pour vouloir, contre toute apparence, prendre pour un phénomène chimique les phénomènes de coagulation, qui sont, comme je l'ai montré depuis longtemps, des changements d'état physique. Je reviens toujours à ma comparaison avec les phénomènes de teinture. Voici une matière colorante en solution dans l'eau. Elle teint l'eau, et on a beau y plonger une floche de coton, celle-ci sort imprégnée du bain colorant, et non pas *teinte*. Mettons dans ce bain du sel marin dans les mêmes proportions que dans l'expérience de Lilienfeld. L'eau se déteint, le coton se teint. La matière colorante est restée la même et, par un traitement convenable, pourrait de nouveau abandonner le coton pour l'eau. Y a-t-il l'ombre d'apparence de dédoublements chimiques successifs dans ces actions en apparence contradictoires, qui se comprennent au contraire très bien quand on les fait rentrer dans le cadre des adhésions moléculaires.

210. Résumé. — Nous ne pouvons donc que répéter ici ce que nous disions à propos de la caséine. La fibrine n'est que le passage à l'état visible d'une des matières albuminoïdes du sang, de celle qui est la plus voisine de l'état de suspension et la plus éloignée de l'état de solution, si on en juge par ce qu'elle se laisse précipiter le plus facilement par les sels neutres et les acides étendus. Cette coagulation peut être provoquée par la plasmase comme celle de la caséine par la présure, et dans les deux cas, ce sont les sels de chaux qui aident le plus efficacement l'action de la diastase. La ressemblance se continue en ce que, pour la fibrine comme pour la caséine, à côté des sels de chaux viennent se placer les sels de baryum et de strontium, qui ont encore, comme agents antagonistes, les sels des métaux alcalins et en particulier les oxalates. Ici encore la dose intervient. Les sels coagulants à faible dose peuvent être hostiles à la coagulation par la plasmase lorsqu'ils sont concentrés. De même les sels qui précipitent à haute dose peuvent rendre la coagulation plus difficile à faibles doses. Nous avons vu tout à l'heure, dans l'expérience de Lilienfeld, le sel marin empêcher l'action précipitante des sels de chaux sur le fibrinogène, et précipiter lui-même ce fibrinogène à doses plus élevées. De nombreux travaux ont été faits sur cette question, que nous ne passerons pas en revue. Avec la façon dont nous envisageons ces phénomènes, ces travaux perdent presque tout intérêt. Nous les retrouverons d'ailleurs dans le Volume de cet ouvrage où nous étudierons les diverses matières albuminoïdes. Pour le moment nous n'envisageons les sels minéraux que comme favorisant ou paralysant l'action de la plasmase, et nous résumerons brièvement l'ensemble des faits acquis en disant que généralement, ils se comportent vis-à-vis de cette diastase comme vis-à-vis de la présure.

211. Origine de la plasmase. — Nous en aurions fini avec ce sujet, qui se simplifie beaucoup, comme on voit, dès qu'on le rapproche de l'étude de la présure, s'il ne nous restait à résoudre la question que nous nous sommes posée au commencement de ce chapitre. D'où vient la plasmase qui coagule le sang à la sortie de la veine, et qui est pourtant absente du sang circulant. Nous n'avons pas eu à nous poser cette question à propos du lait, qui ne se coagule jamais spontanément, sauf dans certaines conditions pathologiques. Le sang, au contraire, ne se coagule jamais physiologiquement dans les vaisseaux, et semble se coaguler physiologiquement sitôt qu'il en est sorti. Est-ce encore une question de plasmase, et, si elle intervient, d'où sort-elle? Telle est la question que nous avons maintenant à résoudre.

Précisons d'abord bien les données du problème. Les coagulations que nous allons étudier ne sont pas ces coagulations rapides et en bloc qu'on obtient par injection dans le sang circulant de certaines substances, telles que de l'éther, ou encore du sang putréfié, chauffé, traité de diverses façons, et donnant des thrombus compactes et rouges dans lesquels les globules du sang sont déformés, gélatineux, soudés les uns aux autres. Il se peut que quelques-unes de ces coagulations soient dues à la plasmase, mais il peut arriver aussi qu'elles aient une autre origine, car le fibrinogène du sang n'est pas la seule matière qui y soit coagulable. Nous ne sommes pas en ce moment en mesure de faire la ventilation de tous ces résultats, et je vise seulement ici ceux qui s'accompagnent de la formation de fibrine authentique, plus ou moins compacte, ramassée parfois en thrombus incolores, parce que, pendant qu'elle se dépose et s'accroît, les globules rouges filtrent au travers de ses mailles. Cette coagulation, indépendante de tout changement survenu dans les globules rouges, a été attribuée comme propriété spécifique au plasma, à la suite d'une expérience de J. Muller qui, après avoir reçu du sang de grenouille dans une solution de sucre, avait jeté le tout sur un filtre. Il en avait retiré ainsi un plasma incolore et coagulable spontanément. Donc, avait-il conclu, le plasma porte en lui-même les causes de sa coagulation.

Mantegazza, qui a été le premier à rapporter la coagulation à sa véritable cause, avait objecté à cette expérience que les globules blancs passaient à travers le filtre, et que le plasma devenait incoagulable lorsqu'on les empêchait de passer. Cette idée d'attribuer la sécrétion de plasmase aux leucocytes a gagné de plus en plus de terrain dans la science.

J'ai dit plus haut que le sang de cheval, refroidi dès sa sortie de la veine, laisse déposer au fond du vase ses globules rouges. Au-dessus sont les globules blancs, qui sont recouverts d'une couche de plasma presque incolore. On peut décanter ce plasma sans déranger la couche de leucocytes, racler délicatement cette couche et la séparer assez bien de celle des globules sanguins. Si on mélange alors au plasma incoagulable une émulsion de globules blancs et une émulsion de globules rouges, on voit que la première le coagule beaucoup plus rapidement que l'autre, et cette observation est d'accord avec ce qu'on voit quand on abandonne à lui-même, à une température assez basse pour qu'il ne subisse pas de putréfaction, le sang de cheval partagé par le repos en trois couches. La coagulation finit par se faire, et c'est au voisinage des globules blancs qu'elle commence.

Ces leucocytes sont des éléments assez résistants quand le sang est maintenu à température convenable. On peut les conserver pendant quelque temps sans qu'ils perdent la propriété de se mouvoir à l'aide de leurs pseudopodes. Mais ils finissent par mourir, et c'est seulement au moment de leur mort que la plasmase se répand dans le liquide ambiant. Conformément à cette explication, on trouve que la coagulabilité du sang d'un animal est d'autant plus rapide que ses globules blancs sont plus résistants. Le sang de l'homme se coagule, par exemple, en 3 ou 4 minutes, pendant que le sang des animaux à sang froid, dont les leucocytes sont plus vivaces, ne commence guère à se coaguler qu'après un quart d'heure.

On comprend de même qu'une macération filtrée de globules blancs agisse comme les globules eux-mêmes, et comme ces leucocytes sont répandus partout dans le corps, on comprend aussi qu'on puisse obtenir des coagulations avec des macérations filtrées de divers organes. On trouverait que tous jouissent de cette propriété, si leur macération ne contenait que de la diastase coagulante, et ne renfermait pas aussi des diastases décoagulantes, ou divers sels qui peuvent, nous l'avons dit plus haut, masquer la réaction de la plasmase. Ceux avec lesquels l'expérience réussit le mieux sont les ganglions lymphatiques, le thymus, le testicule et le muscle. Il y a aussi de la plasmase, en plus petite quantité, dans les globules rouges du sang. Rauschenbach en a trouvé dans une grande quantité de protoplasmas divers et Grohmann dans des végétaux et dans des myséliums de champignons.

212. Circonstances qui provoquent la mort des leucocytes. — L'exosmose de la diastase leucocytaire devenant ainsi une question de mort des leucocytes, nous devons envisager, comme pouvant avoir une influence sur la coagulation, la physiologie de ces cellules. Elles sont, comme on le sait, réduites à des masses protoplasmiques, molles, dénuées de toute enveloppe, et prenant par suite, lorsqu'elles sont au repos, une forme à peu près sphérique. Elles se comporteraient tout à fait comme des gouttelettes grasses en suspension dans l'eau si leur protoplasma était plus fluide et plus homogène.

Leur forme n'est donc qu'à peu près ronde, mais cela suffit pour qu'on leur attribue une tension superficielle (T. I, **86**), plus faible sûrement que celle qui arrondit les globules d'huile ou les globules de beurre dans le lait, mais du même ordre. Dans ces conditions, l'extension d'un pseudopode, c'est-à-dire une augmentation de la surface extérieure pour un même volume, représente pour eux un effort, mais, par contre, le mouvement de concentration autour de cette expansion protoplasmique est aidé par la tension superficielle du leucocyte, que l'influence du liquide extérieur contrarie et aide ainsi à la fois.

213. Influence de la tension superficielle du leucocyte. — Ce que cette tension superficielle présente d'intéressant, à notre point de vue, c'est qu'elle peut varier notablement sous l'influence de forces très faibles, absolument comme les forces d'adhésion moléculaire dont elle est d'ailleurs une manifestation particulière. De là une sorte de sensibilité de la surface du leucocyte, qui joue peut-être un rôle important dans sa sensibilité chimiotactique. De là aussi une influence de parois, ou plus généralement de contacts, sur laquelle nous devons nous arrêter un instant.

Chevreul a montré que l'eau chasse un corps gras de son contact avec certaines substances, par exemple avec le verre, et que, réciproquement, avec d'autres corps, le corps gras chasse l'eau, en d'autres termes transforme en gouttelettes sphériques, douées d'une tension superficielle, l'eau étalée en nappe sur ces corps. En d'autres termes encore, des gouttelettes d'huile arrivant au contact de ces derniers corps baignés d'eau perdent à leur contact toute tension superficielle, s'étalent à leur surface en vertu d'un phénomène d'adhésion moléculaire.

C'est à des phénomènes analogues qu'on assiste souvent avec les leucocytes. Tant qu'ils circulent dans les vaisseaux, ils ne contractent aucune adhérence avec les parois. On les voit, dans les capillaires, coulant dans le voisinage du revêtement endothélial, et formant une sorte de gaine au courant plus rapide des globules rouges qui circule au centre du vaisseau. Malgré ce voisinage, il n'y a pas d'adhérence, et même le corpuscule blanc peut, comme on sait, se glisser entre les cellules endothéliales et les tuniques vasculaires pour sortir du vaisseau ou y rentrer. Mais que dans ce sang en circulation, on introduise un corps étranger, un simple brin de soie par exemple, on le retire au bout de quelques instants couvert de leucocytes étalés à sa surface. M. Metchnikoff a montré que cet étalement est, d'ordinaire, une préparation à un procès de digestion ou de dissolution. Les leucocytes, riches producteurs de diastases variées, augmentent ainsi la surface par laquelle peut s'opérer la diffusion de ces diastases.

Ceci nous explique plusieurs ordres de faits. On sait, par l'expérience de Frantz Glénard, confirmée et modifiée par Frédéricq, qu'en serrant une portion d'artère entre deux ligatures, et en coupant en dehors des ligatures, on a un cylindre de sang qui peut se conserver très longtemps sans se coaguler, alors qu'il est pourtant en repos, et soustrait à l'influence de l'organisme. C'est que les leucocytes, baignés dans un liquide où ils conservent leur tension superficielle, leur forme, et où ils ne meurent que lentement, retiennent longtemps leur plasmase.

Lorsqu'on reçoit du sang de cheval dans un vase, il ne se coagule pas, comme on sait, de quelques heures. Si on jette à sa surface quelques gouttelettes d'eau, la coagulation commence aux points mouillés et s'étend au reste de la masse. C'est que la présence de l'eau a modifié la tension superficielle et le pouvoir osmotique des leucocytes, et leur a fait exsuder leur diastase. La coagulation est aussi plus rapide quand on saupoudre la surface du sang d'une matière pulvérulente, charbon, poudres minérales et végétales. Sur ces corps étrangers, les leucocytes rencontrés s'étalent, et, sans mourir toujours, abandonnent plus aisément leur plasmase.

Dans le même ordre d'idées on peut, comme l'a démontré Freund, retarder beaucoup la coagulation de sangs très coagulables en les versant dans un vase dont les parois sont recouvertes de vaseline ou encore d'huile ou de paraffine, et en le recouvrant en outre d'une couche de ces substances. On peut même, dans ces conditions, l'agiter avec une baguette de verre huilée sans qu'il y ait dépôt de filaments de fibrine. Löwit a montré de son côté que, dans la coagulation du sang sous le microscope, le graissage du porte-objet, avec de l'huile ou de la vaseline, retardait beaucoup la dislocation des globules blancs. Mais si ceux-ci rencontrent quelque part sur la paroi huilée un point qu'ils puissent mouiller, et auquel ils adhèrent, la coagulation commence là, et s'étend à toute la masse.

Nous verrons, à propos de la plasmase, que la coagulation en dehors des vaisseaux peut avoir une autre origine que celle que nous venons d'étudier. Il ne semble pas douteux, cependant, que la plus grande partie, sinon la totalité de la plasmase qui provoque la coagulation du sang en dehors des vaisseaux, provient de la dislocation des globules blancs. Ceux-ci ne sont en équilibre, tant au point de vue de l'osmose que des adhésions moléculaires, qu'avec le plasma qui les entoure, semblables du reste en cela aux globules rouges, qui sont aussi remarquables par leur instabilité. Déjà dans le sérum, les globules blancs souffrent et se disloquent, et c'est précisément ce qui nous explique que la coagulation commençant en un point, se poursuive peu à peu, le plasma devenant peu à peu du sérum en déposant la fibrine sur les filaments déjà formés, et commençant dès lors la démolition de ses leucocytes. Mais cette première question résolue en fait naître une autre. Il y a constamment des leucocytes dans le sang, ils y sont même parfois très nombreux, et s'y renouvellent. Il doit constamment y en avoir de morts ou de mourants, comment se fait-il que ceux-ci ne laissent pas sortir leur plasmase ? Et s'ils l'abandonnent au sang, comment celui-ci ne se coagule-t-il pas ?

214. Plasmase du sang normal. — Il n'est pas facile de distinguer, dans du sang normal, la plasmase qu'il peut contenir normalement de celle que les bords de la plaie y ont introduite ou de celle qu'y déversent, presque dès sa sortie de l'organisme, les globules qu'il contient. Le fait même que du sang de cheval ne se coagule qu'avec lenteur et à mesure de la destruction des leucocytes, n'est pas une preuve qu'il n'y a pas de plasmase toute prête au sortir du vaisseau. Nous savons, en effet, par l'exemple de la présure et celui de la plasmase, qu'une diastase peut ne faire aucun acte de présence, lorsqu'elle est en très petite quantité. Mais nous avons, avec notre conception des phénomènes, un moyen de la révéler lorsqu'elle est peu abondante, c'est de l'aider avec un de ses adjuvants, par exemple avec un sel de calcium. Or, l'expérience montre que la coagulation du sang de cheval, et même d'un sang quelconque est plus rapide quand on y introduit une solution très étendue d'un sel soluble de calcium.

Concluons donc que le sang normal contient de petites quantités de plasmase, en quantité trop faible pour coaguler son fibrinogène dans les conditions physiologiques. Pour pousser la question plus loin, il faudrait étudier les thrombus des vaisseaux, c'est-à-dire entrer sur le terrain de la pathologie : ce serait sortir de notre cadre. Nous aurions encore une question à examiner, c'est de savoir si cette plasmase du sang normal y existe toute faite, ou bien si elle est mise en liberté, comme on l'a dit, par le sel de chaux qui nous a révélé sa présence, en d'autres termes, si elle est à l'état de prodiastase, proenzyme, prothrombine, ou bien si elle est toute prête à agir.

Mais c'est là une question générale, qu'on s'est posée aussi à propos de la présure, de la pepsine, etc., et que, fidèles au plan de ce livre, nous étudierons dans un chapitre à part.

BIBLIOGRAPHIE

A. SCHMIDT. Ueber den Faserstoff und die Ursachen seiner Gerinnung. *Du Bois Reymond's Archiv*, 1861, p. 682.

A. SCHMIDT. Du Blutlehre, Leipzig, 1892.

O. HAMMARSTEN. Untersuchungen über die Faserstoffgerinnung. Upsala, 1875.

J. GREEN. *Journal of Physiol.*, t. VIII, 1887.

RINGER et SAINSBURY. *Id.*, t. XI, 1890.

ARTHUS et PAGÈS. *Archives de Physiologie*. t. XXII, 1890.

MANTEGAZZA. *Moleschott's Untersuchungen zur Naturlehre*, t. XI, 1876.

WOOLDRIDGE. Die Gerinnung der Blutes, herausgegeb. von Frey, Leipzig, 1891.

HALLIBURTON. *Journal of Physiol*, t. IX. 1898, p. 270.

BRUCKE. *Virchow's Archiv*, t. XII, 1857.

EBERTH et SCHIMMELBUSCH. Id. t. CIII et CV, 1886, et Die Thrombose, Leipzig, 1889.

LOWIT. Ueber Blutgerinnung und Thrombose, *Prager med. Woch*, 1889.

LILIENFELD. *Zeitschr. f. phys. Chemie*, t. XX, 1895.

RAUSCHENBACH. Ueber die Wechselwirkung zwischen Protoplasma und Blutplasma, *Inaug. Diss.*, Dorpat, 1883.

GROHMANN. Ueber die Einwirkung der zellfreien Blutplasmas auf einige pflanzliche Mikroorganismen, *Inaug Diss.*, Dorpat, 1884.

ARTHUS. Comparaison de la coagulation du sang avec la caséification, *Soc. de Biol.* 1893.

PECKELHARING. Untersuch. ueber das Fibrinferment. *Verhandl. d. Konig. Akad. d. Wissensch. zu Amsterdam, 1892*; *Centrabl. f. Physiol*, t. IX, 1895, et *Virchow's Festchrift*.

FREUND. Ein Beitrag zur Kentniss der Blutgerinnung *Mediz. Jahrbucher*, 1886, t. XLVI.

NEUMEISTER. Lehrbuch d. phys. Chemie, Iéna, 1895.

O. HAMMARSTEN. Ueber die Bedeutung der löslichen Kalksalze fur die Faserstoffgerinnung. *Zeitschr. f. phys. Chemie*, t. XXII, 1896, p. 333.

CHAPITRE XVIII

COAGULATION DE LA PECTINE

Braconnot a découvert dans les fruits et dans les racines des végétaux un principe neutre, soluble dans l'eau à laquelle il donne de la viscosité, ce qui est, avec ce que nous savons aujourd'hui, un indice que la solution n'est pas complète, et que le corps qu'on croit dissous est à l'état de suspension. Cette pectine se forme, dit-il, par l'action des acides du fruit (tartrique, citrique, malique), sur un autre principe immédiat, la *pectose*. Nous n'avons pas à creuser davantage ici cette question encore confuse. Nous prendrons la pectine avec son caractère de masse gélatineuse, à moitié soluble dans l'eau d'où l'alcool la précipite, et qu'on peut préparer en faisant bouillir les sucs acides de certains fruits avec leur pulpe.

De son côté, Frémy a découvert dans certains fruits, et de préférence dans le suc de carottes, de betteraves, une substance dont l'adjonction à 30°, à une prétendue solution de pectine, en fait une masse tellement gélatineuse, qu'on peut retourner le vase qui la contient sans qu'elle s'écoule. Il s'agit évidemment d'une diastase coagulante, qu'il a appelée *pectase*, nom qui est d'accord avec les règles de la nomenclature employée dans ce livre et que nous conserverons.

Cette coagulation pectique a été tout récemment étudiée par MM. Bertrand et Mallèvre, et nous allons pouvoir l'assimiler tout-à-fait aux coagulations produites par la présure et par la plasmase, en nous écartant, il est vrai, parfois des conclusions auxquelles aboutissent ces deux derniers savants, dont les expériences sont irréprochables, mais n'ont pas, suivant toute apparence, l'interprétation qu'ils en tirent.

215. Caractère diastasique de la pectase. — Le caractère diastasique de la pectase résulte d'abord de ce qu'elle est soluble dans l'eau, insoluble dans l'alcool, que son action devient plus rapide à mesure que la température s'élève, jusqu'à un certain maximum, au-delà duquel elle décline. Finalement elle est détruite par la chaleur avant l'ébullition. De plus, la coagulation qu'elle produit ressemble tout à fait à celle du lait par la présure. Elle ne commence pas de suite, dès que le mélange est fait, et, elle est d'autant plus hâtive et rapide que la quantité de diastase est plus grande.

Ce caractère très nettement accusé, de diastase, nous permet une autre conclusion. Il est probable que la pectase ne forme qu'une partie minime de la masse qui porte son nom, de même qu'il n'y a que très peu de présure pure dans les présures commerciales, et de plasmase dans les sérums coagulants. Si on cherche à purifier la diastase en dissolvant le mélange dans l'eau et en précipitant par l'alcool, il arrive ce qui arrive toujours en pareil cas. Si on reprend immédiatement par l'eau le précipité alcoolique, la diastase se dissout bien, mais avec elle une partie de la matière précipitée, et elle reste impure. Si on attend que le précipité ait pris un peu de cohésion, la diastase se dissout mal, et la plus grande partie se trouve perdue, retenue dans les mailles de la masse coagulée, ou coagulée elle-même.

L'adhésion que la pectase, comme les autres diastases, contracte avec les corps solides, a conduit Frémy à penser qu'il y en a deux formes, l'une soluble, l'autre insoluble, qu'on trouve sur la pulpe des fruits dont le jus n'a aucune propriété coagulante, tandis que leur pulpe coagule les solutions de pectine maintenues à son contact. En réalité, même dans ces fruits, le suc est coagulant, comme nous le verrons tout à l'heure. Mais cette propriété est masquée par l'acidité naturelle du jus. Au contraire, la pulpe se montre active, parce qu'elle est à la fois moins acide et plus riche en diastase, grâce à la fixation de celle-ci sur le protoplasma ou les parois cellulaires.

216. Mécanisme de la coagulation. — Le caractère diastasique de la pectase étant ainsi rendu apparent, nous avons à nous demander comment se fait la coagulation, et surtout si, comme pour la plasmase, elle peut se faire tout à fait à l'abri des sels de chaux.

Il semble au premier abord qu'il n'en soit pas ainsi, si on s'arrête aux conclusions de MM. Bertrand et Mallèvre qui disent très nettement : « Le coagulum est un pectate de calcium. » Voyons si leurs expériences ne comportent pas une autre interprétation.

Comme Hammarsten l'avait fait pour la coagulation de la fibrine, MM. Bertrand et Mallèvre se préoccupent d'abord de préparer des solutions de pectase et de pectine débarrassées de toute trace de chaux. Pour la pectase, ils se servent de jus de carottes récoltées en pleine végétation, dont on rejette la zone corticale, pour ne conserver que le cylindre central qui est environ deux fois et demie plus riche en pectase que le reste.

La pulpe pressée donne 70 à 80 0/0 d'un liquide trouble, qu'on sature de chloroforme pour éviter, autant que possible, l'ingérence des microbes ; on filtre, et on précipite toute la chaux en ajoutant un excès d'oxalate alcalin.

Cet excès est destiné, dans la pensée des auteurs, à obvier aux inconvénients de la présence des sels de magnésie et des matières organiques qui empêchent la précipitation de l'oxalate de chaux. Il y a peu de chaux dans le jus, environ 18 milligr. par 100 cc. La quantité d'oxalate alcalin à ajouter doit dépasser d'environ 1/3 la quantité calculée sur ce taux. Cet excès est faible, mais n'est pas négligeable, et nous aurons à ne pas l'oublier.

On utilise d'un autre côté, pour préparer la pectine sans chaux, le marc de carottes dont on a extrait la pectase. Aussitôt pressé, et pour éviter l'action sur la pectine de la pectase qui y est restée, on délaie cette pulpe dans l'alcool, on fait bouillir un quart d'heure, et on filtre chaud. Le résidu, décoloré, est alors mis en macération dans de l'eau additionnée de 2/100 d'acide chlorhydrique. Après 24 heures, on exprime dans un linge, et la liqueur, éclaircie par filtration, est précipitée par son volume d'alcool. Les flocons, réunis sur une toile, sont épuisés à froid par de l'alcool avec 2 0/0 de HCl. Quand la pectine est ainsi débarrassée de la presque totalité de ses cendres, on lui enlève son acide par 2 ou 3 dissolutions dans l'eau, suivies de précipitation par l'alcool. Il faut s'arrêter avant que l'acide ait disparu, parce que la pectine précipitée perd peu à peu toute contractilité, et ne se sépare plus facilement du liquide alcoolique. On sature les dernières traces d'acide avec un peu de soude et on a ainsi une pectine débarrassée de sels de calcium.

Une solution à 2 0/0 de cette pectine mélangée à de la pectase sans chaux reste indéfiniment liquide, tandis qu'elle se coagule après quelque temps quand on y ajoute très peu d'un sel de calcium. De cette expérience, MM. Bertrand et Mallèvre concluent qu'il s'est fait du pectate de calcium.

Ils ont même fait à ce sujet une expérience en apparence très probante : on fait à l'avance des mélanges de pectase décalcifiée et de chlorure de calcium contenant respectivement : (*a*) quatre fois, (*b*) deux fois, (*c*) une fois, (*d*) une demi-fois la quantité de chaux qu'on trouve dans une égale quantité de suc naturel, (*e*) ne contenait pas de chaux. Chacun de ces mélanges est alors divisé en deux parties dont une est bouillie. On ajoute ensuite 2 0/0 de pectine. Aucun des liquides bouillis ne se coagule, (*e*), non bouilli, ne se coagule pas non plus. Donc, séparés, le sel de chaux et la pectase sont sans action ; en revanche, la coagulation se fait en 35, 43, 57 et 60 minutes dans (*a*), (*b*), (*c*), (*d*) non bouillis.

Rappelons-nous, pour interpréter cette expérience, qu'elle ressemble à une expérience d'Arthus, de laquelle ce savant avait cru pouvoir conclure que la coagulation de la caséine et de la fibrine résultaient aussi de la formation d'une combinaison calcique. Les objections sont les mêmes ici. Il n'y a aucun dosage cité à l'appui de la théorie adoptée. Il reste toujours difficile de comprendre comment la pectine, corps neutre, enlève sa chaux à l'acide chlorhydrique ou à l'acide sulfurique, d'autant mieux que nous avons vu plus haut ce même acide chlorhydrique enlever la chaux à la pectase ou à la pectine.

217. Action des sels neutres. — En interprétant autrement l'expérience, nous retrouvons ce que nous avons dit à propos de la plasmase. La diastase est peu active et est incapable, à elle seule, de coaguler la pectine, surtout en présence de l'oxalate en excès. Le sel de calcium vient l'aider avec sa puissance coagulante propre, et l'aide d'autant mieux qu'il est en proportions plus fortes. C'est la loi générale que nous avons signalée plus haut.

La ressemblance entre les divers phénomènes de coagulation se continue en ce que les sels de baryum peuvent remplacer, pour la coagulation de la pectine, les sels de calcium, sans qu'il soit nécessaire d'invoquer la formation de pectates de baryum. Quant à la magnésie, les faits que signalent Bertrand et Mallèvre, et qui leur semblent difficiles à interpréter, témoignent que ces sels se comportent avec la pectine comme avec la fibrine et la caséine, et la rendent plus difficilement coagulable, lorsque leur proportion dépasse un certain degré. MM. Bertrand et Mallèvre ont donc rencontré l'action double déjà signalée plus haut à propos de la caséine. Quant aux bases alcalino-terreuses, elles précipitent pour leur propre compte, sans pectase, quand leur proportion dépasse un certain chiffre, et donnent un coagulum doué d'une compacité différente, et plus ou moins attaquable par les acides que le précipité fourni par la pectase.

218. Action des acides. — En étudiant l'action des acides, nous allons encore trouver de nouveaux points de comparaison. Un mélange de suc naturel de carottes jeunes, et très actif, est mélangé avec son volume d'une solution de pectine à 2 0/0, et additionné de quantités variables d'acide chlorhydrique que nous exprimerons en millionnièmes. Voici les temps de coagulation de ces divers mélanges :

Doses d'acide chlorhydrique	Temps de coagulation	
	acide chlorhydrique	acide malique
0	48 minutes	48 minutes
100	52 —	52 —
200	55 —	52 —
400	100 —	69 —
600	225 —	120 —
800	540 —	125 —
1000	1200 —	240 —

Si on trace la courbe que représentent ces nombres, on trouve qu'elle est parfaitement régulière, et qu'elle ne montre aucun point singulier pour la dose d'acide chlorhydrique qui aurait privé de toute sa chaux la solution de pectine mise en œuvre, et qui est ici de 200 millionièmes environ. Concluons donc seulement que l'acide chlorhydrique et, en général, les acides retardent la coagulation de la pectine. Nous pouvons tout de suite conclure, avec ce que nous avons vu, qu'ils doivent l'empêcher si la solution de diastase est trop faible. Une petite dose de pectase peut passer inaperçue quand elle est dans un liquide trop acide. On peut la faire apparaître soit en diminuant l'acidité, soit en ajoutant du chlorure de calcium, c'est-à-dire encore une fois en aidant une action trop faible par elle-même. C'est ce que nous avons vu à propos de la plasmase, c'est ce que Bertrand et Mallèvre constatent à nouveau avec la pectase. Dans ces liqueurs acides par l'acide chlorhydrique, où l'addition de chlorure de calcium détermine la formation d'un coagulum, on ne voit du reste pas bien ce que devient leur explication, et comment il pourrait se former une combinaison calcique de la pectine.

Concluons donc qu'en résumé, les trois coagulations les mieux connues, celles de la caséine, de la fibrine et de la pectine, peuvent se faire sans sels de chaux, mais que les sels de chaux les accélèrent notablement. La chaux nous apparaît donc comme un agent spécifique particulièrement actif dans les phénomènes de coagulation.

219. Conséquences pratiques. — Ce n'est pas tout : les faits qui précèdent ont quelques conséquences utiles à tirer. Les acides fixes ne sont pas seuls à paralyser l'action de la pectase ; les acides organiques le peuvent aussi ; ils sont seulement moins actifs. Le tableau ci-dessus donne les temps de coagulation pour des doses d'acide malique équimoléculaires à celles d'acide chlorhydrique, à raison de 184 d'acide malique bibasique pour 100 d'acide chlorhydrique. On voit que le retard est moins accentué avec cet acide.

Dès lors, nous pouvons nous expliquer l'erreur dans laquelle Frémy était tombé, en constatant que la pulpe de certains fruits avait des propriétés coagulantes là où le suc de ces fruits restait inerte. Il avait cru à l'existence d'une pectase insoluble. Le suc des coings, des pommes et autres fruits acides coagule très facilement la pectine quand il est saturé, au moins en partie, par un alcali étendu.

BIBLIOGRAPHIE

BERTRAND et MALLÈVRE. Recherches sur la pectase et la fermentation pectique. *Bull. Soc. chim.*, t. XIII, 1895, pp. 77, 152 et t. XIV.

CHAPITRE XIX

PROENZYMES OU PRODIASTASES

Nous avons vu surgir, dans les chapitres précédents, une question intéressante que nous nous sommes promis d'étudier à part et de trancher s'il est possible. Quand un traitement quelconque faisait apparaître dans un milieu des propriétés diastasifères absentes ou méconnues jusque-là, on a admis que la diastase qui s'y manifestait n'y préexistait pas, ou plutôt y préexistait sous une forme différente de sa forme active, qu'on a appelée *proenzyme* ou *prodiastase*. Comme il y a beaucoup de diastases différentes, chacune d'elles a été pourvue d'un ancêtre, naturellement différent de l'une à l'autre ; le nombre des membres de la famille s'est ainsi trouvé doublé. On a eu d'abord une trypsine et une protrypsine, puis une pepsine et une propepsine, une présure et une propresure, et ainsi de suite.

Quel accueil faut-il faire à ces acquisitions nouvelles, et quelle place faut-il leur réserver ? La création d'un mot nouveau peut être utile dans la science comme moyen de classement, mais à la condition qu'on n'oublie pas qu'il n'est qu'une simple étiquette en attendant l'inventaire des faits qu'il couvre. C'est cet inventaire que nous sommes en mesure de faire maintenant.

220. Étude théorique des phénomènes. — La définition générale des prodiastases, telle qu'on peut la tirer d'une étude soigneuse des faits publiés jusqu'ici, est la suivante : Une prodiastase est une diastase qui attend, pour agir, l'intervention d'une action extérieure. On pourrait aussi dire qu'une prodiastase est une matière non diastasique qui attend, pour se transformer en diastase, l'intervention d'une action extérieure. Au fond, comme nous ne savons pas ce que c'est qu'une diastase, les deux définitions n'en font qu'une, et la première est certainement plus simple.

Quoi qu'il en soit, on reconnaît l'apparition de la diastase à ce qu'elle commence à agir en suivant les lois que nous avons posées dans le chapitre VIII de ce Volume. Si nous revenons aux notations que nous y avons adoptées, nous pouvons dire que dans un liquide jusque-là inerte, nous voyons apparaître une action spécifique qui, à ses débuts au moins, obéit à la loi

$$S - s = a.d.t$$

où S — s est la quantité d'action produite au bout du temps t, par une quantité de diastase d, dont l'*activité*, en prenant ce mot dans le sens que nous lui avons donné (**113**), est représentée par a. Nous pouvons faire ici une première remarque. Dans un liquide resté inerte pendant un temps quelconque, nous voyons, sous l'influence d'un certain traitement, apparaître une action représentée par $a.d.t$ pendant le temps t. L'hypothèse de la prodiastase est qu'on y a fait apparaître la quantité d de diastase qui n'y existait pas ; mais il y a une autre hypothèse que nous n'avons aucun droit de négliger *a priori*, c'est que ce n'est pas d qui a augmenté, mais a. En d'autres termes, l'addition du réactif a augmenté, comme nous savons qu'il peut le faire, l'activivité de la diastase présente, sans en changer la quantité, et cette seconde hypothèse est au moins aussi probable que la première.

221. Variations dans l'activité de la diastase présente. — Voici une solution de sucrase ou d'amylase qui est un peu alcalinisée. On les met en contact avec un peu de sucre ou d'amidon qu'elles ne transforment pas, quel que soit le temps du contact. On ne gagne du reste rien à le prolonger, car dans ces conditions les diastases s'oxydent et se détruisent. A un moment quelconque, on ajoute une trace d'acide, différente dans les deux. L'acide peut, du reste, nous le savons, être quelconque, à la condition que sa dose soit proportionnée à sa puissance. On voit alors se manifester une interversion du sucre ou une saccharification de l'empois. Dira-t-on qu'il y avait une prodiastase que l'acide a mise en liberté ? Non, évidemment. La quantité de diastase n'a pas varié. Seulement elle était inerte et ne l'est plus.

Prenons la même action par le bout inverse. Voici encore une solution d'amylase ou de pectase qui reste inerte en milieu trop acide. On y ajoute de l'alcali en quantité convenable, et l'amidon se saccharifie, ou bien la pectine se coagule. Dira-t-on qu'il y avait une *proamylase*, une *propectase* que l'alcali a remise en liberté ? Je pourrais évidemment poser la même question au sujet du chlorure de calcium, qui accélère l'action de doses faibles de présure, de plasmase ou de pectase, de façon à les rendre apparentes là où on pouvait croire à leur absence. Faut-il conclure de là qu'il les crée ?

Nous pouvons donc affirmer qu'il y a une première ventilation nécessaire dans tous les phénomènes qui ont fait conclure à l'existence de proenzymes. C'est seulement lorsqu'on se sera assuré, par l'expérience, que les réactifs employés sont incapables de faire varier la puissance de la diastase étudiée, qu'on sera en droit de leur attribuer l'apparition de cette diastase dans les milieux où on les a introduits.

222. Variations dans la quantité libre de la diastase présente. — A cette première ventilation, il faut en ajouter une autre, sortant, comme la première, de l'interprétation de faits connus. Je prendrai encore un exemple. Voici un précipité de phosphate de chaux produit dans un liquide diastasifère, et qui a entraîné avec lui toute la diastase. Dans ce mélange devenu inerte, dira-t-on qu'il y a une prodiastase, en se basant sur ce fait que quelques gouttes d'acide, même d'acide acétique, peuvent, en dissolvant le phosphate de chaux, remettre en liberté la diastase qu'il contenait ? On le peut, à la rigueur, en considérant, contrairement à toutes les apparences, l'adhésion de la diastase au phosphate de chaux comme une combinaison chimique que l'acide décomposerait. Mais, avec cette interprétation, voici un certain nombre de faits qui se compliquent beaucoup. Ce sont ceux qui sont relatifs à la fixation des diastases sur les matières qu'elles doivent transformer. Les plus probants sont ceux que MM. Wurtz et Bouchut ont trouvés à propos de la papaïne.

Le suc de *Carica papaya* donne, en se coagulant, un liquide qui surnage un dépôt gélatineux. Du liquide on peut précipiter, au moyen de l'alcool, une substance blanche, pulvérulente, capable de dissoudre la fibrine en liqueur neutre ou alcaline, et sans que cette fibrine se gonfle. En liqueur acide, la fibrine se gonfle, mais elle se dissout aussi. Si donc la papaïne n'est pas un mélange de trypsine et de pepsine, elle jouit à la fois des propriétés de ces deux diastases.

Le dépôt gélatineux du suc, broyé dans l'eau, abandonne à celle-ci de nouvelle papaïne, parfois en quantité plus considérable qu'il n'y en avait dans le liquide surnageant. Dans l'interprétation contre laquelle je m'élevais tout à l'heure, on peut dire que ce dépôt contient de la propapaïne, que l'eau transforme en papaïne. Mais prenons une solution de la diastase, et mettons-la en contact pendant quelques minutes, à la température ordinaire, avec de la fibrine aussi finement divisée que possible ; exprimons les filaments et lavons-les pendant une demi-heure sous un filet d'eau, et enfin 10 fois de suite, avec expression à chaque fois, avec de l'eau distillée. La dernière eau de lavage, mise en contact à 40° avec de la fibrine, n'en a pas dissous en 24 heures la moindre trace. Si on met, au contraire, les filaments de fibrine ainsi lavés en digestion à 40° avec de l'eau pure, le lendemain tout est dissous à 1 pour cent près.

L'eau, qui transformait la propapaïne en papaïne au contact du coagulum du suc de la plante, laisse donc la papaïne redevenir de la propapaïne au contact des filaments de fibrine ; et dans ceux-ci, la transformation qui se fait à la température ordinaire se défait à 40°, car si Wurtz avait cherché, il aurait certainement vu qu'il pouvait dissoudre encore de la fibrine nouvelle dans le liquide de digestion de la fibrine imprégnée, et qu'il y avait, par conséquent, à nouveau de la papaïne libre.

M. Wurtz a fait la même expérience avec le même succès, en mettant de la fibrine divisée en contact avec une solution de pepsine, lavant ensuite à grande eau, et en laissant cette fibrine pendant 48 heures au contact d'acide chlorhydrique à 4 millièmes. La fibrine se dissout si bien que le liquide ne précipite plus par l'acide nitrique.

D'autres expériences un peu moins nettes ont été faites avec la caséine impressionnée soit par la papaïne, soit par la pepsine. C'est que ces diastases ne sont pas de celles de la caséine. De l'ensemble de ses résultats, Wurtz tire la conclusion que les deux diastases se fixent à l'état insoluble sur certaines matières albuminoïdes, contractant avec elles des combinaisons temporaires qui se dissocient après que l'action diastasique est produite. Tout s'explique évidemment mieux en voyant là non des combinaisons chimiques, mais des phénomènes de teinture dans le sens que nous avons toujours donné à cette expression. Il n'y a pas plus de raisons de distinguer dans ce cas entre la diastase et la prodiastase qu'entre la couleur libre et la couleur fixée, la couleur et la *procouleur*.

En résumé, nous devons encore faire sortir du cadre des prodiastases toutes celles dont l'apparition dans un liquide résulte, non de ce qu'elles sont de nouvelle formation, mais de ce que, préexistantes, elles sont mises en liberté par les réactifs employés. Si on n'accepte pas cette délimitation, on est condamné à dire que l'alcool, l'éther, le phosphate de chaux, le collodion, versés dans une liqueur diastasique, déterminent la formation de prodiastases que l'eau, les acides pour le phosphate de chaux, l'éther pour le collodion, retransforment ensuite en diastases actives. Or, les cas qui relèvent de cette interprétation sont nombreux, et on peut même à leur sujet faire une remarque.

Voici une substance qui, introduite dans un liquide, y amène, sans y produire de précipité ni amener un changement de réaction quelconque, l'apparition ou l'augmentation d'activité d'une diastase, car les deux choses n'en font évidemment qu'une. Est-on fondé à s'appuyer sur l'absence de toute action chimique visible pour dire : « la liqueur ne change en rien, et pourtant une diastase y apparaît ; donc celle-ci en était absente. Voici un liquide qui, à froid ou à l'obscurité, ne donne rien ; qui, à chaud ou à la lumière, sans que rien y ait été ajouté de l'extérieur, manifeste une action diastasique : donc il y a eu une prodiastase détruite par la lumière ou par la chaleur. » Raisonner ainsi serait oublier que les diastases sont, comme on le voit bien à propos de l'action des acides sur la sucrase ou l'amylase, des réactifs plus sensibles que les réactifs chimiques, et distinguent fort bien entre des liqueurs que nos réactifs ou nos papiers colorés ne différencient pas.

223. Variations dans l'élimination osmotique des diastases cellulaires. — Lorsqu'on a fait cette seconde ventilation, et éliminé les faits qui s'expliquent mieux par les lois de l'adhésion moléculaire que par des productions ou des destructions de prodiastases, il ne reste plus que les cas, plus compliqués en apparence, dans lesquels on s'adresse, pour avoir des diastases, non à des substances inertes comme le phosphate de chaux, qui peuvent s'en charger artificiellement et s'en débarrasser, mais aux cellules vivantes qui les produisent. C'est ici que l'idée de prodiastase, évidemment artificielle par ailleurs, redevient naturelle. Il n'y a pas de diastase, dès l'origine, dans la cellule épithéliale du scutellum du grain d'orge. A un moment donné, on en voit apparaître subitement beaucoup. N'est-il pas naturel de penser qu'au moment de la germination, il y en avait une réserve quelque part, sous une forme non active ? Voici un estomac dans lequel on ne trouve pas, à certains moments, de pepsine ou de présure, et où il y en a beaucoup quelques minutes après. A quel état inactif, proenzymatique, étaient ces diastases avant d'apparaître dans la sécrétion ?

Cette question est évidemment très intéressante ; mais on peut voir tout de suite qu'on y peut répondre autrement que par l'hypothèse d'une diastase de réserve, n'ayant besoin, comme une troupe armée au moment d'une bataille, que d'être démasquée pour pouvoir agir. Comme les diastases peuvent produire des effets très mesurables sous des poids inappréciables, on a toujours le droit d'attribuer celles qui apparaissent, même le plus inopinément, dans la vie cellulaire, à des sécrétions nouvelles, qui ne sont pas hors de proportion avec la puissance des cellules, étant donné surtout que celles-ci manifestent, au moment de la sécrétion, une activité particulière.

Il y a donc là un problème à résoudre, qu'on peut poser ainsi : Existe-t-il, dans une cellule diastasigène, en dehors de la diastase prête à agir, une substance, actuellement distincte de la diastase, et ayant besoin de subir un changement chimique quelconque pour devenir de la diastase ?

Voyons si ce problème a été résolu et comment il a été résolu pour quelques diastases.

224. Proprésure et présure. — La question a été étudiée, surtout à propos de la présure, par Hammarsten, Boas, Arthus, Lörcher et d'autres savants. C'est le travail de Lörcher que nous résumerons surtout, parce qu'il est le dernier et le plus explicite. Lörcher prépare sa présure par un procédé déjà employé par Ebstein et Grutzner. Après avoir fendu l'estomac sur la ligne de la petite courbure, on l'étale sur la main, la muqueuse en dessous ; on tond la tunique musculaire avec un rasoir, on étale la poche sur du papier à filtre, la muqueuse en dehors, et on fait sécher à douce température, ce qui ne demande que quelques heures. On enlève le papier et on coupe la tunique en petits morceaux qu'on conserve dans un flacon bien bouché. Pour l'usage, on en prend un fragment, on le broie finement dans un mortier, et on fait un extrait glycériné avec la poudre fine obtenue.

C'est ici qu'un éclaircissement manque. Cet extrait est-il débarrassé, par filtration ou autrement, de tout débris cellulaire ou de toutes granulations protoplasmiques ? Est-ce un liquide limpide, ou un liquide tenant en suspension des corps solides ? Lörcher n'en dit rien, et pourtant la question est importante ; voici pourquoi :

Pour Lörcher, l'extrait glycériné contient à la fois de la présure et de la propresure, différant de la présure en ce qu'elle n'est pas prête à agir, et qu'elle a besoin, pour cela, d'un contact d'une heure, environ, avec une solution étendue d'un acide. De sorte qu'on peut faire avec cet extrait l'expérience suivante :

Du lait, additionné de 1/10000 d'acide chlorhydrique, puis de 1/20 de son volume d'extrait glycériné, se coagule en 17 minutes ; il se coagule, au contraire, en 2 minutes si on y ajoute les mêmes quantités d'acide et d'extrait, après les avoir laissés en contact pendant 2 heures l'une avec l'autre. Donc, conclut Lörcher, il y a dans l'extrait une substance qui ne deviendrait présure qu'au contact d'un acide.

Cette conclusion n'est solide que si l'extrait ne contient aucune substance en suspension. Il peut bien alors se faire que les matières dissoutes y soient modifiées lentement par l'acide. Si, par exemple, comme cela est possible, la diastase est le produit d'une hydrolysation provenant d'une cause extérieure ; si elle a la faculté de se détacher d'une substance mère (*Muttersubstanz*), par adjonction d'une molécule d'eau ou autrement, avant de pouvoir commencer à agir, l'action de l'acide s'expliquera sans peine, et même on pourra remarquer avec intérêt que si on range les acides, comme l'a fait Lörcher, suivant leur degré de puissance pour la production de cette présure, l'ordre est à peu près le même, sauf pour l'acide sulfurique et l'acide azotique, que l'ordre dans lequel ils se présentent d'après leurs *constantes d'inversion* (**100**).

Mais si l'extrait contient des granulations ou des débris cellulaires, toutes ces déductions tombent, et on s'explique fort bien que la présure accolée aux granulations ou adhérente aux cellules puisse être mise en liberté par l'acide ajouté, et aller aider, après ce contact, la présure contenue en dissolution dans l'extrait glycériné de Lörcher. C'est alors une opération analogue à celle qu'on réalise constamment en teinturerie dans les bains de dégorgeage : un tissu teint, et qui n'abandonne que peu ou pas de sa couleur à l'eau, en cède davantage sous l'action d'un alcali, d'un acide, sans qu'on prétende pour cela qu'il y a dans le tissu une *procouleur* différente de la couleur elle-même.

On est d'autant moins autorisé à repousser cette explication que l'extrait employé par M. Lörcher était très peu actif. Il ne coagulait que 20 fois son volume de lait en 23 minutes. Les présures industrielles coagulent 5.000 fois leur volume de lait dans le même temps, et sont par conséquent 250 fois plus fortes. Dans un liquide aussi peu actif que celui de Lörcher, la plus petite quantité de matière en suspension peut faire varier beaucoup la force.

Ce qui invite en outre à des réserves, c'est qu'on n'a pas trouvé de différences bien sensibles de propriétés entre la proprésure et la présure.

Boas avait cru pouvoir les distinguer en ce que la présure était plus facilement attaquable par les alcalis que la proprésure. « On alcalinise, disait-il, une solution de présure, et on la divise en 2 parties dont l'une reçoit un peu de chlorure de calcium, l'autre rien. La première coagule le lait, l'autre le laisse liquide. Donc, conclut-il, la proprésure a résisté à l'alcali ». Pour accepter cette conclusion, il faut admettre que l'alcali a détruit toute la présure, car s'il l'a seulement affaiblie, elle peut, on le sait, rester inaperçue tant qu'elle n'est pas aidée par l'action du chlorure de calcium, et l'expérience s'interprète alors facilement d'elle-même, sans cette complication de présure et de proprésure. Telle est, en effet, la conclusion de Lörcher, qui, sur ce point, est en désaccord avec Boas.

Enfin Klemperer a cru aussi trouver une différence de résistance à la chaleur. Il chauffe un suc stomacal à 70°, c'est-à-dire à une température qu'il suppose mortelle pour la présure. Ce suc devient, en effet, incapable de coaguler le lait, mais il le coagule quand on ajoute du chlorure de calcium. C'est la même expérience et le même raisonnement que tout à l'heure avec cette différence qu'ici, l'expérience n'est pas exacte, car, d'après Lörcher, l'action de la température est la même sur la présure et la proprésure, ce qui s'accorde mieux, il faut le reconnaître, avec l'idée qu'il n'y a qu'une présure qu'avec celle qui en voit deux, l'une née, l'autre encore à naître.

On peut du reste remarquer que ces petites différences à l'action des agents chimiques ou physiques, alors même qu'on en relèverait de bien nettes, en opérant avec plus de soin qu'on ne l'a fait jusqu'ici, n'auraient de valeur probante qu'autant qu'elles porteraient sur des substances à l'état de solution. Nous savons, en effet, que les diastases sont plus résistantes à la chaleur et à d'autres agents quand elles sont précipitées sur des corps solides que quand elles sont en solution dans l'eau.

Concluons, en résumé, que rien n'autorise jusqu'à plus ample informé l'introduction dans la science d'une proprésure, tous les faits qu'on considère comme démonstratifs de l'existence de cette substance pouvant être interprétés plus simplement en dehors d'elle.

225. Propepsine et pepsine. — Nous trouvons des faits du même ordre à propos de la pepsine. Langley a vu qu'un suc gastrique artificiel, préparé au moyen de la muqueuse, perd toute sa puissance en moins d'une minute quand on le neutralise et qu'on le porte à 37° avec 5 millièmes de soude. On peut le ramener au bout de ce temps à son acidité normale, sans voir reparaître son pouvoir digestif. Au contraire, il a vu que des macérations ou même des extraits aqueux de la muqueuse de l'estomac d'un animal, récemment tué et ayant faim au moment de la mort, pouvaient résister à un long séjour à l'étuve, en contact avec la même proportion de soude, sans subir aucune diminution dans leur activité. Il en a conclu qu'il y avait dans ces estomacs une substance plus résistante que la pepsine à l'action des alcalis, et qu'il a appelée pepsinogène ou propepsine.

L'expérience a appris en outre que cette propepsine est aussi plus résistante que la pepsine à l'action des acides, et qu'il en est de même en solution neutre. On admet qu'elle se transforme en pepsine au contact de l'air. Comme d'un autre côté le procédé opératoire qui permet de découvrir la propepsine dans la muqueuse d'un animal inanitié, montre au contraire, dans l'estomac d'un animal tué en pleine digestion, un grand excès de pepsine, mais toujours mélangée à un peu de propepsine, on s'est demandé si les cellules sécrètaient vraiment de la pepsine, et non pas seulement de la propepsine qui deviendrait de la pepsine après sa sécrétion. Cette interprétation est très compliquée, et nous pouvons avec ce qui précède, lui en substituer une autre plus simple et tout aussi bien d'accord avec les faits. La pepsine fixée sur le protoplasma de la cellule pendant la période de repos résiste beaucoup mieux à cet état, à tous les agents (alcalins, acides, etc.) qui peuvent lui nuire. Mais c'est de la pepsine qui n'a besoin que de se détacher, sous forme de granulations ou autrement, pour devenir active. C'est ainsi qu'un bain de dégorgeage nettoie une étoffe de sa couleur sans qu'on puisse l'accuser de l'avoir créée.

Un autre argument, en faveur de la propepsine, a été apporté par Podwyssotsky. Avec des poids égaux de la même muqueuse, on fait dans les mêmes conditions de température, d'abord un extrait glycériné, qu'on acidule ensuite au moment de le faire servir à une expérience de digestion; puis un extrait avec la même dose d'acide : on trouve que ce dernier est toujours plus actif que le premier. Si au contraire on laisse l'acide agir sur l'extrait glycériné une demi-heure avant d'essayer sa puissance digestive, on trouve que celle-ci a beaucoup augmenté. C'est la même expérience que celle que Lörcher a faite depuis sur la présure, et à laquelle nous avons répondu plus haut. Nous opposons donc toujours aux conclusions qu'on en a tirées la même raison générale qui est celle-ci : Si toutes les fois que deux macérations donnent des liquides différents, on accepte une transformation de prodiastase en diastase, ou de diastase en prodiastase, sous l'influence d'une matière existant en plus ou en moins dans la première macération que dans la seconde, on se condamne à assigner à ces transformations tant de causes diverses (acides, alcalis, oxygène, sels neutres, etc.) qu'on ne leur trouve plus aucun cadre connu en chimie ; elles se classent au contraire très bien dans le cadre des phénomènes de teinture et d'adhésion moléculaire.

226. Proplasmase et plasmase. — J'ai un peu insisté sur les faits relatifs à la propésure et à la propepsine parce qu'ils sont les mieux établis, et parce que je pourrai être plus bref au sujet des autres proenzymes, pour lesquelles il n'existe pas de meilleures preuves. Ainsi, d'après Schmidt et l'École de Dorpat, les globules blancs ne contiennent pas de la plasmase (*fibrinferment*) toute faite, mais une prodiastase, la prothrombine, qui a besoin, pour devenir de la thrombine active, d'une certaine substance dite « zymoplastique », car il est toujours plus facile de trouver un nom que de mettre quelque chose derrière. Voyons de quelles expériences est sortie cette interprétation.

On peut, dans la méthode de Schmidt (**204**), séparer, péniblement il est vrai, par l'action de l'alcool, mais enfin séparer un peu de plasmase d'un coagulum normal de fibrine qui s'est formé dans du sang en repos ; mais si on reçoit dans l'alcool du sang au sortir de la veine, la même méthode ne donne plus de plasmase. Donc, conclut-on, les globules blancs qui la fournissent ne la contiennent pas toute formée, car s'il en était ainsi, ils devraient en donner autant dans le second cas que dans le premier. C'est leur mort lente, dans le premier cas, qui permet à la diastase de se former.

Autre argument. Quand on ajoute du sel à du sang quelques minutes après la sortie de la veine, on obtient un plasma salé qui peut se coaguler spontanément si on l'étend d'eau. La coagulation n'a jamais lieu quand le sang est reçu au sortir de la veine dans une solution salée de même concentration. La conclusion est la même que tout à l'heure.

Mais aucune des deux conclusions ne s'impose. Du moment que c'est une cellule qui extravase la diastase, les différences dans la forme et le degré de l'osmose peuvent dépendre autant de l'état de la cellule que de celui de la diastase. Il suffit de cette remarque pour ruiner les deux raisonnements. On comprend, par exemple, que la diastase d'un leucocyte reçu directement dans l'alcool et coagulé par lui ne se comporte pas comme cette diastase n'ayant eu le contact de l'alcool que lorsque la mort du leucocyte lui a permis de se diffuser dans le liquide. Concluons donc, non contre l'existence possible d'une prothrombine, mais contre les arguments sur lesquels on a appuyé jusqu'ici cette existence. Je pourrais dire la même chose des autres arguments tirés par Hammarsten, par Peckelharing, de l'action des sels de chaux sur la prothrombine. Ce sont ceux que nous avons rencontrés tout à l'heure chez Boas au sujet de la présure, et ils sont justiciables des mêmes objections

Nous pouvons en dire autant à propos de la propepsine. C'est à propos de la pepsine qu'ont été faites les premières expériences sur les prodiastases. Ebstein et Grutzner ont trouvé que les cellules de la muqueuse donnaient un liquide beaucoup moins actif lorsqu'elles étaient macérées avec de la glycérine qu'avec de l'acide chlorhydrique étendu. Donc ont-ils conclu, l'acide transforme en pepsine une propepsine de la cellule. En vérité il eut été surprenant que les deux macérations fussent de même force, étant donné que la glycérine provoque l'extravasation du suc cellulaire par osmose et grossit les granulations protoplasmiques, tandis que l'acide chlorhydrique gonfle la cellule et la rend transparente. Nous n'insisterons pas davantage sur ce point, que nous avons suffisamment visé plus haut. Les autres arguments qu'on a fait valoir au sujet de l'existence de cette propepsine sont de même nature que ceux que nous avons combattus.

227. Proamylase et amylase. — J'ai hâte d'arriver à la proenzyme de l'orge germé, parce que nous allons trouver à son sujet un exemple différent des précédents, en ce que c'est la lumière qui semble provoquer la formation de la diastase.

Dans son étude sur l'action de la lumière sur les diastases saccharifiantes (**155**), M. Green a vu que quelques-unes des radiations du spectre augmentaient la puissance diastasique du liquide traversé. Green rapproche lui-même ce fait de la conversion des prodiastases en diastases sous l'action de la chaleur, et en particulier, de celle qui lui semble la mieux démontrée, celle de la trypsine pancréatique. Il n'est pas douteux qu'une macération de pancréas ne devienne beaucoup plus active après digestion à 38° qu'elle ne l'est à température ordinaire, et les chiffres cités par M. Green sont d'un autre côté trop probants pour qu'on puisse douter que les rayons rouges enrichissent en diastase active les solutions de salive qu'ils ont traversées. La question est de savoir s'il n'y a pas, à ce fait, d'autre explication que la transformation d'une prodiastase en diastase. Or, il y en a beaucoup d'autres, et ici encore, on n'a pas le droit de faire abstraction des cellules ou granulations présentes dans le liquide. Ces cellules peuvent abandonner plus ou moins facilement ce qu'elles contiennent de diastase, en abandonner plus ou moins à chaud qu'à froid, et dans certaines conditions de milieu que dans d'autres. Rappelons d'ailleurs que les nombres fournis par M. Green résultent d'une correction un peu incertaine au sujet de l'effet des rayons ultra-violets. Nous en conclurons, non pas qu'il n'y a pas de proamylase dans la salive, mais que sa présence n'est pas démontrée. Il est même peu probable que cette explication par une prodiastase se fût présentée d'elle-même à l'esprit de Green, comme conséquence logique des faits observés, si elle n'avait pas déjà existé dans la science.

Green a cherché à appuyer sa conclusion sur une autre expérience destinée à affirmer la ressemblance de la salive avec le suc pancréatique. Avec de la salive débarrassée de mucine, et additionnée de 2 millièmes de cyanure de potassium, on fit deux lots, dont l'un fut mis à 38°, et l'autre laissé à 18°. A divers intervalles, on prélevait 2 cc. de chaque liquide et on déterminait son pouvoir diastasique par la méthode de Kjeldahl. On a obtenu les nombres suivants :

Durée de l'expérience	Salive à 38°	Salive à 18°
2 jours	36,5	45
3 —	69,5	45
8 —	67,0	62
9 —	70,6	70,8
15 —	66,0	93
21 —	32,0	94

On peut interpréter cette expérience de deux façons : on peut d'abord admettre que les différences présentées tiennent à ce que, dans le premier échantillon, la proamylase s'est transformée plus vite en diastase et a donné au bout du 3e jour le maximum que le second échantillon n'a atteint qu'au 15e. Ce sont deux hypothèses superposées. On peut, d'un autre côté, admettre que les granulations, ou même les cellules que la salive conserve malgré le traitement purificateur qu'elle a subi, laissent se dissoudre plus lentement leur diastase à froid qu'à chaud. Ceci n'est pas une hypothèse nouvelle : c'est ce qu'on sait par ailleurs. On peut même remarquer que le maximum atteint est plus grand à froid qu'à chaud dans l'expérience de Green, ce à quoi on pouvait aussi s'attendre avec les notions acquises au sujet de l'action funeste de la chaleur sur les diastases. En résumé, la question des prodiastases reste ouverte. Rien n'assure qu'elles n'existent pas, mais rien n'assure qu'elles existent, et on ne risque rien à les rayer pour le moment de la science, qui est déjà, sans elles, assez hérissée et rébarbative.

BIBLIOGRAPHIE

HAMMARSTEN. Lehrbuch der phys. Chemie, p. 151. Wiesbaden, 1892.
BOAS. Labferment und Labzymogen, *Zeitschr. f. klin. Med.*, t. XIV, 1888.
ARTHUS. Sur la labogénie. *Archives de phys.* t. VI, 1894.

G. Lorcher. Ueber Labwirkung. *Pflugers Archiv.*, LXIX, 1897.
Ebstein et Grutzner. *Id.*, t. VI, 1872.
Langley. *Journal of Physiol.*, t. III, 1882, p. 246.
Langley. *Journ. of Physiol.*, t. VII, 1886, p. 371.
Podwyssotsky. *Pfluger's Archiv.*, t. XXXIX, 1886, p. 62.
Klemperer. Die Diagnosis der Verwertbarkeit des Labferments. *Zeitschr. f. Klin Med.*, t. XIV, 1888.
Green. Action de la lumière sur la diastase, *Phil. Trans.*, t. CLXXXVIII, 1897.

CHAPITRE XX

SÉCRÉTION CELLULAIRE DES DIASTASES

Les notions que nous venons d'acquérir nous permettent d'étudier de plus près que nous n'avons pu le faire au début de ce livre le mode de production de la diastase par la cellule vivante, et les lois que suit la sécrétion. Nous avions pour cela besoin d'un bon procédé de dosage dont nous avons peu à peu rassemblé et coordonné les éléments. Nous savons maintenant qu'une diastase n'est appréciable, en qualité et en quantité, que par ses effets, qui varient suivant la température, la durée de l'action, l'acidité ou l'alcalinité du milieu, etc., toutes circonstances que nous avons suffisamment étudiées pour pouvoir en tenir un compte exact.

L'une des deux formules que nous avons établies au chapitre VIII, soit la première

$$S - s = adt$$

qui n'est applicable qu'au commencement de la réaction, soit la seconde formule

$$t = \frac{1}{nad}\, l \frac{1}{1 - n\dfrac{S - s}{S}}$$

qui en embrasse la totalité, dégagent nettement de l'ensemble de l'action les influences relatives à la quantité S de matière subissant l'action diastasique, à la quantité d de diastase, au temps t de l'action. Nous rappelons que s est ce qui reste de S après le temps t. $S-s$ est donc la quantité de matière déjà transformée par la diastase à ce moment.

Quant aux influences du milieu, elles restent confondues dans les deux constantes a et n. Nous pouvons tout de suite mettre n

hors de cause en ne nous occupant, pour le moment, que des diastases qui vont jusqu'au bout de leur action, comme la sucrase, et pour lesquelles n est égal à **1**. La constante a dépend de la température, de l'acidité du milieu, et d'autres circonstances, telles que la présence de certains sels, accélérateurs ou retardateurs de l'action diastasique, ou pouvant exercer par eux-mêmes une action identique à celle de la diastase. Ce sont ces influences latérales subies par la valeur de a qu'il faut identifier dans une méthode de mesure, parce qu'on ne peut pas les éliminer et qu'elles sont par ailleurs beaucoup trop complexes pour qu'on puisse en tenir individuellement compte.

228. Méthode opératoire. — La chose est facile pour la température. On choisira naturellement, autant que possible, pour tous les essais comparatifs, la température du maximum d'action, ou une température voisine. Les raisons de ce choix sont évidentes. C'est à cette température que l'expérience est la plus courte. De plus, de petites variations thermométriques sont sans influence, puisqu'on est au voisinage du maximum. Il y a bien une petite cause d'erreur qui tient à ce que ce maximum n'est pas au même degré de l'échelle pour toutes les liqueurs (**126**), mais les variations sont d'ordinaires faibles.

Pour l'acidité, le problème est un peu plus difficile, la nature de l'acide entrant en action en même temps que sa dose. La meilleure manière de tourner cette difficulté, est celle que M. Fernbach a proposée en partant de ses expériences (**170**). On sature avec de la soude tous les acides libres de la liqueur, et on ajoute ensuite de l'acide acétique dans les proportions qui donnent le maximum d'action. Cet acide ne déplace pas les acides fixes et reste libre. La dose d'effet maximum est en outre parfois assez grande, par exemple avec la sucrase, pour que les pertes qui pourraient provenir de déplacements éventuels soient négligeables.

L'inconvénient est que, employé à ces doses, l'acide acétique peut parfois agir pour son compte. Ainsi, nous avons vu que, à la dose de 1/100, dans une solution de sucrase et de sucre candi, il intervertit pour sa part une portion du saccharose. Mais on peut tenir compte de cette action latérale, de même que de toutes celles qui n'ont pas la diastase pour origine, en faisant côte à côte deux expériences de mesure, l'une avec le liquide diastasifère pris avec toute sa complexité, l'autre avec le même liquide bouilli et ainsi privé de sa diastase. Si ce second liquide, mis dans les mêmes conditions que le premier, produit une action de même nature, c'est la différence des deux actions qu'on attribuera seule à la diastase. Si, par exemple, dans un dosage de sucrase, on a, avec le liquide entier, formation de 25 centigrammes de sucre interverti et, dans la même quantité de liquide bouilli, 5 centigrammes seulement; on pourra dire que l'action de la diastase seule se chiffre par 20 centigrammes. Il y a bien encore, à tirer cette conclusion, une petite erreur qui tient à ce que l'action de la diastase, dépendant à chaque instant de la quantité de sucre déjà interverti, aurait été un peu plus rapide dans une liqueur d'où une autre cause qu'elle n'aurait pas augmenté la quantité de ce sucre. Au lieu de se chiffrer par 20 centigrammes, par exemple, elle serait montée peut-être à 21. Mais il serait trop long de tenir compte de cette cause d'erreur. En la négligeant, la mesure reste encore compliquée et difficile.

229. Procédés de mesure. — On voit, en effet, à quoi elle revient. Veut-on comparer deux liqueurs à sucrase? On les sature exactement à la soude, on y ajoute ensuite la quantité d'acide acétique voulu, et on les partage en deux moitiés dont une est bouillie. Ces quatre échantillons de même volume sont mis en contact pendant le même temps et à la même température avec des quantités égales de saccharose. On interrompt alors l'action en versant une goutte de soude, et on procède à un dosage pour savoir quelle est la quantité S — *s* de sucre interverti. On retranche la quantité correspondante au liquide bouilli de celle qu'on a trouvée pour le liquide non bouilli, et on impute, dans les deux cas, la différence à la différence des quantités de diastase.

En d'autres termes, dans la formule

$$S - s = adt$$

on a rendu constantes les valeurs de a et de t. La quantité de diastase est donc proportionnelle à la quantité $S - s$ de sucre interverti.

Nous avons vu que cette formule ne s'appliquait qu'à la courte période du commencement de l'expérience pendant laquelle la quantité d'action croît proportionnellement au temps. On peut, si on veut, éliminer cette incertitude. La seconde formule écrite plus haut donne, quand on y fait $n = 1$:

$$t = \frac{1}{a.d.}\, l \frac{1}{1 - \frac{S-s}{S}}$$

Si nous nous arrangeons pour que la valeur de $\frac{S-s}{s}$ soit toujours la même, c'est-à-dire si, dans notre expérience de comparaison, nous nous arrêtons, par exemple, au moment où il y aura la moitié ou les deux tiers du sucre interverti, les quantités d de diastase seront inversement proportionnelles aux temps nécessaires pour arriver à ce résultat. C'est la méthode que nous avons vu employer par O'Sullivan et Tompson.

On peut encore en employer une autre qui est bonne aussi pour toute la durée de l'action. Elle consiste à laisser t constant, et à chercher, par tâtonnements, quelles sont les quantités du second liquide diastasifère qu'il faut faire agir pour produire pendant le même temps, la même quantité de sucre interverti que le premier. Alors, dans la seconde formule comme dans la première, les temps, les quantités $S - s$, et les quantités S sont les mêmes, les quantités d de diastase par unité de volume sont en raison inverse des volumes employés.

230. Expériences de M. Fernbach. — C'est cette dernière méthode, un peu plus compliquée que les précédentes, qu'a employée M. Fernbach dans ses recherches sur la sucrase. Elle ne fournit que des rapports, c'est-à-dire des nombres relatifs dont on peut faire par convention des nombres absolus, en prenant une unité. Pour M. Fernbach, l'unité de sucrase est la quantité nécessaire pour intervertir 20 centigrammes de sucre en une heure dans un liquide qui en contient 2 grammes, à la température de 54-56°, et en présence de la dose d'acide acétique qui favorise le plus l'interversion. Cette convention nous permettra d'évaluer, au moyen de la même unité, toutes les quantités de diastase, et aussi, par suite, de rapporter le poids de cette diastase, conventionnellement établi, au poids de la cellule qui l'a produite. Il demeurera entendu que les deux termes de ce rapport ne sont pas évalués au moyen de la même unité, mais les rapports n'en restent pas moins comparables entre eux.

Prenons un exemple pour indiquer à la fois le mode opératoire et le procédé de calcul, en l'empruntant aux études de M. Fernbach sur la sécrétion de sucrase par l'*aspergillus niger*. Mettons à l'étuve, à 35°, un certain nombre de cuvettes renfermant le même volume de liquide Raulin, et ensemençons-les également, c'est-à-dire avec un nombre de spores aussi identique que possible, résultat que nous obtiendrons en introduisant dans chacune de ces cuvettes le même volume d'eau distillée tenant en suspension des spores d'*aspergillus* empruntées à une culture récente. Dès que le développement a commencé sur ces cuvettes, nous en retirons une de l'étuve, nous décantons le liquide de culture, nous lavons la plante à l'eau distillée, nous ajoutons les eaux de lavage au liquide de culture, et nous ramenons ainsi le volume de ce liquide au volume initial, ou, si l'évaporation a été faible, à un volume supérieur que nous notons. Nous pouvons, d'une part, étudier ce liquide en déterminant ce qu'est devenue son acidité, sa teneur en sucre, interverti ou non, quelle est sa richesse en sucrase, et, d'autre part, mettre les résultats de ces diverses expériences en relation avec le poids de la plante produite, en pesant celle-ci après l'avoir desséchée à 100°. Toutes ces quantités sont inscrites dans le tableau suivant, qui s'explique de lui-même. La dernière colonne marquée Q est le rapport du poids de diastase au poids de plante, évalué comme nous l'avons dit plus haut.

Répétons cette expérience toutes les 24 heures avec une nouvelle culture ; voici les résultats que nous obtiendrons. Chaque cuvette renfermait dans 400 cc. de liquide Raulin :

Saccharose........... 17 gr. 6
Acide tartrique libre.... 0 gr. 72, ou 1,8 pour 1000.

Durée de l'exp.	Sacch. restant. gr.	S. int. gr.	Sucre cons. gr.	Acidité gr.	Sucrase	Poids de plante gr.	Q
2	4,4	8,3	4,9	1,16	0	3,105	0
3	0,3	4,5	12,8	0,74	50	6,200	8,0
4	0	0	17,6	0.076	67	7,835	8,6
6	0	0	»	0,038	104	6,870	16,5
8	0	0	»	traces.	285	5,580	50,0

Avant de passer à l'examen du tableau, donnons un exemple de la façon dont sont déterminés les poids de sucrase. Prenons par exemple l'étude du liquide après 4 jours. Ce liquide est étudié après avoir subi le traitement indiqué plus haut. Un essai préliminaire montre que, avec 3,3 cc. de ce liquide, la différence des quantités de sucre interverties en 1 heure à 56° dans les liquides non bouilli et bouilli était de 12,9 centigrammes : cela indique que 3,3 cc. contiennent un peu plus d'une demi-unité de sucrase. On cherche donc au voisnage de 6 cc. en faisant des essais par les 3 volumes suivants : 5,6 ; 5,8 ; 6,0 cc. Les deux essais faits avec 6 cc. donnent 27,9 centig. de sucre interverti pour le tube non chauffé, 7,9 centig. pour le tube chauffé. La différence est 20; donc 6 cc. 0 contiennent l'unité de sucrase, et comme il y a 400 cc. de liquide, la quantité de sucrase s'élève au chiffre indiqué de 67 unités.

231. Marche de la sécrétion de sucrase. — Voyons maintenant la marche de l'apparition de la sucrase. On voit qu'il n'y en a pas encore dans le liquide quand déjà la plante a acquis presque la moitié de son poids maximum et que le tiers environ du sucre a disparu. Il ne faut pas s'étonner dès lors s'il reste encore dans le liquide du saccharose non interverti jusqu'au 3e jour de la culture : nous voyons en outre qu'il y a du sucre interverti dans un liquide ou il n'y a pas encore de sucrase. C'est un fait analogue à ceux que O'Sullivan a retrouvés depuis avec diverses levures, et dont il a habilement tiré la conclusion que l'interversion du sucre, pour ces levures, est un phénomène intracellullaire. Puis la quantité de saccharose détruit va en augmentant rapidement; sitôt qu'il n'y a plus de sucre le poids sec de plante diminue, ce qui indique, ou bien que cette plante se brûle par sa respiration, ou bien qu'elle se vide par exosmose dans le liquide. Les deux phénomènes se passent à la fois, et on remarque en particulier que le liquide sous-jacent s'enrichit de plus en plus en matière organique. Il semble bien d'après cela que la sucrase se dialyse en même temps que le reste des matériaux de la cellule, et nous arrivons en somme à cette conclusion qu'il en passe d'autant plus à l'extérieur de la cellule que celle-ci est plus vieille et plus *usée*.

232. Marche de la production de sucrase. — Remarquons que nous ne sommes encore qu'à la surface du phénomène. Nous n'évaluons que la sucrase qui a transsudé dans le liquide. Nous n'avons aucune idée de celle qui peut exister, au moment de l'essai, dans les cellules du végétal. Il est clair qu'il faut aussi envisager celle-ci. Elle n'est pas facile à saisir. Pour la séparer par diffusion, en se mettant à l'abri de l'intervention des microbes, il faudrait dépenser beaucoup de temps et de peine. Le moyen le plus sûr qu'ait trouvé M. Fernbach pour la dissoudre est de broyer les cellules à la molette sur un plan de verre douci, jusqu'au moment où on obtient une sorte de pommade homogène dans laquelle le microscope ne montre que des débris cellulaires. C'est la méthode qui a servi depuis à Buchner pour extraire de la levure la diastase alcoolique. Le produit du broyage est mis en suspension dans l'eau distillée, avec une trace d'essence de moutarde destinée à prévenir son altération, jeté sur un filtre et lavé. On n'est pas absolument sûr, nous le savons, d'entraîner ainsi au travers du filtre toute la diastase présente, et il ne suffit pas de constater que celle qu'entraînent les liquides de lavage diminue de plus en plus pour pouvoir conclure qu'il n'en reste plus lorsque le lavage est suffisamment prolongé. Nous savons qu'il y a des cas où une diastase fixée sur un élément poreux est presque insoluble ; mais nous sommes bien obligés de négliger cette cause d'erreur et de ne considérer comme préexistante que la diastase que nous dissolvons ainsi. Le reste tombe dans le royaume encore inconnu des prodiastases que nous avons étudiées dans le précédent chapitre.

Voyons ce que donnent, étudiées par cette méthode, dix cultures d'*aspergillus*, aussi identiques que possible, faites dans des fioles à fond plat, renfermant chacune 100 cc. de liquide Raulin, avec 4 gr. 44 de sucre. Au bout de 40 heures, on retire deux fioles contenant deux cultures identiques si l'expérience est bien faite. La première sert à déterminer le poids du végétal, l'autre à déterminer la sucrase du liquide et des cellules. Voici les chiffres trouvés à divers intervalles de temps, comptés à partir de la mise en train de la culture.

Intervalles	Sucre consommé	Sucrase du liquide	Sucrase des cellules	Total	Poids de plante	Q
—	—	—	—	—	—	—
ap. 40 h.	0,92	2	58	60	0,65	92
ap. 24 h. de plus	2,57	7	47	50	1,26	39
» 24 »	3,74	5	45	50	1,78	28
» 24 »	4,44	10	44	54	1,65	32
» 24 »	» »	13	35	49	1,61	30

Ici, nous voyons de suite combien nous avons eu raison de tenir compte de la sucrase des cellules, qui dépasse toujours notablement, surtout au commencement de l'expérience, la sucrase du liquide. Si bien qu'en tenant compte des deux, nous arrivons à une conclusion tout à fait opposée à celle de tout à l'heure. C'est au début de la culture que la quantité de sucrase est maximum. Seulement elle est à ce moment confinée à l'intérieur de la cellule. A mesure que la culture vieillit, la quantité de diastase diminue, sans doute par suite d'un phénomène d'oxydation, auquel nous savons qu'elle est toujours exposée, surtout dans un liquide qui devient de moins en moins acide. En même temps la quantité Q du tableau ci-dessus, c'est-à-dire le rapport entre le poids de sucrase totale et le poids de plante vivante, va en diminuant notablement, pour rester à peu près constant à la fin de la culture.

Dans l'ensemble, la notion que nous venons d'acquérir ne s'accommode guère, il faut l'avouer, de l'existence de prodiastases. C'est au début de l'action, dans les cellules les plus jeunes, que la diastase est produite en quantités plus abondantes, et si on admet qu'il se forme en même temps des prodiastases destinées à se transformer plus tard en diastases, cette transformation devrait ou augmenter ultérieurement le poids de la diastase, ou accompagner sa destruction de telle sorte que la quantité totale soit à peu près constante, ce qui est une explication bien compliquée en présence de cette autre : il ne se forme pas de prodiastases.

233. Sucrase des levures. — Jusqu'ici, nous nous sommes contentés de comparer deux diastases de même provenance. Nous ne sommes pas autorisés, *a priori*, à comparer *de plano* de même une sucrase de levure avec la sucrase de l'*aspergillus*. Comme notre méthode nous impose l'obligation de mettre cette diastase dans les conditions de température et d'acidité du milieu qui lui sont le plus favorables, nous avons d'abord à voir si ces conditions sont les mêmes pour les deux diastases.

Pour la température, les différences n'ont pas été relevées par M. Fernbach, mais au sujet de l'acidité, il y en a de curieuses. La diastase de l'*aspergillus* est celle sur laquelle ont été faites les expériences résumées au chapitre XIV (**165**). Avec l'acide acétique, la dose d'effet maximum est pour elle d'environ 1 p. 100. Elle est au contraire de 1 p. 5000, c'est-à-dire 50 fois moindre pour la diastase extraite d'une levure de bière provenant de Tantonville, ou d'une levure de vin de Champagne. Elle est de 1 p. 2000 avec une levure de *pale-ale* ou avec le *saccharomyces Pastorianus*. De plus, les diastases que ces levures laissent se diffuser dans l'eau de macération passent sans pertes sensibles au travers d'un filtre de porcelaine poreuse, tandis que la sucrase d'*aspergillus* est fortement retenue et subit une perte notable par filtration. Bref, il semble que toutes les sucrases ne soient pas identiques entre elles, et que le genre sucrase compte plusieurs espèces.

234. Sucrase du liquide et sucrase des cellules. — Voyons maintenant comment se fait la sécrétion dans le monde des levures. Ce que nous avons appris plus haut au sujet de l'*aspergillus* prouve qu'il faut tenir compte à la fois de la sucrase exsudée dans le liquide, et de celle que contiennent les cellules. Cette dernière n'est pas aussi facile à saisir que dans le cas de l'*aspergillus*. Le broyage des cellules de levure est long et difficile, comme nous aurons l'occasion de le constater quand nous étudierons la zymase de Buchner. M. Fernbach a préféré épuiser ses levures par une série de macérations successives. Après avoir fait une première culture dans du moût de bière, on décante le liquide, on rajoute de l'eau stérile sur le dépôt de levure, on aspire le mélange dans un tube qu'on vide d'air pour éviter les phénomènes d'oxydation, et qu'on abandonne à l'étuve à 30° ou 35°. Au bout de quelques jours, on décante le liquide, on le remplace à nouveau par de l'eau distillée, et ainsi de suite, jusqu'à ce que le dernier liquide de lavage ne contienne pas ou presque pas de sucrase. Les liquides de première et parfois de seconde macération sont plus riches que le liquide de culture, parce que dans l'eau distillée la cellule de levure s'épuise et défend moins son contenu.

Voyons maintenant quels sont les résultats obtenus. Je serai obligé d'entrer à ce sujet dans quelques détails, parce que les nombres fournis par M. Fernbach me semblent comporter des conclusions un peu différentes de celles qu'il a tirées.

235. Influence de la vie aérobie et anaérobie. — Voyons d'abord comment se comporte une même levure pendant sa vie aérobie et sa vie anaérobie, M. Fernbach a cultivé la levure de Tantonville en profondeur (série I) dans des vases entièrement remplis par le moût, et en surface (série II) dans des vases à fond plat contenant le même moût. Après des intervalles indiqués en jours dans le tableau qui suit, on retirait de l'étuve 2 des vases d'une même série, dont l'un servait à déterminer le poids de levure, et l'autre à la macération destinée à fournir la sucrase. Le tableau donne les chiffres trouvés pour la sucrase du liquide, la sucrase des cellules, la somme de ces deux quantités, et le rapport Q de cette somme au poids de cellules vivantes, après divers intervalles exprimés en jours.

Série	Durée de l'exp.	Poids de levure	Sucrase du liquide	Sucrase des cellules	Somme	Q
I	2	0,071	5,5	7.5	13,0	182
	3	0,108	8,6	19,5	28,1	260
	4	0,142	10,0	29.3	39.3	277
	5	0,135	11,5	32,1	43,6	323
	6	»	13,9	29.0	42,9	318
II	2	0,150	17	27,4	44,4	296
	3	0,160	19	26,6	45,6	298
	5	0,143	23	24.6	47,6	332
	7	0,121	22	21.8	43,8	362
	9	»	25,3	19,9	45,2	373

On voit par ces nombres, qui sont d'accord avec d'autres que je ne transcris pas, que la distribution de la sucrase se fait dès l'origine, avec cette levure, plus également entre les cellules et le liquide que dans le cas de l'*aspergillus*. A mesure que la cellule vieillit, elle abandonne aussi plus facilement sa sucrase. Mais ce qui apparait surtout dans ce tableau quand on examine la colonne Q, c'est que cette levure est, à poids égal, un producteur de sucrase environ 10 fois plus puissant que l'*aspergillus*. Enfin, il n'y a pas de différence bien notable entre la vie aérobie et la vie anaérobie. Les chiffres se tiennent à peu près au même niveau dès que les poids de levure sont comparables. Peut-être cependant y a-t-il un peu plus de puissance dans la prodction de diastase pendant la vie aérobie. Supposons que cette diastase soit un poison, une toxine, comme celle que sécrètent certains bacilles, nous voyons tout de suite combien ces notions prennent de l'importance.

236. Influence des diverses espèces de levures. — Diverses races de bacilles appartenant à la même espèce se montrent inégalement virulentes. Voyons si nous trouverions des faits analogues pour diverses races de levures cultivées dans le même milieu, du moût de bière. Voici les résultats obtenus dans des cultures en profondeur, étudiées au moment où tout le sucre avait disparu de la liqueur. On a opéré partout sur 50 cc. de moût, mais ce moût n'était pas toujours le même. On a indiqué, pour chaque expérience, le poids de maltose consommé, le poids de la levure, la sucrase du liquide et des cellules, la somme de ces deux sucrases, et son rapport au poids de cellules vivantes au moment où tout le sucre était consommé.

	Maltose consommé	Poids de levure	Sucrase du liquide	Sucrase des cellules	Somme	Q
L. de Tantonville..	3,12	0,135	11,5	32,1	43,6	323
L. de *pale-ale*....	5,12	0,198	8,2	11,1	19,3	97
S. pastorianus...	3,26	0,075	10,9	6,4	17,3	230

Les expériences ne sont pas absolument comparables, et cela pour deux raisons. D'abord elles n'ont pas été faites sur le même moût. Puis M. Fernbach a remarqué, avec la même race de levure, des inégalités inexpliquées dans la production de la diastase. Malgré cela on peut conclure, des différences considérables que met en évidence la colonne Q du tableau, que diverses races de levures, cultivées dans un même milieu, produisent des quantités de sucrase différentes, ce qui ne veut pas dire pourtant que ces différences sont spécifiques.

237. Influence du milieu. — Le moment est venu de se demander quelle influence a le liquide de culture sur la sécrétion de la diastase. Dans le moût qui nous a servi jusqu'ici, la sécrétion de sucrase est inutile, puisqu'il n'y a que du maltose à consommer. C'est une preuve de plus que la sécrétion d'une diastase résulte d'un procès physiologique, indépendant, dans une certaine mesure, des besoins éprouvés. Mais peut-être que cette inutilité de la sucrase en modifie la sécrétion. Voyons comment se comportent les levures de Tantonville et de *pale-ale*, quand on les ensemence comparativement dans du moût de bière, contenant du maltose, et dans un moût artificiel formé en faisant une décoction de touraillons d'orge et en l'additionnant d'une quantité de saccharose égale à celle du maltose du moût. Le tableau suivant, construit sur le même type que ceux qui précèdent, nous donne les résultats de l'expérience après 4 jours de culture faite sur 50 cc. de liquide.

Levure de Tantonville	Sucre consommé	Poids de levure	Sucrase du liquide	Sucrase des cellules	Somme	Q
—	—	—	—	—	—	—
Maltose..........	3.56	0.202	8.5	18,9	27,4	125
Saccharose.......	3,05	0.065	0,8	0,9	1,7	26
Levure de pale-ale.						
—						
Maltose..........	3,75	0,166	4,5	17,7	22,2	13[illegible]
Saccharose.......	3.41	0,098	0,5	0	0,5	5

Ces nombres nous montrent à leur tour deux choses. La première est que la réserve que nous avons faite plus haut était légitime, puisque la levure de *pale-ale*, qui est au-dessous de la levure de Tantonville dans le moût de bière, se met à son niveau ici, comme producteur de diastase. La sécrétion est donc une fonction du milieu. Le second fait qui apparaît dans ce tableau est que le besoin de sucrase dans l'eau de touraillons sucrée n'a pas fait apparaître la sécrétion.

Le fait est assez intéressant pour qu'on le suive. L'infériorité de l'eau de touraillon sucrée tient-elle à sa nature, ou à celle du sucre qu'elle contient ? Pour le savoir, faisons une expérience avec de l'eau de touraillons maltosée : nous trouvons qu'on ne gagne à peu près rien au changement du sucre. C'est donc que l'eau de touraillons est impropre à la production de la diastase. Et en effet, en la remplaçant par de l'eau de levure, obtenue de la même façon, c'est-à-dire par décoction avec de la levure ordinaire, on voit que cette eau de levure se comporte à peu près comme du moût de bière. Or elle contient la même quantité d'azote que l'eau de touraillons. Concluons donc que c'est la qualité de l'azote fourni à la levure qui a de l'influence sur la sécrétion de la diastase, et non sa quantité. Et en effet, cette même eau de touraillons, si défavorable à la formation de la sucrase, devient au contraire éminemment propre à sa production, si on l'additionne de peptone. Voici deux expériences dans lesquelles on a cultivé de la levure de Tantonville dans de l'eau de touraillons à 2 0/0, additionnée de 2 0/0 de peptone et, dans une expérience (A), de maltose, dans l'autre (B) de saccharose; au bout de 5 jours, on a trouvé les résultats qui suivent :

Sucre cons.	Poids de levure	Sucrase du liquide	Sucrase des cellules	Sucrase totale	Q
3,86	0gr,154	16,3	42,9	59,2	384
4,44	0 ,140	5,8	42,5	48,3	345

Et nous retrouvons ici, tant avec le maltose qu'avec le saccharose, des chiffres égaux ou même supérieurs à ceux que nous avons relevés au sujet du moût de bière. Concluons que cette secrétion de diastase est surtout une question d'alimentation azotée. Il serait curieux de savoir ce que donneraient de sucrase des levures telles que le *saccharomyces pastorianus*, ou encore la mycolevure, qui s'accommodent fort bien des liquides minéraux, lorsqu'on les cultive en ne leur donnant que de l'ammoniaque sous forme d'azote. Peut-être les verrait-on tomber alors au niveau de l'*aspergillus*, de même que celui-ci monterait peut-être au niveau des levures si on lui fournissait des aliments azotés.

Quoi qu'il en soit, il est intéressant d'avoir rattaché la production de la sucrase, c'est-à-dire en somme, l'élément capital de la nutrition hydrocarburée des levures dans les milieux à saccharose, à la nature de son aliment azoté. Cela montre combien sont unis dans la nature ces deux modes de nutrition que nous ne séparons que pour la commodité de l'étude, et qu'il faut s'habituer à ne jamais considérer comme indépendants l'un de l'autre.

BIBLIOGRAPHIE

A. FERNBACH. *Annales de l'Institut Pasteur*, t. III, p. 473 et 531 ; t. IV, p. 1 et 631.

CHAPITRE XXI

PARALYSANTS DES DIASTASES

Ce que nous avons appris dans les chapitres précédents au sujet de l'action des sels sur les diastases peut se résumer de la façon suivante :

Lorsqu'on ajoute, à un mélange d'une diastase et de la matière sensible à son action, un sel minéral ou plus généralement un corps quelconque, ce corps peut jouer un rôle dans l'action en modifiant l'un des corps réagissants, soit la diastase, soit la matière que la diastase transforme. Il peut aussi intervenir par lui-même, sans modifier d'une façon sensible les corps en présence. Ainsi, dans l'action de la sucrase sur le saccharose, on ne voit parfois aucune trace d'action de la petite quantité d'acide ajouté sur la substance active ni sur la substance passive.

238. Accélérants et paralysants. — Mais le plus souvent le sel ajouté intervient pour imprimer soit à la diastase, soit à la substance passive, une transformation qui gêne ou facilite l'action. Cela est surtout évident dans les actions de coagulation, où les transformations sont surtout de l'ordre physique et se traduisent par des changements de solubilité. Un sel qui coagule la diastase la rend moins active ; un sel qui précipite à lui seul le caséum le rend plus sensible à l'action de la présure qui le précipite aussi. Un sel qui dissout la caséine en suspension dans le lait normal, le rend plus rebelle à la coagulation par la présure, et peut le rendre incoagulable, de même que l'injection dans le sang de peptones ou d'autres substances peut y empêcher la formation d'un caillot au sortir de la veine.

L'action d'une diastase sur sa substance passive peut donc être accélérée ou empêchée par l'action de nouvelles forces dont on peut à l'avance prévoir le jeu en les étudiant séparément sur les corps, sur le mélange desquels on les fait agir. Certains sels, comme nous l'avons vu, rendent la caséine plus soluble ; ils agissent sur elle comme la caséase ou la trypsine. De même que la caséase est un obstacle à l'action de la présure, de même ces sels sont un obstacle à la coagulation. On sait de même, par les travaux de Dastre, de Marbaix et Denys, que certains corps neutres, tels que le chloroforme, peuvent produire de véritables digestions analogues, sinon identiques, aux digestions physiologiques, et donner par exemple des peptones avec la fibrine du sang. Ces faits étendent le champ de cette notion, acceptée dans la science, qui ne voit dans les diastases qu'un agent plus puissant que les autres pour réaliser certaines transformations physiques ou chimiques. De sorte que l'action complexe qui apparaît dans ces conditions perd un peu de son caractère mystérieux et peut devenir l'objet d'une formule générale.

Nous avons suffisamment étudié les actions salines adjuvantes des diastases. Nous avons maintenant à nous occuper de celles qui les contrarient ou les arrêtent. Nous allons trouver dans cette voie des faits du même ordre que ceux que nous avons constatés, mais inverses. Aux sels activants en grande masse, nous allons pouvoir opposer des sels retardateurs en grande masse aussi, et, à côté des sels de chaux, si puissants sur les phénomènes de coagulation qu'ils agissent en proportions presque infinitésimales sur l'action de la présure, nous allons pouvoir placer des substances qui entravent si nettement, et à doses si minimes, l'action des diastases, que nous pourrons les mettre au niveau de ce que sont les antiseptiques pour les microbes. Pour les distinguer, nous leur donnerons le nom de paralysants.

Nous évaluerons l'influence de ces sels comme nous avons appris à le faire plus haut, c'est-à-dire en prenant le rapport des temps de quantités égales d'action en présence du sel et en son absence. Ce rapport, que nous avons l'habitude de désigner par R (**239**), était plus petit que l'unité avec les sels accélérateurs. Il sera plus grand que l'unité avec les substances retardatrices. Nous avons déjà eu quelques exemples de ce fait, car, à propos de la présure, par exemple, la plupart des sels, même ceux qui sont accélérateurs à faibles doses, deviennent retardateurs à des doses plus considérables.

239. Les paralysants d'une diastase peuvent être des accélérateurs d'une autre diastase. — Montrons d'abord que les diastases n'ont pas les mêmes amis ni les mêmes ennemis. Nous avons vu quels puissants adjuvants de la présure étaient les sels de chaux et de baryte. Voyons comment ils se comportent avec la sucrase. J'ai étudié le chlorure de calcium et le chlorure de baryum à ce point de vue, et voici les rapports R pour des doses évaluées en millionnièmes.

Dose de sel	Présure		Sucrase	
	$CaCl^2$	$BaCl^2$	$CaCl^2$	$BaCl^2$
—	—	—	—	—
4.000	R = 0,30	0,12	7.40	0,90
8.000	0,31	»	11.50	0,90

Ainsi, aux doses indiquées, le chlorure de calcium accélère l'action de la présure et retarde notablement celle de la sucrase. Il est vrai qu'à des doses plus fortes, comme nous l'avons vu, le chlorure de calcium retarde aussi l'action de la présure. Quant au chlorure de baryum, qui dépasse en puissance le sel de calcium dans son action sur la présure, il devient son antagoniste avec la sucrase. Ces faits démontrent que l'action des sels n'a rien du caractère spécifique qu'on leur a longtemps attribué. Elle a tout au plus un caractère spécial que nous devions signaler dans la partie de ce livre consacrée à des études générales, en renvoyant à l'étude individuelle des diverses diastases l'examen des faits particuliers.

240. Résultats de M. W. v. Moraczewski. — On trouve des résultats du même ordre dans un travail de M. Moraczewski, travail très copieux, mais malheureusement trop décousu pour qu'on puisse en tirer des conclusions générales. M. Moraczewski y part de cette idée préconçue que l'action des diastases en général doit être favorisée par l'action des sels de chaux. Il essaie, et ne trouve pas de preuves de son hypothèse. On croit que dès lors il va l'abandonner. Point : il y persiste en disant que si elle n'a pas été justifiée par l'expérience, elle n'a pas non plus été renversée. Il suffit pourtant de lire son mémoire pour conclure qu'elle a été à la fois vérifiée et renversée, vérifiée dans certains cas, renversée dans d'autres; en d'autres termes, qu'elle n'a aucune valeur générale, et que, comme je l'avais démontré, les sels de chaux peuvent être tantôt des accélérants, tantôt des paralysants des diastases.

L'action accélératrice résulte nettement des nombres fournis par M. Moraczewski pour : l'amygdaline et l'émulsine, la lipase et l'huile d'olives, la présure et le lait.

L'action est douteuse pour la caséine et la trypsine, l'empois d'amidon et la salive ou la diastase de l'orge. Pour le sucre de cannes et la sucrase, il trouve qu'elle est accélératrice pour de faibles doses, retardatrice pour de fortes doses.

La présence des sels de chaux est au contraire nettement retardatrice pour la caséine et la pepsine.

Je ne parle, bien entendu, que des expériences qui sont nettement comparatives au point de vue auquel je me place, c'est-à-dire dans lesquelles on a essayé comparativement l'action de la diastase seule et additionnée d'un peu de chlorure de calcium. Quant aux essais dans lesquels on a fait intervenir, outre le chlorure de calcium, des corps tels que les oxalates, les fluorures, le savon, que M. Moraczewski considère seulement comme des décalcifiants, tandis que nous savons que ce sont des paralysants des diastases, l'action devient tellement complexe qu'on comprend que M. Moraczewski se soit perdu au milieu de ses résultats contradictoires, et ait pu considérer sa thèse comme intacte, à la suite d'expériences qui avaient parlé tantôt pour elle, tantôt contre elle.

241. Influences variées de l'acide carbonique. — Nous allons trouver un exemple analogue, mais plus saisissant, dans l'étude des influences variées que peut exercer l'acide carbonique sur l'action d'une même diastase ou de diverses diastases.

Nasse avait déjà vu que l'acide carbonique augmente dans une large mesure l'activité de la sucrase, lorsque Baswitz, étudiant de même l'action de ce gaz sur la diastase de l'orge, constata ce fait imprévu que certaines variétés d'amidon, celui du maïs, du riz, ne donnent que des traces de sucre sous l'action de la diastase en l'absence de l'acide carbonique, tandis qu'ils subissent leur transformation normale en présence de ce gaz. D'autres amidons se comportent de même, qu'il y ait ou qu'il n'y ait pas d'acide carbonique.

Kjeldahl ayant montré ensuite qu'une légère acidité est nécessaire à l'action de la diastase, Soxhlet s'empara de ce fait pour expliquer les résultats de Baswitz, et dit que si les amidons de riz ou de maïs ne sont pas sensibles normalement à l'action de la diastase, c'est qu'ils sont alcalins. L'acide carbonique fait des bicarbonates de leurs bases et donne au milieu la légère acidité nécessaire ; cette conclusion théorique a été établie solidement, au point de vue expérimental, par Schierbeck. Voilà donc un cas dans lequel le secret du pouvoir paralysant ou accélérateur est connu. Il se résout dans une question d'acidité ou d'alcalinité. De plus, nous voyons que tous les amidons ne se ressemblent pas au point de vue des diastases. C'est une notion que nous aurons bientôt à rappeler.

Schierbeck a fait autre chose. Goldsmith avait vu que l'acide carbonique, qui accélérait, d'après Baswitz, l'action de la diastase de l'orge sur certains amidons, gênait au contraire celle de la salive parotidienne du cheval, et Ebstein avait trouvé la même chose pour les diastases de la muqueuse stomacale, du pancréas, du foie, des muscles, du sang, de l'urine. Il en avait conclu à une différence d'action de l'acide carbonique sur les diastases végétales, qu'il favorise, et sur les diastases animales, qu'il gêne.

Schierbeck, en opérant avec de la salive mixte filtrée, montre que pour l'amidon de riz, de pomme de terre, de sagou, de salep, la présence de l'acide carbonique exerce une action favorable. Avec l'amidon de blé seul elle est retardatrice. Mais c'est que cet amidon est acide. Si on l'alcalinise légèrement, il se comporte comme les autres. Si on acidule les autres, ils se comportent comme l'amidon de blé. Les différences que présentaient les divers amidons vis-à-vis de l'action de l'acide carbonique leur sont donc en quelque sorte extérieures. Ce n'est pas de différences dans l'action de l'acide carbonique qu'il faut parler, c'est de différences dans le degré d'acidité ou d'alcalinité des divers amidons. Il faut pour l'action une certaine dose d'acidité. Si elle n'est pas atteinte normalement, l'acide carbonique aide à l'atteindre. Si elle est dépassée, il aide à s'en éloigner, et par là à ralentir l'action.

Pour des amidons au même degré d'acidité ou d'alcalinité, la diastase de l'orge, celle de la salive et celle du pancréas agissent de même. On ne peut donc pas parler de séparer les diastases animales des diastases végétales. Mais il y a plus, et nous pouvons expliquer de la même façon les contradictions qui peuvent exister entre divers savants au sujet de l'influence, tantôt favorable, tantôt défavorable, de l'acide carbonique sur la trypsine pancréatique ou sur la sucrase de la salive ; c'est toujours une question d'acidité ou de neutralité qui entre en jeu. Nous aurons à revenir sur le détail des phénomènes à propos de chacune des diastases. Pour le moment, nous pouvons nous contenter de cette conclusion générale.

242. Paralysants de la présure. — Arrivons maintenant à l'étude des paralysants. Il en est dont l'action se rattache à leur caractère alcalin, et qui, dès lors, agiront de même sur la présure et sur la sucrase, qui redoutent toutes deux les alcalis, ainsi que nous l'avons vu. Avec la caséine. ces alcalis ne se contentent pas de rendre la présure inactive, en l'oxydant peu à peu ; ils rendent le lait plus transparent en transformant en caséine dissoute la caséine en suspension, et par là rendent la coagulation plus lente ou même arrivent à l'empêcher. Nous allons trouver trace de cette action en étudiant le carbonate de soude et le borax.

Avec 2 p. 1.000 de ces deux sels, le lait reste intact à froid. Avec 1 p. 300, à une température de 35° environ, il perd peu à peu son opacité, et sa transparence, mesurée par un moyen quelconque, par exemple par le lactoscope Donné, augmente régulièrement avec le temps, et à peu près avec la même vitesse, lorsque les deux sels sont employés en proportions équivalentes. Elle augmente plus rapidement si l'on chauffe davantage. On la produit en quelques minutes dans du lait additionné de 1 p. 3.000 de carbonate de soude, et chauffé à 115°. En forçant, à toutes les températures, les doses des deux sels, on obtient un liquide visqueux, colloïdal. La caséine y a été complètement transformée.

Ces effets ont déjà été constatés avec les sels neutres (**195**), et s'y accompagnent d'un retard à l'action de la présure. Il en est de même ici. Avec 1 p. 1.000 de borax à 37°, la coagulation devient quatre fois plus lente, et seize fois avec 2 p. 1.000 de ce sel. L'acide borique qui, comme on sait, n'est pas un acide franc et agit comme une base vis-à-vis de certains papiers réactifs, se comporte comme le borax. Il augmente la transparence du lait où on l'introduit, et retarde aussi l'action de la présure. La coagulation devient cinq fois plus lente avec 1 p. 2.000 d'acide borique, et vingt fois plus lente avec 1 p. 1.000.

On voit que l'acide borique est un paralysant plus actif de la présure que le borax. Nous comprenons, avec cela, le rôle de ces corps lorsqu'ils sont employés pour empêcher le lait de se coaguler. L'acide borique paralyse l'action des présures produites par les ferments de la caséine. Comme c'est le plus souvent le ferment lactique qui se développe dans le lait, et qui le coagule, non parce qu'il y introduit de la présure, mais parce qu'il le rend acide, le borate de soude, qui y amène de l'acide borique et un alcali, sera souvent plus efficace, parce qu'il combat à la fois deux causes de coagulation. Mais aucun de ces corps n'empêche d'une manière absolue le lait de se cailler, à moins qu'on ne l'emploie à des doses qui transforment la caséine, et ne permettent plus de donner le nom de lait au liquide où on l'a introduit.

243. Paralysants de la sucrase. — Les bases exercent, nous l'avons vu, un effet retardateur très puissant sur les effets de la sucrase, comme sur ceux de la présure. Avec 1 p. 1.000 de soude, l'action de la sucrase devient 25 fois plus faible, et ici encore la nature chimique de la base semble s'effacer derrière son caractère d'alcali.

On peut, par suite, s'attendre à voir les sels alcalins exercer aussi un effet retardateur. Voici, pour représenter l'action de quelques-uns d'entre eux, choisis pour leurs propriétés antiseptiques, les valeurs de R déterminées par le même moyen que plus haut.

Proportions en millionnièmes.	1.000	2.000	4.000	5.000	8.000
Arséniate de soude	4,0	»	»	7,2	»
Borate de soude	1,4	2,5	3,6	»	9,3
Salicylate de soude	»	1,0	1,3	»	»

On voit que les deux premiers sels sont des paralysants très actifs de la sucrase ; le dernier, considéré comme le plus antiseptique des trois, est au contraire à peu près sans action. Dans tous les cas l'effet est retardateur, à cause de la prédominance de l'alcalinité de la liqueur. Cette alcalinité elle-même exerce une influence complexe, d'abord celle de la base agissant comme base, puis celle qui provient de ce que le liquide basique, restant exposé quelques heures à l'action de la chaleur, s'oxyde ou plutôt laisse sa diastase s'oxyder plus rapidement que si elle était en solution acide. Cette oxydation de la sucrase se traduit aux yeux par un phénomène apparent. Quand on dissout la diastase dans de l'eau distillée sucrée, le liquide reste limpide pendant sa transformation. Quand on prend de l'eau ordinaire, il se produit un trouble au bout de quelques minutes, et le liquide brunit ensuite très sensiblement à l'œil. Quand on voit ce brunissement, on peut être sûr que la diastase s'est oxydée et est en grande partie détruite.

244. Action des divers agents antiseptiques. — Nous envisagerons en dernier lieu quelques substances qui ont été proposées pour leur action antiseptique.

Voici d'abord trois sels minéraux toxiques, dont l'action est évaluée de même que plus haut :

Proportions de sels en millionnièmes.	100	200	400	100	200
Bichlorure de mercure	»	1,03	1,04	1,25	1,40
Nitrate d'argent	1,26	1,30	1,25	0,70	»
Cyanure de potassium	»	16,20	44,00	62,00	»

Le bichlorure de mercure agit faiblement sur l'effet de la sucrase. Le nitrate d'argent le retarde d'abord, l'accélère ensuite, probablement par suite de l'acidité qu'il communique à la liqueur. Mais le cyanure de potassium est un paralysant très puissant, agissant à la dose de 100 millionnièmes et très actif à dose de 1.000. On voit pourtant que, quelle que soit sa puissance, il ne supprime jamais complètement l'action de la sucrase.

Voici maintenant les résultats de l'étude d'un certain nombre de substances organiques.

Le sulfate de quinine est un paralysant de la sucrase. Son effet est représenté par le nombre 1,1 pour une proportion de 150 millionnièmes, et par le chiffre de 3,3 pour une proportion de 300. Il exerce donc un effet sensible, même à dose homœopathique.

L'alcool, au titre de 10 p. 100, exerce aussi sur la sucrase un effet retardateur mesuré par le chiffre 1,3, et par conséquent assez faible. Les aldéhydes, et surtout l'aldéhyde formique, sont des paralysants beaucoup plus puissants. Quant au chloroforme, à l'éther, aux essences de wintergreen, de vespetro, de tanaisie, de cannelle, que j'ai étudiées en les mettant en excès dans les liqueurs, de façon à ce qu'il en reste des gouttes surnageantes, leur action est faible et ne diminue que d'environ 1/10 au maximum l'activité de la sucrase.

Il y a donc des substances fortement antiseptiques pour certains microbes et qui sont des paralysants très faibles de certaines diastases. Par contre, il y a des paralysants très puissants de certaines diastases auxquels les microbes sont à peine sensibles, ou même qu'ils recherchent. Tels sont, par exemple, les sels de chaux. L'acide cyanhydrique est un poison actif de certaines cellules, il annihile presque l'action de la diastase alcoolique de Buchner, il est presque sans action sur d'autres diastases. On peut donc conclure, en résumé, qu'il n'y a aucune limite précise, à ce point de vue, entre les actions diastasiques et les actions microbiennes, qu'aucun corps ni aucune catégorie de corps n'arrête les unes pour laisser se poursuivre les autres, et que c'est à tort qu'on a pensé un moment trouver un réactif permettant de dire : ceci est une action microbienne, ceci, au contraire, est une action diastasique, c'est-à-dire chimique. La vérité est qu'il n'y a pas de limite, et que plus on va, plus on s'aperçoit que les actions microbiennes se réduisent à des actions de diastases.

245. Paralysants produits par l'action diastasique. — Ici s'ouvre un chapitre nouveau de notre exposé. Jusqu'ici, nous avons étudié l'action d'une dose déterminée de paralysants ajoutée à l'origine de l'action diastasique, et s'exerçant sur elle pendant toute sa durée. Autant qu'on a pu le voir, car cette étude n'a pas encore été faite d'une façon précise, l'action diastasique accomplie ainsi en présence de la substance retardatrice ou accélératrice, conserve ses allures ordinaires, reste logarithmique dans le sens que nous avons attribué plus haut à ce mot (**142**). C'est la valeur de la constante a qui est seule modifiée, et augmente ou diminue suivant les cas, dans la proportion qui est précisément ce que nous avons défini (**198**) sous le nom de rapport R. On peut voir cela tout de suite en s'adressant à la formule :

$$t = \frac{1}{n.a.d}\, l \frac{1}{1 - n\dfrac{S - s}{S}}$$

où on voit que pour des quantités égales d'action $\frac{S-s}{S}$, et pour les mêmes quantités d de diastase, on a, dans deux expériences comparatives, l'une faite en l'absence, l'autre en présence du sel étranger :

$$at = a't'$$

égalité où a et t se rapportent au cas de la diastase agissant seule, a' et t' au cas où elle agit en présence du sel accélérant ou retardateur. De là on conclut :

$$\frac{a}{a'} = \frac{t'}{t} = R$$

La présence du sel, en proportions déterminées dès l'origine, réduit donc la valeur de a dans une proportion déterminée aussi par l'expérience, et la courbe de transformation conserve sa forme géométrique. Elle aboutit seulement plus ou moins lentement à zéro. La réaction commencée se termine toujours, ce qui revient à dire, comme nous l'avons vu, que la valeur de n, dans l'équation précédente, reste égale à l'unité.

Mais si c'est la transformation diastasique elle même qui produit des quantités de plus en plus grandes de substance paralysante, on comprend qu'un équilibre se produise, à un moment donné, entre l'action impulsive de la diastase, action qui reste constante, et l'action retardatrice qui augmente avec la quantité des produits transformés. A partir de ce moment, l'action ne fera plus de progrès. Elle s'arrêtera avant d'être terminée ; n sera plus grand que l'unité, et on aura affaire à ces réactions qui ne se terminent pas, ou qui ne se terminent que dans certaines conditions, réactions que nous avons visées, mais non étudiées, et auxquelles nous arrivons maintenant.

246. Paralysants de l'émulsine. — Le type de ces réactions est celle de l'émulsine. Nous la connaissons, et nous savons qu'avec l'amygdaline, elle se résume dans l'équation :

$$C^{20}H^{27}AzO^{11} + 2H^2O = C^6H^{12}O^6 + C^7H^6O + HCAz.$$

Elle donne non seulement du sucre, qui ne semble pas devoir

influencer notablement la marche du phénomène, mais aussi de l'essence d'amandes amères et de l'acide cyanhydrique, qui peuvent être beaucoup plus actifs. Pour le savoir, prenons, comme l'a fait Tammann, des solutions contenant, pour 25 cc., 0 gr. 50 d'émulsine, et 0,001 de gramme-molécule d'amygdaline, soit 0 gr. 457. Introduisons dans ces liqueurs, de même composition, des fractions variables de gramme-molécule des produits formés pendant la réaction, aldéhyde benzoïque, acide cyanhydrique, sucre, et même d'autres corps tels que l'alcool et l'éther. Comme, d'après l'équation ci-dessus, une molécule d'amygdaline donne une molécule de sucre, d'aldéhyde, et d'acide cyanhydrique, nous pourrons, en ajoutant par dix-millièmes de gramme-molécule ces derniers corps au millième de gramme-molécule d'amygdaline que contient la liqueur, évaluer l'influence de leur quantité croissante sur le terme de la réaction. L'expérience a été faite à 23° et a donné les résultats suivants :

Sans aucune addition, il y a eu décomposition de			23,7 0/0 d'amygdaline
avec 0,0001 gr.-molécule, acide cyanhydrique			18,7
» 0,0002	»	»	16,4
» 0,0003	»	»	12,1
» 0,00025	»	benzylaldéhyde	19,0
» 0,00075	»	»	12,5
» 0,0015	»	éther	20,7
» 0,020	»	alcool éthyl.	23,2

Dans une autre expérience, presque comparable aux précédentes, mais faite à la même température avec du glucose, on avait trouvé :

Sans aucune addition, décomposition de		23,0 0/0 d'amygdaline
avec 0,0001 sucre de raisins		22,0
» 0,0003	»	21
» 0,0015	»	19

Ces chiffres, très intéressants, prêtent à quelques remarques :

D'abord, ainsi que nous l'avions prévu, le sucre formé n'est qu'un obstacle très médiocre à la marche de la réaction, puisqu'en en mettant dès l'origine plus qu'il ne s'en forme, à savoir une molécule et demie pour une molécule d'amygdaline, on n'abaisse que d'environ 1/6 le terme final de la réaction.

L'acide cyanhydrique est beaucoup plus actif. Il eût été intéressant de pousser plus loin l'expérience faite à son sujet, et d'ajouter dès l'origine une molécule de cet acide à une molécule d'amygdaline. En faisant un graphique (fig. 23) avec les nombres du tableau ci-dessus, c'est-à-dire en portant en abscisses les quantités croissantes d'acide, et en ordonnées les

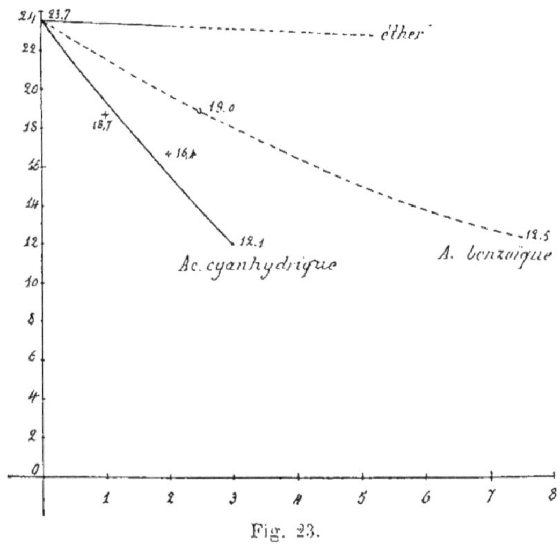

Fig. 23.

valeurs décroissantes du terme final de la réaction, on trouve presque une ligne droite qui vient couper l'axe des x au voisinage de l'abscisse 0,7, ce qui revient à dire que si la loi que suivent les nombres du tableau se poursuit, la réaction ne pourrait pas commencer en présence de 0,7 gr.-mol. d'acide cyanhydrique pour 1 gr.-mol. d'amygdaline. Il est probable que la décroissance de l'ordonnée est ensuite moins rapide, et que la dose qui empêche l'action est plus grande. Mais si on songe que cet acide n'est pas seul à agir, qu'il y a encore l'aldéhyde benzoïque, qui est environ deux fois moins active que l'acide cyanhydrique, ainsi que le montre le graphique, et le sucre, plus faiblement actif, on s'explique à merveille que la réaction qui produit des quantités croissantes de substances paralysantes s'arrête avant d'être complète. Remarquons en passant que l'éther et l'alcool ne sont pas très actifs, et c'est pour cela que nous avons eu avantage, au chapitre VIII de ce livre, lorsque nous avons pris contact avec ces faits, à éliminer l'aldéhyde benzoïque au moyen de l'éther (**105**), quand nous avons voulu montrer que cette aldéhyde était un obstacle : nous l'avons en somme remplacée par de l'éther, substance moins active.

On trouve des faits analogues avec l'émulsine et la salicine. Ainsi, d'après Fischer, il y a 88 0/0 de la salicine qui se dédouble quand on expose à 35° une solution contenant 3 0/0 de salicine et 0,125 0/0 d'émulsine. Le chiffre tombe à 85,5 0/0, quand on ajoute au départ 1 0/0 de glucose, et à 69,1 0/0, avec 1 0/0 de saligénine. Aussi, la réaction normale reste toujours incomplète. Piria avait cru le contraire, mais Tammann a montré d'où venait l'erreur.

Tiemann et Haarmann, qui ont étudié l'action de l'émulsine sur la coniférine, n'ont trouvé qu'elle était parfois complète que parce qu'ils éloignaient l'alcool coniférylique formé. Quand on ne prend pas cette précaution, la réaction aboutit à un terme. Il en est de même, d'après Tiemann et Reimer, pour la réaction de l'émulsine sur l'acide vanillique, et d'après Rochleder et Schwarz avec l'esculine : Will et Korner ont de même trouvé que la réaction de la myrosine sur le myronate de potasse est incomplète, et tel semble être le cas général pour ces hydrolisations qui donnent des produits actifs, odorants et parfois toxiques. Elles s'éloignent ainsi par d'autres points des réactions diastasiques digestives dont nous les avions déjà séparées.

247. Lois de ces réactions. — Voilà donc toute une série d'actions diastasiques dont il est bon de chercher la loi. Nous la connaissons déjà en partie. Nous avons vu que la quantité $-\Delta s$ de salicine, par exemple, décomposée pendant le temps Δt, était la différence de la quantité $a.d.\Delta t$ décomposée par la quantité d d'émulsine ayant, dans les conditions de l'expérience, l'activité a, et de la quantité :

$$nad \frac{S-s}{S} \Delta t$$

représentant l'effet retardateur, pendant le même temps Δt de la proportion $\frac{S-s}{S}$ des produits de décomposition de la salicine, déjà formés, à leur quantité totale possible. On a donc :

$$-\Delta s = \left(1 - n \frac{S-s}{S}\right) a.d.\Delta t$$

et la réaction s'arrête avant son terme lorsque l'expression entre parenthèses devient nulle, c'est-à-dire lorsque :

$$1 - n \frac{S-s}{S} = o$$

d'où :

$$n = \frac{S}{S-s}$$

C'est donc lorsque n sera plus grand que l'unité, c'est-à-dire lorsque les produits de la décomposition interviendront pour une part plus grande que celle de leur poids, pour le double par exemple de leur poids, comme produits empêchants, que l'action de la diastase sera assez affaiblie pour qu'elle s'arrête à moitié chemin de son œuvre.

Nous avons trouvé que cette hypothèse était vérifiée pour l'émulsine, agissant sur la salicine et la coniférine, c'est-à-dire que, pour ces substances, l'action empêchante était indépendante de la proportion de diastase. Mais il ne faut pas tomber dans le défaut que j'ai signalé (**104**) précisément à propos de l'étude de ces lois, ni croire que parce qu'une formule est vérifiée, les hypothèses qui ont conduit à cette formule le sont aussi.

Il y a sûrement plusieurs hypothèses pouvant conduire à l'état d'équilibre que nous avons signalé et vérifié par l'expérience. Pour ne pas sortir du cadre dans lequel nous avons tenu les nôtres, il se peut que n ne soit pas constant pendant toute la durée de la réaction ; qu'il aille en croissant à mesure qu'elle se poursuit ; qu'il ne soit pas aussi indépendant que nous l'avons dit de la quantité de diastase, etc. Tous ces points-là peuvent faire l'objet d'une dissection soignée, maintenant que nous avons une formule précise qui permet de comparer la théorie avec l'expérience, et c'est là surtout l'intérêt de la formule que nous avons établie : elle conserve au phénomène sa courbe logarithmique. Si l'expérience est en désaccord avec cette conclusion, il faudra chercher pourquoi, et par exemple si n n'est pas constant, ainsi que nous l'avons écrit. Notre formule indique que la transformation aboutit à une limite fixe, indépendante de la quantité de matière. Si cela ne se vérifie pas toujours, il faudra chercher où a lieu l'écart.

248. Expériences de Tammann. — Le seul savant qui, à ma connaissance, ait fait des expériences sur ce sujet est Tammann, qui avait une méthode de travail tout à fait différente : déterminer des nombres, et les publier tels quels, en leur laissant le soin de chercher leur voie et leur loi. Peut-être cette méthode n'est-elle pas la meilleure quand on étudie des questions aussi compliquées et aussi hérissées de causes d'erreur connues et inconnues que celle des diastases. Le respect qu'on a pour les nombres peut empêcher de chercher et de voir les circonstances qui les faussent, et si Tammann avait accordé plus d'attention aux formes parfois bizarres de ses courbes, il aurait peut-être relevé des causes d'erreur qui laissent quelque incertitude à ses résultats.

Mais il a d'un autre côté tant multiplié ses expériences qu'on peut les contrôler les unes par les autres. Je donnerai tout de suite, en le réduisant un peu, le tableau dans lequel il résume celles qu'il a faites au sujet de l'action de l'émulsine sur la salicine. Voici les proportions de salicine décomposées dans une solution renfermant, pour 100 cc., 30.007 gr. de salicine, et additionnée des quantités d'émulsine indiquées en millig, dans la première colonne du tableau. L'expérience a été arrêtée lorsque deux essais successifs, à quelques heures d'intervalle, montraient que la transformation était arrivée à peu près à son terme. On a opéré à diverses températures, indiquées en tête des colonnes indiquant les limites atteintes. La mesure se faisait en dosant la quantité de sucre formée par la méthode de Soxhlet. Du poids de sucre trouvé, on concluait la proportion de salicine transformée, et ce sont ces proportions centésimales qui sont inscrites au tableau :

Emulsine	0°	17°	26°	35°	46°	54°	62°	72°
500	66,1	78,0	82,6	88,0	94,0	94,5	90,0	69,5
250	66,1	78,0	82.6	88,0	94,5	85.0	77.7	66,0
125	66,0	78,0	82,6	88.0	94,4	73,4	67.7	46.4
62,5	51,8	60.0	66.0	73.5	85,0	69.5	62.9	41.3
31.2	46.5	52.0	55,0	60.0	75,0	66.0	39,4	26.4
15.6	32,5	39,5	46,5	92,0	64.0	53,4	32.2	17.0
7,8	18,0	29,1	39,2	46.5	34.0	33,2	»	»
3,9	11,6	22,0	34,0	24,5	24,0	19,5	»	»

Ce tableau va nous servir de schéma pour une revue générale des lois de cette espèce particulière d'actions diastasiques.

249. Influence des quantités de diastase. — On voit que, toutes les fois que la quantité de l'émulsine employée par M. Tammann dépasse le trentième environ du poids de la salicine, la limite atteinte à toutes les températures est indépendante de la quantité de diastase, comme nous l'avons admis ; cela est vrai pour toutes les autres actions étudiées, et nous sommes évidemment là en présence d'une loi générale.

Seulement cette loi n'est plus vraie lorsque la quantité de diastase tombe au-dessous d'une fraction déterminée du poids de la substance à transformer. La limite, à toutes les températures, s'abaisse avec la proportion de diastase. A quoi cela est-il dû ? A des causes d'erreur ou à la nature même du phénomène ? Les causes d'erreur sont qu'aux températures basses, l'action est très lente, et que l'expérience n'a peut-être pas été poussée assez longtemps pour qu'on soit assuré que la limite atteinte n'aurait pas été dépassée. A haute température, la destruction de la diastase est rapide, et on ne peut plus faire aucune comparaison avec notre formule, qui suppose que la quantité de diastase ne varie pas pendant la réaction. Mais quand il s'agit de choisir entre ces hypothèses, les chiffres bruts de Tammann ne sont d'aucun secours. C'est là un point qui exige de nouvelles recherches, faites avec la préoccupation d'éliminer les causes d'erreur, et non pas de les laisser confondues avec le phénomène naturel.

250. Influence de la température. — On voit en outre, dans ce tableau, que la limite atteinte dans la réaction augmente avec la température jusqu'au degré qui correspond à peu près à la température optima et diminue ensuite. Il eût été intéressant de rechercher s'il y avait correspondance exacte entre la température optima et celle du maximum d'action, c'est-à-dire si le degré thermique pour lequel l'action était le plus rapide était aussi celui pour lequel la limite de l'action était le plus élevée. Tammann se contente de signaler que la chaleur affaiblit les diastases, et que lorsqu'une réaction a atteint son maximum à haute température, on n'élève pas ce maximum en abaissant un peu la température, tandis qu'on élève au contraire, en chauffant, le niveau maximum atteint par une réaction faite à une température inférieure à celle du maximum. Enfin, il cite les chiffres suivants, déterminés par Fischer, pour les limites atteintes, à différentes températures, par des liqueurs contenant, par 100 cc., 62,5 gr. d'émulsine et des poids moléculaires égaux de salicine, d'amygdaline, de coniférine et d'arbutine.

	0	12	30	46	60
	—	—	—	—	—
Salicine 0,284 gr....	67,0	74,1	85,0	94,0	presque rien
Amygdaline 0,456 gr.	17,4	37,5	61,5	85,0	53,0
Coniférine 0,377 gr..	40,0	40,6	41,3	43,5	41,7
Arbutine..........	41,0	43,0	51,7	53,5	42,7

La marche générale des courbes qui traduisent ces chiffres et qui se coupent, comme on voit (fig. 24) indique une sensibilité très inégale des diverses diastases à l'action de la chaleur, mais la température du maximum d'action semble être pour toutes au voisinage de 46°.

C'est à cela que se bornent jusqu'ici les renseignements

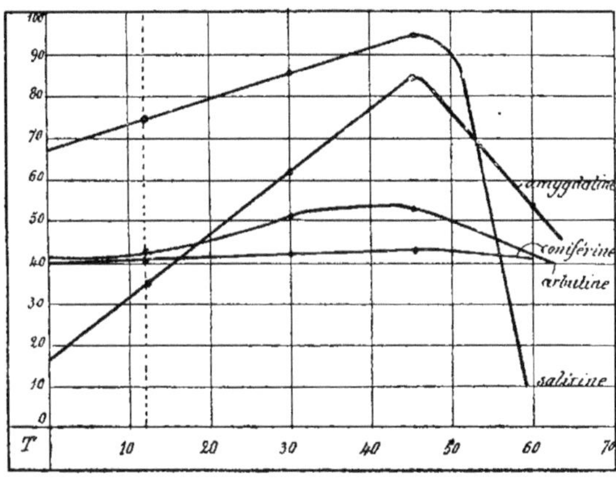

Fig. 24.

précis que nous avons au sujet de ces actions diastasiques qui aboutissent à un terme fixe. On peut être surpris de ne pas voir figurer parmi elles, dans ce qui précède, l'action de la maltase de Hill qui, dans son action sur le maltose, s'arrête devant une limite impossible à franchir. C'est que là il intervient des phénomènes de réversibilité, sur lesquels nous avons dit un mot, et qui font sortir cette action diastasique du cadre dans lequel jusqu'ici sont restées toutes les autres. Nous aurons à lui consacrer une étude spéciale. On peut remarquer aussi que nous avons à peine parlé de l'action de l'amylase qui, comme on le sait depuis longtemps, ne transforme en sucre qu'une fraction variable de l'amidon sur lequel on la fait agir. Mais nous allons voir que la cause de l'arrêt n'est pas aussi simple que dans les cas qui précèdent, et tient à la fois à l'influence empêchante des produits de la réaction et à l'hétérogénéité de la substance qui la subit. C'est une autre étude qui commence.

BIBLIOGRAPHIE

DUCLAUX. Microbiologie. Paris, Dunod, 1882.
NASSE. *Pfluger's Archiv*, t. XV, 1877.
BASWITZ. *Ber. d. d. ch. Gesells*, t. XI, p. 1413.
KJELDAHL. *Meddelelser*, 1879.
SOXHLET. *Zeitsch r. d. Vereins f. Rubenzucker Ind.* t. XXXIV 1881.
SCHIERBECK. *Skandinav, Archiv. f. Phys.* 1891.
GOLDSMITH. *Zeitschr., f. phys. Chemie*, t. X.
TAMMANN. *Zeitschr. f. phys. Chemie*, t. III, p. 27, 1889.
TIEMANN et HARMANN. *Berichte*, 1874, p. 612.
TIEMANN ET REIMER. *Ibid.*, 1875, p. 516.
ROCHLEDER et SCHWARZ. *Liebig's Annalen*. t. LXXXVIII, p. 356, 1853.
TAMMANN. *Zeitschr. f. physiol. Chemie*, t. XVI, 1892.
MORACZEWSKI. *Pfluger's Archiv*. t. LXIX, p. 32, 1897.

CHAPITRE XXII

LIQUÉFACTION DE L'EMPOIS D'AMIDON

La théorie de la saccharification que je soutiens depuis huit ans dans les *Annales de l'Institut Pasteur* diffère tellement de celles qui sont en honneur aujourd'hui, que je crois devoir la résumer de suite, avant de la mettre en parallèle ou en contradiction avec ses rivales. Nous avons vu (60) que le granule d'amidon est formé d'une série de sacs emboités, de compacité fort inégale. Ceux de l'intérieur sont en moyenne ceux qui se gonflent les premiers dans l'eau chaude. Ceux de l'extérieur résistent un peu plus. Mais la gradation est continue des moins résistants aux plus résistants, et nulle part on ne peut placer de barrière entre les couches intérieures, qui donnent ce que Nœgeli a appelé de la granulose, et celles qui fournissent ce qu'il a nommé amylocellulose.

Une fois à l'état d'empois, l'amidon n'est pas dissous, ou du moins il n'est dissous qu'en très faible proportion. Il est à l'état de la caséine dans le lait, en simple suspension, et de très légères influences, quelques centièmes de sel marin, par exemple, le coagulent et le précipitent. A cet état de suspension, il conserve, un peu atténuées, les différences de compacité des couches qui lui ont donné naissance. Les éléments qui le composent sont donc inégalement résistants vis-à-vis des influences qui le liquéfient, ou qui le coagulent davantage.

Dans l'espèce, la liquéfaction se fait sous l'influence d'une diastase, de l'amylase du malt, qui, en quelques minutes, rend la liqueur limpide en n'y laissant flotter que quelques débris, entraînés et retenus jusque-là par la viscosité du liquide. Ces débris pourraient être dissous à leur tour par une digestion plus prolongée. Ils sont formés, suivant toute apparence, des portions les plus résistantes, les plus voisines de la cellulose, dans le grain d'amidon. Nous les supposerons séparés par le filtre et nous les négligerons désormais.

251. Amylase et dextrinase. — Après avoir ainsi rencontré sur le terrain de l'amylase les théories régnantes, je m'en sépare de nouveau en ce sens que j'essaierai de montrer que le rôle de l'amylase est terminé quand elle a donné de la dextrine, et que la transformation de la dextrine en maltose est l'œuvre d'une autre diastase, la dextrinase, dont l'existence a été admise, puis contestée, et n'est plus guère aujourd'hui acceptée par personne. C'est l'amylase qu'on revêt de la faculté de transformer l'amidon gélatinisé en dextrine et en maltose, et nous verrons dans quel dédale on s'est enfoncé avec cette conception. Celle que je propose est tout aussi conforme aux faits et beaucoup plus simple. La dextrinase part du terme dextrine, et en fait du maltose par un dédoublement accompagné d'une hydratation. Elle pousse cette transformation à bout quand on lui offre une dextrine homogène, provenant d'un amidon homogène aussi, l'amidon soluble. Elle est, au contraire, sans action sur l'amidon non dextrinifié, celui qui, provenant des parties les plus résistantes du grain, de l'amylocellulose, est en retard sur la granulose.

Dans un empois ordinaire qu'on additionne de malt, les deux diastases fonctionnent à la fois. L'amylase liquéfie les parties de l'amidon les moins résistantes, et en fait de la dextrine que la dextrinase transforme en maltose. Puis vient le tour des parties un peu plus résistantes, qui descendent à leur tour l'échelle un peu plus tard que les premières. A un moment quelconque, on a donc dans le liquide un mélange d'actions inégalement avancées dont chacune fait une part variable à l'amidon terme de départ, à la dextrine terme moyen, au maltose terme d'arrivée. La meilleure image du phénomène est celle d'un broyeur cylindrique qui reçoit des pierres par le haut et rend de la poussière par le bas. Si les cailloux qu'on y introduit sont hétérogènes, les plus tendres seront déjà broyés lorsque les plus résistants seront encore presque intacts, et à un niveau quelconque du parcours on aura un mélange hétérogène, dont la composition, à peu près constante, dépendra de la proportion dans laquelle auront été mélangés, au départ, les cailloux d'inégale dureté.

Avec des pierres très tendres, on n'aura au bas du broyeur que de la poussière ; avec des pierres dures, pour le même travail dépensé, on aura des morceaux plus gros. Il en va de même avec la dextrinase : elle aboutit au maltose avec des dextrines *tendres*. Dans un empois, il s'en fait d'inégalement résistantes, et avec elles, la réaction s'arrête à un certain niveau, invariable naturellement lorsque les conditions extérieures sont maintenues constantes. L'arrêt tient d'abord aux mêmes causes que dans les diverses actions de l'émulsine, étudiées dans le chapitre précédent, je veux dire à l'influence paralysante du maltose formé (**105**). Mais il y a une autre cause d'arrêt due à l'hétérogénéité au point de départ. A mesure que la dextrinase s'affaiblit par suite de l'accumulation du maltose qu'elle forme, elle se trouve avoir à attaquer des dextrines plus résistantes provenant des parties du grain d'amidon les plus péniblement dextrinifiées, et la puissance allant en diminuant, la résistance allant en augmentant, il faut bien arriver à un état d'équilibre et de repos.

252. Action de l'iode comme réactif. — Voilà dans son ensemble la théorie que je propose. Je n'y ai fait figurer, a aucun niveau, l'emploi de l'iode qui joue un si grand rôle dans les théories en vigueur. Je crois que si la théorie de la saccharification a rencontré les difficultés au milieu desquelles elle se débat, et qui sont telles, qu'après plus de 50 ans d'efforts de nombreux savants, et des plus habiles, elle n'est pas encore constituée, c'est précisément qu'elle a toujours donné beaucoup trop d'importance à cette réaction de l'iode, qui a son importance pratique, mais dont la valeur théorique me semble à peu près nulle.

L'iode bleuit, d'une teinte très pure, l'amidon en grains,

l'amidon gélatinisé et l'amidon soluble. La teinte vire peu à peu au rouge à mesure que l'action de l'extrait de malt se poursuit. La coloration est rouge violacé au moment où les dextrines ont commencé à apparaître. On est alors à la période des érythrodextrines. Puis l'addition d'iode ne produit plus qu'une teinte jaunâtre à peine appréciable : c'est la période des achroodextrines, qui vont en diminuant jusqu'à l'arrêt de la saccharification.

Pour savoir ce que vaut ce signe, il faut évidemment se demander d'abord ce que c'est que l'iodure d'amidon au moment où il est franchement bleu, puis à quoi sont dus les changements de teinte observés.

253. Iodure d'amidon. — Dans un travail déjà ancien, j'ai montré que l'iodure d'amidon ne jouit d'aucun des caractères chimiques d'un corps défini. Il ne se forme pas aussitôt qu'il y a de l'iode et de l'amidon en présence. Il résulte de ce que l'amidon et l'eau réunis dans une même liqueur s'y disputent l'iode présent. Quand l'amidon l'emporte, il se teint superficiellement d'iode, et cette teinture est bleue comme celle du chloroforme par l'iode est rouge, comme celle du sulfure de carbone par l'iode est brun foncé. Si on veut voir dans la formation d'un composé bleu la preuve d'une combinaison chimique, il faut aussi admettre une combinaison iodée du chloroforme et du sulfure de carbone. Il faut aussi admettre une combinaison d'iode avec le sous-acétate de lanthane, car une masse gélatineuse de ce corps se colore aussi en bleu franc quand on y verse une solution d'iode, comme l'a montré Damour.

Je sais bien qu'on a argué d'une teneur constante en iode dans les iodures formés dans certaines conditions. Mais la constante de la richesse en iode témoigne seulement qu'il y a des lois pour la teinture par l'iode, comme il y en a pour toutes les réactions physico-chimiques, et que lorsqu'on opère toujours de la même façon, on obtient le même résultat. Il faudrait, pour que l'argument soit probant, qu'on arrivât toujours au même iodure en opérant dans des conditions différentes. Or, c'est ce qui n'arrive pas. Les formules fournies ne s'accordent ni sur la richesse en iode, ni sur le caractère du corps produit. Pour Payen, par exemple, la formule du composé est $(C^6H^{10}O^5)^{10}I$. C'est une combinaison d'un atome d'iode avec 10 molécules d'amidon, contenant 7,2 0/0 d'iode. Pour Mylius, au contraire, la formule est $4\ (C^6H^{10}O^5)^4I + HI$, et correspond à 19,6 0/0 d'iode. Ces inégalités tiennent à ce qu'on voit bien quand la combinaison commence, mais on ne voit pas quand elle se finit. On se base d'ordinaire sur la formation d'un précipité, qui se fait soit spontanément, soit sous l'influence de certains sels. C'est là une réaction de coagulation qui n'a, *a priori,* aucun lien avec la formation de l'iodure, et qui dépend, entre autres circonstances, de la distance à laquelle se trouvait l'amidon de son point de coagulation, avant l'action de l'iode. Ce qui le prouve, c'est que la quantité d'iode absorbée au moment de la formation du précipité dépend non pas seulement de la nature de cet amidon, mais aussi de son état d'agrégation ; c'est ce que prouvent entre autres les résultats récemment obtenus par M. Harz, qui opérait en mettant l'amidon en suspension ou en solution dans un liquide contenant, pour 1 d'amidon, 10 de sulfate de magnésie cristallisé, et qui, là-dessus, ajoutait un excès d'iode. Il se formait un précipité qu'on filtrait, et en dosant ce qui restait d'iode dans le liquide filtré, on en concluait la quantité absorbée par l'amidon. M. Harz a trouvé ainsi les chiffres suivants :

	cru	en empois
	—	—
Amidon de riz	6,44 0/0	17,61 0/0 d'iode
» pomme de terre	6,73 0/0	20,86 0/0 »
» blé	7,62 0/0	20,72 0/0 »

Si donc on admet qu'il y a un iodure formé dans ces conditions, il faut admettre que cet iodure n'est pas le même pour les divers amidons, et n'est pas le même non plus suivant que l'amidon est ou non gélatinisé. Nous rencontrons ainsi, dès le début de la discussion, le principal défaut des théories que je combats, c'est qu'elles obligent à multiplier indéfiniment et sans nécessité le nombre des combinaisons chimiques, partout où on veut les substituer à des phénomènes de coagulation, de teinture, ou en général les faire pénétrer dans ce que j'ai appelé le domaine des adhésions moléculaires.

On ne peut donc voir dans l'iodure d'amidon qu'une action de teinture. La quantité d'iode fixé et l'intensité de la teinte dépendent à la fois et de la nature de la substance que reçoit la matière colorante et de la facilité avec laquelle elle se laisse pénétrer. L'amidon ne diffère sur ce point de la cellulose que parce qu'il est un *mordant* pour l'iode, et que ses divers feuillets, qui dans le granule se colorent surtout par leurs surfaces, se laissent colorer dans leur épaisseur en s'exfoliant dans l'empois. Mais on peut, comme l'a montré Payen, communiquer les mêmes propriétés à la cellulose, sans en faire de l'amidon. De la cellulose authentique, non colorable par l'iode, se colore en bleu, une fois qu'elle a été humectée d'acide sulfurique. Là on pourrait dire qu'il y a eu un commencement d'action chimique : on sait, en effet, que l'acide sulfurique finit par transformer la cellulose en sucre, et il se peut qu'un stade intermédiaire la fasse passer par le terme amidon. Mais cette même cellulose, qui se colore en bleu quand elle est imprégnée d'acide, ne se colore plus du tout quand on l'a bien lavée et qu'elle a pu reprendre son premier état d'agrégation. Il n'y avait donc pas d'action chimique : il n'y avait qu'une modification dans l'état physique.

En faveur de cette conception, qui ne voit entre l'amylocellulose et la granulose que des différences dans le degré d'agrégation et de résistance à la pénétration de l'eau et des réactifs, nous pouvons citer des faits qui ont reçu, il est vrai, une autre interprétation, mais qui se comprennent beaucoup mieux, examinés à cette lumière nouvelle. Je veux parler des expériences de MM. Brown et Héron. Une pâte contenant 5 à 6 0/0 d'amidon est traitée à froid par 1/10 de son volume d'extrait de malt. En 10 minutes, la masse devient liquide et peut être filtrée. Ce qui reste sur le filtre, bien macéré et lavé, est de l'amylocellulose. Traitons de la même façon un empois contenant seulement 3 0/0 d'amidon : tout se dissout, et il ne reste plus d'amylocellulose sur le filtre. Qu'a-t-elle pu devenir? Elle à passé au travers du filtre, entraînée, dit-on, par la granulose, et confondue avec elle. Mais de l'amylocellulose soluble n'est plus de l'amylocellulose, dans le sens de Nœgeli. Ce n'est pas tout. Le liquide de filtration de l'empois à 6 0/0, limpide tout d'abord, se trouble au bout de quelques minutes, et donne un précipité floconneux qui ne se colore pas en bleu par l'iode et ne semble différer que par sa structure de celui que ce filtre a séparé. L'amylocellulose qui est entrée en solution peut donc se coaguler à nouveau.

L'amylocellulose restée sur le filtre peut à son tour se dissoudre. Il suffit de la chauffer quelques instants à l'ébullition. Le liquide devient colorable en bleu par l'iode. Toutefois, ce traitement laisse encore un résidu que l'eau bouillante n'attaque plus que très lentement, mais qui se dissout rapidement dans une solution de potasse, et peut en être reprécipité par un acide. Une partie de cette matière a alors acquis les propriétés de la granulose. Une autre conserve celles de l'amylocellulose, et il faut une plus longue digestion avec la potasse pour les lui faire perdre. Tout cela est inexplicable si on admet que l'amylocellulose et la granulose diffèrent autant que le saccharose et le sucre interverti. Tout cela s'explique au contraire si on n'y voit qu'un nouvel exemple des phénomènes présentés par toutes les substances coagulables, qui s'émulsionnent dans un liquide en y foisonnant, comme les gommes, et qui peuvent ensuite perdre cet état de solution apparente, se coaguler sous une foule d'influences, mais sans qu'on puisse, à aucun des termes de la transition, saisir quoi que ce soit qui ressemble à un phénomène chimique irréversible dans les conditions qui l'ont entouré. On peut si on veut, faire intervenir à ce niveau des phénomènes de dissociation. Mais le mot de dissociation sert en ce moment d'étiquette commune à une foule de phénomènes que la science apprend peu à peu à séparer. Les phénomènes de coagulation en font partie peut-être, mais ils n'en font qu'une partie, et il n'y a aucune utilité pour le moment à leur imposer une désignation plus générale.

254. Disparition de la teinte bleue donnée par l'iode. — Nous venons de voir que la teinte bleue apparait à un certain moment dans le procès de dégradation ou plutôt de rétrogradation de la cellulose vers sa forme soluble. Si cette coloration résulte d'une teinture de pellicules en suspension, elle devra disparaître pendant la solubilisation de l'amidon. Seulement, comme ces pellicules sont inégalement résistantes, elle ne disparaîtra pas en bloc, il y aura des fragments qui la conserveront alors que d'autres l'auront déjà perdue. Puis elle s'atténuera et finira par disparaître. Rien ne nous dit en outre que son substratum et le liquide ambiant changeant de nature, elle ne subira pas de variations de teinte. Tout ce que nous avons à nous demander, c'est : 1° Si ce n'est pas la dilution qui seule amène ces passages de la teinte par le rouge qui ont amené à voir de l'érythro-dextrine là où il n'y a en réalité que de l'érythro-amidon ; 2° Dans le cas où la dilution de l'iodure d'amidon bleu ne nous donnerait pas de rouge, nous avons à voir si on ne pourrait pas trouver, dans une masse d'amidon arrivée au niveau des érythro-dextrines, des parties encore bleues, et des parties déjà incolores, de façon à démontrer cette hétérogénéité de la masse qui résulte de notre conception du phénomène.

En fait, les deux éventualités se réalisent à la fois, avec le même amidon différemment traité, et nous retrouvons encore ici cette corrélation entre la façon dont une substance se colore, et le traitement qu'elle a à l'avance subi, c'est-à-dire la nature et le degré des adhésions moléculaires dont elle est devenue capable.

255. Expériences de M. Musculus. — M. Musculus traite de la fécule par cinq fois son poids d'eau contenant 2 0/0 d'acide sulfurique, et chauffe en agitant constamment jusqu'à ce que la dissolution soit complète, et que l'iode ne donne plus qu'une coloration violette ; on arrête alors l'action de l'acide en additionnant de craie, et en filtrant et évaporant, on obtient, après élimination du sulfate de chaux formé, un sirop dans lequel apparaît, au bout de 24 heures, un dépôt blanc, formé de petits grains qui grossissent peu à peu. Ce n'est pas un phénomène de cristallisation, c'est une coagulation des parties du grain d'amidon qui n'ont pas été atteintes et transformées par l'acide, qui ont été seulement mises en état de coagulum flottant, et qui, abandonnées à elles-mêmes, dans un liquide devenu neutre et concentré, se coagulent à nouveau, et se rétractent avec le temps. Une fois rétractées, comme tous les coagulums, comme ceux de caséine par exemple, elles sont devenues insolubles dans le liquide qui les a laissées déposer, et même dans l'eau. de sorte qu'on peut les laver, et les débarrasser du maltose et de la dextrine qu'ont donné, pendant l'attaque par l'acide sulfurique, les parties les plus labiles du grain d'amidon. Le produit qu'on obtient est une poudre blanche, semblable à l'amidon, et d'une blancheur éclatante. La teinte qu'il fournit avec l'iode n'est pas franchement bleue, il y a un peu de violet, que M. Musculus attribue à la présence d'une substance assez mal définie qu'il appelle amylogène. On s'en débarrasse en dissolvant dans l'eau chaude et ajoutant un peu d'alcool. On filtre, on évapore, et on laisse refroidir, on voit reparaître ces granules, qu'on sèche à l'air. C'est ce que M. Musculus appelle *amidon soluble*.

Par son mode de préparation, par son mode de traitement qui l'a débarrassée et des parties du grain d'amidon les plus facilement solubles et de celles qui se précipitent les premières par l'alcool, et qui sont par suite les plus voisines de l'état solide, cet amidon soluble doit être une masse homogène, plus homogène au moins que l'amidon dont il provient. Avec l'eau, il donne naturellement un liquide plus homogène que l'empois, même dilué, liquide privé de ces pellicules colorables par l'iode, bien que souvent invisibles à l'œil, qu'on trouve dans les solutions amylacées, et qui, une fois colorées, masquent toutes les autres teintes. On peut donc, en étendant d'eau cette solution d'amidon soluble, étudier ce que devient avec elle la dilution de la teinte bleue donnée par l'iode, et passer ainsi de la dilution qui peut être considérée comme correspondant à une coloration de surface pour l'amylocellulose, à la concentration qui peut être considérée comme coloration de fond pour l'amidon. Or, on trouve que la correspondance est presque parfaite. La solution étendue se colore en rouge brun comme l'amylocellulose. « En la laissant évaporer à l'air libre, on voit la teinte virer de plus en plus au violet, et quand la concentration est assez grande, on observe une magnifique coloration d'un bleu pur. Si on ajoute alors de l'eau, la couleur violette reparaît pour être remplacée bientôt par le rouge pur. »

Voici maintenant qui prouve qu'il n'y a là que des questions de contraction ou de dilution d'une matière en suspension. « Au lieu de concentrer par l'évaporation le liquide rouge, on peut y ajouter un sel très avide d'eau, le chlorure de calcium desséché, et on arrive à la même coloration. En abandonnant cette solution à elle-même pendant 24 heures, il se fait un dépôt bleu-noir qui a acquis assez de cohésion pour résister à l'action dissolvante de l'eau froide ». On retrouve ici l'action des sels de chaux comme agents coagulants, non comme agents de déshydratation, comme le suppose M. Musculus. Ils donnent de la cohésion au précipité, et en le défendant contre la dilution, le défendent aussi contre les variations de teinte qui en sont la conséquence.

256. Expériences de M. Pottevin. — Voilà donc un cas dans lequel nous trouvons, avec une seule et même substance, des teintes de dilution qui passent du bleu de l'iodure d'amidon au rouge des érythrodextrines. En voici un autre, dû à M. Pottevin, où l'amidon employé étant préparé d'une façon différente, les choses se passent un peu autrement, mais ramènent pourtant à la même conclusion.

M. Pottevin prépare son amidon en utilisant une ancienne observation de Payen, qui a vu que, chauffée à 80°, une solution de diastase de malt avait encore la faculté de liquéfier l'empois d'amidon, mais avait perdu celle de fournir du maltose. Cette singularité devient embarrassante ou même inexplicable quand on ne consent à voir qu'une seule diastase dans le malt. Il faut alors supposer que les propriétés de cette diastase, c'est-à-dire le seul point par lequel nous puissions la connaître, sont variables avec la température. Avec notre conception, au contraire, aucune difficulté : il y a deux diastases dans le malt, l'amylase décoagulante et la dextrinase, l'amylase persistant seule à une température où la dextrinase est détruite.

M. Pottevin fait agir cette solution d'amylase sur de l'empois préparé en jetant par petites portions 10 gr. d'amidon dans un litre d'eau maintenue à 90° pendant une demi-heure. On chauffe ensuite la masse, pendant un temps égal, à 120° à l'autoclave. On obtient ainsi un liquide légèrement opalescent qui ne change pas de pouvoir rotatoire après 12 heures de contact, à 60°, avec la solution d'amylase. Il n'y a donc pas formation de maltose. L'empois a été seulement fluidifié. Les matières qu'il contenait en suspension ont pris l'état liquide, et on s'en aperçoit aux caractères suivants.

L'empois et le liquide obtenu en le traitant par la diastase chauffée, en arrêtant l'action dès les premières minutes, dès que la masse est fluidifiée, donnent avec l'iode une coloration d'un bleu pur, sans mélange de violet ou de rouge, et le chlorure de sodium à 1 0/0 précipite le corps bleu, ce qui prouve qu'il n'était pas dissous, qu'il était seulement à l'état de suspension.

Prenons au contraire le liquide résultant d'une action prolongée de la diastase : une petite quantité d'iode y donne un bleu violacé qui par un excès de réactif passe au rouge-brun. Le chlorure de sodium à 1 0/0 n'y détermine aucune précipitation, ce qui prouve que la matière qui se colore est au moins en grande partie à l'état de solution parfaite. Mais on peut la précipiter par l'alcool, et, en ajoutant peu à peu ce réactif, fractionner le précipité obtenu. M. Pottevin a recueilli séparément les dépôts qui se formaient lorsque les titres alcooliques atteignaient (*a*) 63 0/0 ; (*b*) 70 0/0. La liqueur mère (*c*) est alors évaporée pour chasser l'alcool.

On amène les précipités *a*, *b*, et la liqueur *c* au même degré de dilution ; *a* et *b* ne contiennent pas de sucre, *c* n'en contient que la quantité apportée par l'extrait de malt, et qui se retrouve à la fin de l'expérience. Vis-à-vis de l'iode, les réactions sont les suivantes :

a Bleu par très peu d'iode, violet brun par un excès ;

b Rouge clair par très peu d'iode, rouge brun foncé par un excès ;

c Mêmes teintes que dans l'eau pure ;

La partie *a* conserve donc encore un peu de bleu initial. L'iode, versé en petites quantités, va aux parties de la liqueur qui l'attirent le plus, et les colore en bleu. Puis la liqueur passe au violet par addition de rouge ;

Le liquide *b*, formé de matières plus solubles, rougit d'abord, et devient rouge-brun par un excès d'iode. Il se comporte comme les érythrodextrines. Enfin *c* a la même réaction que les achroodextrines. Nous aurons à nous souvenir tout à l'heure que nous avons trouvé ici des érythrodextrines et des achroo-dextrines sans maltose. Pour le moment, nous ne nous préoccupons que de l'interprétation à donner aux colorations produites par l'iode, et nous pouvons conclure ceci, c'est que l'iode traduit seulement les progrès du travail de dissolution des masses en suspension qui constituent l'empois. Ces masses sont très hétérogènes, parce qu'elles ont des états de coagulation ou de compacité très inégaux dans le granule d'amidon. L'action de l'eau les égalise un peu. Le traitement de Musculus comporte une sélection qui rend plus homogène le résidu conservé. Le traitement de Pottevin arrive au même résultat en dégradant le tout jusqu'au terme dextrine, qui n'est pas dépassé. Presque tout ce qui était à un niveau supérieur se réunit sur cette marche. Mais il reste encore des parties en retard, et ce sont elles qui colorent encore en bleu le liquide *a*, étudié plus haut. En se servant, au lieu de malt chauffé, de malt ordinaire, ou encore des acides, on abaisse d'une marche le niveau auquel on réunit les parties inégalement résistantes du granule d'amidon ou de l'empois. Mais là encore l'arrivée est graduelle. En d'autres termes, d'un bout à l'autre du phénomène de la saccharification reparaissent les inégalités du point de départ, provenant soit de ce que les divers amidons ne se ressemblent pas, soit de ce que les diverses parties d'un même granule ne se ressemblent pas davantage. Mais il est entendu, dores et déjà, qu'il n'y a aucune relation entre la saccharification et les variations de la teinte de l'iode, puisque nous venons de produire toutes ces variations sans qu'il y ait eu formation de maltose. L'iode traduit les changements d'état physique, le maltose est le résultat d'une transformation chimique, et il ne suffit pas que ces deux phénomènes s'accompagnent constamment dans l'industrie pour qu'on ait le droit de les supposer connexes.

257. Ce que c'est qu'une dextrine. — Dans notre conception, le mot dextrine est facile à définir. Tout amidon devenu soluble donnera une dextrine de cet amidon. C'est-à-dire que théoriquement tout amidon aura sa dextrine, et que si, comme il est probable, ces divers amidons ont entre eux des différences de constitution chimique ou d'arrangement moléculaire, comme celles qu'on sait exister chez les sucres, il y aura autant de dextrines que d'amidons. Les seules différences qui seront effacées, et encore incomplètement, dans les dextrines, seront les différences de compacité, de degré de coagulation des divers amidons.

Je dis : encore incomplètement, et voici pourquoi. C'est qu'il ne nous est pas possible, actuellement, de séparer complètement les dextrines, tout à fait solubles, que je viens de définir, des dernières portions non encore entièrement solubilisées du grain d'amidon. Rien n'avertit qu'il y en a encore. Les changements dans le pouvoir rotatoire qui peuvent résulter de leur présence sont faibles, et pour les interpréter, il faudrait connaître le pouvoir rotatoire de la dextrine pure, Or, quand on essaie de purifier cette substance, en la précipitant, par exemple, par l'alcool, on se heurte à cette loi générale que nous avons si souvent signalée, et qui veut que quand un coagulum se forme dans un liquide, il entraine avec lui à la fois les substances solides et une partie plus ou moins considérable des substances encore en solution, qui, si elles avaient été seules, seraient restées dans le liquide pour la dose de précipitant employée. Ce sont ces mélanges, difficiles ou même parfois impossibles à dissocier, qui ont fait introduire dans la science tant d'amylodextrines, de dextrines α, β, γ δ, etc., de maltodextrines, et d'autres substances mal définies, acceptées par les uns, rejetées ou disloquées par les autres, et dont nous nous arrogeons tout de suite, en vertu de notre interprétation des phénomènes qui les considère comme des mélanges, le droit de ne pas parler. Cette même interprétation nous conduit à accepter l'existence d'une dextrine n'ayant pas de pouvoir réducteur parce qu'elle ne contient pas de maltose. Nous allons voir que nous sommes d'accord en cela avec les constatations de MM. Brown et Morris, dont les conclusions, après avoir été fortement contestées à l'origine, s'implantent en ce moment de plus en plus solidement dans la science. Mais avant de revenir à notre interprétation des phénomènes de la saccharification de la dextrine, nous avons à passer en revue les explications variées qui ont cours aujourd'hui. Ce sera l'objet du prochain chapitre.

BIBLIOGRAPHIE

DUCLAUX. *Ann. de ch. et de phys.* 4e s., t. XXV, p. 472.
HARZ. *Apotheker Zeitung*, 1893, p. 260.
BROWN et HERON. *Journal of the chem. Soc.*, 1879, p. 611.
MUSCULUS. *Bull. Soc. chim.*, t. XXII, p. 26, 1874.
POTTEVIN. *Comptes Rendus*, 25 avril 1898.

CHAPITRE XXIII

THÉORIES DE LA SACCHARIFICATION

258. Phénomènes généraux. — Lorsque au lieu de disséquer le phénomène de la saccharification, comme nous avons essayé de le faire dans le chapitre qui précède, on laisse la réaction abandonnée à elle-même, comme elle l'est dans les conditions ordinaires, elle passe par une série de phases qu'il faut connaître, si on veut bien se rendre compte de l'origine et des raisons d'être des explications qu'on en a fournies. Mettons-nous donc en présence d'un brassin, ou plus simplement, pour éviter les complications qui résultent de l'existence d'une enveloppe du grain et de la formation de la drèche, d'une empois à 10 0/0 d'amidon mélangé avec une quantité convenable de farine de malt ou d'extrait de malt. Portons le tout à température convenable, et voyons ce qui va s'y passer. Trois choses se produisent avec une grande régularité, si les circonstances restent les mêmes.

1° Le mélange se fluidifie et se clarifie en quelques instants, 2, 3, 4 minutes, suivant la température. On n'y voit plus nager, au bout de ce temps, que quelques pellicules flottantes, qui, du reste, persistent jusqu'à la fin, et appartiennent évidemment aux parties les plus cellulosiques du grain d'amidon. C'est le premier effet de l'amylase du malt.

2° Soumis de temps en temps à l'épreuve de la liqueur d'iode, le liquide, qui se colorait d'abord en bleu, se colore ensuite en violet, qui devient de moins en moins foncé, et vire ... jaune. Finalement la teinte ressemble à celle ... d'iode dans l'eau pure. Nous ... teintes que nous avons visée ... et que nous avons considérée comme révélant surtout la désagrégation graduelle du grain d'amidon, son passage de l'état colloïdal à l'état liquide, et non, comme on le dit d'ordinaire, la dégradation, la dislocation de sa molécule chimique.

3° Le pouvoir rotatoire du mélange décroît et le pouvoir réducteur croît rapidement jusqu'à une certaine limite, variable avec la température, mais toujours la même, à la condition que la dose d'amylase ne soit pas forcée. A partir de cette limite, le phénomène devient très lent, et il faut des heures et des jours pour ce qui exigeait jusque-là des minutes.

Si on prend, un peu arbitrairement, il est vrai, pour un état d'équilibre cette limite rapidement atteinte et lentement dépassée, on peut, en dosant les quantités de dextrine et de maltose produites, traduire par une équation la transformation subie par l'amidon jusqu'à ce moment.

La formule brute de l'amidon est $C^{12}H^{20}O^{10}$. La formule brute de la dextrine est la même : celle du maltose en diffère par l'addition d'une molécule d'eau H^2O, et peut par conséquent être écrite $C^{12}H^{22}O^{11}$. Quand une molécule de dextrine devient une molécule de maltose, l'équation de transformation est, en appelant *d* la molécule de dextrine, *e* la molécule d'eau, *m* la molécule de maltose.

$$d + e = m$$

A chaque molécule d'amidon ou de dextrine qui se transforme en maltose correspond la fixation d'une molécule d'eau. Il en résulte que le nombre de molécules d'eau fixées est toujours égal au nombre de molécules de maltose produit, et le nombre de molécules d'amidon entrées en jeu égal à la somme des molécules de dextrine et des molécules de maltose.

259. Théories de Payen et de Musculus. — Cela posé, nous pouvons préciser le problème dont les chimistes cherchent depuis si longtemps la solution.

Pour quelques uns, et Payen était du nombre, la molécule d'amidon devient une molécule de dextrine sans rien gagn ni rien perdre, par un changement de position des atomes constituants, qui sont les mêmes et en même nombre dans l'une et dans l'autre : c'est un simple phénomène d'*isomérie*. C'est ensuite cette dextrine qui donne peu à peu du maltose en se combinant avec une molécule d'eau.

Pour d'autres, l'amidon ne peut se transformer en dextrine sans donner en même temps du maltose : c'est un dédoublement avec hydratation. Les deux phénomènes de production de dextrine et de maltose, au lieu d'être successifs et indépendants comme le pensait Payen, sont simultanés et solidaires. La molécule d'amidon est composée d'un ensemble de feuillets qui se détachent et s'isolent ; les uns sont des feuillets de dextrine, les autres deviennent du maltose en s'hydratant : c'est là la théorie de l'*effeuillement*; de la *dislocation* de la molécule d'amidon : elle devient un *polymère* qui se *dépolymérise*.

Disons tout de suite que ces deux théories rivales, et en apparence opposées, traduisent toutes deux des faits expérimentaux. La première, celle de Payen, est d'accord avec ce qu'on observe pendant toute la durée de l'expérience. Il y a peu de maltose et beaucoup de dextrine au début de la réaction, moins de dextrine et plus de maltose à la fin, tout comme si le second corps dérivait directement du premier. En revanche, la théorie de la dislocation triomphe quand on étudie la réaction arrivée à peu près à son terme : on y trouve alors des proportions à peu près constantes de maltose et de dextrine, et de là les arguments de Musculus, qui a le premier mis en faveur cette théorie de la dislocation. La dextrine, disait-il, n'est pas transformable en sucre par la diastase, car il en reste toujours, à la fin de la saccharification, qui s'obstine à ne pas disparaître, quel que soit le temps qu'on lui donne pour cela. Ce n'est pourtant pas que la diastase manque, car si, dans un liquide de saccharification où la dextrine reste inerte, on ajoute de nouvel amidon, il va se saccharifier à son tour (120) en laissant, lui aussi, un résidu irréductible de dextrine. Ce premier argument est devenu un peu caduc depuis que nous savons que c'est là une propriété générale des diastases, sans lien spécial avec la saccharification de l'amidon, et nous le laisserons désormais de côté.

Mais il y en avait un autre : il est clair que la théorie du dédoublement gagnerait beaucoup en créance si les nombres de molécules de dextrine et de maltose, résultant de la dislocation d'une molécule complexe d'amidon, étaient toujours dans un rapport simple. Cette simplicité s'explique bien dans une théorie, pas ou mal dans l'autre, et pourrait servir de criterium entre les deux ; c'est ce qu'avait bien vu Musculus quand il annonçait, dans son premier travail, qu'une molécule d'amidon donne une molécule de sucre et deux de dextrine.

Il est vrai que cette évaluation était fausse. Musculus, qui dosait le sucre avec la liqueur de Fehling, l'avait pris pour du dextrose, et c'était du maltose, dont le poids était plus grand, pour une même quantité de cuivre réduit, dans le rapport de 100 à 61. Musculus croyait que dans son mélange saccharifié il y avait environ 34 de dextrose et 66 de dextrine. Il y avait en réalité 55 de maltose et 45 de dextrine. Le rapport était loin d'être aussi simple qu'il le supposait, et son argument, s'il n'y avait pas eu erreur de compte, se serait retourné contre lui, mais personne n'était en mesure de relever cette erreur au moment où elle a été commise, et l'objection ci-dessus ne fut pas faite à Musculus.

Payen fit observer seulement que la limite de 34 0/0 de sucre était largement dépassée, tant dans les opérations de l'industrie que dans celles du laboratoire, et non seulement il protestait ainsi contre le rapport de 2 à 1 établi par Musculus entre la dextrine et le maltose, mais encore il montrait que la proportion de dextrine et de sucre variait notablement avec la température ; de sorte qu'il fallait admettre que la molécule d'amidon pouvait subir plusieurs modes de dislocation différents. A cela, Schwarzer ajouta que la proportion de dextrine et de maltose dépendait en outre de la quantité de diastase, de sorte que la théorie de Musculus était bien ébranlée lorsqu'elle trouva un appui dans un travail de

M. O'Sullivan. Il est vrai que cet appui n'était pas formel, qu'O'Sullivan semblait même peu partisan de la théorie de la dislocation : mais les faits bien observés qu'il apportait se conciliaient si bien en apparence avec cette théorie qu'ils lui servirent de passe-port pour un grand nombre d'esprits.

260. Théorie d'O'Sullivan. — O'Sullivan a étudié la saccharification en maintenant plus constante qu'on ne l'avait fait avant lui la température pendant la durée du phénomène. Il a constaté qu'à chaque température correspondait un état d'équilibre particulier, rapidement atteint, lentement dépassé, et que, de la température ordinaire à 70°, limite supérieure d'activité de la diastase, il y avait trois de ces états d'équilibre. A ces trois états, il en a ajouté depuis un quatrième, dont il n'a pas bien précisé les conditions de température, et l'ensemble de ses résultats peut être traduit par les formules schématiques suivantes, écrites avec la convention faite plus haut :

Au delà de 68-70°	$6a + e = m + 5d$	(1)
De 64° à 68-70°	$6a + 2e = 2m + 4d$	(2)
Vers 64 ?	$6a + 3e = 3m + 3d$	(3)
Au dessous de 63°	$6a + 4e = 4m + 2d$	(4)

Ces formules forment une série régulière, et nous font assister au progrès de l'hydratation et à l'augmentation de la proportion de maltose, à mesure que la température s'abaisse au-dessous de 70°. Dans leur ensemble, elles traduisent d'une façon très nette, en apparence, l'hypothèse du dédoublement, de l'effeuillement de la molécule d'amidon en feuillets dont les uns sont des feuillets de dextrine, et dont les autres, en nombre égal à celui des molécules d'eau saisies, sont des feuillets de maltose. Comme c'est toujours la même quantité $6a$ d'amidon qui entre en jeu, il paraît naturel de considérer la formule $(C^{12}H^{20}O^{10})^6$ comme représentant la molécule d'amidon, pouvant subir les quatre modes simples de dislocation représentés dans les formules qui précèdent.

261. Objections. — A cela on pourrait répondre que cette simplicité est peut-être apparente. Les nombres des équations ci-dessus sont encore entachés d'une cause d'erreur qui tient à ce que l'on ne savait pas bien, en 1872, ce qu'il fallait de maltose pour décolorer l'unité de volume de la liqueur de Fehling, ou pour précipiter l'unité de poids d'oxyde de cuivre. La correction, quand on l'introduit, enlève aux équations ci-dessus un peu de leur belle simplicité de lignes. Mais mettons ces différences au compte des causes d'erreur et des incertitudes du procédé ; admettons que toutes les dislocations observées par M. O'Sullivan ont la formule simple indiquée par ses équations. Contentons-nous de remarquer qu'on ne pourrait établir sur elles une théorie que si elles étaient constantes, et se retrouvaient les mêmes, toutes les fois qu'on se met dans les conditions indiquées pour les obtenir.

Elles embrassent l'échelle entière des températures usitées pendant la saccharification. Les savants qui se sont occupés de ce sujet auraient donc dû retomber constamment sur l'une ou sur l'autre, suivant le degré thermométrique atteint. Or, c'est ce qui n'est pas. Prenons seulement les travaux où on s'est préoccupé de maintenir constant et où on a bien spécifié le chiffre de la température. Märcker trouve à 60° une équation tout à fait différente de l'équation (4) d'O'Sullivan, et qui est :

$$4a + 3e = 3m + d$$

Au dessus de 65°, il trouve aussi une équation différente de l'équation (2)

$$4a + 2e = 2m + 2d$$

De même Brown et Héron, qui ont publié récemment un travail très soigné sur l'action de la diastase, disent formellement qu'à 60°, température où ils auraint dû retrouver la dernière équation d'O'Sullivan, ils n'ont trouvé aucun point d'arrêt correspondant à cette proportion de maltose et de dextrine. La réaction continue rapidement, et ne s'arrête qu'à un état d'équilibre correspondant à l'équation.

$$10a + 8e = 8m + 2d$$

De même à 75-76°, au lieu de l'équation (1) d'O'Sullivan, MM. Brown et Héron trouvent :

$$10a + 3e = 3m + 7d$$

Je ne parle pas des modes de dislocation différents qu'ils ont obtenus en faisant varier l'alcalinité de la diastase employée. On voit que nous sommes déjà loin de la conception simple de Musculus. Il ne s'agit plus d'un simple dédoublement de la molécule d'amidon : il faut en accepter plusieurs, correspondant chacun à un état d'équilibre. On n'a pas le droit de rejeter arbitrairement les résultats d'O'Sullivan, pour n'accepter que ceux de Märcker ou de Brown et Héron. Bien qu'ils n'aient pas été obtenus par les mêmes savants, du moment qu'il ont été bien observés, tous ces modes de dislocation doivent exister *en puissance*, d'après la théorie de Musculus, dans la même molécule d'amidon, et comme ils sont irréductibles, il faut qu'une molécule d'amidon, pouvant se plier à la fois aux équations d'O'Sullivan, de Märcker, et de Brown et Héron contienne $6 \times 10 = 60$ molécules a, c'est-à-dire soit écrite $(C^{12}H^{20}O^{10})^{60}$. C'est beaucoup. D'un autre côté on ne peut pas songer à substituer à cette molécule compliquée et volumineuse 60 molécules indépendantes et identiques, car alors il y aurait à se demander comment, étant identiques, elles ont dans les mêmes conditions des sorts si différents.

En résumé, les deux théories qui ont été proposées pour expliquer la transformation de l'amidon en maltose et en dextrine sous l'influence du malt expliquent toutes deux certains phénomènes de la saccharification, et en laissent d'autres dans une ombre discrète. Payen, qui avait vu la dextrine dominer dans le mélange au commencement de la réaction, et le sucre y augmenter peu à peu, avait cru et dit que l'amidon devait d'abord donner de la dextrine, par un procès d'isomérie, puis celle-ci du maltose par un procès d'hydratation, entièrement indépendant du premier. Il n'avait pas expliqué pourquoi on avait presque toujours, sinon toujours, un résidu irréductible de dextrine, et pourquoi ce résidu persistait à ne pas vouloir s'hydrater ; ou plutôt, il en avait donné une explication qui plus tard n'a pas été reconnue fondée.

Musculus, de son côté, ne disait rien de la variabilité du rapport entre la dextrine et le sucre pendant la durée du phénomène. C'est à la réaction terminée, prise au moment où la transformation y est devenue très lente, que s'attaquait Musculus, et il montrait alors deux choses, en apparence inconciliables avec la théorie de Payen : 1° que le sucre et la dextrine étaient dans un rapport fixe et simple ; 2° que la dextrine formée restait inattaquable, alors même qu'on renouvelait les doses de diastase.

Sur le premier point, Musculus s'était trompé ; le rapport n'est ni fixe ni simple. Il varie avec la température, surtout de 64 à 70°, au voisinage du degré de chaleur auquel la diastase se détruit ou perd toute action. A une même température, il varie avec la quantité de diastase ajoutée, avec son degré d'acidité ou d'alcalinité, probablement aussi avec la nature de l'amidon ou le mode de préparation de l'empois. Si des observateurs aussi consciencieux et aussi habiles que M. O' Sullivan d'un côté, MM. Brown et Heron de l'autre, n'ont pas obtenu les mêmes résultats en saccharifiant de l'empois de fécule à la même température, c'est peut-être parce que MM. Brown et Heron employaient proportionnellement plus de diastase que M. O' Sullivan, peut-être aussi parce que ce dernier faisait son empois avec de la fécule ordinaire, tandis que MM. Brown et Heron se servaient de fécule préalablement macérée en présence de potasse ou d'acide chlorhydrique faibles.

Mais ce n'est pas seulement l'idée de la fixité du rapport qui a été atteinte, c'est aussi l'idée de sa simplicité. Non seulement les nombres apparents dans les formules de O'Sullivan ne se retrouvent pas chez les autres expérimentateurs, ce qui conduit à n'y voir que des cas particuliers et contingents, mais il y a encore un défaut grave dans l'échafaudage théorique construit sur ces formules.

C'est qu'elles n'ont qu'une existence conventionnelle. Les dosages qu'elles traduisent ne sont pas ceux de la réaction terminée, mais ceux de la réaction au moment où elle se ralentit. Pour les établir, M. O' Sullivan doit en outre s'astreindre à ne pas dépasser une certaine proportion de diastase ; il est obligé d'interrompre la réaction au bout de 10 ou 20 minutes après le commencement, sans quoi elle continue et aboutit à d'autres rapports entre le maltose et la dextrine.

Les conditions dans lesquelles il faut se mettre pour obtenir cette prétendue simplicité des rapports sont donc très étroites et très mal définies, et, en réalité, le phénomène de la dislocation ou de la dissociation de la molécule d'amidon semble être un phénomène continu, dans lequel c'est un peu artificiellement qu'on provoque ou qu'on suppose des phases. C'est un plan incliné ; ce n'est pas une rampe d'escalier. Si on veut y voir, ce dont on a toujours le droit, un acte d'effeuillement, de dislocation d'une molécule complexe, il faut se représenter la molécule d'amidon comme un gros livre dont certaines feuilles se déchirent les unes après les autres pour devenir du maltose, pendant que celles qui restent intactes deviennent de la dextrine. Il se peut que, pendant qu'on lacère le livre, il y ait dans l'instrument employé des groupements de lames, qui respectent quelques-unes des feuilles du livre pendant qu'elles en effeuillent d'autres, simulant ainsi des dissociations en proportions simples ; mais, dans l'ensemble, cette simplicité est toujours fictive, et il faut que la théorie de la dislocation fasse son deuil de cet argument qui, au contraire des arguments solides, s'est évanoui quand on a cherché à le serrer de près.

262. Dextrines résiduelles. — L'un des étais de la théorie de Musculus est donc devenu bien fragile. Voyons maintenant celui qui s'appuie sur l'existence de dextrines inattaquables par la diastase. Celui-ci semble, au premier abord, très solide.

Il est certain qu'il reste d'ordinaire, dans toute saccharification, un résidu de dextrine que l'amylase, présente et encore active, ne réussit pas à transformer en maltose, comme le voudrait la théorie de Payen Ce n'est pas, comme on l'a dit, le maltose déjà formé qui empêche la réaction de continuer : car si on rajoute de l'empois d'amidon (120), il se forme de nouveau maltose sans que la dextrine préexistante disparaisse. On peut du reste isoler ces dextrines résiduaires, en les précipitant par l'alcool. Séparées du maltose qui les accompagnait, et remises en présence du malt *dans les conditions de température où elles avaient été produites*, elles résistent : ou du moins il y en a qui résistent, car l'expérience ne réussit pas toujours, et présente une part d'imprévu, due sans doute à des différences, souvent insaisissables, dans la constitution et la réaction des milieux, mais dont, comme nous l'avons vu, l'action n'est pas pour cela négligeable. N'insistons pas pour le moment. Tout ce qu'il faut pour la thèse de Musculus, c'est qu'il y ait des dextrines inattaquables par de nouvelle diastase dans les conditions mêmes où elles se sont formées, et il y en a de telles.

Mais O' Sullivan a fait voir que si on abaissait, même légèrement, la température au-dessous de celle à laquelle elles se sont formées, ces dextrines, loin d'être inattaquables, se disloquaient facilement en maltose et en dextrines nouvelles, attaquables elles-mêmes à plus basse température, de sorte que nous retrouvons là cette continuité, ce plan incliné que nous signalions tout à l'heure au sujet de la dislocation de la molécule d'amidon. L'augmentation dans la quantité de maltose, et le changement dans la qualité de la dextrine, à mesure que la température s'abaisse au-dessous de 70°, peut être rattachée à ce fait que les dextrines sont d'autant moins facilement attaquables que la température s'élève davantage. Nous ne savons pas encore si cette résistance à l'attaque dépend ou de ce que les dextrines sont plus stables, ou de ce que la diastase est affaiblie et hésite davantage à attaquer, dans le mélange amylacé, les portions d'amidon les plus résistantes. Ce que nous savons déjà nous incline vers cette interprétation, mais oublions-la pour nous placer simplement en face des faits : ils nous disent ceci. Les diastases résiduaires $5d$, $4d$, $3d$, $2d$, des équations d'O'Sullivan, ne sont pas, comme on aurait pu le croire d'après les conditions de leur formation, des édifices inattaquables par la diastase, puisqu'il suffit d'abaisser la température pour les attaquer, inégalement il est vrai. Cette première constatation est défavorable à la théorie de Musculus. Il y en a une seconde, favorable à cette théorie en ce qu'elle est contraire à la théorie de Payen, c'est qu'il n'y a pas qu'une dextrine, il y en a plusieurs. Dans les résultats de O'Sullivan, la dextrine $5d$ (**260**), résidu de son équation (1), se comporte à peu près, sous l'influence du malt et de la température, comme le ferait l'amidon $6a$ à une température plus basse de 1 ou 2° ; la dextrine $4d$, de l'équation (2), ne donne que le tiers de son poids de maltose au-dessous de 63° ; celle de l'équation (4) se disloque au contraire régulièrement et se transforme presque intégralement en maltose, sans qu'on puisse observer dans la réaction aucun point d'arrêt sensible, aucun stade bien défini.

Il y a donc dextrine et dextrine, du moins en ce qui concerne l'influence de la diastase aux diverses températures, et la façon dont elles se dissocient. Continuons à appliquer la théorie de la dislocation à l'interprétation de ces différences, nous pourrons dire que chacune de ces dextrines forme elle-même, comme la molécule d'amidon initiale, un livre à feuillets inégalement labiles ; les plus gros de ces livres, les plus grosses de ces molécules étant celles des dextrines formées à haute température, celles qui proviennent de l'élimination du nombre minimum de molécules de maltose de la molécule complexe amylacée. Et, dès lors, nous avons à nous demander si ces différence de grandeur moléculaire, dans les dextrines diverses, n'auraient pas une autre traduction que leur façon de se comporter vis-à-vis de l'amylase. Si nous n'en trouvons pas, nous aurons à nous retourner d'un autre côté et à voir si ces différences d'effet ne tiendraient pas, par hasard, non à la dextrine, mais à la diastase.

263. Popriétés de la dextrine. — Malheureusement la dextrine est encore mal connue : on a pourtant sur elle quelque renseignements qui ne sont pas sans importance.

En premier lieu son pouvoir rotatoire : il est à peu près le même pour toutes les dextrines, et voisin de 202° pour la raie D. Cela est bien singulier si les molécules des dextrines sont aussi inégales que peut nous le faire supposer la théorie de la dislocation, appliquée aux faits que nous envisagions tout à l'heure. Surtout avec nos idées actuelles sur la relation entre le pouvoir rotatoire et la stéréochimie de la molécule, il est singulier que des molécules aussi dissemblables amènent des rotations égales sur le plan de polarisation de la lumière. C'est ce qui résulte pourtant des expériences concordantes d'O'Sullivan, sur des dextrines purifiées du maltose qu'elles contenaient par des précipitations alcooliques multipliées, de celles de M. Effront, dans lesquelles on se débarrassait du maltose par une fermentation lactique, de celles de M. Brown avec ses collaborateurs, Heron, Morris, Millar. Dans aucun cas, on ne pouvait accuser le procédé d'élimination du maltose d'attaquer sensiblement les dextrines, et celles-ci, isolées, se comportaient de même dans le polarimètre.

Elles se comportaient aussi de même quant à leur pouvoir réducteur sur la liqueur de Fehling qui était nul, ou à peu près nul, dans les expériences d'O'Sullivan comme dans celles d'Effront. Je sais bien que d'autres chimistes, Lintner et Dull, Ost, Scheibler et Mittelmeier, contestent ce fait : mais comme toute dextrine mal purifiée réduit la liqueur de Fehling, et que cette purification est difficile ; comme, en outre, à mesure qu'elle progresse, le pouvoir réducteur du mélange diminue, la logique commande d'accorder plus de créance aux savants qui attribuent à la dextrine pure un pouvoir réducteur nul ou très faible, qu'à ceux qui, comme Musculus et Gruber, par exemple, ne sont pas arrivés à préparer des dextrines ayant un pouvoir réducteur inférieur à 10 0/0 de leur poids de glucose. Il faut ajouter, du reste, que l'argument tiré du pouvoir réducteur des dextrines, en faveur de leur unité, est également bon, que ce pouvoir réducteur soit nul, comme le pensent O'Sullivan et Effront, ou égal à 10, suivant Musculus et Gruber. Il suffit qu'il soit le même pour des dextrines diverses pour qu'on soit autorisé à conclure que les différences relevées par la théorie de la dislocation ne sont pas clairement écrites dans la constitution de la molécule.

Un troisième argument d'assimilation est meilleur : c'est celui qui résulte de la détermination du poids moléculaire par les méthodes cryoscopiques, introduites dans la science par M. Raoult. En faisant congeler de l'eau dans laquelle on a dissous de la dextrine, et en mesurant la température de formation de la glace, on a un abaissement au-dessous de 0°, qui est le même pour différentes substances solubles, lorsque les poids de ces substances, dissoutes dans l'unité de poids du dissolvant, sont proportionnels aux poids moléculaires de ces substances. On peut donc, en comparant la dextrine au maltose dont le poids moléculaire est bien connu et égal à 342, avoir une idée du poids moléculaire de la dextrine, qui devra être bien plus grand, le double si une molécule de dextrine donne deux molécules de maltose, le décuple si elle en donne 10, le centuple si elle en donne 100, et ainsi de suite.

Or Brown et Morris, en opérant sur des dextrines purifiées, mais provenant de saccharifications interrompues plus ou moins près de leur début, de façon à fournir des dextrines de moins en moins complexes, ont trouvé à celles-ci, quelle que fût leur origine, un poids moléculaire à peu près constant et voisin de 6.000, ce qui correspond environ à 18 molécules de maltose. Dans une expérience indépendante, MM. Lintner et Dull ont trouvé, pour une érythrodextrine dont le pouvoir rotatoire était de 196°, et le pouvoir réducteur de un environ, un poids moléculaire de 5.800, ce qui est à peu près le même chiffre. Il est vrai que les mêmes savants ont trouvé un chiffre de 1.900 pour une achroodextrine, mais cette dextrine avait

27

un pouvoir réducteur de 10, contenait environ, par conséquent, environ 16 0/0 de maltose, si la dextrine n'a pas de pouvoir réducteur. Cette remarque permet, comme je l'ai montré, d'attribuer l'abaissement moléculaire observé à la présence du maltose qui, sous le même poids que la dextrine, contient 18 fois plus de molécules et agit par conséquent, au point de vue cryoscopique, comme 18 fois son poids de dextrine.

En résumé, la concordance entre tous ces résultats sur des dextrines pures doit frapper l'attention, et nous faire admettre que les diverses dextrines, qui se comportent en apparence d'une façon différente vis-à-vis de la diastase, ont pourtant des poids moléculaires égaux, supérieurs, mais non très supérieurs à celui de la molécule du maltose.

Etudiées par les méthodes qui nous renseignent le mieux sur leur structure et leur volume moléculaire, les dextrines nous apparaissent donc identiques. Elles ne nous semblent différentes qu'au regard de l'action qu'elles subissent de la part de la diastase, et nous sommes par suite tout naturellement conduits à nous demander si ces différences ne tiennent pas à ce que la diastase n'est pas toujours identique à elle-même.

264. Influence de la température sur les propriétés de la diastase. — Jusqu'ici la production des diastases diverses nous a paru subordonnée à des conditions de température : cherchons donc de ce côté, et tout de suite nous trouverons dans la science un fait curieux, découvert par O'Sullivan, confirmé par Brown et Heron, c'est que si on chauffe au préalable une solution d'extrait de malt, à une température supérieure à celle où on le fait agir sur l'amidon, la proportion de dextrine et de maltose produits dépendra non de la température d'action sur l'empois, mais de celle à laquelle a été portée antérieurement la diastase, de sorte que ce n'est pas, comme nous pourrions le croire avec ce qui précède, la température à laquelle elle se produit qui détermine la quantité et la qualité de la dextrine, c'est la température maxima à laquelle a été portée la dissolution de diastase. Chauffée trop haut, au-dessus de 80°, cette diastase est devenue inactive, alors même qu'on la ramène à la température la plus favorable ; cela, on le savait ; mais ce qu'il y a de curieux, c'est que chauffée à une température voisine de celle qui la détruit, elle reste pour ainsi dire estropiée, et ne peut plus reprendre à aucune température son activité complète. Cette activité, qui nous paraissait être si *une* par sa constance et sa régularité, la chaleur l'a dissociée, et non seulement la quantité, mais aussi la qualité des dextrines produites à une même température sont en rapport avec ce degré de dissociation.

C'est donc le réactif qui a subi le changement dont résulte le changement de la dextrine, et nous avons le droit de mettre cette altération du réactif en rapport avec une autre altération visible qui se produit dans l'extrait de malt quand on le chauffe. Même aux températures les plus favorables à son action, cet extrait s'affaiblit peu à peu, et il s'y produit un précipité floconneux qui se forme d'autant plus vite que la température est plus haute. La coagulation est déjà très apparente à 50°. D'après Brown et Heron, elle va en augmentant rapidement jusqu'à 76°, température à laquelle les 90 centièmes de la matière albuminoïde sont coagulés dans un extrait fait avec 100 grammes de malt et 250 cc. d'eau. Le coagulum, comme c'est l'ordinaire, entraîne la diastase, et ce qu'il y a de particulier, c'est que la portion qui persiste n'a plus les propriétés de la diastase originelle. Elle ne peut plus pousser aussi loin la saccharification, car il est bien entendu qu'il n'est question en tout ceci que de la diastase saccharifiante, celle que nous avons nommée plus haut dextrinase. La diastase liquéfiante est hors de cause.

La figure 25, empruntée à O'Sullivan, donne une idée nette des différences présentées par ces diastases chauffées à diverses températures. Le degré de saccharification est fourni, comme nous le verrons dans le chapitre suivant, par le degré d'abaissement du pouvoir rotatoire $[\alpha_j]$, qui passe du chiffre

216° correspondant à l'amidon et à la dextrine, à un chiffre d'autant plus voisin de celui du maltose (150°) que la saccharification est plus avancée. On voit que quelques-unes de ces transformations sont tellement rapides à leur début que la

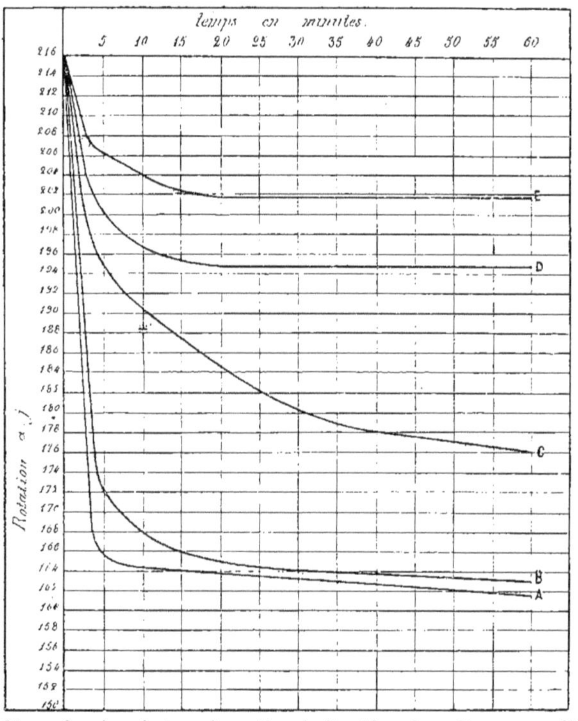

Fig. 25. — Courbes de transformation de l'amidon dans diverses conditions à 40-50°.
A. Extrait non chauffé ; B. Extrait chauffé à 60° ; C. Extrait chauffé à 66°, D. Extrait chauffé à 66°, rendu un peu alcalin ; E. Extrait chauffé à 66°, rendu très alcalin.

courbe se confond presque avec une ligne droite. La forme logarithmique est plus accusée pour les transformations D et E, faites avec de la diastase alcalinisée, et moins actives. La courbe C, fournie par une diastase chauffée à 66° est un peu moins régulière. Dans l'ensemble, ces courbes s'échelonnent bien les unes sur les autres, et rien n'y indique que les dextrines auxquelles elles aboutissent soient aussi différentes entre elles qu'on pouvait le croire avec les notions que nous avons énumérées plus haut. Tout ceci montre que nous sommes probablement dans le vrai en n'accordant aucune créance à l'échafaudage compliqué par lequel on représente la saccharification de l'amidon. Il doit y en avoir un plus simple que nous allons avoir à rechercher.

Avant d'aborder l'étude de la dextrinase, nous avons une dernière remarque à faire. Les dextrines produites au-dessous de 63° se ressemblent tellement qu'elles peuvent être considérées comme identiques. Il n'y a différences sensibles qu'entre celles qu'on obtient entre 64° et 70°, c'est-à-dire dans les limites étroites de température comprises entre celle où la coagulation de l'extrait de malt est déjà rapide, et celle où il est détruit. Si donc il est utile de chercher à se faire une idée des causes qui amènent ces différences entre ces dextrines, il faut pourtant éviter de leur donner trop d'importance : elles traduisent l'effet d'une cause qui va en s'affaiblissant pendant qu'elle agit, et qui se trouve de ce fait dans les plus mauvaises conditions d'étude.

BIBLIOGRAPHIE

PAYEN et PERSOZ. *Ann. de ch. et de phys.*, 2e S., t. LIII, p. 73, et LVI, p. 337.
PAYEN. *Ibidem*, 5e S., t. IV, p. 286 et t. VII, p. 382.
MUSCULUS. *Ibidem*, 3e S., t. LX, p. 203 et 4e S., t. VI, p. 177.
O'SULLIVAN. *Journal of the chem. Society*, 1872, p. 579 et p. 125, 1876.
BROWN et HERON. *Id.*, p. 596, 1879.
BROWN et MORRIS. *Id.*, p. 527, 1885.
BROWN, MORRIS et MILLAR. *Id.*, p. 115, 1897.
LINTNER. *Zeitschr. f. d. gesammte Brauwesen*, p. 255, 1895.
OST. *Chem. Zeitung*, p. 1510, 1885.
DUCLAUX. *Ann. de l'Institut Pasteur*, t. IX, p. 125, 1895.
LINTNER et DULL. *Zeitschr. f. angewandte Chemie*, p. 263, 1892.

CHAPITRE XXIV

MARCHE DES PHÉNOMÈNES DANS LE BRASSAGE

La discussion que nous venons de faire des diverses théories proposées au sujet de la saccharification nous a mis en main les éléments d'une autre explication ou plutôt d'une autre interprétation des phénomènes. C'est elle que nous allons maintenant exposer dans ses traits généraux, renvoyant aux chapitres spéciaux pour l'étude du détail, des justifications, et des procédés de dosage.

265. Liquéfaction de l'empois. — Nous sommes déjà bien renseignés sur ce qui est relatif à la liquéfaction de l'empois. C'est le fait d'une diastase particulière, à laquelle nous conservons son nom ancien et consacré d'amylase, mais en bornant son action à la fabrication des dextrines. Cette amylase est mélangée dans l'extrait de malt à la diastase saccharifiante ou dextrinase. On l'en distingue et on l'en sépare en profitant de ce que l'amylase est plus résistante à la chaleur. Elle persiste encore à 80°, alors que la dextrinase est détruite, et on peut obtenir par suite un extrait de malt qui dissout l'empois sans y produire de maltose. Brown et Heron ont vu aussi que l'acide salicylique, qui à dose très faible, arrête brusquement la saccharification d'un empois additionné de malt, est beaucoup plus impuissant à en empêcher la liquéfaction et la dextrinification. Comme nous ne connaissons une diastase que par ses effets et que les expériences ci-dessus dissocient les effets diastasiques du malt, nous avons donc le droit d'y voir deux diastases différentes.

266. Amidon soluble. — Avec de l'extrait de malt chauffé à 80 ou 85°, on peut donc liquéfier un empois, c'est-à-dire faire disparaître les grosses différences de cohésion qui y persistent, après chauffage du grain d'amidon. On préfère d'ordinaire préparer autrement les empois destinés à l'étude, en profitant d'une observation de Nægeli d'après laquelle le traitement de l'amidon cru, à froid, par de l'acide chlorhydrique à 7,5 0/0 d'acide commercial, rend les granules capables de se dissoudre ensuite, lorsqu'ils ont été débarrassés d'acide, dans de l'eau chaude sans donner d'empois. L'opération ne demande qu'une dizaine de jours de contact. Avec 12 0/0 d'acide, Brown et Morris ont vu qu'il ne fallait plus que 24 heures. Ce changement de propriétés se fait sans aucun changement dans la structure ni dans l'action sur la lumière polarisée.

Cet amidon, comme celui qu'on peut obtenir par l'extrait de malt chauffé à 80°, se sépare avec le temps de ses solutions concentrées, ou immédiatement de ses solutions étendues, additionnées d'alcool, sous forme d'une substance blanche, un peu pâteuse parfois, mais qu'un lavage à l'alcool suivi d'une dessication rend tout à fait friable. Les particules ainsi déposées sont sans action sur la lumière polarisée. La matière se colore fortement en bleu par l'iode, ce qui prouve que ce n'est pas encore de la dextrine ; elle est presque insoluble dans l'eau froide, elle entre en suspension dans de l'eau à 60°-70°.

Quand elle est pure, elle est tout à fait sans action sur la liqueur de Fehling. On l'obtient d'autant plus sûrement à cet état, qu'on a limité davantage l'action de l'acide sur l'amidon cru. Quant à son pouvoir rotatoire, il a été très soigneusement déterminé par MM Brown, Morris et Millar, il est $[\alpha]_D = 202°$, c'est-à-dire exactement le même que celui de la dextrine.

267. Mesure des pouvoirs rotatoires. — Disons tout de suite à ce sujet que la plus grande confusion règne dans les livres et mémoires savants au sujet des pouvoirs rotatoires, parce que l'on ne s'entend pas d'ordinaire sur la façon de les observer, ni sur la région du spectre à laquelle ils se rapportent. Avec des substances comme du tartrate de potasse ou du sucre, qu'on peut préparer purs, cristallisés et anhydres, on peut en dissoudre un poids déterminé dans de l'eau, et, en mesurant la rotation pour une région déterminée au spectre, avoir, sans ambiguité, le pouvoir rotatoire pour cette région. De même, on peut, lorsque le pouvoir rotatoire d'une solution de ces corps est connu, savoir à quel poids de matière il se rapporte, en évaporant un volume déterminé de liqueur, ou en prenant sa densité et en recourant aux tables.

Avec l'amidon soluble, les dextrines, le maltose, il serait trop long d'extraire, de purifier et de peser la quantité de matière active dans une liqueur dont on connaît la rotation. O'Sullivan a montré qu'il était beaucoup plus court et tout aussi précis de déterminer la densité de la liqueur, et d'en déduire le poids du corps dissous au moyen d'un coefficient, déterminé une fois pour toutes, et qui, pour les dextrines et le maltose, a la valeur assez constante 3,86. Ceci veut dire qu'une solution, ayant pour densité à 15°5, rapportée à l'eau à 4°, comme on le fait d'ordinaire, le chiffre 1,00386, contient 1 0/0 de dextrine ou de maltose ; une solution de densité 1,0386 en contient 10 0/0 et ainsi de suite. Le poids de matière contenue dans un liquide se trouve donc facilement en prenant les chiffres des millièmes dans la densité déterminée comme nous venons de le dire, et en divisant par 3,86.

Ce facteur n'est pas constant, et diminue un peu à mesure que la concentration augmente. Il n'est pas non plus le même pour les divers corps. Mais il importe de remarquer que les petites différences qu'il présente, ou les petites erreurs qu'on peut commettre à son sujet, sont sans importance, lorsqu'il s'agit, non pas de nombres absolus, mais de nombres comparatifs. Ce facteur est en effet alors un diviseur commun pour toutes les mesures faites et leur laisse leurs rapports : il importe seulement qu'il soit connu et indiqué, de façon que si deux savants n'emploient pas le même facteur, le lecteur soit prévenu de la différence et puisse ramener les deux séries de nombres à une même unité.

Voilà donc une première difficulté éliminée. Une seconde résulte de ce que tous les polarimètres ne permettent pas des lectures pour la même région du spectre. Je ne veux pas, bien entendu, entrer ici dans l'examen de cette question très compliquée ; je me bornerai à dire que certains polarimètres, ceux de Mitscherlich, de Wild, de Jelett-Cornu, de Laurent, opèrent avec la lumière du sodium, et donnent des rotations angulaires mesurées en degrés d'arc. On les exprime en les désignant par $[\alpha]_D$. D'autres polarimètres, ceux de Soleil, de Ventzke-Scheibler, celui dont se servait Biot, utilisent, non la raie D, mais le *jaune moyen*, le complément de la *teinte sensible* ou teinte de transition de Biot, et les rotations mesurées sur cette teinte sont désignées par $[\alpha]_j$. Il n'y aurait à cela aucun inconvénient si cette teinte existait dans le spectre avec la sensibilité qui la rend si précieuse. Mais il n'en est pas ainsi, il faut la produire avec une plaque de quartz, taillée perpendiculairement à l'axe ; de sorte que quelle que soit la graduation de ces instruments à teinte sensible, les lectures faites sont exprimées en fonction de la rotation du quartz qu'ils contiennent, et qu'il faut un calcul de réduction pour les transformer en rotations angulaires. Pour les substances dont la dispersion rotatoire est la même que celle du quartz, on peut se dispenser à la rigueur de cette réduction, et les chiffres restent comparables ; mais il ne le sont plus quand la dispersion rotatoire est différente, et il faut alors chercher la rotation angulaire $[\alpha]_j$.

Il n'y aurait, d'après ce que nous venons de dire, aucun rapport fixe entre $[\alpha]_D$ et $[\alpha]_j$, si chaque substance avait sa loi de dispersion rotatoire. Heureusement, Arndsten, Stefan, Landolt ont montré que le sucre de cannes se comportait exactement comme le quartz, et en comparant avec le sucre de cannes le maltose, les dextroses et les produits d'hydrolysation de l'amidon, MM. Brown, Morris et Millar, d'un côté, Landolt de l'autre, ont vu que ces corps se comportaient comme le sucre de cannes, tout en étant un peu plus dispersifs, si bien que tandis que pour le sucre de cannes, on a :

$$[\alpha]_D = [\alpha]_j : 1,107,$$

on a pour le maltose et les dextrines :

$$[\alpha]_D = [\alpha]_j : 1,111.$$

Dans tout ce qui va suivre, nous prendrons, sans le dire, pour $[\alpha]_j$ la valeur déterminée avec le coefficient 3,86, comme nous l'avons dit plus haut : les nombres ainsi obtenus resteront comparables. Si nous voulons avoir des pouvoirs rotatoires absolus, il faudra chercher quel est pour, le corps envisagé, le facteur qui permet de passer de la solution au poids du corps dissous. Pour le maltose par exemple, en solution à 5 0/0, ce facteur est 3.934. Il en résulte que le pouvoir rotatoire spécifique du maltose $[\alpha]_D$ peut être conclu de la mesure faite pour $[\alpha]_j$ par la formule :

$$[\alpha]_D = [\alpha]_j \times \frac{3,934}{3,86} : 1,111$$

et comme :

$$[\alpha]_j = 150,5,$$

on a :

$$[\alpha]_D = 138,05.$$

Le facteur que nous avons pris égal à 3,934 varie un peu avec la concentration. Pour simplifier et en restant dans les limites ordinaires des phénomènes de saccharification, nous le supposerons constant, et nous partirons des nombres suivants :

	$[\alpha]_D$	$[\alpha]_j$
Amidon soluble	202,0	216°
Dextrine non réductrice......	202,0	216
Maltose....................	138,0	150

268. Dextrinification de l'amidon soluble. — Cela posé, revenons à l'amidon soluble. Sa transformation en dextrine se fait, comme on voit, sans aucun changement dans le pouvoir rotatoire, et cette notion s'accorde bien avec celle que nous avons antérieurement acquise, qu'il n'y a pas là de transformation chimique, de changements moléculaires : c'est seulement une solubilisation d'éléments primitivement en suspension, c'est-à-dire, avec ce que nous avons vu au sujet de la coagulation (**173**) une diffusion des molécules, qui se répartissent également dans toute la masse du liquide au lieu de former des aggrégats plus ou moins volumineux. Comme ces molécules ne changent pas, et qu'il y en a le même nombre traversé par le rayon lumineux sous la même épaisseur, le pouvoir rotatoire doit rester invariable.

La variation des teintes produites par l'iode nous avertit seule des changements qui surviennent pendant la transformation ; elle nous avertit aussi que cette transformation est graduelle, que l'action ne se fait pas partout avec une égale rapidité, même dans l'amidon soluble, qui est pourtant plus homogène de constitution que l'amidon à l'état d'empois, et que, avec ce dernier, il peut y avoir des pellicules colorables par l'iode, alors que déjà la saccharification d'une partie de la dextrine est commencée. Mais ne regardons pas pour le moment au-dessous du terme dextrine, et bornons-nous à remarquer ceci, c'est que du moment que l'iode est le seul réactif qui nous permette de juger du progrès de la dextrinification, rien ne nous dit jusqu'à quel niveau la réaction sera sensible. Du moment que la teinte bleue est une réaction de coloration, elle dépend non seulement de la nature des corps qui la subissent, mais aussi de la nature du milieu dans lequel elle se produit, et rien ne nous dit qu'il n'y aura pas encore de l'amidon soluble ou même de l'amidon en pellicules gélatineuses, perdues au milieu d'un excès de dextrine, lorsque le mélange ne se colorera plus par l'iode. En fait, nous verrons tout à l'heure que la dextrine est une substance hétérogène. Mais nous pouvons le prévoir de suite, avec notre façon d'interpréter le phénomène.

269. Dextrine non réductrice. — Homogène ou non, la dextrine est le terme auquel s'arrête l'action de la diastase décoagulante, l'amylase, et auquel commence l'action de la diastase saccharifiante, la dextrinase. Notre conception comporte, par conséquent, l'existence d'une dextrine non réductrice. C'est elle que nous avons vu apparaître dans l'expérience de Pottevin. Son existence a été longuement contestée. Furstenberg, Mulder, Musculus, Brucke ont préparé par divers moyens des dextrines non réductrices, pendant que Trommer, Kemper, Musculus et Gruber lui attribuaient des pouvoirs réducteurs plus ou moins marqués. O'Sullivan a en partie concilié ces opinions contradictoires en montrant que le maltose, bien que soluble dans l'alcool, se précipite obstinément avec la dextrine quand on emploie ce réactif, et qu'il faut des précautions particulières pour obtenir une dextrine non réductrice.

La fermentation elle-même ne fait pas disparaître tout le maltose, et on ne réussit pas mieux en oxydant le maltose présent par le chlorure de cuivre et la soude caustique par le procédé de Bondonneau ; c'est le procédé de Wiley que MM. Brown et Morris ont trouvé le plus sûr. On commence par purifier autant que possible la dextrine par une série de précipitations par l'alcool, de façon à y réduire au minimum la quantité de maltose, et on y ajoute ensuite un petit excès d'une solution contenant des poids égaux de cyanure de mercure et de soude caustique. Puis on chauffe jusqu'à ce que la réduction soit complète. On refroidit, on filtre pour séparer le mercure réduit, on acidifie avec l'acide chlorhydrique, on fait passer de l'hydrogène sulfuré pour précipiter le léger excès de sel mercuriel ; on filtre, on ajoute de l'ammoniaque ; on évapore à consistance de sirop, on redissout dans l'eau chaude ce qui est liquide ; on filtre et on précipite par l'alcool. On obtient ainsi de la dextrine ayant un pouvoir rotatoire normal et pas de pouvoir réducteur.

270. Analyse des mélanges de dextrine et de maltose. — Prenons maintenant cette dextrine comme point de départ d'une nouvelle série de transformations qui en feront du maltose. Ici, nous le savons, il y a hydratation. La dextrinase est une diastase hydrolysante, et la formule la plus simple de son action est :

$$C^{12}H^{20}O^{10} + H^2O = C^{12}H^{22}O^{11}$$

Nous avons même vu plus haut que la formule était probablement plus compliquée, et qu'en tenant compte des poids moléculaires, la formule qui semblait le plus d'accord avec l'expérience était :

$$C^{216}H^{360}O^{180} + 18H^2O = 18C^{12}H^{22}O^{11}$$

ce qui donne 5.832 pour poids moléculaire de la dextrine.

Nous savons aussi que ce dédoublement, avec hydratation a une marche progressive, et la question se pose pour nous de savoir comment nous en apprécierons le progrès.

Nous avons deux moyens pour cela, que nous allons contrôler l'un par l'autre. Le premier est de mesurer la diminution du pouvoir rotatoire, qui, dans une transformation partant de la dextrine pure, et aboutissant au maltose pur, partirait de $[\alpha]_j = 216$ pour arriver à $[\alpha]_j = 150$, donnant ainsi une échelle suffisamment longue et suffisamment précise pour l'étude de l'action. Le second est de mesurer le pouvoir réducteur. La dextrine pure a, comme nous venons de le voir, un pouvoir réducteur nul. Quant au maltose, des expériences précises ont montré que 62 parties de ce corps réduisent autant de liqueur de Fehling que 100 parties de dextrose. De sorte qu'une solution de maltose pur, si on évaluait le corps dissous au moyen de la liqueur cuprique, semblerait ne contenir que 62 0/0 de son extrait sec de sucre réducteur calculé en dextrose.

Quand on évalue cet extrait au moyen de la densité de la liqueur et du facteur 3,86, comme nous l'avons fait plus haut, ce facteur est un peu trop faible, et par suite le chiffre de 62 doit être réduit à 61. De sorte, qu'en résumé, lorsque nous aurons évalué la quantité de matière en solution dans un moût par la densité de ce moût et le facteur 3,86, nous pourrons, avec le nombre trouvé, calculer d'abord le pouvoir rotatoire, comme nous l'avons dit, puis le pouvoir réducteur, et les limites de variation de ce dernier seront de $\rho = 0$ pour la dextrine à $\rho = 61$ pour le maltose.

Tel est le mode de représentation adopté généralement en Angleterre, M. Lintner a proposé de représenter par $R = 100$ le pouvoir réducteur spécifique du maltose, ou plus précisément la quantité de cuivre ou d'oxyde de cuivre réduit par 1 gr. de maltose anhydre. Cela revient à prendre comme terme de comparaison, non pas le dextrose, mais le maltose lui-même, ce qui est évidemment plus naturel dans l'étude du phénomène de saccharification de l'amidon. Dans les mêmes conditions que tout à l'heure, R varie donc de 0 à 100, et l'échelle obtenue est évidemment plus commode que l'autre, car une solution qui contient 100 0/0 de dextrine donne $R = 0$, une solution contenant 50 0/0 de maltose donne $R = 50$, et une solution de maltose pur $R = 100$. Ce sera cette échelle que nous adopterons.

La question qui se pose maintenant est de savoir si ces deux méthodes de mesure s'accordent ou ne s'accordent pas. Il pourrait se faire qu'elles soient tout à fait en désaccord. Rien ne nous assure *a priori* que le pouvoir rotatoire diminue et que le pouvoir réducteur augmente proportionnellement à la diminution de la dextrine ou à l'augmentation du maltose. C'est à O'Sullivan que revient l'honneur d'avoir montré le premier, par de nombreuses comparaisons, qu'il y avait un parfait accord entre le pouvoir rotatoire et le pouvoir réducteur des produits de la transformation de l'amidon, si bien qu'on pouvait, connaissant le pouvoir réducteur, calculer à l'avance le pouvoir rotatoire, ou inversement. En d'autres termes, si sur un papier quadrillé, on porte en ordonnées les pouvoirs rotatoires, et en abscisse les pouvoirs réducteurs, et si on trace une ligne droite du point R = 0, $[\alpha]_j = 216$, au point R = 100, $[\alpha]_j = 150$, toutes les déterminations qu'on pourra faire sur les produits de la transformation diastasique de l'amidon donneront des points de cette ligne, si la mesure est bien faite. Par suite, si on tombe sur un point en dehors de la ligne, c'est qu'une mesure a été imparfaite, ou qu'il est intervenu une influence nouvelle que le défaut de coïncidence invite à rechercher.

Cette relation de fait, établie par O'Sullivan, a été contestée en Allemagne par Lintner et Ost, mais les travaux de Brown et Heron, de Brown, Morris et Millar, ont montré son exactitude, et nous l'acceptons pleinement dans cet exposé. Non seulement elle nous fournit, comme on le devine, un moyen de mesure précieux, mais elle nous prouve que, dans la limite de précision des nombres obtenus, tout se passe comme si d'un bout à l'autre de la transformation de la dextrine, il ne se formait que du maltose. Si même on veut prendre le phénomène de plus haut, il n'y a qu'à se rappeler qu'à partir au moins de la phase d'amidon soluble, le pouvoir rotatoire est le même que celui de la dextrine, pour pouvoir assurer que durant le procès complet de saccharification de l'amidon, tout se passe comme s'il ne se formait que des mélanges en proportions variables d'une dextrine non réductrice et de maltose pur.

271. Saccharification de l'amylodextrine de Naegeli. — Etudions maintenant la saccharification de la dextrine. Nous savons déjà, par les chapitres précédents, que la marche et le résultat de l'action diastasique varient beaucoup, avec la température et les conditions expérimentales. Nous sommes autorisés, dores et déjà, à rechercher dans des inégalités de composition de la dextrine l'explication de quelques-unes au moins de ces différences. Pour nous faire une idée juste à ce sujet, tâchons de préparer une dextrine aussi homogène que possible, et voyons comment elle se comporte sous l'action de la diastase.

La science ne nous fournit encore malheureusement aucun exemple de saccharification d'une dextrine à la fois homogène et sans pouvoir réducteur. Mais on peut à la rigueur s'en passer en étudiant l'amylodextrine de Nægeli et Musculus, ou la maltodextrine de Herzfeld.

Nægeli a décrit en 1874, sous le nom d'amylodextrine, une substance qu'il a obtenue par l'action longuement continuée des acides minéraux dilués sur l'amidon cru, à froid. Cette amylodextrine, quand elle est sèche, ressemble beaucoup à de l'amidon, ou encore à l'amidon soluble de Musculus. Elle en diffère surtout en ce que les granules qu'on obtient, après l'avoir redissoute dans l'eau chaude et précipitée par le froid ou l'alcool, sont des masses cristallines radiées d'aiguilles très fines, et doivent, de ce fait, présenter les qualités d'homogénéité que nous cherchons dans le point de départ de la saccharification.

Nous avons vu plus haut quels étaient les premiers termes de l'action de l'acide chlorhydrique dilué sur l'amidon cru. Sans rien changer à l'aspect des granules, ou à leur action sur la lumière polarisée, il leur enlève la propriété de former empois avec l'eau chaude. Si on laisse l'acide et l'amidon en contact, plus longtemps, plusieurs mois ou même plusieurs années, lorsque l'acide est très étendu, la désagrégation devient plus profonde, et on peut la suivre au microscope. Rien ne change, en apparence, jusqu'au 20e jour : puis on voit peu à peu le granule se disloquer, ne plus se colorer qu'en violet par l'iode, puis en rouge brun, puis en jaune rougeâtre. Une partie passe en solution : l'autre, qui représente une fraction notable de l'amidon employé, reste comme résidu. On la purifie en jetant sur un filtre, lavant à fond, et redissolvant dans l'eau chaude. En refroidissant à 0° la solution, il se précipite une poudre brillante, formée de sphérocristaux analogues à de l'inuline, et dont l'homogénéité est évidemment très grande. Leur pouvoir rotatoire et leur pouvoir réducteur s'accordent à conclure qu'il y a environ 15 0/0 de maltose.

Brown et Morris regardent ce corps comme un composé défini, à cause de son aspect cristallin, et de ce qu'on ne le dissocie ni par précipitation fractionnée ni par dialyse. En outre, il n'est pas fermentescible. Nous retrouverons bientôt, à propos de la maltodextrine, cette question de l'existence de composés définis de maltose et de dextrine. Pour le moment, constatons que si l'amylodextrine est un composé défini, elle se comporte, tant au point de vue du pouvoir rotatoire que du pouvoir réducteur, comme un simple mélange, et peut être étudiée dans toutes ses transformations avec les méthodes décrites plus haut. De plus, elle nous semble devoir être homogène. Cherchons donc ce qu'elle devient sous l'influence de la diastase.

Nous avons pour cela une expérience de Brown et Morris qui ont opéré sur une solution contenant 6,56 0/0 d'amylodextrine, traitée pendant une heure par un peu de diastase à 55°. La décroissance du pouvoir rotatoire $[\alpha]_j$ a été, à divers intervalles, mesurée et représentée par les chiffres suivants :

Au départ	205°3
après 1 minute	190°3
« 5 »	178°7
« 10′ »	165°1
« 15′ »	153°5
« 20′ »	150°5
« 60′ »	150′5

En 20 minutes l'action était donc terminée. De plus si on porte sur un papier quadrillé les chiffres qui précédent, on trouve que la courbe est une logarithmique assez régulière. Enfin elle aboutit, comme on le voit, au pouvoir rotatoire $[\alpha]^j$ du maltose et aussi à son pouvoir réducteur $\rho = 61$ ou $R = 100$, conformément à nos notations. Voilà donc une saccharification tout à fait complète d'une dextrine authentique, c'est-à-dire un phénomène simple, tout à fait assimilable au phénomène d'interversion du saccharose, qui est un produit pur, toujours identique à lui-même dans toutes ses parties. L'amylodextrine semble lui ressembler à ce point de vue, et ne nous fournit aucune trace de ces dextrines résiduaires qu'on obtient avec les empois dans les conditions ordinaires.

272. Saccharification de la maltodextrine. — Herzfeld a décrit en 1879 une substance facilement soluble dans l'eau chaude, peu soluble dans l'alcool, ayant à peu près le tiers du pouvoir réducteur du maltose, et qu'il appelle malto-dextrine. De l'étude faite en 1885 par MM. Brown et Morris, on peut conclure que la maltodextrine de Herzfeld était probablement un produit impur, mais qu'il existe une substance voisine, ayant comme point de repère les nombres $[\alpha]_j = 193°$, et $R = 34,5$, contenant par conséquent 65,5 0/0 de de dextrine.

La préparation de ce corps n'est pas facile et semble aussi n'être pas très sûre. Il faut avoir une diastase aussi active que possible, faire la saccharification à 60-65°, et arrêter l'action presqu'à ses débuts, lorsque le pouvoir rotatoire est d'environ 198, ce qui correspond à $R = 28$ ou 29, c'est-à-dire, en moyenne à 28 ou 29 0/0 de maltose. La solution bouillie est ensuite évaporée à la densité de 1,060 environ et mise à fermenter à 28 ou 30° avec un peu de levure à fermentation haute. On détruit ainsi une portion seulement du maltose, environ 7 à 8 0/0 du poids total. Quand la fermentation est terminée, on filtre, on évapore à consistance de sirop, et on fait digérer à chaud pendant 2 jours avec de l'alcool en quantité telle que le mélange en contienne 90 0/0. On enlève ainsi la plupart des produits non volatils de la fermentation alcoolique. On réduit ensuite la richesse de l'alcool à 85 0/0, et après digestion, on le sépare encore chaud du résidu. En le distillant, on a comme résidu la maltodextrine, qui est comme on le voit, un peu soluble dans l'alcool.

Ce mode de préparation nous dit tout de suite d'où vient cette maltodextrine. Evidemment des parties les plus facilement attaquables du grain d'amidon, puisqu'on arrête l'opération à ses débuts. Et encore, parmi ces parties les plus labiles, l'alcool à 85° fait un nouveau choix, en dissolvant ce qu'il y a de plus éloigné de l'état d'amidon. A ce niveau, ce qui reste de dextrine dans la maltodextrine doit être à la fois homogène et facile à transformer en maltose, et en effet, Brown et Héron disent que leur maltodextrine est complètement saccharifiée, sans résidu, par l'extrait de malt à 50 ou 60°. Voilà donc encore un exemple dans lequel une dextrine homogène se comporte vis-à-vis de la dextrinase comme le saccharose vis-à-vis de la sucrase.

Il est vrai que tous les savants ne s'accordent pas sur cette propriété de la maltodextrine. Ling et Baker ont préparé deux maltodextrines, ayant quelques-unes des propriétés de celle de Brown et Morris, et ne donnant, sous l'action de la diastase, que 92 à 92 0/0 de leur poids de maltose. Lintner et Dull, Prior, ont aussi décrit des corps de même constitution. Notre interprétation des phénomènes nous permet de comprendre les divergences d'opinion de ces divers savants. En employant des procédés différents de préparation, ou le même procédé avec des amidons différents, on peut arriver à des corps contenant la même proportion de maltose et par suite la même proportion quantitative de dextrine, mais non la même proportion qualitative de ce dernier corps. En d'autres termes, deux maltodextrines peuvent avoir le même pouvoir rotatoire, le même pouvoir réducteur, et ne pas se comporter de la même façon sous l'action du malt, parce que leurs dextrines ne sont pas les mêmes. Nous verrons bientôt que cette inégalité des dextrines, qui ressort de notre conception, est aussi démontrée par l'expérience.

273. L'amylodextrine et la maltodextrine sont-elles des corps définis. — Nous avons auparavant à étudier une question intéressante. Notre manière de voir ne nous permet guère d'accepter l'opinion émise par Brown et Morris, qui voient tant dans l'amylodextrine que dans la maltodextrine des composés définis, et nous voilà amenés à discuter les raisons fournies en faveur de cette opinion. Elles sont à peu près les mêmes dans les deux cas ; mais c'est pour la maltodextrine qu'elles sont les plus précises, et il y en a trois.

1° La maltodextrine ne se scinde pas en maltose et dextrine sous l'influence de l'alcool, et se précipite comme une substance homogène. Au contraire, des mélanges artificiels de maltose et de dextrine ayant le même pouvoir rotatoire et le même pouvoir réducteur que la maltodextrine se séparent à nouveau par l'action de l'alcool. A cela on doit répondre que l'expérience ne prouve rien, attendu que les dextrines n'étaient pas les mêmes. Si on a pu faire des mélanges artificiels de dextrine et de maltose, c'est qu'on avait séparé de la dextrine dans une autre saccharification ou dans une dextrine commerciale, et que cette dextrine était par conséquent différente de celle de la maltodextrine, qu'on ne peut pas isoler.

2° D'un *mélange* de maltose et de dextrine, il est possible, au moyen d'une levure de fermentation haute, de faire fermenter le maltose, en laissant la dextrine intacte. La maltodextrine traitée de la même façon ne fermente pas. Si on y ajoute un peu de maltose, ce maltose fermente, mais la fermentation s'arrête lorsqu'elle devrait attaquer le maltose de la maltodextrine. A cela on peut répondre que l'expérience n'est pas aussi probante qu'elle le paraît. D'abord le résultat dépend de l'espèce de levure. Ce que la levure de fermentation haute ne peut faire, le *Saccharomyces ellipsoïdeus* ou le *S. pastorianus* le peuvent. Dès lors, la distinction dépend, non des propriétés de la maltodextrine, mais de celles du protoplasma cellulaire de la levure, ou bien encore, dans la nouvelle interprétation des phénomènes que permet l'expérience de Buchner (**47**), des propriétés de la diastase alcoolique de la levure. Il est possible que cette dextrine diffusible de la maltodextrine pénètre en même temps que le maltose dans la cellule, et que, n'étant pas fermentescible, elle gêne, soit la vie protoplasmique, soit la diastase dans son fonctionnement. Les autres dextrines, moins diffusibles, restent à l'extérieur de la cellule.

3° La troisième différence invoquée par MM. Brown et Morris est que les mélanges naturels ou artificiels de maltose et de dextrine, soumis à l'action du malt, laissent un résidu de dextrine, tandis que la maltodextrine se transforme en maltose. Mais ceci encore s'explique si les dextrines ne sont pas les mêmes, et c'est ce dont nous allons avoir l'occasion de nous convaincre.

Après avoir discuté les raisons de MM. Brown et Morris, on pourrait leur faire remarquer que les caractères sur lesquels ils s'appuient pour faire de la maltodextrine un composé défini ne sont même pas constants entre leurs mains. Ainsi une de leurs maltodextrines résistant à l'action de la levure, avait pour pouvoir rotatoire $[\alpha]_j = 189,9$ et contenait 32,5 0/0 de maltose. Une autre n'en contenait que 18, s'éloignant ainsi beaucoup, non seulement de la précédente, mais même du type de la maltodextrine qui en contient 34 environ. Toutes ces contingences empêchent d'attribuer à la maltodextrine ou à l'amylodextrine les caractères d'un composé défini. Ce sont des mélanges où entrent des dextrines d'un caractère particulier, mais ce sont des mélanges.

BIBLIOGRAPHIE

LINTNER, *J. f. prakt. Chemie*, t. XXXIV, p. 378, 1886.

BROWN et MORRIS, *Journ. of. chem. Soc.*, t. XLVII, p. 527, 1885, et t. LV, p. 449, 1889.

BROWN, MORRIS et MILLAR, *Id.*, pp. 72 et 109, 1897.

ARNDSTEN, *Ann. de ch. et phys.*, 3e s. t. LIV, p. 403.

STEFAN, *Sitzungsber. d. Wiener Akad.*, t. LII, ii, p. 486.

LANDOLT, *Ber.*, t. XXVII, p. 2872, 1894.

FURSTENBERG, *Journ. f. prakt. chemie*, t. XXXI, p. 195

MULDER, *Chemie des Bieres.*

MUSCULUS, *Ann. de ch. et de phys.*, n° 5, t. VI, p. 177.

BRUCKE, *Sitzungsber. d. Wiener Akad.*, t. LXV, p. 126.

TROMMER. *Ann. der Physik und Chemie*, t. XXXIV, p. 360.

KEMPER, *Archiv. f. Pharm.*, 2e s. t. CXV, p. 250.

MUSCULUS et GRUBER, *Bull. Soc. Chim.*, t. XXX, p. 54.
BONDONNEAU, *Id.*, t. XXI, pp. 50 et 149.
WILEY, *Chem. News.*, t. XLVI, p. 175.
O'SULLIVAN, *Journal of chem. Soc.*, 1876, p. 125 et 1879, pp. 770.
LINTNER, *Zeitschr. f. d. ges. Brauwesen*, 1895, p. 255.
OST, *Chem. Zeitung*, 1895, t. XIX, p. 1510.
MUSCULUS, *Bull. de la Soc. chim.*, juillet 1874, p. 26.
NÆGELI, *Beitrage zur Kentniss der Starkegruppe*, Leipzig, 1874.
HERZFELD, *Ber. d. d. chem. Gesells*, t. XII, p. 21:0, 1879.
LING et BAKER, *Journ. of the Chem. Soc.*, 1897, p. 508.

CHAPITRE XXV

MARCHE DE LA TRANSFORMATION DES DEXTRINES

Ce que nous avons appris, dans le chapitre précédent, au sujet de la maltodextrine peut, qu'and on n'envisage que le fait, débarrassé de toute interprétation théorique, être résumé ainsi : Dans une saccharification à peine commencée, il y a déjà une dextrine qui, sous l'action du malt, peut se transformer intégralement en maltose. A ce moment encore, il y a ou il peut y avoir coloration du mélange par l'iode, ce qui témoigne de l'existence de certaines parties du grain d'amidon non encore transformées. Dès l'origine, nous trouvons donc une hétérogénéité très grande, et nous devons nous demander si cette hétérogénéité ne persiste pas tout au long de la saccharification, si bien que, celle ci terminée, nous ne serions pas en présence d'une masse homogène d'amidon, arrivée, par voie de dislocation ou d'effeuillement, à une seule dextrine variable suivant les cas et à du maltose, mais au contraire en présence d'une série régulière de matières amylacées plus ou moins résistantes, subissant simultanément, mais indépendamment les unes des autres, le même mode de dégradation, et dont les plus labiles ont déjà subi leur transformation, lorsque d'autres la poursuivent encore. L'état final serait donc un état moyen, constant lorsque les conditions extérieures sont constantes. C'est ainsi que la grosseur moyenne des matériaux qui restent sur un crible et la proportion de ce qu'il laisse passer restent les mêmes, lorsque c'est le même mélange initial qu'on y verse.

274. Moyens d'étude. — Voyons donc si nous trouvons trace de cette hétérogénéité dans le résidu d'une saccharification. Il est clair que nous n'en trouverons pas du côté du maltose qui, autant qu'on peut le voir, est le même partout, a le même poids moléculaire, et donne la même maltosazone. Mais, si nos idées sont justes, nous devons être plus heureux du côté des dextrines. Et de plus, comme l'expérience de la maltodextrine nous a appris qu'elles sont d'autant plus solubles dans l'alcool qu'elles proviennent de parties plus facilement attaquables du grain d'amidon, nous pouvons essayer de voir si, en fractionnant au moyen de précipitations par l'alcool les produits d'une saccharification à son terme, nous n'aurions pas, dans nos divers précipités, des dextrines différentes.

La question est de savoir comment nous apprécierons ces différences, et nous allons pour cela revenir à l'image du crible, dont nous nous sommes servis tout à l'heure. Ces dextrines, dans notre hypothèse, sont des mélanges de matériaux dont les uns sont plus gros que les trous du crible et y resteront, et dont les autres, plus petits, passeront au travers. Si la proportion de ceux qui passent est partout la même, les dextrines résiduaires nous apparaîtront identiques. Elles nous sembleront différentes si elles laissent des résidus inégaux, et surtout si la proportion de résidu va en croissant ou en décroissant de l'une à l'autre, suivant l'ordre de précipitation par l'alcool.

Ceci est une image, mais voici les faits auxquels elle correspond. Nous avons dit plus haut que, d'après Brown et Héron, lorsqu'on fait une saccharification entre 40 et 60°, on arrive rapidement à un état d'équilibre après lequel l'action devient très lente. C'est celui qui est caractérisé par l'équation :

$$10a + 8e = 8m + 2d$$

Les constantes qui correspondent à cet état d'équilibre sont $[\alpha]_j = 162°{,}6$ et $R = 80{,}9$ ce qui donne pour la composition du mélange :

Maltose	80,9
Dextrine	19,1
	100,0

Toutes les saccharifications qui, pour une raison quelconque, se sont arrêtées à un niveau plus élevé que la précédente comme pouvoir rotatoire, et ont par suite donné proportionnellement moins de maltose, peuvent regagner ce niveau par un traitement à 50° avec de l'extrait de malt frais. Voilà notre crible. Les dextrines correspondant à ce mode de transformation ne peuvent pas le traverser. En revanche, toutes les autres dextrines peuvent être amenées par le malt à donner du maltose, d'un côté, et de l'autre, ces dextrines résiduaires qui restent sur le crible. Si dans cette dégradation, elles donnent les mêmes proportions de maltose et de résidu, elles seront identiques, ou du moins la méthode ne nous fournira aucune raison de les croire différentes. Si elles donnent des proportions inégales de maltose et de dextrine résiduaire, on sera autorisé à les croire différentes, et à les ranger en séries dans l'ordre de leur complexité.

275. Expériences de Brown et Morris. — C'est ce qu'ont fait avec beaucoup de soin MM. Brown et Morris, dont il importe de bien comprendre le mode opératoire et les conclusions. Nous les schématiserons un peu en supposant que la saccharification, pour tomber au niveau caractérisé par l'équation ci-dessus, passe, en partant de l'amidon soluble, par 7 échelons intermédiaires, caractérisés chacun : 1° par l'équation de la transformation, écrite avec les conventions adoptées ; 2° par la valeur de $[\alpha]_j$; 3° par la valeur de R, qui est la teneur en maltose du mélange correspondant. On peut en conclure tout de suite la quantité de dextrine. Au lieu d'écrire ces quantités, qui sont les compléments à 100 de la valeur de R, on a inscrit dans la colonne P la quantité de maltose fournie théoriquement par 100 p. de la dextrine résiduaire de chaque équation, lorsqu'on la traite par le malt à 50°, de façon à l'amener au niveau de l'équation 8. Ainsi, par exemple, dans l'équation 3, il y a 69,1 de dextrine résiduelle qui, amenée au niveau définitif, n'aurait laissé que 19,1 de résidu. Il y en aurait donc eu 50 parties transformées en maltose ayant fourni 52,7 de ce corps, soit en rendement, 75,4 0/0 de la dextrine de l'équation 3.

Numéros	Equations	[α]j	R	P
0	Amidon soluble	216,0°	0	84,4
1	$10a + e = m + 9d$	209,0°	10,4	82,1
2	$10a + 2e = 2m + 8d$	202,2°	20,8	79,2
3	$10a + 3e = 3m + 7d$	195,4°	30,9	75,4
4	$10a + 4e = 4m + 6d$	188,7°	41,3	70,4
5	$10a + 5e = 5m + 5d$	182,1°	51,3	63,3
6	$10a + 6e = 6m + 4d$	175,6°	61,1	52,8
7	$10a + 7e = 7m + 3d$	169,0°	71,0	35,2
8	$10a + 8e = 8m + 2d$	162,6°	80,9	00,0

Cette table va nous être très précieuse, parce qu'elle nous permet de savoir : 1° à quel niveau à peu près tombe une saccharification dont nous aurons mesuré le pouvoir rotatoire ; 2° ce qu'il y a de maltose produit ; 3° quel est le degré de complication de la dextrine résiduelle et ce qu'on est fondé à en attendre de maltose, lorsqu'on la traitera par du malt nouveau vers 50°.

Cela posé, voici le détail d'une expérience dans laquelle on s'est attaché à éviter autant que possible les pertes.

On a fait une saccharification avec une diastase très active, en arrêtant l'opération lorsque l'iode donnait le maximum de coloration pour les érythrodextrines. On a analysé alors le résidu, c'est-à-dire qu'on a déterminé les valeurs de [α]j, R, et P. Elles étaient à peu près celles de notre équation n° 2, et on aurait pu dire, en envisageant les choses en bloc, que cette équation représente le phénomène. Mais il est facile de voir qu'elle ne représente rien de réel, et qu'elle ne donne que des résultats moyens. Il y a des transformations plus avancées et des transformations moins avancées. C'est ce dont on peut se convaincre en étudiant les dextrines.

Pour cela, on a évaporé un volume déterminé de liquide à consistance de sirop, et fractionné les produits en précipitant avec de l'alcool de forces croissantes. Chacun de ces fractionnements, pesé, a été étudié à part. Le tableau suivant donne pour chacun d'eux, d'abord la teneur en alcool du liquide qui l'a produit, la proportion de matière initiale qui s'y trouve contenue, son pouvoir rotatoire $[\alpha]_j$ et sa richesse R en maltose, enfin, la valeur de P, c'est-à-dire la quantité de maltose fournie par 100 parties de la dextrine correspondante, traitée à 50° par du malt frais. La fraction IV est la partie restée en solution dans la liqueur mère, à la fin de l'opération. En tête du tableau figurent les nombres relatifs à la liqueur initiale :

	Alcool	Mat. solide	$[\alpha]_j$	R	P
Liqueur initiale........	»	100	202,2	20,3	75
Fraction I............	46,0 0/0	43,9	209,1	8,0	60,8
» II...........	59,3	23.1	206,9	10,5	70,8
» III..........	75,0	10.6	202,1	22,9	87.7
» IV..........	»	22,4	193,0	40,0	93,9

Ces nombres, étudiés de près, conduisent à diverses conséquences.

On voit d'abord qu'il n'y a pas eu de pertes, la somme des 4 fractionnements arrivant au chiffre 100 de la matière solide de notre liqueur initiale.

On trouve ensuite qu'en faisant la moyenne des valeurs de $[\alpha]_j$, de R et de P, en tenant compte des poids divers des fractionnements auxquels se rapportent les nombres, on retrouve à peu près les nombres de la liqueur initiale, ainsi que le montrent les chiffres suivants :

	$[\alpha]_j$	R	P
Liqueur initiale........	202.2	20.3	75
Moyenne des 4 fractions......	203,0	19,6	73,3

ce qui montre que la méthode de traitement et de fractionnement n'a modifié en rien les dextrines présentes, qui ont conservé en se précipitant les propriétés qu'elles avaient dans la liqueur initiale.

On voit enfin que, conformément à ce que nous avions prévu, la dextrine de la première saccharification était un mélange de dextrines diverses, d'autant plus voisines de l'amylodextrine qu'elles étaient plus difficilement précipitables par l'alcool. En somme, nous aboutissons à du maltose, identique dans tous les cas, et non pas à une dextrine, mais à une *guirlande* de dextrines. C'est ce qui a toujours lieu. Dans l'expérience précédente, nous avons arrêté l'action avant qu'elle ne fût terminée. Nous aurions obtenu des résultats du même ordre dans toutes les saccharifications qui, pour une cause quelconque, restent à un niveau supérieur à celui de l'équation 8, en particulier à celles qui s'arrêtent avant, parce que la diastase a été affaiblie par le chauffage. Quant à cette équation 8, elle-même, nous savons, par ce que nous avons vu plus haut au sujet de l'amylodextrine et de la maltodextrine, qu'elle est aussi artificielle que les autres. De sorte qu'en résumé, nous pouvons étendre à tous les degrés du phénomène de la saccharification les conclusions que nous venons de tirer.

Il est bien entendu qu'on peut, à la rigueur, interpréter ces phénomènes en disant que les stades si divers par lesquels passe la dextrine sont des degrés d'effeuillement d'une dextrine unique, assimilant en quelque sorte celle-ci à un artichaut dont on enlèverait peu à peu toutes les feuilles. Mais avec seulement cent feuilles il faut cent équations qui, toutes, sont théoriquement réalisables, et il n'y a aucune raison de s'arrêter à ce chiffre de cent. De plus, dans cette explication, on n'explique pas pourquoi, à un moment quelconque de l'opération, les artichauts sont inégalement effeuillés, et si on accepte ce fait, il faut expliquer pourquoi l'effeuillement se fait avec des vitesses variables sur des artichauts qu'on suppose identiques ; or si on accepte les vitesses variables, la théorie de l'effeuillement devient inutile. Il suffit d'admettre que dans une saccharification, les dextrines s'hydrolysent d'un seul coup, sans effeuillement, comme le sucre, mais avec des vitesses inégales. Il faut seulement se souvenir que chaque molécule de dextrine, si on admet son poids moléculaire de 5.800 environ, donne 18 molécules de maltose de poids moléculaire 342.

276. Action de la chaleur sur la saccharification. — C'est ici le moment de revenir sur une question que nous n'avons pu aborder lorsque nous avons étudié, d'une façon générale, l'action de la chaleur sur les diastases. La dextrinase chauffée subit en effet une action spéciale, qui a paru longtemps inexplicable, et qui cadre au contraire si bien avec notre interprétation des phénomènes qu'elle va nous fournir un argument de plus en faveur de son exactitude.

Nous avons vu, dans le chapitre XXIII, que la proportion de maltose dans le liquide saccharifié diminue à mesure que la température s'élève. Nous avons vu aussi les équations par lesquelles O'Sullivan, Märcker, Brown et Héron ont essayé de représenter les proportions de dextrine et de maltose formées à diverses températures. Mieux renseignés maintenant, nous pouvons dire qu'en elles-mêmes, ces équations n'ont aucune signification. Elles ne correspondent à aucun phénomène réel, et ne sont pas assez nombreuses pour représenter la multitude d'états intermédiaires qui existent théoriquement et pratiquement entre l'amidon et le maltose.

La plus importante d'entre elles, celle qui donne le gros du phénomène toutes les fois que la saccharification se fait au-dessous de 60°, est celle que nous avons souvent écrite :

$$10a + 8e = 8m + 2d$$

qui aboutit au mélange :

Maltose.........	80,9
Dextrine.... ...	19,1
	100,0

pour lequel $[\alpha]_j = 162°3$.

On peut, en prélevant à divers intervalles une prise d'essai, où on arrête l'action, soit en faisant bouillir rapidement, soit en y ajoutant de l'acide salicylique, constater, en mesurant le pouvoir rotatoire ou le pouvoir réducteur, que l'action marche à peu près suivant la loi logarithmique. Il faut seulement, dans la mesure du pouvoir rotatoire, se rappeler que le maltose, au moment où il se forme, se comporte comme le sucre, et possède la multirotation. Il faut lui laisser le temps de reprendre son pouvoir rotatoire normal.

A mesure que la saccharification se fait à plus haute température, la rotation définitive du liquide et la proportion de maltose diminuent. Les courbes prennent donc des formes de plus en plus écrasées. La figure 25, p. 420 reproduit les courbes du mémoire de MM. Brown et Héron. On voit que de 40° à 60° la transformation est très rapide et faiblement influencée par la température ; à 60° la courbe devient plus irrégulière et l'état d'équilibre obtenu est plus incertain. Les deux courbes supérieures, les plus régulières de toutes, correspondent à du malt chauffé et rendu légèrement alcalin, mais elles donnent très bien l'image du phénomène qu'on observe quand on fait une saccharification vers 75°. Le pouvoir rotatoire diminue très peu pendant la saccharification, et il ne se forme que 20 à 25 0/0 de maltose. En outre, dans ces conditions, l'état d'équilibre est plus lentement atteint qu'à température plus basse. Nous retrouvons donc l'affaiblissement par la chaleur que nous avons constaté pour d'autres diastases. Il se traduit seulement ici par deux symptômes au lieu d'un : il y a ralentissement de l'action, et de plus elle n'aboutit pas au même point à haute et à basse température. Cette complication a semblé fort troublante. Comment comprendre, en effet, que la diastase du malt, quelle qu'elle soit, n'ait pas les mêmes propriétés à deux températures différentes, souvent très voisines, et qu'elle puisse, elle aussi, être disloquée, effeuillée par la chaleur avant de périr.

Beaucoup d'explications ont été données de ce fait. On a admis que cette diastase était un mélange de plusieurs diastases donnant chacune des quantités de dextrine et de maltose différentes, et dont celles qui donneraient plus de maltose seraient plus fragiles sous l'action de la chaleur. On a admis aussi, ce qui commence à être un peu mystique, que c'était une seule et même diastase qui perdait peu à peu ses propriétés à mesure qu'on la chauffait plus haut, ce qui revient à dire qu'une *propriété* chimique d'un corps qu'on considère par hypothèse comme défini peut se fractionner et subir une série de dégradations successives. Toutes ces explications cherchaient du côté des variations de la diastase, parce qu'elles se refusaient à chercher du côté des variations de la dextrine : or si, comme nous l'avons montré, il y a dans un empois liquéfié par l'amylase des dextrines très inégalement résistantes, on comprend qu'une diastase affaiblie par la chaleur puisse, sans changer de nature ni de propriétés, être incapable d'hydrolyser les unes, tout en continuant à hydrolyser celles qui correspondent aux maltodextrines, et qui sont les plus voisines de l'état de maltose.

En d'autres termes, l'action de la chaleur sur la diastase du malt nous permet de faire, par une autre méthode, indépendante de la première, et aboutissant à la même conclusion, cette analyse des diverses dextrines d'un même moût, que nous avons laborieusement faite avec MM. Brown et Morris, et nous résumerons ce qui précède en disant que jusqu'à 60°, les diverses dextrines d'un même amidon se comportent à peu près de même. Il y en a qui s'hydrolysent à fond, d'autres qui sont plus résistantes, et 1/5 environ, dans le cas de l'amidon employé par MM. Brown et Morris, 1/3 dans les expériences de M. O'Sullivan, résistent et conservent leur état. La proportion serait différente dans les mêmes conditions de traitement, avec d'autre amidon ou le même amidon autrement traité, homogénéisé par exemple avec l'acide chlorhydrique

A mesure qu'on chauffe et qu'on affaiblit, en masse, la diastase saccharifiante, la proportion de dextrines qu'elle est incapable d'amener au niveau de la saccharification diminue de plus en plus. Finalement peuvent seules s'hydrolyser les dextrines les plus solubles dans l'alcool. Si on chauffe davantage, même celles-ci résistent, et alors la seule diastase encore en action est la diastase décoagulante, dont nous avons admis le mélange avec la première, l'amylase.

On pourrait évidemment pousser à bout l'unification et admettre qu'il n'y a qu'une seule diastase, capable à la fois de liquéfier l'empois et de saccharifier l'amidon ; ce serait rejeter les différences d'action qu'elle produit sur les différences de résistance à la liquéfaction d'abord, à la saccharification ensuite, des diverses parties de l'empois. Deux raisons s'opposent à ce qu'on aboutisse à cette simplification extrême.

En premier lieu, autant qu'on peut le voir, les phénomènes de coagulation et de décoagulation ne sont pas accompagnés de la fixation ou du départ d'une ou plusieurs molécules d'eau. Cette condition leur enlèverait l'élasticité et la réversibilité qui les rend si précieux pour la physiologie de l'organisme. Il y a au contraire sûrement dédoublement et hydrolysation dans la transformation de la dextrine en maltose. Or, jusqu'ici, rien ne nous donne le droit d'admettre qu'une même diastase puisse produire des actions si différentes, et plus nous entrons dans l'étude de ces corps, plus nous constatons leur spécialisation.

En second lieu, s'il n'y avait qu'une seule diastase décoagulante et hydrolysante, on ne comprendrait pas qu'elle ne superpose pas toujours ses effets dans la même proportion, et que, par exemple, comme l'ont observé MM. Brown et Héron, dans la saccharification d'un même empois à diverses températures, il n'y ait pas parallélisme entre l'action de l'iode et le degré de saccharification. Or, c'est ce qui n'a jamais lieu, même à des températures très voisines. Ainsi par exemple, à 66°, toute réaction de l'iode cesse lorsque le pouvoir rotatoire de la liqueur tombe entre 188 et 189°, ce qui correspond à peu près à 42 0/0 de maltose. A 60°, au contraire, l'iode donne encore fréquemment la coloration des érythrodextrines lorsque la rotation est tombée à 165 ou 166°, ce qui correspond à 75 0/0 de maltose, c'est presque le double. Au contraire, avec l'hypothèse de deux diastases, dont l'une, celle dont l'iode traduit grossièrement l'action, résiste mieux que l'autre à la chaleur, ces différences se comprennent sans peine.

277. Action de la chaleur sur les différents amidons. — Non seulement l'explication que nous venons de présenter, rend mieux compte que les autres des circonstances essentielles de l'important phénomène de la saccharification, mais elle permet encore de classer certains faits auxquels la foi en l'unité de l'amidon donnait un caractère un peu exceptionnel.

Nous avons relevé (**134** et **135**) entre les divers amidons, des différences d'ordre chimique, suffisantes pour expliquer les différences dans l'action qu'ils subissent de la part de diverses diastases. Nous avons vu aussi que, dans les expériences de Lintner, l'amidon de diverses plantes résiste très inégalement à l'action du malt à diverses températures, lorsqu'il n'est pas gélatinisé à l'avance. Je n'ai pas trouvé d'expériences comparatives faites sur ce point avec de l'amidon gélatinisé. En voici une faite par M. Pottevin, et inédite. On a fait des empois d'amidon de diverses plantes en gélifiant à une température de 95°-100, maintenue pendant une demi-heure, 5 gr. de divers amidons dans 100 cc. d'eau. On a ensuite fait à 56°, avec la même quantité de la même diastase, la saccharification de ces empois. On a trouvé, quand l'opération a été terminée, les chiffres suivants pour la proportion de maltose formée par 100 d'amidon.

Amidon de malt.................	91
» pomme de terre.......	80
» de riz.................	62

Ce qui témoigne d'inégalités très grandes entre les divers amidons, et explique comment des observateurs habiles et consciencieux, travaillant dans les mêmes conditions expérimentales, mais avec des amidons différents, ont pu aboutir à des nombres différents.

M. Pottevin a étudié de la même façon les diverses parties d'un même grain d'amidon, ou, plus généralement de l'amidon d'une même plante. Nous avons vu (**256**) que, en précipitant par l'alcool un liquide où il avait liquéfié un empois sans l'avoir saccharifié, il avait séparé des érythrodextrines et des achroodextrines authentiques, celles-ci plus solubles dans l'alcool que les premières. Il avait donc partagé son empois liquéfié en 3 parties, *a*, *b*, *c*, de plus en plus distantes de leur état initial. Or, ces 3 parties, ramenées au même degré de concentration, ont été traités pendant quatre heures à 63° par 2 cc. d'extrait de malt, et ont donné, pour 100 de dextrine mise en œuvre, les proportions de maltose suivantes :

a......................	71
b......................	82
c......................	93

Il résulte de là que les portions de l'empois qui se transforment le plus facilement en dextrine sont aussi celles qui donnent le plus facilement du maltose. L'expérience suivante montre, en outre, qu'elles correspondent aux parties de l'amidon qui se laissent le plus facilement dissoudre lorsqu'on fait agir la diastase sur les granules non gélatinisés.

L'amidon de froment, traité à 63° par l'extrait de malt, est partiellement dissous ; en décantant plusieurs fois le liquide et procédant à de nouvelles digestions, on peut arriver à un résidu qui représente seulement 8 à 10 pour 100 de l'amidon primitif et qui est formé, comme on sait, de ses couches extérieures.

Deux empois préparés, l'un avec l'amidon entier, l'autre avec la même quantité d'amidon résiduel, et traités dans des conditions identiques par la diastase, ont donné en maltose :

L'amidon entier.........	73 0/0 de son poids.
L'amidon résiduel	44 »

Nous retrouvons donc, dans l'amidon initial, les mêmes différences de résistance que celles que nous avons constatées à propos des dextrines.

278. Action de la chaleur sur la dextrinase. — Nous sommes donc bien autorisés maintenant à chercher, dans la matière elle-même soumise à l'action de la diastase, l'explication d'une partie au moins des effets de la chaleur sur le phénomène de la saccharification. Nous bénéficierons ainsi de l'habitude que nous avons prise, lorsque nous avons voulu nous rendre compte de l'action de la température sur un phénomène complexe, de l'étudier d'abord sur chacun des corps qui le subissent. Pour obéir à ce programme, nous avons maintenant à étudier l'action de la chaleur sur la diastase elle-même.

Sur ce point encore, notre interprétation des phénomènes est tellement nette que nous pourrons être brefs. Nous savons que la chaleur détruit peu à peu toutes les diastases; elle commence par les affaiblir, soit qu'elle les oxyde, soit qu'elle les coagule, soit qu'elle produise les deux effets à la fois. Elle se comporte de la même façon sur l'amylase et la dextrinase. Elle respecte cependant beaucoup moins la seconde que la première, qui se trouve encore active, quoique affaiblie, à une température où l'autre est détruite.

Mais, si nos idées sont justes, l'affaiblissement ou la destruction de la dextrinase doit se traduire par un effet plus complexe que pour l'amylase, qui ralentit seulement son action, tandis que la dextrinase affaiblie doit non seulement se ralentir, mais encore donner, dans une saccharification ordinaire, d'autant moins de maltose qu'elle est plus affaiblie. De sorte qu'en somme, en saccharifiant, même aux températures les plus favorables à la production du maltose, avec une diastase chauffée au préalable à une température plus élevée, nous devrons nous rapprocher, comme effets, de la saccharification faite à cette température plus élevée, puisque la diastase emporte avec elle, d'une façon indélébile, nous le savons par ailleurs, l'affaiblissement produit par la chaleur.

Or, c'est cette conséquence dont témoignent les expériences de Brown et Héron, dont les résultats peuvent se résumer ainsi. Lorqu'on représente graphiquement, sur une courbe, la marche de l'action, comme nous l'avons fait, (fig. 25, p. 420), on voit que les courbes se relèvent et s'écrasent de plus en plus à mesure que la température s'élève. Celle de la saccharification à 66° a une forme tout à fait différente de celle de la saccharification à 60°. Mais si on fait une saccharification à 60° avec de la diastase préalablement chauffée 20 minutes à 66°, la courbe de la saccharification se confondra presque exactement, non pas avec la courbe de 60°, mais avec la courbe de 66°. Voilà un résultat qui a paru longtemps singulier et paradoxal, et qui résulte nettement, comme on le voit, de notre théorie des phénomènes.

279. Marche générale de l'action. — Si nous voulons en résumer les traits essentiels, nous arrivons à ceci. Il y a dans le malt deux diastases, une diastase liquéfiante, ou décoagulante, l'amylase, qui est peut-être voisine de la cytase ou diastase dissolvante des parois cellulaires. Cette amylase transforme l'amidon gélatinisé en une substance soluble dans l'eau, insoluble dans l'alcool, passant au travers des filtres poreux, et se distinguant en cela de l'amidon initial : c'est la dextrine. Mais les états intermédiaires entre l'amidon et la dextrine sont nombreux, parce que les divers amidons et les diverses parties d'un même grain d'amidon résistent très inégalement à la liquéfaction. L'iode ne donne, au sujet de ces différences que des notions très vagues, et elles existent dans des liquides où l'iode ne dit plus rien.

C'est sur ce mélange de dextrines inégalement résistantes et inégalement solubles dans l'alcool que s'exerce l'action de la diastase saccharifiante, la dextrinase, qui les dédouble et en fait du maltose. Cette action, toujours identique foncièrement avec les diverses dextrines, marche pourtant avec des vitesses inégales, et est terminée pour certaines d'entre elles, lorsqu'elle commence à peine pour d'autres. Avec les mouts de brasserie ordinaires, ces actions inégales s'arrêtent à un niveau moyen qui, à chaque température, se retrouve avec des variations insignifiantes dans des expériences conduites de la même façon, avec la même diastase, le même malt et le même amidon.

Tout se passe, par conséquent, avec ces saccharifications complexes comme avec l'émulsine et la salicine (**106**), c'est-à-dire que la transformation ne s'achève pas. En ajoutant de nouvelle diastase, on ne recule que très faiblement la limite atteinte. Ce n'est pas en effet la diastase qui manque, car en ajoutant de nouvel empois d'amidon, la saccharification recommence, pour s'arrêter au même niveau, ainsi que l'ont montré une observation ancienne de Payen, puis les mesures plus précises de MM. Moritz et Glendinning (**120**). Si l'action s'arrête, c'est que la diastase est devenue impuissante.

Cette impuissance a ici une double origine. Elle tient d'abord, comme dans le cas de l'émulsine, à l'influence paralysante des produits de la réaction, qui se réduisent ici au maltose. Mais nous avons vu que ce maltose a bien l'action que nous lui attribuons. Quand on le fait disparaître au moyen de la fermentation alcoolique, une partie de la dextrine résiduaire se saccharifie, mais seulement une partie, c'est ce dont témoigne l'expérience journalière des distilleries de grain. Nous avons vu aussi, dans l'expérience de M. Lindet (**105**), qu'on pouvait reculer la limite de la saccharification en éliminant le maltose au moyen de l'acétate de phénylhydrazine.

Mais ce n'est pas le maltose qui peut rendre compte à lui tout seul de l'arrêt de la réaction. La preuve, c'est qu'il la laisse se continuer et arriver à bout avec l'amylodextrine et la maltodextrine. L'influence prépondérante, dans cette voie, appartient non à la diastase, mais à la matière qui subit son action. Les dextrines les moins attaquables, celles qui sont constamment en retard, finissent par résister à la fin de l'action à la diastase déjà affaiblie par le maltose, et c'est pour cela que l'action s'arrête brusquement, la puissance allant en diminuant et la résistance en augmentant.

Le point d'arrêt de l'action, celui que nous avons caractérisé par la constante n dans nos formules générales, résulte donc ici d'influences plus complexes que dans le raisonnement qui nous a fourni nos formules, où nous le supposions dû uniquement à l'influence paralysante des produits de l'action diastasique. Il est facile de voir que les formules générales n'en continuent pas moins à s'appliquer à la saccharification de l'amidon, avec cette réserve pourtant que n ne sera constant que si toutes les circonstances dont nous avons vu qu'il dépendait sont constantes aussi. C'est parce que tel était le cas dans les essais de MM. Moritz et Glendinning que nous avons pu nous servir à ce moment de ces expériences pour établir la formule générale qui nous a été si utile dans ce long exposé. Mais il était nécessaire, en le terminant, de faire au sujet de la formule de l'action de la dextrinase les réserves qu'on vient de lire. Nous en trouverons d'autres quand nous étudierons la maltase.

BIBLIOGRAPHIE

BROWN et MORRIS, *Journal of the chem. Soc.*, t. XLVII, p. 522, 1885.
BROWN et HERON, *Id.*, t. XXXV, p. 596, 1879.
POTTEVIN, *Comptes rendus*, 25 avril 1898.
LINDET, *Id.*, 4 mars 1889.
MORITZ et GLENDINNING, *Journal of the chem. Soc.*, p. 689, 1892.

CHAPITRE XXVI

GENRES ET ESPÈCES DANS LES DIASTASES

Ici se présente une question dont l'examen doit logiquement terminer ces études générales. Toutes les diverses diastases, dont chacune est caractérisée, non pas par sa nature, que nous ne connaissons pas, mais par ses propriétés, sont-elles formées d'espèces dont tous les individus se ressemblent, ou au contraire de genres dont chacun contient deux ou plusieurs espèces, différentes par quelques particularités de leur fonctionnement? Et si nous relevons de ces différences dans les conditions physiques ou chimiques de l'action, quelle est leur signification ?

Nous avons déjà rencontré cette question lorsque nous avons parlé (**170**) des travaux de M. Fernbach sur la sucrase de l'*aspergillus niger*, et sur la sucrase des levures. Nous avons vu que ces sucrases ne se ressemblaient pas. Il ne faut pourtant pas compter parmi leurs différences qu'elles se diffusent avec des rapidités inégales hors de la cellule qui les a produites. Cela peut tenir aux propriétés de la paroi cellulaire autant qu'à celles de la diastase. Nous ne comptons que les différences présentées par les solutions aqueuses des diastases, et lorsqu'on les voit avoir chacune sa dose de prédilection d'acide ou d'alcali, sa température optima, sa façon de supporter l'action des antiseptiques, on est bien obligé de reconnaître qu'en apparence au moins, elles sont différentes.

Mais ce que nous avons appris, dans le courant de ces études, doit en revanche nous mettre en garde contre une conclusion trop hâtive. Nous avons vu que si la qualité de l'action est toujours la même pour une même diastase, la quantité d'action ne dépend pas que d'elle, mais dépend aussi des circonstances adjuvantes ou déprimantes présentes dans la liqueur, température, action des acides, des bases, des sels activants ou paralysants. Nous avons vu aussi que les diastases sont parfois plus sensibles à ces influences que les autres réactifs chimiques, de sorte qu'il ne suffit pas de ne pas trouver la cause d'une irrégularité pour dire qu'elle n'est pas naturelle et constitue une singularité attribuable à la diastase. Lorsqu'on tient compte de toutes ces influences, on arrive à conclure que la différenciation ou l'identification de deux diastases est un problème des plus difficiles, sinon impossible à résoudre pour le moment. Quelques mots à ce sujet seront une excellente préface aux travaux entrepris dans cette direction, et un moyen d'en simplifier la critique.

280. Etude théorique du problème. — Voici deux liquides diastasifères d'origine diverse, contenant par exemple tous deux de la sucrase, l'une provenant d'un *aspergillus*, l'autre d'une levure. Quel moyen avons-nous de savoir si la diastase est la même dans l'un et dans l'autre?

Ils sont, en général, de forces inégales, et la première idée qui vient est de les ramener, par concentration ou dilution, à avoir la même *activité*, dans le sens que nous avons donné à ce mot, c'est-à-dire à hydrolyser, dans les mêmes conditions et sous le même volume, la même quantité de sucre. Après quoi, les deux liqueurs étant égalisées, on les soumettra à l'action de diverses températures ou de différents réactifs. Si elles se comportent toujours de la même façon, si les courbes des phénomènes qu'elles produisent restent superposées, dans les limites variables des causes d'erreur connues, on dira que leurs diastases sont identiques. Sinon, on les jugera différentes.

Ce programme, très logique et très bien ordonné, serait très réalisable si on savait ce que c'est qu'une diastase, si on pouvait la préparer à l'état pur et l'isoler de tout ce qui l'accompagne dans le liquide diastasifère. Il le serait encore, quoique plus difficilement, si ces matières présentes restaient inertes pendant les actions variées qu'on met en jeu pour faire les expériences de comparaison. Mais comme elles interviennent sûrement et d'une façon parfois très active, comme on est en général très mal renseigné sur la qualité, la quantité et même le sens de leur intervention, il est impossible de faire le départ de ce qui leur revient et de ce qui revient à l'action de la diastase dans chacun des liquides, et il est aussi périlleux de dire que les deux diastases à comparer sont différentes lorsque leurs courbes d'action ne restent pas collées l'une sur l'autre, que de dire qu'elles sont identiques lorsque ces courbes coïncident.

On peut même aller plus loin. Nous avons, en égalisant nos solutions à comparer, fait coïncider les deux courbes sur un point, et nous avons admis que des actions égales, pour ce point, correspondaient à des quantités égales de diastase. Au fond, cette hypothèse est absolument gratuite. Pour qu'elle soit acceptable, il faudrait que, dans les deux cas, l'effet observé uniquement soit imputable à la diastase. Or, c'est ce dont on n'est jamais sûr, alors même qu'on a égalisé dans les deux liquides toutes les circonstances sur lesquelles on est renseigné, degré d'acidité, température, etc. A côté du degré d'acidité, il y a la nature de l'acide qui joue un rôle sur lequel on n'est jamais renseigné, parce que l'acide qu'on ajoute agit sur les sels qui accompagnent toujours la diastase, et amène des déplacements d'acide qui ne sont pas nécessairement les mêmes dans les deux liqueurs. Ces sels agissent en outre par eux-mêmes, se comportent différemment sous l'influence de la température, donnent à la diastase qu'ils accompagnent des degrés de résistance variables vis-à-vis de l'action de la chaleur, interviennent fatalement dans toutes les expériences de comparaison pour une part variable, qui n'a de chances d'être la même que si les deux diastases ont la même provenance, etc. De sorte, qu'en résumé, notre méthode de recherches, si correcte d'apparence, aboutit en réalité à un flottement inévitable des résultats. Je n'ai pas besoin d'insister davantage pour montrer le degré de créance qu'il faut accorder aux conclusions des quelques mémoires que nous allons passer en revue, et où a été abordée et résolue dans des sens divers la question de la comparaison des diastases de même nature, mais de diverses origines.

281. Études de M. J. Laborde sur l'amylo-maltase. — M. Laborde a étudié une espèce d'un genre nouveau d'*ascomycètes*, l'*eurotiopsis Gayoni*, qui se développe à la surface de l'empois d'amidon sous forme de taches de couleur rouge sang plus ou moins pourpré, et qui peut vivre sur un grand nombre de milieux, parce qu'elle peut sécréter un grand nombre de diastases. Elle peut rendre assimilables l'amidon, la dextrine, le maltose, le lactose, le tréhalose et certains glucosides. Elle produit donc de l'amylase, de la dextrinase, de la maltase, de la lactase, de la tréhalase et de l'émulsine.

Lorsqu'on la fait vivre sur de l'amidon, elle le dédouble jusqu'à le conduire jusqu'au terme glucose. C'est ce que font aussi l'*aspergillus niger* et le *penicillium glaucum*. La saccharification produite par ces moisissures ou par leurs diastases diffère donc de celle que produit le malt ou la diastase du malt, en ce que le terme maltose se trouve dépassé. Ce qui indique, dans notre interprétation des phénomènes, que la diastase du malt est un mélange d'amylase et de dextrinase, tandis que la diastase de l'*eurotiopsis Gayoni*, de l'*aspergillus niger* et du *penicillium glaucum* est un mélange d'amylase, de dextrinase et de maltase.

M. Laborde préfère admettre pour ces trois moisissures une diastase spéciale, capable de saccharifier l'amidon en donnant de la dextrine et du glucose, sans passer par le terme intermédiaire maltose, et capable aussi d'hydrolyser ce maltose, produit d'une diastase unique en son genre, celle du malt. Il donne de cette opinion deux raisons expérimentales que nous devons discuter, dans un chapitre précisément consacré à la spécification des diastases.

Il montre d'abord qu'en faisant agir, dans les mêmes conditions physiques et chimiques, des volumes égaux d'une solution diastasifère sur des poids égaux d'amidon ou de maltose, on trouve, avec les trois moisissures étudiées, que le poids d'amidon saccharifié dépasse toujours le poids de maltose dédoublé. Il en conclut que le maltose est plus résistant que l'amidon, et que dès lors on devrait pouvoir saisir la présence de ce terme de transformation pendant la saccharification de l'amidon, si la transformation n'aboutissait pas de suite et sans transition au terme glucose. Et comme cela n'arrive dans aucun cas, il n'y a pas d'après lui trois degrés pour conduire du niveau amidon au niveau glucose, il n'y en a qu'un : il n'y a pas trois diastases superposant leurs effets, il n'y en a qu'une, l'amylo-maltase.

Comme M. Laborde reconnaît que ses moisissures contiennent en outre de la maltase, puisqu'elles hydrolysent le maltose, on peut se demander si la complication d'une diastase nouvelle est bien justifiée par les arguments apportés en sa faveur. En réalité, les expériences ci-dessus ne sont pas comparables, et, quelles qu'aient été les précautions prises, rien n'assure que la marche de la maltase dans le liquide contenant du maltose ait été la même que celle de la maltase dans le liquide amylacé. Pour voir si le maltose venu de l'extérieur n'était pas plus résistant que le maltose produit au moment même par la diastase, M. Laborde a disposé, pour chacune des plantes étudiées, trois expériences dans lesquelles, en présence de la même quantité d'empois d'amidon, il a fait agir : I un volume *a* de diastase du malt ; II le volume *a* de diastase du malt + le volume *b* de diastase de la plante ; III le volume *b* de diastase de plante.

Dans I, il ne se fait que du maltose, dans III que du glucose, dans II un mélange des deux sucres. L'expérience ainsi conduite montre que la quantité de glucose formée en II, non seulement reste inférieure au maltose produit dans I, ce qui témoigne contre l'existence en II d'une maltase très active, dédoublant le maltose à mesure qu'il prend naissance, mais encore que la quantité de glucose en II reste très inférieure à celle qu'on trouve en III, ce qui témoigne de la résistance qu'oppose en II le maltose au dédoublement. Ici encore les essais ne sont pas comparables. La diastase du malt ne saurait agir en II, où la matière première de son action, l'amidon, lui est disputée par la diastase de la plante, comme en I où elle est seule, et on peut en dire autant pour l'amylase de la plante agissant en II et III. Tout ce à quoi on peut s'attendre, c'est que le total d'amidon saccharifié soit plus grand en II qu'en I et III, mais il ne peut rien sortir de précis de la comparaison des nombres.

Concluons donc que rien ne nous autorise, pour le moment du moins, à faire une place à part aux diastases saccharifiantes de l'amidon qu'on trouve dans l'*eurotiopsis Gayoni*, dans l'*aspergillus niger* et dans le *penicillium glaucum*. Au reste, qu'il y ait pour ces plantes une diastase spéciale, l'amylomaltase, ou bien un mélange de diastases, les faits de différenciation qui suivent n'en gardent pas moins leur intérêt.

282. Comparaison des amylomaltases. — Pour se procurer les diastases qu'on voulait comparer, on a laissé séjourner, pendant un temps convenable, de l'eau distillée, légèrement acidulée par l'acide tartrique et stérilisée, sous les moisissures en culture pure. L'expérience prouve que la marche de la diffusion diastasique est à peu près la même dans les trois cas, et analogue à celle que M. Fernbach a trouvé pour l'*aspergillus niger*. L'*eurotiopsis* est un producteur de diastase moins actif que ses deux congénères. Mais comme nous l'avons dit plus haut, nous laissons de côté les différences dans la sécrétion et l'excrétion, pour ne nous préoccuper que des différences des diastases en solution.

En étudiant d'abord l'influence de la température, on a vu que la température optima de l'action diffère pour chaque moisissure. Elle est de 60° pour l'*aspergillus niger*, de 50° pour l'*eurotiopsis*, de 45° pour le *penicillium*, et ceci aussi bien pour l'amidon que pour le maltose.

La température mortelle, pour une durée d'exposition de

une minute, est de même de 70° au maximum pour le *penicillium*, de 75° pour l'*eurotiopsis*, et de 80° environ pour l'*aspergillus niger*.

L'influence de l'acidité due à l'acide tartrique se résume dans les propositions suivantes : 1° Pour des doses faibles de diastase, la dose optima d'acide tartrique est de 0 gr. 5 par litre pour les trois cas, et ceci aussi bien sur le maltose que sur l'amidon ; 2° la neutralité est plus défavorable à la diastase de l'*eurotiopsis* qu'aux deux autres.

En somme comme on le voit, il y a quelques ressemblances, mais plus encore de différences. Mais nous savons que les unes et les autres méritent le même scepticisme.

283. Etudes de M. Hanriot sur la lipase. — Dans ses intéressantes études sur la lipase, M. Hanriot a comparé deux lipases, provenant l'une du sérum, l'autre du suc pancréatique de chien, et a commencé, comme dans la méthode que nous avons exposée au début de ce chapitre, par préparer deux solutions telles qu'elles neutralisent, dans le même temps, la même quantité de carbonate de sodium en présence de monobutyrine. Après les avoir égalisées pour le travail en milieu alcalin, en présence de 0,2 gr. de Na^2CO^3 par litre, il les neutralise, de façon qu'elles travaillent en milieu acide à partir du moment où elles ont décomposé en acide butyrique ou en glycérine la butyrine sur laquelle on les fait agir. Il trouve qu'alors elles ne sont plus égales, et conclut à une différence entre les deux lipases. En réalité, rien ne dit, comme nous l'avons vu, que de l'égalité de l'action en milieu alcalin, on puisse conclure qu'il y avait dans les deux cas la même quantité de diastase, ni que de l'inégalité en milieu acide, on puisse conclure qu'il n'y en avait pas encore des quantités égales.

M. Hanriot tire un autre argument de la façon inégale dont se comportent sous l'influence de la chaleur des solutions des deux diastases, égalisées à 15°. L'une d'elles, celle du pancréas, était même presque insensible à l'action de la chaleur entre 15° et 42°. Rien que ce fait avertissait qu'on n'était pas dans les conditions d'une comparaison précise, et qu'il survenait, avec un des liquides, une cause d'erreur qui n'intervenait pas avec l'autre.

Par contre, M. Hanriot a trouvé identiques, dans les conditions de ses expériences, de la lipase de sérum de cheval, et de la lipase de sérum d'anguilles. Le parallélisme observé est imputable dans ce cas à ce que les sérums des deux animaux se ressemblent beaucoup plus, au sujet de leur composition chimique, que le sérum de cheval et le suc pancréatique du chien. Les expériences de M. Hanriot, dans leur ensemble, et élimination faite de celles qui ne sont pas comparables, conclut plutôt à l'identité qu'à la différence des lipases de diverses origines.

284. Comparaison des pepsines. — J'ai placé au premier rang les diastases dont la comparaison se fait avec une certaine précision, parce qu'on connaît le point de départ et le point d'arrivée de l'action à laquelle elles président. Les études sur la comparaison des pepsines auraient dû arriver les premières par ordre de date. Il y a longtemps qu'on a constaté des différences entre les températures de maximum d'action de diverses pepsines. Cette température est comprise, d'après von Wittich, entre 35° et 50° pour les pepsines d'animaux à sang chaud. Mayer l'a fixée exactement à 36°. Au dessous l'action diminue et se suspend presque complètement à 0°.

La pepsine des animaux à sang froid se comporte autrement. Murisier a vu le premier, et Hoppe-Seyler a vérifié après lui que les sucs gastriques artificiels, préparés au moyen des muqueuses gastriques de la grenouille, du brochet, de la truite, conservaient leurs activités même à zéro. D'après Hoppe-Seyler, le suc gastrique de brochet a son optimum d'action à 20°, et agit plus énergiquement à 15° qu'à 40°.

Mais ces chiffres ne sont probants que lorsqu'on les envisage en gros. Au fond, ils ne signifient pas grand chose, parce que les expériences faites ne sont pas comparatives. La mesure de l'activité d'une pepsine est, comme on pourra s'en convaincre en se rapportant au chapitre consacré à cette diastase, infiniment moins précise que celle d'une présure ou d'une sucrase. La dose optimum d'acide qui convient à l'albumine, n'est pas la même que pour la fibrine. Les nombres qu'on rapproche ont été obtenus par divers expérimentateurs qui n'opéraient pas dans les mêmes conditions, etc. Si on veut pouvoir conclure quelque chose de précis, au sujet des différences qui peuvent exister entre des pepsines d'origine diverse, il faut se borner à l'étude des mémoires faits spécialement en vue de cette comparaison.

Encore faut-il prendre d'autres précautions. Klug avait montré que la pepsine retirée de l'estomac du chien était plus active, surtout en solutions étendues, que celle de porc et de bœuf. Le maximum, avec ces deux dernières, avait lieu pour une concentration de 0,1 de HCl 0/0, et de 0,01 0/0 pour la pepsine de chien. Il en avait tiré la conclusion qu'il y avait probablement plusieurs pepsines.

L'argument n'était guère probant, car il ne suffit pas, pour différencier deux pepsines, de montrer qu'elles n'agissent pas également au même degré de concentration. On peut même se demander sur quoi on peut appuyer une pareille différenciation, et se mettre à l'abri des inégalités de concentration originelle des pepsines qu'on compare. Il faudrait commencer par les amener au même degré de concentration, c'est-à-dire, par exemple, diluer la plus forte ou concentrer la plus faible, jusqu'à ce qu'elles digèrent la même quantité de fibrine dans des liqueurs contenant des doses égales du même acide Mais c'est admettre comme nous l'avons dit, que les doses de pepsine qui produisent le même effet dans les mêmes conditions sont égales, et par conséquent, admettre que la différenciation, qu'on cherche ailleurs, n'existe précisément pas pour la réaction qui sert de terme commun aux mesures.

Cette objection peut, il est vrai, être faite à propos de toutes les diastases, pour lesquelles l'unité d'action exercée est supposée correspondre à l'unité pondérale de la diastase active.

Mais elle est plus grave pour la pepsine qu'ailleurs, parce que le terme de comparaison est plus mal défini. Avec la sucrase, on fait des comparaisons avec le sucre, corps bien défini, donnant d'autres sucres bien définis aussi, et on n'a plus à se préoccuper que de la dose d'acide, facile à mesurer. Avec la pepsine la marche de l'action est plus difficile à suivre, car on ne connait bien ni son point de départ ni son point d'arrivée. Ce point de départ n'est en outre pas unique, et rien ne nous dit que la pepsine procède de la même façon avec la fibrine, l'albumine, la caséine et les autres matériaux qu'elle peut digérer et dont chacun peut servir de terme de comparaison.

Mais nous pouvons tirer de cette variété de matières disgestibles par la pepsine un moyen de comparaison, autre que celui dont nous avons discuté (**280**) la valeur. Nous pouvons chercher si, en rangeant diverses pepsines dans un certain ordre d'après leur rang d'attaque d'une certaine substance, en présence d'une certaine dose d'un certain acide, cet ordre reste le même quand on change la substance, la dose et la nature de l'acide. De même pour la température et les autres actions physiques et chimiques qu'on peut faire intervenir dans le phénomène de digestion. Si toutes les pepsines soumises à ces variations se comportent de même, on pourra les considérer comme identiques : sinon, il y aura des raisons de les considérer comme différentes.

285. Expériences de M. Wroblewski. — Ce vaste programme n'est encore qu'ébauché. Voici à ce sujet quelques résultats de M. Wroblewski. Ce savant s'est préoccupé de comparer la pepsine de porc avec la pepsine d'estomac d'enfants morts nés, et n'ayant pas, par conséquent, absorbé d'aliments. On retirait la pepsine de porc, au moyen de la glycérine, de la pepsine commerciale de Witte, et comme elle était plus concentrée que l'autre, on l'amenait « presque au même degré d'action que la pepsine d'enfant ». M. Wroblewski aurait été bien inspiré de nous dire comment il obtenait ce résultat.

Quoi qu'il en soit, ces deux pepsines étaient mélangées à 10 fois leur volume d'eau acidulée au même degré par des acides divers. Ce degré était 1/20 de la solution normale. Dans chacun des mélanges, maintenu à la température ordinaire, « attendu, dit l'auteur, qu'il ne s'agit que d'expériences de comparaison », on ajoutait la même quantité de fibrine carminée de Grutzner. Cette fibrine, qui a fixé la couleur sous forme de laque, l'abandonne au liquide quand elle se dissout, et on peut, en mesurant la rapidité avec laquelle le liquide se colore, juger de la rapidité avec laquelle la fibrine se dissout. On peut aussi noter le moment où toute trace visible de fibrine a disparu dans chacun des essais. On trouve ainsi trois choses :

La première est que tous les acides au même degré de concentration ne s'équivalent pas vis-à-vis de la même pepsine. Il y en a qui activent son action plus que d'autres.

La seconde est que l'ordre dans lequel ils amènent l'apparition d'un commencement de couleur dans le liquide n'est pas celui dans lequel ils font disparaître toute la fibrine ajoutée. En d'autres termes, l'action qui commence le plus vite n'est pas toujours celle qui finit le plus tôt. Il intervient donc des forces retardatrices inégales.

Enfin, le troisième fait est que l'ordre dans lequel se rangent les acides pour produire le premier et le second effet, est différent pour la pepsine de porc et la pepsine d'enfant

Telles sont les conclusions qui résultent du tableau suivant, dans lequel j'ai condensé les trois tableaux publiés par M. Wroblewski. On a séparé la pepsine de porc de la pepsine d'enfant. Pour chacune d'elles, la lettre C représente le commencement de l'action, c'est-à-dire, la première apparition d'une teinte rose dans le mélange jusque-là incolore. La lettre F est la fin, c'est-à-dire, la dissolution complète de la fibrine. En face de chaque acide se trouve son rang, parmi les 12 acides employés, le premier rang appartenant au plus actif. Quand il n'y a pas de chiffre, c'est que l'acide était incapable de produire l'action correspondante.

	Pepsine de porc		Pepsine d'enfant	
	C	F	C	F
Acide oxalique	1	1	1	1
» chlorhydrique.........	2	2	2	2
» nitrique	3	3	3	6
» phosphorique	4	5	4	4
» tartrique	5	6	5	5
» lactique	6	4	6	3
» citrique	7	7	9	8
» malique..............	8	10	7	10
» formique	9	9	8	7
» paralactique	10	8	10	9
» sulfurique	11	12	11	»
» acétique.............	»	11	»	»

On voit que l'acide oxalique tient partout le premier rang et se montre supérieur à l'acide chlorhydrique. En se rappelant que les oxalates retardent ou empêchent la coagulation, en vertu de leur action sur les sels de chaux, on se trouve conduit à penser que dans la dissolution de la fibrine, qui est un phénomène de décoagulation, l'acide oxalique doit jouer le même rôle, en faisant passer à l'état insoluble et par conséquent inerte, les sels de chaux qui semblent aider à la cohésion du coagulum obtenu, et ainsi l'acide oxalique agirait à la fois comme acide et comme précipitant des sels de chaux. Avec la caséine il se comporte comme avec la fibrine.

L'acide chlorhydrique et l'acide nitrique se trouvant au premier rang, il est curieux de voir l'acide sulfurique occuper un des derniers, et être dépassé dans un cas par l'acide acétique, qui, d'ordinaire, est à peu près inactif. Entre les acides se manifestent du reste des différences qui ne sont pas inscrites dans le tableau. C'est ainsi que certains acides, par exemple l'acide tartrique, dissolvent la fibrine sans la gonfler, en présence de la pepsine, tandis que l'acide lactique et l'acide paralactique la gonflent beaucoup avant de la dissoudre.

Mais ce qui nous intéresse surtout, ce sont les différences entre les deux pepsines. On voit qu'au regard des différences des acides, elles sont très atténuées. L'ordre des acides est à peu près le même en ce qui concerne le commencement C de l'action. Au sujet de la fin, l'ordre n'est pas le même entre les acides, parce que, comme nous l'avons vu, les vitesses ne restent pas dans l'ordre du début. Mais les interversions se font à peu près dans le même ordre. La plus curieuse est celle de l'acide nitrique, qui conserve son 3e rang pour la pepsine de porc, et passe du 3e au 6e pour la pepsine d'enfant. Inversement l'acide lactique, placé au milieu de la série dans les colonnes C, remonte dans la colonne F, et à peu près de la même quantité.

La question est de savoir ce que valent ces différences. M. Wroblewski incline à croire qu'elles témoignent de différences entre les pepsines. Pour nous ranger à son avis, il faudrait des détails qui nous manquent et qu'il n'a pas songé à donner. Il opérait avec 10 cc. d'une solution d'acide viginti-normale, contenant, par conséquent, l'équivalent environ 0,0025 d'acide sulfurique. Que contenaient de sels minéraux, les quantités de pepsine qu'il faisait agir en volume de 1 cc., et le centimètre cube de fibrine colorée par le carmin sur lequel il opérait ? Quels étaient les déplacements d'acide possibles dans ces conditions, et qui, dépendant à la fois de l'acide étudié et des sels minéraux de la pepsine mise en œuvre, pouvaient introduire dans les expériences des différences extérieures à la pepsine et qu'on reportait tout entières sur elle ? C'est ce qu'on ne sait pas. Ceci invite à suspendre tout jugement formel au sujet de la signification des expériences de Wroblewski. Rappelons en terminant leur résumé, qu'elles ont été faites à la température du laboratoire, et par conséquent, en dehors des conditions du fonctionnement des diastases digestives de l'estomac. Wroblewsky a essayé de combler cette lacune en cherchant comment se comporte, à 40°, l'acide acétique, si inerte à la température ordinaire. Il a constaté que la pepsine de porc ne digérait complètement la fibrine qu'en 2 heures, tandis que la pepsine d'enfant n'y mettait que 20 minutes. La différence est grande, mais sa signification reste encore incertaine : s'il y avait des lactates d'un côté, des chlorures de l'autre, l'acide acétique ne se comportait pas de même, et c'est peut-être à celà, et non à la pepsine, qu'il faut rapporter la différence des résultats.

Ajoutons, pour terminer ce sujet, une notion que nous développerons dans le chapitre consacré à la pepsine, mais qui doit figurer ici : il semble, comme à propos de l'amidon, qu'on ait fusionné ensemble, sous le nom d'action de la pepsine, l'action de deux diastases, l'une décoagulante, et en quelque sorte opposée à la fibrinase, l'autre hydrolysante ou au moins dissolvante et faisant des peptones. Entre divers mélanges de ces deux diastases, on comprend que l'expérience pourrait relever des différences d'effet total qu'il ne faudrait pas interpréter comme des différences de nature, mais comme des différences dans la proportion du mélange. Et voilà encore une raison, ajoutée aux précédentes, de nous refuser pour le moment à aucune conclusion ferme au sujet de l'existence de genres et d'espèces dans le monde des diastases. La science n'est pas encore mûre pour aborder cette question et la résoudre.

BIBLIOGRAPHIE

Fernbach. *Ann. de l'Institut Pasteur*, 1890.
Laborde. *Id.*, 1897, p. 1.
Hanriot. *Comptes rendus*, t. CXXIV, p. 779, 1897.
Mayer. *Zeitschr. f. Biologie*, t. XVII, p. 351.
Klug. *Pfluger's Archiv.*, 1895.
Wroblewski. *Zeitschr. f. phys. Chemie*, t. XXI, 1895, p. 1.

DEUXIÈME PARTIE

ÉTUDE PARTICULIÈRE DES DIVERSES DIASTASES

Nous en avons fini avec ce qui, dans l'état actuel de la science, peut entrer dans l'histoire générale des actions diastasiques, et résulte de leur étude comparée. Il nous reste à faire l'étude individuelle de chaque diastase, c'est-à-dire de son origine, des lois de son action, des modifications qu'elle subit sous l'influence des divers agents physiques et chimiques, des antiseptiques qu'elle redoute, etc. Il n'y a qu'un point que nous réserverons, celui de son rôle physiologique, parce qu'il faudrait y faire entrer des éléments que nous ne possédons pas et dont l'introduction nous entraînerait trop loin. L'étude de la digestion, par exemple, doublerait presque la dimension de ce volume, et en troublerait l'ordonnancement. Nous ne pourrons l'aborder utilement que dans un des volumes suivants, lorsque nous connaîtrons mieux à la fois les questions microbiennes et diastasiques qui se superposent dans le canal intestinal.

En nous en tenant pour le moment au plan général que je viens de tracer, nous rencontrerons, à propos de chacune des diastases, des notions déjà acquises, celles précisément pour lesquelles la diastase nous a servi d'exemple dans l'exposé général, auquel nous renverrons sans scrupule. Il reste encore, comme on va le voir, pour chaque diastase, assez de détails particuliers qu'il est nécessaire de réunir et de coordonner. Nous ferons cette étude sans nous astreindre à l'ordre suivi dans notre énumération du chapitre II. Nous commencerons par les diastases dont les fonctions sont les mieux connues, celles qui transforment les hydrates de carbone, pour faire bénéficier de ce que nous apprendrons sur elles les diastases des matières albuminoïdes ou en général des matières azotées, dont nous connaissons moins bien le mode d'action. Nous commencerons par la diastase la plus importante au point de vue industriel, l'amylase de l'orge.

CHAPITRE XXVII

AMYLASE

286. Observations préliminaires. — L'étude de l'amylase était simple il y a quelques années, lorsqu'on désignait exclusivement sous ce nom la diastase liquéfiante et saccharifiante de l'orge, celle qu'avaient découverte et isolée Payen et Persoz. Toutes les fois qu'on découvrait dans la salive, dans le sang, dans les plantes, une diastase donnant à l'empois d'amidon la propriété de ne plus bleuir par l'iode, ou de réduire la liqueur de Fehling, on l'assimilait instinctivement à la diastase de l'orge.

Quand O'Sullivan fit entrer définitivement dans la science la découverte de Dubrunfaut, que le sucre provenant de la saccharification de la farine d'orge par le malt n'était pas du glucose, mais du maltose, on a pu se demander si toutes les diastases saccharifiantes connues se comportaient de même, et Cuisinier a été le premier à montrer l'existence d'une diastase saccharifiant l'amidon comme celle de l'orge, mais poussant la saccharification jusqu'au terme glucose. Il lui avait donné, à raison de ce fait, un nom particulier, celui de *glucase*, et on a vu depuis que cette glucase est très répandue, tant dans le monde animal que dans le règne végétal.

D'un autre côté, l'étude plus approfondie des transformations de l'empois, avant toute saccharification, soit sous l'influence de la diastase de l'orge, soit sous l'influence de la glucase de Cuisinier, ont conduit à y voir l'action d'une diastase liquéfiante, commune aux deux, qui, dans cette interprétation, se trouvent formées d'un mélange de la diastase liquéfiante que nous avons appelée amylase, et d'une autre diastase conduisant la dextrine jusqu'au terme maltose dans un cas, jusqu'au terme glucose dans l'autre. Nous verrons, dans le chapitre XXIX, les raisons qu'il y a à admettre que cette dernière, la glucase de Cuisinier, est un mélange de dextrinase qui conduit la dextrine au terme maltose, et de maltase qui conduit le maltose au terme glucose. Pour le moment, la seule conclusion que je veuille tirer est celle-ci : comme la ventilation de ces trois diastases n'est faite que dans un très petit nombre de cas, et comme, dans la plupart des importants travaux faits sur ce sujet, toutes ces diastases ont été confondues, nous sommes bien obligés de les confondre dans cet exposé. Tout en continuant à appeler amylase la diastase liquéfiant l'amidon, dextrinase la diastase qui transforme la dextrine en maltose, maltase la diastase qui transforme le maltose en glucose, nous conviendrons de compter comme identiques à la diastase de l'orge les autres diastases saccharifiantes qui n'en ont pas été distinguées, et il demeurera entendu que de ce côté, il reste un travail de classement à faire.

Ces réserves faites, nous pouvons entrer dans l'étude des diverses sources de la diastase de l'orge ou de ses congénères.

287. Amylase des plantes. — Nous avons déjà fait (**5**) un bref historique de la découverte de l'amylase. Rappelons seulement que la première observation d'une diastase dans l'orge, faite dans des conditions qui la mettaient à l'abri de l'intervention des microbes, est celle de Dubrunfaut qui, en **1823**, a vu qu'en mélangeant, à de l'empois d'amidon, un peu de farine de malt délayée dans de l'eau tiède, et en exposant le tout pendant un quart d'heure à une température voisine de 65°, l'empois se liquéfiait et donnait un sucre fermentescible. Il a vu aussi, en **1831**, que l'infusion de malt agit comme le malt en farine. La substance active est donc soluble dans l'eau.

C'est seulement en **1833** que cette substance du malt fut

isolée par Payen et Persoz, en précipitant par l'alcool une macération faite à froid d'orge germé. Ils lui donnèrent le nom de *diastase*. La diastase est donc insoluble dans l'alcool, et de cette propriété nous avons fait un fréquent usage.

Payen et Persoz ne se bornèrent pas à l'étude de l'orge germé, et constatèrent l'existence de la diastase dans l'avoine, le blé, le maïs et le riz en germination, ainsi que dans les tubercules de pommes de terre en végétation.

Depuis, les découvertes dans cette voie se sont tellement multipliées qu'il est impossible de les suivre. C'est surtout depuis que Kossmann et Krauch ont signalé la présence de l'amylase et de la dextrinase dans les feuilles et les jeunes pousses, que les travaux ont abondé. Baranetsky retire de la diastase des tubercules de pomme de terre en repos, Kjeldahl de l'orge non germé, ce qui prouve que sa présence est indépendante de l'acte végétatif. Brown et Morris en ont trouvé dans les jeunes embryons d'orge et de diverses graminées, Green dans les graines d'un grand nombre de plantes. Dans les recherches que nous avons résumées (ch. IV) au sujet de la migration de l'amidon, Brown et Morris achèvent de prouver que cette diastase est un agent physiologique de première importance.

Au sujet de la différenciation des diverses diastases du règne végétal, voici ce qu'on sait jusqu'ici. La diastase de l'orge et du blé, de même que de la plupart des autres graminées, ne donne que du maltose. On a au contraire un mélange de maltose et de glucose avec le maïs (van Laër), la graine de *Soya hispida* (Stingl et Morawski), la gomme arabique (Béchamp), les feuilles de divers végétaux (Brasse, Brown et Morris), le *Polyporus sulfureus* (Bourquelot et Hérissey), certains mucors (Musculus et Gruber), le *Penicillium glaucum*, l'*Aspergillus niger* et l'*Aspergillus orizæ*, le *bacillus orthobutylicus* (Grimbert), le *granulobacter butylicum* et *saccharobutylicum* de Beyerinck, et diverses espèces de vibrions. Cela montre que la diastase la plus étudiée, celle de l'orge, ne semble pas la plus répandue.

288. Amylase dans le règne animal. — Leuchs découvre en 1831, dans la salive, une diastase de même nature que celle de l'orge, et en 1845, Mialhe fait pour cette diastase animale ce que Payen et Persoz avaient fait pour la diastase végétale : il la précipite et l'isole par le moyen de l'alcool. Il n'est pas encore bien démontré que cette diastase soit une sécrétion physiologique, et ne soit pas due aux microbes qui peuplent la cavité buccale et s'enfoncent parfois très avant dans les conduits excréteurs des glandes. Ce qui autorise ce doute, se sont précisément les résultats que Cl. Bernard a obtenus en cherchant dans cette voie.

En isolant certaines salives au moyen de fistules, il trouve que la salive parotidienne est inactive. Il en est de même pour la secrétion des glandes sublinguales et sous-maxillaires. Comme il constate que la salive mixte, telle qu'on la trouve dans la bouche, liquéfie d'abord et saccharifie ensuite l'empois d'amidon ; il en conclut que cette propriété lui est conférée par la salive des glandes buccales, qu'il n'avait pas étudiée à part parce qu'il est impossible de l'isoler. Rien n'est évidemment moins sûr que cette déduction ; elle ne serait valable qui si on était assuré d'avoir éliminé les actions microbiennes.

Cl. Bernard n'y avait naturellement pas songé, et il n'est d'ailleurs pas facile de désinfecter la bouche de façon à en chasser les microbes, et à en éliminer en outre la diastase dont la muqueuse est imprégnée. Mais on peut tourner la difficulté.

Il faut d'abord éviter une cause d'erreur. Lorqu'on mélange de l'empois d'amidon à de la salive, il faut éviter de recourir à l'action de l'iode pour juger de la marche de l'action. L'iode ne colore pas l'amidon en présence de la salive, à moins qu'il ne soit en grand excès, et de l'iodure bleu d'amidon se décolore même quand on y mêle de la salive. On est donc exposé à croire que l'action diastasique a dépassé le terme des érythrodextrines et est arrivée à donner des achroodextrines, lorsqu'elle n'est pas encore commencée.

Il faut donc exclusivement avoir recours à la liqueur de Fehling. Avec ce réactif, nous voyons disparaître quelques-unes des singularités relevées dans l'action de l'iode. Nous constatons toujours que, seule, la salive mixte est active. Mais elle le devient de moins en moins à mesure qu'on se soumet à une salivation plus prolongée après s'être bien lavé la bouche. Cl. Bernard avait remarqué lui-même que, dans certains cas de sialorrhée pathologique, de stomatite mercurielle, par exemple, la salive agissait très peu sur l'amidon. Il est vrai que même lorsqu'on se rince fréquemment la bouche, surtout après les repas, toute trace de diastase ne disparaît pas dans la salive. Mais on a le droit d'attribuer ces résidus à l'imprégnation des cellules épithéliales ou aux leucocytes nombreux qui viennent mourir dans la bouche. De sorte qu'on a le droit de douter qu'il y ait dans la salive de la diastase physiologique.

Le véritable siège de la sécrétion d'amylase, et par conséquent de la digestion de l'amidon est le pancréas. C'est ce que Bouchardat et Sandras ont montré les premiers en 1845. Une macération pancréatique ou un fragment de tissu de pancréas liquéfient l'empois, le saccharifient. L'amidon cru peut même être attaqué. Cette sécrétion d'une diastase digestive de l'amidon dans le règne animal n'est pas toujours confinée au pancréas. Krukenberg, L. Frédéricq en avaient trouvé dans le foie des céphalopodes. Bourquelot a montré, en se mettant à l'abri de l'ingérence des microbes, que, chez les céphalopodes, il y avait de la diastase non seulement dans le liquide sécrété par le foie, mais aussi dans l'organe qu'on prend pour le pancréas. Il n'y en a ni dans les glandes salivaires, ni dans l'intestin spiral, ni dans la paroi de l'intestin, et la digestion des aliments amylacés se fait dans l'estomac.

A l'action des diastases physiologiques vient se superposer, ici comme ailleurs, l'action des diastases des microbes présents à chaque instant dans le canal intestinal, et que nous allons retrouver tout à l'heure. Ces diastases restent mélangées aux matières qu'elles ont produites, sont absorbées avec elles. On ne sait pas si elles sont détruites dans l'organisme. On en trouve dans le sang : peut-être sont-elles absorbées par certains leucocytes. Dans tous les cas, elles ne le sont pas complètement, car elles ont une voie d'élimination, l'urine.

Magendie et Cl. Bernard ont montré qu'il existe normalement dans le sang une diastase saccharifiant l'amidon. Il y en a aussi en très faible quantité dans le foie, où Dastre ne l'a pas aperçue parce qu'il la faisait agir au voisinage de 0°, mais où Dubourg en a trouvé. Il s'est même assuré qu'il était difficile d'en débarrasser cet organe, même par des lavages répétés. Béchamp en a signalé dans l'urine normale et pathologique. Toutes ces diastases ont ceci de commun que dans leur action sur l'amidon, elles ne s'arrêtent pas au terme maltose, et qu'elles vont jusqu'au glucose. On pourrait croire par conséquent qu'elles diffèrent de la diastase de l'orge et de la diastase pancréatique. Mais le pancréas sécrète aussi de la maltase, comme l'ont montré Brown et Héron d'abord, von Mering ensuite. Beaucoup de microbes, de même, en saccharifiant l'amidon, ne s'arrêtent pas au terme maltose, de sorte qu'amylase et maltase peuvent se rencontrer ensemble dans l'organisme et s'éliminer par les mêmes voies. Ce qui invite à ne pas voir dans les diastases hépatiques ou urinaires, chez les animaux supérieurs, des sécrétions du foie et du rein, c'est que leur quantité dépend du régime alimentaire. Dubourg a vu que les carnivores et les herbivores n'éliminent par les urines que des quantités très faibles d'amylase, tandis que les animaux soumis à un régime amylacé en excrètent au contraire de notables proportions. Chez un lapin suivi pendant plusieurs jours et soumis à un régime herbacé, la quantité maximum de sucre réducteur produit par l'urine de 24 heures s'est trouvée de 12 gr. tandis qu'elle est montée à 40 grammes avec un régime amylacé.

Avec un régime herbacé prolongé pendant quelque temps, on peut faire disparaître à peu près complètement la diastase du sang, du foie et du rein. Il faut donc conclure que cette diastase leur vient de l'extérieur, et n'est pas une sécrétion physiologique : c'est une excrétion.

289. Amylase des microbes. — Les variations de cette excrétion traduisent surtout les variations énormes que l'acte digestif subit dans le canal intestinal, suivant la nature et la quantité des microbes présents. Autant qu'on peut le voir, en effet, les variations des sécrétions physiologiques, lorsqu'on en prend le total par 24 heures, sont toujours faibles chez l'animal en bonne santé. Seules, les actions microbiennes du canal digestif peuvent varier beaucoup d'un jour à l'autre et même d'un repas à l'autre, puisqu'elles dépendent de la nature de l'aliment. Le nombre des espèces microbiennes qui peuvent liquéfier un même empois est considérable. J'ai montré que l'*aspergillus niger* et le *penicillium glaucum* produisent en abondance une diastase saccharifiant l'amidon. Atkinson et Busgen l'ont rencontrée dans l'*aspergillus oryzæ*, Kosmann dans quelques Hyménomycètes et dans quelques Lichens. Fermi en a trouvé en grande quantité dans les cultures sur gélatine et sur bouillon du bacille du charbon, des Bacilles de Koch, de Prior, de Fitz, du *bacillus ramosus*, *subtilis* et *megaterium*. Il y en a moins dans le bacille de la septicémie du lapin, le bacille typhique, le bacille diphtérique. Il n'y en a pas chez le bacille pyocyanique, les *micrococcus prodigiosus*, l'*oïdium albicans*, le *staphyl. pyogenes citreus*. On pourrait allonger beaucoup ces listes. On peut conclure de tout ceci que la diastase saccharifiante de l'amidon est extrêmement répandue, mais inégalement distribuée dans le monde des microbes.

Les plus intéressants au point de vue industriel sont évidemment ceux qui en produisent le plus, et qui, dès lors, deviennent capables de saccharifier les dextrines, devant lesquelles les diastases du malt s'arrêtent d'ordinaire. Gayon et Dubourg ont fait voir les premiers, avec netteté, que quelques mucorées, comme le *mucor alternans* ou le *mucor race-*

mosus, pouvaient fournir une levure capable de saccharifier la dextrine et d'en faire du maltose. Comme elle fait en même temps fermenter ce maltose, l'obstacle à la saccharification disparaît à mesure qu'il se forme, et la dextrine se transforme plus ou moins complètement en alcool. Tout récemment M. Calmette a fait connaître un autre végétal, qu'il a retiré d'une levure chinoise employée à faire fermenter le riz, et qu'il a appelé *Amylomyces Rouxii*. Cet *amylomyces*, ensemencé dans de l'empois d'amidon, arrive à le transformer presque intégralement en alcool, parce qu'il en fait tout d'abord de la dextrine, puis un sucre fermentescible. D'une comparaison entre l'*aspergillus orizæ* du Kôji, le *mucor alternans* de M. Gayon, et l'*amylomyces Rouxii* de la levure chinoise, M. Sanguinetti a conclu que ce dernier se rangeait entre les deux autres, au point de vue de son pouvoir saccharifiant.

Il n'est pas besoin de pousser plus loin cette énumération pour être ramenés à notre conclusion de début : c'est que tout ce que nous savons sur ce point est encore bien confus et par là bien caduc. Nous sommes conduits, faute de documents, à mettre dans un même cadre des diastases probablement très différentes, non seulement parce quelles aboutissent à deux termes aussi distincts que le maltose et le glucose, mais encore parce que les unes s'attaquent à des dextrines que les autres laissent inaltérées. Dans notre interprétation, ces dextrines peu ou pas attaquables proviennent des parties cellulosiques du grain d'amidon, et les diastases de l'*amylomyces Rouxii*, qui les liquéfient, se rapprochent des cytases. Or, à ce niveau, la science se perd encore dans des sables mouvants. Acceptons donc franchement ce qu'il y a de forcément artificiel dans notre classement, et comme, parmi toutes ces diastases, c'est celle de l'orge qui est la plus importante, occupons-nous d'elle de préférence.

290. Amylase du malt. — C'est en général du malt qu'on retire le mélange d'amylase et de dextrinase qu'on appelle la diastase. Il faut commencer par la dissoudre en faisant une macération avec ce malt broyé ou moulu. M. Effront a montré que cette opération exigeait plus de précautions qu'on n'en met d'ordinaire. Pour avoir l'infusion la plus active, il faut opérer au voisinage de 40°. Entre 15° et 35° d'un côté, entre 45 et 55° de l'autre, on dissout à peu près la même quantité de diastase, mais on n'en dissout que les 4/5 de ce que donne le traitement à 40°. Au delà de 60°, la perte devient encore plus sensible, à cause de l'action prolongée de la chaleur.

Le temps joue aussi un rôle. Quant on opère à la température ordinaire, avec du malt broyé, il faut une quarantaine d'heures de contact pour avoir une infusion possédant le maximum d'activité. A 45°, il ne faut que 10 heures si on n'agite pas, et 3 si on agite. Tous les malts d'ailleurs ne se ressemblent pas, et on retrouve là les inégalités, soit dans la production, soit dans la diffusibilité, que nous avons signalées dans toutes les cellules diastasifères.

Une fois cette infusion préparée, il y a plusieurs moyens d'en tirer la diastase qu'elle contient. Voici celui qu'a proposé M. Dubrunfaut en 1864. On ajoute au liquide filtré son volume d'alcool à 90°, et on obtient ainsi un premier précipité très azoté et faiblement actif, qu'on sépare par une filtration. On ajoute au liquide limpide un nouveau volume d'alcool à 90°, et on obtient un nouveau précipité floconneux qui, recueilli et isolé, offre le maximum d'énergie de la matière active. Cette matière renferme 8 p. 100 d'azote.

Ce procédé est à peu près celui de Payen. Lintner, qui a fait de la diastase de l'orge une très longue étude, propose le procédé suivant. On fait digérer pendant 24 heures une partie de malt frais ou desséché à l'air dans deux à quatre parties d'alcool à 20°. En se servant, comme on le fait d'ordinaire, de malt touraillé, les infusions sont moins actives. On met à la presse pour exprimer le liquide, et on ajoute à celui-ci le double de son volume d'alcool absolu. Il se fait un précipité de flocons blanc-jaunâtres qui ne tardent pas à tomber au fond du vase. Il est inutile d'employer à cette précipitation une plus grande proportion d'alcool ; on n'augmenterait pas beaucoup le rendement, et ce qu'on précipite alors est constitué uniquement par une substance gommeuse inerte. Dès que le liquide est devenu clair, on le jette rapidement sur un filtre, on enlève le produit, on le triture dans un mortier avec de l'alcool absolu, et on filtre à nouveau et de suite. Finalement on lave à l'éther et on dessèche dans le vide sur l'acide sulfurique. Ce dernier lavage permet d'obtenir la diastase sous la forme d'une poudre légère presque blanche ; s'il était incomplet, la préparation se foncerait sous l'action de l'air et prendrait une consistance cornée nuisible à son emploi.

On peut encore redissoudre cette poudre dans l'eau et la précipiter ensuite par l'alcool absolu comme il vient d'être dit ; on la débarrasse ainsi de quelques matières étrangères qui sont devenues insolubles pendant la première précipitation. Mais on perd aussi un peu de diastase coagulée et devenue insoluble, et il n'y a pas profit à répéter cette manipulation, car on diminue le rendement de la diastase sans augmenter son activité. Nous savons même qu'au delà d'une certaine limite la perte dépasse le gain.

On a fait diverses tentatives pour obtenir une diastase chimiquement pure, soit en modifiant le procédé de Lintner, soit en faisant subir au produit des purifications ultérieures ; ces tentatives n'ont pas donné de bons résultats.

Payen et Persoz avaient ouvert cette voie en conseillant, avant d'ajouter l'alcool à la macération de malt, de chauffer celle-ci à 70° ; ils croyaient précipiter ainsi les matières albuminoïdes proprement dites : mais, d'après Lintner, de la diastase préparée par précipitation à l'aide de l'alcool, et soumise à ce traitement, donne un produit qui ne possède plus que le 1/8 environ de l'activité de la diastase primitive.

On a également proposé, pour purifier la diastase, de la dissoudre dans l'eau et de précipiter les matières albuminoïdes par le sous-acétate de plomb. Le liquide filtré, débarrassé du plomb par l'hydrogène sulfuré, puis filtré à nouveau, et enfin additionné d'alcool en quantité suffisante, donnerait un produit plus pur. Mais là encore, d'après Lintner, le bénéfice de l'opération est tout à fait aléatoire.

On voit que toutes ces méthodes sont un peu incertaines, et c'est en gros qu'il faut les prendre et les juger. Les comparaisons qui en ont été faites sont trop peu précises. On s'est borné en général à chercher ce que les diverses infusions obtenues donnaient de maltose lorsqu'on les faisait agir sur un excès d'amidon à l'état d'empois ou d'amidon soluble. On n'a pas tenu compte des variations d'acidité qui peuvent influencer notablement le résultat, de la nature et de la proportion des sels retenus ou éliminés par les divers procédés de préparation. On ne s'est parfois pas inquiété de l'ingérence des microbes, dangereux surtout parce qu'ils donnent avec l'amidon non pas d'ordinaire du maltose, mais du glucose, dont le pouvoir réducteur est plus grand que celui du maltose, dans le rapport de **100** à 61, et le pouvoir rotatoire beaucoup plus faible, de sorte que la cause d'erreur reste notable, qu'on se serve de la liqueur de Fehling ou du polarimètre pour apprécier la quantité de sucre produit. Enfin, lorsqu'on se sert des antiseptiques pour éliminer les actions microbiennes, on s'expose à gêner ou à activer, suivant les cas, l'action de la diastase normale.

Pugliese croit même que la maltase (glucase de Cuisinier) accompagne la dextrinase dans le malt et la salive. Ce n'est guère d'accord avec les résultats concordants des chimistes anglais O'Sullivan, Brown, Héron, etc., qui n'ont jamais trouvé de désaccord entre l'expérience et la théorie, quand on admet qu'il n'y a de formé que du maltose ou de la dextrine. Quoi qu'il en soit, Pugliese propose de se débarrasser de la maltase en profitant de ce qu'elle est plus facilement coagulable par l'alcool que la dextrinase. On s'en aperçoit à ce que, en précipitant par la phénylhydrazine acétique le produit de la réaction diastasique, on n'observe au microscope que des cristaux de maltosazone et pas de glucosazone.

Pour purifier le précipité d'une partie au moins des sels

qu'il contient, Pugliese sature le liquide, avant la précipitation par l'alcool, avec de l'acide étendu jusqu'à coloration rouge du papier lacmoïde. Les phosphates secondaires deviennent ainsi des phosphates primaires, moins facilement précipitables par l'alcool.

On prépare donc, d'après Pugliese, l'amylase du malt de la façon suivante : On sature l'extrait de malt avec de l'acide sulfurique étendu jusqu'à disparition presque complète de la coloration bleue sur papier lacmoïde sensible. On porte ensuite pendant 3 à 4 minutes dans un bain chauffé à 70°. On refroidit rapidement et on filtre. On mélange le liquide filtré à six ou huit fois son volume d'alcool à 94°. On réunit le précipité sur un filtre, on le lave à l'alcool, puis à l'éther, et on le dessèche sur l'acide sulfurique.

291. Amylase des organes foliacés. — Nous avons vu, au chapitre IV, que, dans les organes foliacés et dans les tiges, il se fait parfois des migrations d'amidon aussi abondantes que dans les graines en germination. On peut donc se demander pourquoi on ne s'adresse pas plus souvent aux feuilles pour préparer de la diastase. C'est que les liquides de macération de ces organes en contiennent d'ordinaire très peu, si peu qu'on a longtemps douté de sa présence, comme nous l'avons vu, et attribué la dissolution évidente de l'amidon dans certaines cellules à tout autre chose qu'à l'action d'une diastase. Wortmann a, par exemple, prétendu que l'amidon était physiologiquement transformé par le protoplasme vivant, en dehors de toute action diastasique.

Jentys a cherché pourquoi Wortmann n'avait pas trouvé de diastase dans les feuilles ou les tiges, et a vu que cela tenait à un certain nombre de raisons, dont la principale, la seule qui nous intéresse ici, est qu'il y a dans les feuilles des matières tanniques dont l'action, après broyage, sur la diastase et sur l'amidon, empêche la manifestation du phénomène diastasique.

Le tanin empêche d'abord l'action de l'iode sur l'amidon,

et les acides gallique, quercitannique, catéchique, pyrocatéchique, la vanilline, la phloroglucine se comportent comme lui. Il y a plus : de la diastase ajoutée à des extraits de feuille préparés par macération dans l'eau pure devient inactive, probablement parce qu'elle est coagulée ou précipitée par les matières tanniques de cet extrait. De sorte qu'on peut ne trouver aucune activité, après broyage, à des liquides qui, en place dans la cellule, peuvent être très actifs.

Toutes ces notions sont importantes, on le devine, en physiologie végétale. Pour nous, elles ont l'intérêt de montrer que toute recherche de diastases est aléatoire, parce que nos procédés d'extraction sont très imparfaits.

292. Influence de l'amidon. — Tournons-nous maintenant du côté de l'amidon, nous allons voir apparaître de nouvelles causes d'incertitude.

Nous avons suffisamment insisté, dans le courant de ce livre, sur les inégalités dans la constitution physique des différentes couches qui constituent un granule d'amidon, et sur les inégalités de résistance à l'action de la diastase qui en résultent. Pour simplifier un exposé déjà bien compliqué, nous n'avons fait aucune allusion aux différences chimiques que la science commence à deviner, et qui semblent devoir prendre de plus en plus d'importance. Je veux parler des pentosanes qu'on trouve en plus ou moins grande abondance dans les amidons les plus purifiés, et que, d'après King et Wiley, la diastase de l'orge n'attaque pas, pas plus d'ailleurs que celle de l'*aspergillus orizæ*. Peut-être y a-t il de ce côté l'explication d'une foule de faits que la science a enregistrés sans pouvoir encore les classer.

Prenons cet amidon tel qu'il est. Quand nous voulons l'étudier, nous commençons par l'isoler, et nous pouvons nous dire tout de suite qu'une fois arrivé ainsi entre nos mains, il ne subira nécessairement pas les mêmes réactions que lorsque chacun de ces grains était enfermé dans sa cellule. Ce qui le prouve, c'est que la dissolution des granules crus, que nous réalisons péniblement dans nos flacons, est un phénomène courant dans la vie végétale.

Le phénomène physiologique de la dissolution et de la translocation de l'amidon doit donc être étudié *in situ*, et nous avons vu les résultats intéressants qui nous ont été fournis à ce sujet par Brown et Morris (chap. IV). Mais l'expérience n'est pas facile dans ces conditions, et il serait intéressant de chercher quelle peut être, en dehors de l'être vivant qui les a fournis, l'action d'une diastase sur l'amidon qu'elle est physiologiquement destinée à transformer.

293. Action de l'amylase sur l'amidon d'orge non gélatinisé. — A la suite d'une discussion ouverte depuis longtemps dans la science au sujet de la nature des sucres préformés dans le malt, discussion que nous retrouverons plus tard quand nous nous occuperons de la fabrication de la bière, M. Ling a étudié l'action de l'amylase sur l'amidon d'orge.

Il prépare sa solution d'amylase en épuisant pendant 24 heures 200 gr. de malt finement broyé avec 600 gr. d'alcool à 20 0/0. On filtre au bout de ce temps et on obtient, par l'addition d'un litre et demi d'alcool à 90°, un précipité qui, jeté sur un filtre, puis lavé à l'alcool à 95°, est redissous immédiatement dans 200 cc. d'eau. On voit que s'il n'y a pas eu de perte, 1 cc. de cette solution correspond à 1 gr. de malt, mais la correspondance est un peu fictive, tant à raison des pertes d'amylase sous l'action de l'alcool, que de l'impossibité où on est de faire passer en solution la totalité de la diastase du malt.

L'amidon d'orge est préparé au laboratoire, pour qu'on soit sûr de sa provenance. On en met 5 gr. pour 45 cc. d'eau, et on ajoute 5 cc. de solution d'amylase. On agite de temps en temps et on filtre au bout de 3 heures. Dans deux expériences faites de la même façon avec deux amylases différentes, on a trouvé 0,175 0/0 et 0,161 0/0 de maltose. Tels sont les chiffres qui, dans les conditions de l'expérience, correspondent à 10 gr. d'amidon et à 10 gr. de malt, s'il était possible d'admettre que l'amylase du malt agit sur l'amidon du malt comme l'amylase que nous en avons retirée agit sur l'amidon d'orge.

On peut affirmer que le chiffre que nous trouvons est inférieur à la réalité, car les circonstances de l'action naturelle sont évidemment plus favorables que celles de notre expérience. Il y a donc plus de 1,68 et de 1,75 0/0 d'amidon transformés en maltose en 3 heures par la macération à froid du malt, c'est-à-dire qu'on a, d'après M. Ling, le devoir de faire attention, lorsqu'on étudie les sucres préformés du malt, à ne pas les produire par la macération qu'on destine seulement à les séparer. Nous retrouverons plus tard cette conclusion. Il y en a pour le moment une autre qui nous importe davantage, c'est que l'amylase peut agir sur l'amidon cru.

Il va sans dire que ce que M. Ling appelle amylase est le mélange d'amylase dissolvante et de dextrinase saccharifiante qui fait la valeur industrielle de l'orge germé.

Il est probable qu'on pourrait en dire autant dans tous les autres cas, soit qu'il s'agisse de graines, de feuilles ou de tiges, et dès lors nous sommes autorisés à conclure qu'il n'y a pas à chercher, pour expliquer les migrations de l'amidon cru, en dehors des diastases que nous connaissons, bien que ces diastases agissent faiblement entre nos mains sur l'amidon cru, et se montrent surtout actives quand on leur fournit l'amidon gélatinisé et à l'état d'empois.

294. Influence du mode de gélatinisation. — En poursuivant méthodiquement l'étude des causes qui peuvent influencer l'action si délicate de la diastase sur l'amidon, nous en rencontrons une qui a été généralement considérée comme négligeable, mais dont Brown et Héron ont montré la puissance, celle du traitement de gélatinisation, qui peut à lui seul, et avec les mêmes quantités d'amidon et d'eau, donner des empois plus ou moins faciles à attaquer.

Brown et Héron ont vu, en effet, que les plus légers changements dans la façon de purifier et de dessécher l'amidon modifient sensiblement la viscosité de l'empois. Si pour le purifier, on le lave à la potasse et à l'acide, l'empois est moins visqueux que par les autres modes de traitement. L'amidon desséché doucement et à basse température donne un empois moins visqueux, toutes choses égales d'ailleurs, que l'amidon desséché rapidement à chaud. Brown et Héron ont fait avec des quantités égales d'amidon, à l'état sec, des empois à 3 0/0 avec trois amidons ainsi traités. Le n° 1 avait été desséché à 50° lorsqu'il était encore humide, et laissé ensuite 24 heures à 100°. Le n° 2 avait été desséché dans le vide à la température ordinaire, et laissé ensuite 24 heures au bain d'air à 100°. Le n° 3 avait été desséché dans le vide à une température ne dépassant pas 30°. Les empois faits, on mesurait leur viscosité en cherchant le poids nécessaire pour entraîner au travers de chacun d'eux un petit disque de verre. Les nombres trouvés ont été, en prenant pour terme de comparaison le premier de ces amidons :

N° 1........	1,00
N° 2........	2,31
N° 3........	3,29

On voit que c'est l'amidon séché à la température ordinaire et non chauffé ensuite qui donne l'empois le plus dur, c'est-à-dire celui dans lequel la masse solide est la plus uniformément répandue et la plus cohérente. Cela montre de quelles circonstances, inappréciables en apparence, dépend la fermeté du coagulum, et par suite sa résistance à la diastase liquéfiante.

A toutes les causes de différence que nous venons d'énumérer, il faut encore ajouter celles qui tiennent à ce que les empois sont, dès l'origine, plus ou moins alcalins, ainsi que nous l'avons vu. Si nous ajoutons maintenant que la saccharification de cet empois, pour bien marcher, doit être faite en présence d'une dose d'acide très faible, très voisine par conséquent des doses d'alcali que l'empois contient éventuellement, on comprendra toutes les contradictions qui ont pu se produire à propos de l'absence de l'amylase ou de sa présence dans tels ou tels liquides. Quand on en trouvait, c'est qu'il y en avait ; mais quand on n'en trouvait pas, il ne fallait pas conclure tout de suite qu'il n'y en avait pas.

295. Diastase salivaire. — Nous pouvons trouver de suite un exemple de ce fait dans l'étude de la diastase salivaire, au sujet de laquelle on a longtemps discuté. De l'empois d'amidon légèrement acidulé par de l'acide chlorhydrique peut se saccharifier quand on y ajoute de la salive filtrée, et mise à l'abri de l'ingérence des microbes. Mais le même liquide peut ne plus rien donner si on augmente la quantité de salive. C'est que celle-ci est alcaline, et peut saturer l'acide quand elle est employée en trop forte proportion. C'est ce qu'a montré M. Bourquelot. Un empois normalement alcalin peut ne donner aucune saccharification avec une salive qui aurait agi sur un empois plus acide. Si en outre on se sert de teinture d'iode, la cause d'erreur que nous avons signalée (**288**), intervient aussi, et en somme, cette étude, qui paraît simple, est entourée de difficultés expérimentales suffisantes pour expliquer toutes les contradictions rencontrées. En somme, il semble bien qu'il y ait toujours une diastase saccharifiante dans la salive, mais en proportions variables, qui font douter de son origine physiologique, et les doutes que nous avons déjà exprimés sur ce point sont confirmés par ce fait, découvert par Smith, que la salive parotidienne du cheval, recueillie purement dans le canal de Sténon, ne contient pas plus d'amylase que la salive parotidienne humaine (**288**).

296. Action de la chaleur. — Nous savons que l'étude de l'action de la chaleur est triple ; il faut savoir comment se comportent vis-à-vis de cet agent : 1° la diastase seule ; 2° l'amidon seul ; 3° le mélange de diastase et d'amidon. Nous avons suffisamment étudié les deux derniers points dans les chapitres XXIV à XXVI, où nous avons étudié la saccharification en général. Nous n'avons qu'un mot à ajouter au sujet de l'action de la chaleur sur la diastase elle-même, ou plutôt, sur les liquides qui en contiennent. Voici ce qu'ont observé à ce sujet MM. Brown et Héron.

Lorsque de l'extrait de malt est graduellement chauffé, il commence à se coaguler à 46°. Si on maintient cette température, la coagulation atteint son maximum en 15 ou 20 minutes, et cesse ensuite. Si on continue à chauffer, il apparaît une coagulation nouvelle qui atteint à son tour un maximum. Ce sont exactement les mêmes phénomènes qu'on observe en chauffant une solution de sulfate de quinine ou de phosphate de chaux.

A chaque coagulation partielle correspond un affaiblissement de la diastase, et, réciproquement, on n'observe jamais de modification de la diastase qui ne s'accompagne d'une coagulation. A 80-81°, point auquel toute action diastasique a disparu, la presque totalité de la matière albuminoïde coagulable s'est précipitée.

297. Action des acides. — C'est à Kjeldahl qu'on doit les premières recherches suivies sur l'influence de la dose et de la nature de l'acide sur la saccharification. Il s'est servi, pour cela, d'une liqueur d'essai préparée de la façon suivante :

250 gr. d'amidon sont transformés en empois et traités par 200 cent. cubes d'extrait de malt vers 75° ; par conséquent à une température à laquelle l'amylase, la diastase liquéfiante, est seule active. La liquéfaction se fait rapidement. Après une digestion de 20 minutes, le liquide est bouilli pour détruire la diastase ajoutée, puis refroidi et étendu d'eau jusqu'à 4 ou 5 litres environ. On obtient ainsi une liqueur dans laquelle l'amidon a subi un commencement de saccharification, et dont le pouvoir réducteur est voisin de 10. Pour la faire servir à étudier l'action de la diastase dans différentes conditions, il suffira de tenir compte de ce qu'elle contient de matière sucrée ; l'accroissement de la quantité de sucre donnera la mesure de l'action de la diastase saccharifiante pendant la durée de l'expérience. Lorsque cette liqueur a été filtrée, elle est claire, et par conséquent d'un emploi plus commode que l'empois.

A 8 portions de 100 cent. cubes de la liqueur d'essai, Kjeldahl ajoutait différentes quantités d'acide sulfurique normal au 1/40, et les traitait ensuite pendant 20 minutes, entre 57 et 59°, par 0,75 cent. cube d'extrait de malt. Voici les accroissements du sucre dans ces 8 portions, mis en regard des proportions d'acide sulfurique (SO^3), évaluées en milligrammes par litre.

Proportions	Accroissement du sucre
0	0,44
10	0,47
20	0,49
25	0,48
30	0,43
35	0,27
40	0,13
60	0,02
100	0,01

On voit que la proportion optima d'acide sulfurique est voisine de 20 milligr. par litre : au delà, l'action diminue très vite à mesure que la proportion d'acide augmente.

D'autres acides inorganiques, les acides chlorhydrique, azotique, phosphorique, se conduisent comme l'acide sulfurique, avec cette différence toutefois que leur action est un peu plus faible. D'après Mayer, les acides organiques tels que les acides formique, acétique, lactique, butyrique et citrique ont une influence encore plus faible, mais cependant de même ordre.

Il est bien entendu que ces nombres ne sont pas des nombres absolus. Ils sont relatifs aux conditions du milieu un peu spécial dans lequel opérait Kjeldahl. Il ne faut donc pas s'étonner que d'autres savants aient trouvé d'autres nombres en agissant sur de l'empois.

D'autres acides, comme l'acide borique, l'acide cyanhydrique, sont sans action sur la diastase. Il en est de même pour l'acide sulfhydrique d'après Fermi et Pernossi ; pour l'acide carbonique d'après Baswitz. L'acide sulfureux, d'après Heinzelmann, se comporte comme les acides forts, accélère en faibles proportions, retarde ou annihile l'action en proportions plus grandes. L'acide salicylique, d'après Brown et Héron, se montre aussi très actif, à faible dose, quand on l'introduit dans un malt à saccharifier ou en voie de saccharification. Voici qui donne une idée de ce qui se passe. On a fait un empois d'amidon à 5 0/0, qu'on a additionné de 1/20 de son volume d'extrait de malt, et on a observé le temps t au bout duquel le liquide devenait limpide, et le temps t' auquel avait disparu toute trace d'amidon soluble colorable en bleu par l'iode. En opérant comparativement avec l'empois naturel et additionné de doses croissantes d'acide salicylique, exprimées en millionnièmes, ou en milligrammes par litre, on a trouvé les nombres suivants :

Doses d'acide	t	t'
0	3 min.	6 min.
1	3 »	6 »
10	3 »	7 »
20	3 »	10 »
35	3 »	90 »
40	3 »	120 »
50	Pas d'action	Pas d'action

Il faut en conclure que la diastase liquéfiante n'est pas sensible à la présence de l'acide salicylique tant que celle-ci ne dépasse pas 50 milligr. par litre, mais qu'à ce niveau-là la liquéfaction est arrêtée et par suite tous les phénomènes ultérieurs. La disparition de l'amidon soluble est, au contraire, d'autant plus lente que la quantité d'acide salicylique est plus grande.

298. Action des bases. — Il suffit de bien peu d'alcali pour arrêter l'action de la diastase. D'après Duggan, elle est réduite à 26 0/0 de ce qu'elle est en milieu neutre quand on ajoute 20 milligr. par litre d'hydrate de soude. Les carbonates alcalins sont aussi des paralysants, mais moins actifs. Le carbonate de soude ne commence à agir qu'à la dose de 500 milligr. par litre. Quant aux bicarbonates, ils sont inactifs. Ceci nous rappelle ce que nous avons vu au sujet de l'acide carbonique.

299. Action des sels. — Les sels acides ou alcalins se comporteront évidemment à la façon des acides et des alcalis. Quant aux sels neutres, nous pouvons nous attendre à trouver leur action assez variable suivant leur nature et leur proportion. C'est surtout Kjeldahl qui a étudié leur influence, par la méthode que nous avons signalée plus haut. Il comparait l'augmentation du sucre dans la liqueur additionnée de sel, à celle qui se produisait pendant le même temps à la même température, dans la même liqueur non additionnée, et prenait le rapport des deux augmentations. Ce rapport aurait été ce que nous avons appelé jusqu'ici le rapport R, si les augmentations avaient été toutes deux mesurées au début de l'action, à un moment où elles n'avaient pas encore dépassé 10 à 15 0/0 du sucre possible. La saccharification ayant été poussée plus loin, les rapports ne sont qu'approximatifs :

avec 5 gr.	par litre	d'arséniate de soude	R = 0,20
5	»	de sel marin	0,90
1	»	azotate de plomb	0,20
1	»	sulfate de zinc	0,20
1	»	sulfate de protoxyde de fer	0,20
Liquide saturé de sulfate de chaux			0,88

J'avais trouvé de mon côté que 1 0/0 de chlorure de calcium diminue de moitié l'activité de la diastase, et que le bichlorure de mercure à 1/1000 la rend très faible. D'après Kjeldahl, l'alcool, à la dose de 9,3 0/0, la réduirait aussi à moitié.

A côté de ces sels paralysants aux doses indiquées, Effront en a placé d'autres, activant l'action de la diastase. Leur action a été étudiée de deux façons : 1° On a laissé la diastase au contact du sel avant de la faire agir sur l'empois ; 2° on a ajouté le sel au mélange de diastase et d'empois. Dans les deux cas on a comparé les quantités de sucre formées pendant le même temps.

Les deux méthodes donnent le même résultat pour l'asparagine, le phosphate d'ammonium, l'acétate d'aluminium. Ce sont des accélérateurs Avec le phosphate de calcium et l'alun, il y a des différences suivant la méthode employée. Il entre évidemment en jeu, dans ces essais, une question de précipitation qui les rend très contingents. Quoi qu'il en soit, voici les résultats curieux de quelques essais faits avec de la diastase agissant sur de l'empois additionné de doses variables de divers sels.

			Maltose p. 100 d'amidon
Sans rien			8,63
avec 7 gr.	par litre de	$PO^4H^2AzH^4$	51,62
5	»	$(PO^4)^2H^4Ca$	46,12
2,5	»	alun ammoniacal	56,30
2,5	»	alun de potassium	54,32
2,5	»	acétate d'aluminium	62,40
0,2	»	asparagine	37,00
0,5	»	»	61,20

Les différences considérables qui existent entre le chiffre initial et les chiffres suivants tiennent peut-être à ce qu'il est intervenu dans ces essais des variations d'acidité, amenant des effets dans lesquels l'influence de l'acide et celle du sel restent confondues.

Ebstein, Schultze et Lintner ont observé que les phosphates, sulfates et nitrates des alcalis et terres alcalines, de même que les aluns, favorisent l'action de la diastase lorsqu'ils sont en faibles proportions, et la gênent ou l'empêchent en proportions plus fortes. Ici encore, tant d'influences se superposent, celle du sel, celle de l'acide ou de la base, celle de la coagulation éventuelle, que les résultats bruts sont presque sans signification.

D'après Wassilieff, l'alcool, l'éther, le chloroforme, l'iodure de méthyle, le sulfure de carbone, le benzol, le phénol, le terpène, la strychnine, la morphine se montrent indifférents à de faibles doses. La formaldéhyde est au contraire très active, d'après Löw et Pottevin.

300. Chaleur de transformation de l'amidon en maltose. — J'arrive en terminant à une question très intéressante, que je n'ai pu traiter dans la partie de ce livre réservée aux faits généraux, parce qu'on a encore trop peu de documents sur elle, et aussi parce qu'elle paraît devoir se régler diversement avec les diverses diastases. C'est celle de savoir si la transformation de l'amidon en maltose se fait avec absorption ou dégagement de chaleur, si elle est endothermique ou exothermique.

Les opinions sur ce point sont restées longtemps contradictoires, parce qu'on mesurait la chaleur de transformation de l'amidon en maltose en faisant la différence des chaleurs de combustion de l'amidon d'un côté, du maltose de l'autre. Or, d'une part, ces chaleurs de combustion ne sont connues qu'à quelques unités près ; de l'autre, elles diffèrent peu. On comprend donc que, suivant les chiffres que l'expérience leur attribuait, leur différence fut tantôt positive et tantôt négative.

MM. Brown et Pickering l'ont évaluée directement en procédant à une saccharification dans un calorimètre. Je n'insiste pas sur le côté purement physique de l'expérience. Je me borne à indiquer les difficultés qu'elle présentait au point de vue chimique.

Il ne fallait d'abord pas songer à saccharifier un empois d'amidon ordinaire qui, au début de l'opération au moins, est beaucoup trop visqueux pour qu'on puisse compter avec lui sur une condition essentielle de la mesure, l'uniformisation rapide des températures. MM. Brown et Pickering ont opéré soit avec de l'amidon soluble de Lintner (**266**), soit avec un empois ordinaire qu'on avait liquéfié au préalable par un commencement d'action, et qu'on avait immobilisé à cet état par une courte ébullition. C'est la méthode que nous avons vu suivre par Kjeldahl (**297**).

Dans l'interprétation que nous avons faite du phénomène, nous dirons que MM. Brown et Pickering ont laissé de côté l'étude thermique de la diastase liquéfiante, de l'amylase. De quelques expériences dont ils ne donnent pas les résultats comme assurés, ils croient pouvoir conclure que cette liquéfaction de l'amidon est aussi un phénomène exothermique ; mais ils ne lui assignent pas de chiffre.

Sur leurs empois liquides ou liquéfiés, ils ont étudié l'action de quatre diastases différentes : 1° L'extrait de malt ; 2° la *Takadiastase*, retirée d'une culture de l'Eurotium orizæ ; 3° la salive mixte humaine diluée; 4° une solution de pancréatine commerciale, contenant le mélange complexe de diastases du pancréas. Brown et Heron avaient montré que l'action prolongée de cette pancréatine sur l'amidon finissait par dépasser le terme maltose et par aboutir au terme dextrose. Mais cet effet ne se produit qu'après un temps beaucoup plus long que celui qui convient à une étude calorimétrique, de sorte qu'il n'y a pas à tenir compte de cette cause d'erreur. Nous verrons du reste, au dernier chapitre de ce livre, qu'elle est probablement minime. En revanche, l'expérience a forcé à éliminer la Takadiastase, qui donne aussi du dextrose dans un temps beaucoup plus court, et la salive, avec laquelle les transformations sont trop lentes pour qu'on puisse les suivre au calorimètre.

La plus grande difficulté de ces mesures vient en effet de ce que la saccharification est graduelle, et met très longtemps à produire peu de chaleur. Les moindres causes d'erreur prennent alors de l'importance. On ne peut pas, par exemple, négliger celle qui résulte de ce que, en mélangeant à l'empois la solution de diastase, il y a dans cette solution, en dehors de la diastase, des sels qui ont une certaine chaleur de dilution, des acides qui se combinent éventuellement avec des bases, ou inversement. On mesure ces actions latérales en faisant une expérience à blanc, avec les mêmes quantités d'empois et de liquide diastasifère bouilli, et en mesurant la variation de température provenant du mélange.

Cinq déterminations ainsi faites avec l'extrait de malt ont donné, comme moyenne de nombres assez concordants le chiffre de + 2,60 calories dégagées par gramme d'amidon soluble transformé en maltose par de l'extrait de malt. En attribuant à l'amyline la formule $C^{12}H^{20}O^{10}$ et le poids moléculaire de 324, cela donne 842 petites calories par gramme-molécule d'amidon transformé. Le chiffre est de même de

890 si on accepte la formule $C^{12}H^{22}O^{11}$. La saccharification de l'amidon est donc un phénomène faiblement exothermique.

Il l'est encore quand on se sert de pancréatine au lieu d'extrait de malt, mais avec un chiffre différent et sensiblement inférieur : + 1,79 calorie par gramme. On ne saurait évidemment chercher les causes de cette différence ni dans l'amidon ni dans le maltose, qui sont les mêmes dans les deux cas. On ne pourrait en faire un argument pour différencier la diastase du pancréas de celle du malt que s'il était bien prouvé qu'elle est toute entière imputable à la dextrinase de ces deux sources. Mais il y a, tant dans l'extrait de malt que dans la pancréatine, beaucoup d'autres diastases, connues ou inconnues, venant superposer leur action au phénomène principal, et troublant sa manifestation calorifique. Tout ce que nous pouvons dire en ce moment, c'est que l'action diastasique complexe qui se déroule au contact du malt et de l'empois d'amidon, et qui aboutit à la saccharification, est exothermique, et se chiffre par une élévation de température qui, pour une liqueur à 10 0/0 d'amidon, est de 0°,26. Le chiffre correspondant est de 0°,179 quand on opère avec la pancréatine dont se sont servis MM. Brown et Pickering.

Il importe de remarquer en terminant que ces élévations de température, bien que réelles, sont faibles. Le cas est probablement le même pour toutes les diastases qui suivent dans leur action la loi logarithmique. Si elles élevaient en effet sensiblement la température du milieu où elles opèrent, comme l'élévation de température jusqu'à un certain degré accélère l'action, nous aurions un phénomène en quelque sorte explosif, dont la traduction géométrique ne saurait s'accommoder de la loi relativement simple de la logarithmique. Tel est probablement le cas pour les oxydases, avec lesquelles le dégagement de chaleur n'est pas négligeable, et pour la zymase de Buchner. On voit par là quel intérêt s'attache aux déterminations calorifiques inaugurées par MM. Brown et Pickering. Mais nous ne sommes pas encore prêts pour discuter cette question, que nous retrouverons au dernier chapitre de ce livre.

BIBLIOGRAPHIE

KIRCHHOFF. *Schweigg. Journal f. Physik u. chimie* (14), 1815, p. 389.
DUBRUNFAUT. *Comptes rendus, passim*, 1823 à 1836.
DE SAUSSURE. *Pogg. Ann.*, t. XXXII, 1838, p. 194.
PAYEN et PERSOZ. *Ann. de Ch.*, t. LIII, p. 73 et t. LVI, p. 337.
BÉCHAMP. *Compt. rend.*, t. LIX, p. 496.
V. GORUP-BESANEZ. *Ber. de d. chem. Gesellsch.*, 1874, p. 478 et 1875, p. 510.
KOSMANN. *Compt. rend.*, .. 18, p. 406, et *Bull. Soc. ch.*. 1877, p. 251.
BRASSE. *Compt. rend.*, t. XCIX, p. 878, et Soc. de Biologie.
WILL. *Landw. Versuchsst.*, t. XXIII, p. 78.
ERLENMAYER. *Sitzungsber. d. Akad. München*, 1874, II, p. 204.
KRAUCH. *Landw. Versuchsst.*, t. 23, p. 77.
DETMER. *Landw. Iahrb.*, t. X, p. 757.
BARANETZKY. Die Stärkeumbildende Fermente in den Pflanzen, Leipzig, 1878.
WORTMANN. *Zeitschr. z. Phys. Chemie*, t. VI, 1882.
BROWN et MORRIS. *Journal of the chemical Society*, mai 1893.
KJELDAHL. *Meddelelser fra Carlsberg Laboratoriet*, 1879, t. I.
LEUCHS. *Kastner Archiv. f. d. ges. Naturlehre*, 1831.
SACHS. Vorlesungen uber Pfanzenphysiol., IIe éd., p. 341.
BOUCHARDAT et SANDRAS. *Comptes rendus*, 1845, p. 1885.
TANGL. *Sitzungsber d. Wiener Akad.*, 1895.
TSCHIRCH. Angewandte Pflanzenanat, p. 81.
HABERLANDT. *Ber. d. d. botan. Gesellsch*, t. VIII, 1890, p. 40.
BROWN et MORRIS. *Journal of the chem. Society*, 1889, 1890.
O'SULLIVAN. *Id.*, 1876.
KRABBE. *Pringsheim's Iahrbuch*, t. XXI.
BROWN et HÉRON. *Journ. of the chem. Soc.*, 1879, p. 595, 1889, p. 449.
FISCHER. *Ber. d. d. chem. Gesell*, t. XXIII, p. 3687.
SCHEIBLER et MITTELMEIER. *Id.*, t. XXIV, 301.
LINTNER. *Zeitschr. f. d. ges. Brauwesen*, 1891 et 1892.
SCHIFFERER. These inaugurale, Kiel, 1892.
GUÉRIN-VARRY. *L'Institut*, 1835, n° 105, et *Ann. de ch. et de phys.*, 2e s., t. LVII, p. 108, 1833, LX, p. 32, 1835 et LXI, p. 66, 1836.
BIOT. *Comptes rendus*, 1842, p, 619.
DUBRUNFAUT. *Ann. de ch. et de phys.*, t. XXI, p. 178.
MUSCULUS. *Ann. de ch. et de phys.*, [3], t. LX, p. 203.
SCHWARZER. *Journal f. prakt. Chemie*, [2], I, p. 212, 1870.
O'SULLIVAN. *Journal of the chem. soc.*, 1872, p. 579.
EFFRONT. *Mon. scientifique*, 1887, I, p. 513.
BROWN et MORRIS. *Journal of the chem. soc.*, 1889, p. 462.

MULLER THURGAU. *Landwirth. Jahrbuch*, t. XIV, 1885, p. 795.
DETMER. Pflanzenphys. Untersuch. ub. Fermentbildung, Iena, 1884.
HUEPPE. *Chem. Centralbt.*, 1881, p. 745.
BASWITZ. *Ber. d. d. chem. Gesell*, t. II, 1878 et t. XII, 1879.
PAYEN. *Ann. de chim. et de phys.*, 2e s., t. LXI, 1835, p. 355, et t. LXV, 1837, p. 225.
DASTRE. *Archives de physiol. normale et pathol.*, 1888.
DUBOURG. *Ann. de l'Institut Pasteur*, t. III, 1889.
BECHAMP. *Montpellier médical*, 1865.
DUCLAUX. Chimie biologique, 1883, p. 142 et 195.
ATKINSON. *Memoir's of the science department*, Tokio, 1881.
BUSGEN. *Ber. d. d. bot. Gesells*, III, t. LXVI, p. 1885.
GAYON et DUBOURG. *Ann. de l'Institut Pasteur*, t. V, 1887.
A. CALMETTE. *Id.*, t. VI, 1892, p. 604.
SANGUINETI. *Id.*, t. XI, 1897, p. 264.
S. JENTYS. *Bull. de l'Ac. des sc. de Cracovie*, nov. 1892.
KING et WILEY. *Journ. of amer. chem. Soc.*, t. XX, p. 266, 1898.
LING. *Journal of the federated Institutes of Brewing*, t. IV, p. 187, 1898.
BOURQUELOT. *Journ. de pharm. et de chimie*, t. X, 1884, p. 177.
DUGGAN. *Ber. d. d. chem. Gesells*, 1886, p. 101.
HEINZELMANN. *Chem. centralbl*, t. XC, p. 851.
EBSTEIN et SCHULZE. *Ibidem*, t. XCIV, p. 177.
WASSILIEFF. *Hoppe-Seyler's Zeitschr*, t. VI, p. 112.
POTTEVIN. *Annales de l'Institut Pasteur*, t. VIII, p. 796.
LÖW. *Journ. f. prakt. Chemie*, t. XXXVII, p. 104.
BROWN et PICKERING. *Trans. of the chem. Soc.*, 1897, p. 783.

CHAPITRE XXVIII

SUCRASE

La sucrase nous a si souvent servi d'exemple dans la première partie de ce livre que nous pourrions considérer son histoire particulière comme écrite. Mais il est néanmoins utile de lui consacrer, comme aux autres, un chapitre à part, dans lequel entreront tout naturellement des faits qui n'ont pu trouver place ailleurs.

301. Sucrases microbiennes. — Comme nous l'avons vu, c'est dans une levure que Döbereiner et Mitscherlich ont rencontré pour la première fois une matière soluble dans l'eau et capable d'intervertir le saccharose. Berthelot nous a appris en 1860 à précipiter cette diastase au moyen de l'alcool, et on a cru que toutes les levures en contenaient, et que c'était là la condition indispensable de la fermentation alcoolique du saccharose, jusqu'au jour où Roux découvrit une levure non inversive, c'est-à-dire faisant fermenter le sucre de cannes sans que le liquide présentât la moindre trace d'interversion.

Le *monilia candida* est aussi dans ce cas, et en l'étudiant, on s'est aperçu que s'il ne laisse pas exsuder sa sucrase dans le liquide ambiant, il n'en contient pas moins à l'intérieur de son protoplasma. Il suffit de broyer les cellules pour qu'elle entre en solution. On a vu depuis (**119**) que beaucoup de levures se comportaient de même, c'est-à-dire qu'elles ne laissaient pas exsuder de sucrase, et que pourtant il y avait du sucre interverti dans le liquide qu'elles faisaient fermenter. Chez elles, l'interversion se fait encore dans le protoplasma, et non à l'extérieur ; mais le sucre interverti, une fois produit à l'intérieur de la cellule, peut se diffuser à l'extérieur, soit que la paroi soit pour lui plus perméable que celle du *monilia candida*, soit que la production l'emporte sur la consommation.

On voit en résumé qu'une foule de cas sont possibles suivant que la sucrase et le sucre interverti sont produits en plus ou moins grande quantité, plus ou moins diffusibles. Nous sommes autorisés à croire cependant que toutes les levures qui font fermenter alcooliquement le saccharose commencent par le dédoubler, intérieurement ou extérieurement, en dextrose et lévulose ou, suivant la nomenclature de Fischer, en *d*-glycose et *d*-fructose.

Comme contre-partie de cette notion, nous trouvons des levures ne produisant pas de sucrase, et incapables de faire fermenter le sucre de cannes. Ainsi le *Saccharomyces apiculatus* Reess, le *S. membranæfaciens* Hansen, le *S. octosporus* Beyerinck.

Le monde des moisissures présente des exemples tout pareils. Parmi celles qui produisent de la sucrase on peut citer : l'*Aspergillus niger*, Van Tieghem, le *Penicillium glaucum*, Link, le *Penicillium Duclauxii* Delacroix, le *Mucor racemosus*. D'autres moisissures ne sécrètent pas de sucrase : *Mucor mucedo*, *circinelloïdes*, *spinosus*, Van Tieghem, *erectus* Bainier, *stolonifer*.

De Bary a trouvé de la sucrase chez une Pezize, le *Sclerotinia sclerotiorum* Libert. Il n'en existe pas dans le suc du *Polyporus sulfureus* Bulliard.

302. Sucrases végétales. — Le sucre de cannes étant un aliment de réserve chez la plupart des plantes qui le produisent, ne peut guère coexister dans les cellules avec une sucrase qui le transformerait. Dans la betterave ce sucre doit être utilisé au moment de la floraison et de la fructification. C'est à ce moment-là qu'apparaît la sucrase, dont la production ne semble pas, jusqu'ici, avoir une localisation spéciale, et qui paraît se produire dans toutes les cellules du tissu.

C'est à ce moment aussi, et non avant, que ces cellules privées d'oxygène peuvent faire fermenter alcooliquement le sucre dont elles sont gorgées, comme l'ont montré les expériences de Pasteur. L'expérience ne réussit pas avec une betterave en état de repos parfait, avant qu'il n'y ait de la sucrase dans les cellules.

Le sucre étant un aliment très répandu, la sucrase doit être très fréquente dans les plantes : elle n'a pourtant été signalée que rarement. Kossmann l'a rencontrée dans les bourgeons et les feuilles, Béchamp dans les fleurs des *Robinia-pseudoacacia*, Van Tieghem dans le pollen de quelques plantes, Kjeldahl dans l'embryon de l'orge germé.

303. Sucrases animales. — Le sucre de canne n'est pas non plus directement assimilable par les animaux. Injecté dans les veines ou dans les artères, il passe presque intégralement dans les sécrétions. Il est au contraire assimilé ou brûlé s'il arrive par l'une quelconque des extrémités du canal digestif. Le curieux est que, d'aucun côté, la diastase qu'il rencontre et qui le transforme n'est normale. La salive de cheval, recueillie par Harald Goldsmith au moyen d'une canule stérilisée, introduite dans le canal de Sténon, et reçue dans un vase stérile, ne contient ni amylase, ni sucrase. Il semble en être de même, au moins en ce qui concerne la sucrase, pour la salive de l'homme, d'après Bourquelot. De la salive fraîche provenant d'un individu dont la bouche est saine, filtrée au travers de la terre poreuse, peut rester indéfiniment en présence d'une solution de sucre de cannes stérilisée sans y amener d'interversion. La seule cause d'erreur dans ces expériences est le filtre poreux qui peut avoir retenu la diastase. Mais l'origine microbienne tant de la sucrase que de l'amylase de la salive n'en semble pas moins certaine.

La question se résout de la même façon pour la sucrase du canal digestif, toujours peuplé de microbes, parmi lesquels il y a toujours des ferments de sucre, actifs producteurs de sucrase. Il suffit de laisser quelques instants une solution de sucre candi dans une anse d'intestin serrée entre deux ligatures pour qu'elle devienne capable de réduire la liqueur de Fehling. Il semble que ce soient seulement les microbes qui interviennent avec leurs diastases, ou celles dont ils ont fini par imprégner les leucocytes ou la muqueuse du canal digestif. On a relevé la présence de ces sucrases en quelque sorte exogènes dans l'intestin du chien, du lapin, des oiseaux, des poissons, des grenouilles, d'un grand nombre d'insectes. Bourquelot n'en a pourtant pas trouvé dans le tube digestif des mollusques céphalopodes.

Il n'en a pas non plus trouvé dans le liquide sécrété par le foie de ces animaux. Dastre n'en a signalé aussi que d'une façon très douteuse, dans le foie des vertébrés. La sucrase physiologique, c'est-à-dire sécrétée d'une façon normale par les cellules et les tissus des animaux, semble donc être une substance très peu répandue, beaucoup moins que les autres diastases digestives.

304. Préparation de la sucrase. — Force est donc de s'adresser, quand on veut en avoir, soit aux mucédinées, soit aux levures. C'est à ces dernières qu'on a eu recours juqu'ici, et on peut se servir des méthodes générales que nous avons indiquées. Barth recommande de bien épuiser par l'eau de la levure, soigneusement desséchée au préalable et délayée ensuite avec de l'eau à 40°. On précipite par l'alcool, on redissout dans l'eau et on recommence à plusieurs reprises le même traitement. On lave une dernière fois, à cinq ou six reprises, avec l'alcool absolu, et on sèche dans le vide. Il est probable que ce long contact avec l'alcool est plus préjudiciable qu'utile.

Amthor introduit dans cette préparation la pratique de pulvériser, en la broyant avec de la poudre de verre, la levure sèche dont on se sert, de façon à lacérer les parois cellulaires ; on peut alors réduire le volume d'eau employée à l'extraction, et obtenir une solution de sucrase plus active.

O'Sullivan et Tompson emploient une autre méthode pour rendre les parois cellulaires plus perméables à la diastase intérieure. Ils laissent la levure se macérer et se digérer elle-même pendant un ou deux mois à la température ordinaire. Lorsqu'elle est assez pure au début, elle peut supporter ces conditions d'existence sans se putréfier. Elle se liquéfie : il s'en sépare un liquide épais et transparent qui la surnage, et à la surface duquel peut parfois se développer une couche légère de bactéries. L'acide acétique qui se forme, ainsi que je l'ai montré, dans ces conditions d'autodigestion, lui sert de protection contre les ferments des matières albuminoïdes, et le liquide exsudé par la levure contient de plus en plus de sucrase.

Il contient malheureusement aussi une forte proportion des matières contenues à l'origine dans le protoplasma des cellules. Dans une expérience, le résidu épuisé ne formait que 23 0/0, à l'état sec, du total du poids sec contenu dans la levure initiale. Plus des 3/4 de la matière solide de cette levure étaient donc passés en solution, c'est dire que la diastase, qui s'est dissoute aussi, n'est pas seule dans le liquide. On ajoute de l'alcool jusqu'au moment où le titre est devenu de 47 0/0. Dans l'expérience dont j'ai parlé, 56,5 0/0 du poids de la levure initiale sont restés en solution dans cet alcool étendu, ce qui prouve à quel degré avait été poussée l'autodigestion de la levure. Dans ce liquide, il ne reste pas de sucrase, et elle est toute concentrée dans le précipité, qu'on recueille sur un filtre et qu'on lave à plusieurs reprises avec de l'alcool à 47 0/0. En le redissolvant dans l'eau, on trouve qu'une partie reste insoluble ; c'est ce que O'Sullivan et Tompson appellent matière albuminoïde de la levure. Elle contient environ 15 0/0 d'azote ; mais elle ne retient pas de sucrase, qui passe tout entière en solution. Le liquide obtenu contient, déduction faite des cendres, une quantité de matière soluble représentant environ 5,8 0/0 du poids sec de la levure initiale. On peut donc affirmer, par ce qu'on sait par ailleurs, que la sucrase qui y est contenue est très loin d'être pure : et cette remarque suffit pour ruiner toutes les conséquences théoriques tirées de l'étude expérimentale de ce liquide. O'Sullivan et Tompson, en le soumettant à des essais variés, y ont trouvé une série de produits de décomposition qu'ils n'ont aucun droit de rattacher à la sucrase, et qui proviennent des matières hydrocarbonés ou gommeuses, appartenant probablement à la série du pentane, qui sont restées en solution en même temps que la sucrase.

La méthode compliquée de O'Sullivan et Tompson, si elle fournit des sucrases très actives, les fournit donc aussi très impures. Quand on veut les avoir à un état de pureté beaucoup plus grand, il faut recourir au procédé que j'ai indiqué en 1883. On prend pour source de sucrase, une culture d'*aspergillus niger* sur du liquide Raulin. Quand cette mucédinée a poussé en couche épaisse et qu'elle a épuisé le sucre de la liqueur, on fait écouler celle-ci, ou on la siphonne, et on la remplace par de l'eau, dans laquelle le mycélium de la plante se macère. Il finit par devenir, au bout de 24 ou 48 heures, mou et fragile. Les expériences de Fernbach (**230**) nous ont renseigné sur ce qui se passe dans ces conditions. Il suffit de jeter le liquide sur un filtre pour avoir une liqueur très pauvre en matière minérale et organique, incolore, et pourtant très riche en sucrase. Cette sucrase est, il est vrai, mélangée à une foule d'autres diastases, mais elle est seule à pouvoir agir sur le saccharose, et par là est facile à différencier et à étudier.

305. Lois de l'action. — Les lois de l'action de cette sucrase ont été suffisamment développées dans la première partie de ce livre pour qu'il soit nécessaire d'y revenir. On trouvera à la p. 134 l'étude de l'action diastasique, à la p. 165 celle de l'influence de la température, au chapitre XIV, l'étude de l'influence des sels paralysants ou accélérateurs.

306. Chaleur de transformation du saccharose en

sucre interverti. — MM. Brown et Pickering ont fait pour le saccharose la détermination directe de la chaleur d'hydrolysation, par la méthode qui leur avait déjà servi au sujet de l'amidon (**300**). Leur sucrase était empruntée à de la levure de bière, qu'on desséchait à basse température sur des briques poreuses et qu'on broyait ensuite avec de l'eau qu'on filtrait jusqu'à ce qu'elle fût d'une transparence parfaite. Quand l'action a été poussée assez loin dans le calorimètre, on ajoute un peu d'ammoniaque pour l'arrêter, et on mesure ce qu'elle a fourni de sucre hydrolysé.

Deux expériences concordantes ont fourni le chiffre de 11,21 petites calories par gramme de sucre interverti, c'est un chiffre environ 5 fois plus grand que pour l'amidon. Il correspond à 3.834 calories par gramme-molécule de saccharose. Une solution à 10 0/0 de ce corps subirait, pendant le temps de l'action, s'il n'y avait pas de pertes de chaleur, une élévation de température de 1°,1.

Il y aurait une petite correction à faire à ce chiffre, tenant à ce que le dextrose et le lévulose formés dans la réaction ne sont pas libérés sous la forme stable qui correspond à leur pouvoir rotatoire normal, mais sous la forme instable que traduit leur multi-rotation. Le dextrose arrive à cet état stable en dégageant de la chaleur, le lévulose en absorbe au contraire. En tenant compte de tout, on trouve le chiffre de 13,34 pour la chaleur de conversion dans les formes instables qui sont celles de la fin de l'hydrolysation, c'est-à-dire pour la chaleur d'inversion du saccharose. L'élévation de température d'une solution à 10 0/0 de saccharose serait donc de 1,3 dans les conditions théoriques que nous supposions plus haut, et des mesures plus précises que celles qui ont été faites jusqu'ici trouveraient peut-être trace, dans la forme de la courbe d'hydrolysation, de ce développement de chaleur. Dans l'espèce, il est négligeable, la plupart des mesures sur lesquelles nous nous sommes appuyés pour établir les lois, ayant été faites à la température du maximum d'action.

BIBLIOGRAPHIE

KOSSMANN. *Comptes rendus*, LXXXI, 1875, p. 406.
BÉCHAMP. *Mém. Acad. sciences*, XXVIII, 1881, p. 347.
VAN TIEGHEM. *Bull. Soc. bot. de France*, XXXIII, 1886, p. 216.
KJELDAHL. *Comp. rend. des travaux du lab. de Carlsberg*, I, p. 194 du résumé français.
U. GAYON. *Comptes rendus*, LXXXVI, 1878, p. 52.
BOURQUELOT et GRAZIANI. *Bullet. de la Soc. myc. de France*, VIII, 1892, p. 147.
DE BARY. *Bot. Zeit.*, 1886, nos 22-27.
HARALD GOLDSCHMIDT. *Zeitschr. f. phys. Chemie*, t. X, 1886, p. 273.
BOURQUELOT. *Soc. de Biologie*, 1885, p. 73.
DASTRE. *Archiv. de Physiol.*, 1888, p. 69.
BOURQUELOT. *Comptes rendus*, t. XCV, p. 1174, 1882.
BARTH. *Ber. d. d. chem. Gesells*, t. XI, p. 474.
AMTHOR. *Zeitschr. f. angew. Chemie*, 1892, p. 319.
O'SULLIVAN et TOMPSON. *Journal of chem. Soc.*, 1890, p. 834.
DUCLAUX. Chimie biologique, Paris 1883, p. 164.
BROWN et PICKERING. *Journ. of the chem. Soc.*, p. 783, 1897.

CHAPITRE XXIX

MALTASE, TRÉHALASE ET LACTASE

Je réunis dans ce chapitre l'étude de trois diastases encore mal connues, la maltase, le tréhalase et la lactase, dont la première dédouble le maltose et la seconde le tréhalose. Ces deux sucres sont des bioses, isomères du sucre de canne. Seulement, au lieu de donner en se dédoublant du dextrose et du lévulose, ils donnent du dextrose seulement. Le pouvoir rotatoire reste donc de même sens pendant l'interversion, et tombe de $\alpha_D = 138^\circ$, pour le maltose et $\alpha_D = 198^\circ$ pour le tréhalose, au chiffre de 52°4 pour le dextrose.

Quant à la lactase, elle dédouble le lactose en dextrose et galactose. Le pouvoir rotatoire du dextrose est le même que celui du lactose, mais celui du galactose (80°,7) est beaucoup plus grand. La rotation d'une solution de lactose soumise à l'action de la lactase augmente donc beaucoup.

307. Maltase. — Dès qu'à la suite des travaux d'O'Sullivan, il a été bien démontré que l'extrait de malt ne donnait avec l'amidon liquéfié que de la dextrine et du maltose, et que ce dernier sucre a été bien différencié du glucose, l'expérience a montré qu'on n'en trouvait pas toujours, et que quelquefois, la transformation de l'amidon aboutissait à du dextrose. Cuisinier a observé le premier que des extraits aqueux, faits à 35° avec du maïs ou de l'orge non germé, ne dissolvaient pas toujours l'amidon, mais transformaient en dextrose tout ce qu'ils en retiraient. Il distinguait donc deux diastases, l'une qui dissolvait l'amidon gélatinisé, et en faisait du maltose et de la dextrine, et une autre, qu'il avait appelée glucase, et qui aboutissait uniquement au glucose ou dextrose. Nous avons vu (287) que cette seconde diastase est même très répandue dans le monde végétal.

On l'a aussi rencontrée chez les animaux. Brown et Héron ont constaté sa présence en 1886 dans le suc pancréatique et l'intestin grêle du porc. Mering, en 1881. dans le pancréas du chien, Bourquelot, en 1883, dans le pancréas et l'intestin grêle du lapin en digestion. C'est la sécrétion de la région moyenne de l'intestin grêle qui en contient le plus. En 1889, Dubourg a montré que le sang et l'urine contiennent aussi une diastase amenant au terme dextrose l'hydrolysation de l'amidon, et le fait a été confirmé depuis. Béchamp avait, avant lui, signalé la présence d'une diastase à laquelle il donnait pour origine le rein, et qui semble identique non à la dextrinase, mais à la maltase. Dubourg a vu qu'elle n'est pas sécrétée par le rein, car il y en a toujours plus dans une faible quantité d'urine que dans un rein entier. De plus si on soumet un lapin à un régime herbacé pendant une période assez longue, la maltase persiste dans l'urine et disparaît dans le rein.

Comme il y en a dans le sang, on peut penser que c'est de là qu'elle dérive, et que le rein est son émonctoire. Du moment qu'elle est dans le sang, on a le droit de chercher si par hasard elle ne proviendrait pas du foie, où d'après Dastre, il se fait un sucre réducteur qui pourrait être dû à la maltase de l'organe. Il peut se faire aussi qu'elle y soit apportée toute faite par le sang. On peut se faire une idée sur ce point, en cherchant si la quantité de maltase sécrétée par jour varie avec l'alimentation, chez un animal maintenu en bonne santé, ou si elle reste invariable. Dans ce dernier cas, on pourra admettre qu'elle provient d'une sécrétion. Dans le premier, il deviendra plus probable qu'elle vient de l'intestin et de la masse alimentaire.

Or, c'est ce dernier cas qui se réalise. La présence de la maltase semble liée au régime amylacé. Les carnivores et les herbivores n'en éliminent que très peu dans leur régime ordinaire, tandis qu'ils en donnent beaucoup quand ils mangent des féculents. Voici les quantités de dextrose qu'on trouve après avoir laissé 24 heures, à 50°, des poids égaux de sang, de foie, d'urine, et le rein entier d'un lapin soumis au régime amylacé et au régime herbacé.

	Régime amylacé	Régime herbacé
	—	—
10 cc. de sang...........	1,05 gr.	0,62
10 gr. de foie...........	1,32	traces
Rein entier..............	1,93	id.
10 cc. urine..	1,15	0,37

Le changement dans l'alimentation diminue donc à la fois, et notablement, la maltase du sang, du foie, du rein et de l'urine. En se rappelant alors que la maltase existe aussi dans le pancréas et l'intestin, on peut conclure à son origine alimentaire. Cette conclusion a de l'importance, car elle explique peut-être la nature du sucre du diabète, où Dubourg a toujours trouvé du glucose, jamais du maltose. Enfin, il y en a aussi dans le monde des microbes. Bourquelot en a découvert dans l'*Aspergillus niger* et le *Penicillium glaucum*. Lintner avait observé en 1892 que de l'extrait de levure de bière pouvait transformer le maltose en dextrose, et E. Fischer avait confirmé cette observation. Ceci prouvait qu'il y avait dans cet extrait une diastase différente de la sucrase, voisine de la glucase de Cuisinier.

Une étude plus soigneuse a montré que ces deux diastases, la sucrase et la maltase, ne sont pas constamment mélangées dans toutes les levures. C'est ainsi que Beyerinck ayant montré qu'une levure par lui découverte, le *Schizosaccharomyces octosporus*, faisait fermenter le maltose, mais non le sucre de cannes, Fischer et Lindner ont trouvé qu'une macération de cette plante broyée n'avait aucune action inversive sur le sucre, tandis qu'elle transformait très rapidement le maltose, tant en la présence qu'en l'absence du chloroforme. Elle pouvait aussi dédoubler dans les mêmes conditions le α-méthylglucoside dont nous avons parlé (**98**). Au contraire le *Saccharomyces marxianus*, qui, d'après Hansen, fait fermenter le saccharose, mais non le maltose, ne contient pas de maltase et ne dédouble ni le maltose ni le α-méthylglucoside.

308. Préparation de la maltase. — Malheureusement le *sacch. octosporus*, qui pourrait fournir la maltase la plus pure, est très difficile à cultiver. Il croit très lentement dans le moût de bière. Il faut donc emprunter la maltase à des sources plus impures, et on ne l'en a pas encore isolée. Quand on veut l'étudier, il faut choisir le maïs, qui, d'après Cuisinier et Geduld, en contient plus que d'amylase et de dextrinase. D'après Morris, cette maltase est même la diastase spécifique du maïs, et elle n'existe pas, ou il n'y en a que des traces dans les autres semences farineuses.

Rohmann conseille le sérum sanguin comme agent diastasique pour la préparation du glucose au moyen de l'amidon. Lintner et Krober préfèrent prendre une simple macération de levure et la faire agir sur une solution de maltose. Quel que soit le mélange de diastases de la levure, il n'y a que la maltase qui agit.

Dans le mode d'interprétation adopté tout le long de ce livre, la maltase est pour nous l'agent d'hydrolysation et de dédoublement du maltose, et quand nous voyons, comme dans les expériences de Dubourg, la diastase du sang et de l'urine dissoudre l'amidon à l'état d'empois, même l'amidon à l'état cru, et s'attaquer aux dextrines, nous devons croire qu'elle est mélangée d'amylase et de dextrinase. Cette interprétation est du reste plus conforme aux faits que celle que Dubourg a adoptée, et qui revient à croire une même diastase capable d'amener l'amidon au terme glucose. On voit, en effet, dans cette hypothèse, cette diastase s'arrêter longuement au terme maltose qui est assez rapidement atteint, et ne passer ensuite que péniblement au terme dextrose. Cette station à mi-chemin serait un exemple unique parmi les diastases. Au contraire, s'il y a mélange d'une amylase, d'une dextrinase et d'une maltase, dans lequel les deux premières prédominent, les phénomènes s'expliquent très facilement. Nous allons voir cette même interprétation expliquer facilement des faits sur lesquels on avait voulu établir des différences entre les diverses maltases.

309. Influence des quantités de maltase. — Montrons d'abord que la maltase, ainsi que nous venons de la définir, se comporte comme les autres diastases, et pour cela faisons-la agir sur du maltose. MM. Lintner et Krober ont mélangé, à 100 cc. d'une solution contenant 5 gr. 352 de maltose, 0,5 gr., 1, 2, et 4 gr. de poudre de levure. Ils ont trouvé, pour les quantités de dextrose produites au bout de 2 heures à 40°, les chiffres suivants :

Avec 0 gr. 5 de levure	1,634	de dextrose	soit	30 0/0
1 gr. »	3,048	»		55 0/0
2 »	3,940	»		71 0/0
4 »	4,784	»		87 0/0

La courbe qui passe par ces quatre points se confond presque avec une ligne droite sur presque la moitié de son parcours, c'est-à-dire que tant que la proportion de maltose transformé ne dépasse pas 50 0/0, la quantité de dextrose produite est proportionnelle aux quantités de diastase. On trouve aussi qu'elle est à peu près proportionnelle au temps. Nous pourrions emprunter un exemple analogue à Dubourg, mais comme en faisant agir ce qu'il appelle l'amylase de l'urine sur l'empois d'amidon, ce savant s'est arrêté au terme maltose, c'est en somme la dextrinase dont il a étudié l'action et non la maltase.

310. Influence de la température. — Lintner et Krober ont étudié l'action de la température sur la maltase de la levure en mettant, à 10, 20, 30, 40 et 50°, une solution à 5 0/0 de maltose en contact avec un extrait de levure obtenu en laissant digérer pendant 15 heures, 15 grammes de levure dans 300 cc. d'eau. On ajoutait 20 cc. de l'extrait filtré à 150 cc. de la solution de maltose, et on cherchait, soit par la diminution du pouvoir rotatoire, soit par l'augmentation du pouvoir réducteur, soit par le poids de dextrosazone formée, le total de l'action à ces diverses températures. Ils ont trouvé pour la proportion de dextrose dans 100 cc. de la liqueur, les chiffres suivants :

à 10°	0,600
20°	1,005
30°	1,475
40°	1,825
50°	0,375

Il y a donc un maximum d'action entre 40 et 50°, plus voisin sans doute de 40°, si on se rapporte à la forme de la courbe. Une autre expérience a en effet montré qu'à 45°, l'action était déjà plus faible qu'à 40°.

La courbe ci-jointe (fig. 26) construite comme les courbes analogues, c'est-à-dire en supposant l'action maximum re-

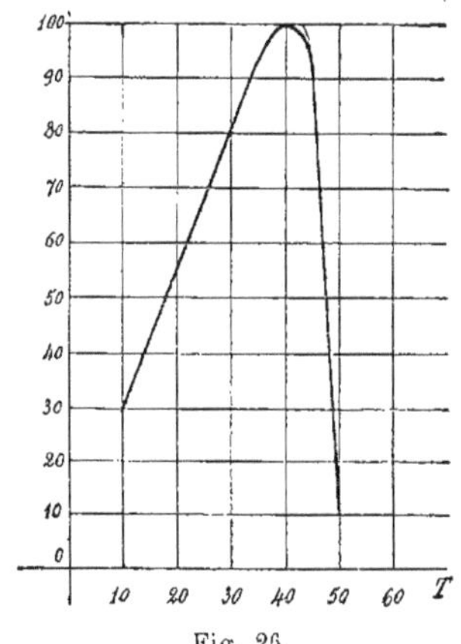

Fig. 26

présentée par 100, montre une grande régularité d'allures et une forme analogue à celles que nous connaissons déjà. La chute au-delà de la température optima est plus brusque qu'ailleurs, mais ceci s'accorde bien avec ce qu'on sait de la fragilité de la maltase. La courbe qui résume les résultats obtenus par Dubourg dans son étude sur l'amylase de l'urine est plus irrégulière avant le maximum, et de plus ce maximum est très différent de celui de la courbe de Lintner et Krober. D'après Geduld, la maltase du maïs a un optimum d'action encore plus éloigné que celle de l'urine, et placé entre 57 et 60°. De ces différences on a voulu conclure à des différences entre les maltases. Nous avons fourni (**280**) contre cette conclusion deux ordres d'arguments. Nous savons d'abord, en général, que la température optima d'une diastase quelconque ne dépend pas que d'elle, et est largement influencée par la nature et la composition du liquide qui la tient en dissolution. Puis nous pouvons remarquer, en entrant dans le détail, que Dubourg qui, comme nous l'avons vu, s'arrêtait au terme maltose, comme le plus rapidement atteint, pour juger l'action de sa diastase, n'étudiait en réalité pas l'action de la maltase, mais celle de la dextrinase qui y était mélangée, dans notre interprétation, et qui a précisément son maximum d'action à un niveau plus élevé que la maltase.

311. Influence des matières présentes au moment de l'action. — Cette question a été longuement étudiée par Dubourg, mais on ne sait quelle confiance il faut accorder à ses déterminations, pour les raisons que nous venons de dire, car, s'il a eu recours à des dosages de maltose pour évaluer les progrès de l'action, c'est en somme à la dextrinase que se rapportent les résultats qu'il a trouvés.

Malgré l'incertitude au sujet de la diastase à laquelle ils s'appliquent, nous allons donner ces résultats. Dubourg a rangé en tableaux les sels qui sont sans action, ceux qui retardent l'hydrolyse à la dose de 1/100, et ceux qui à cette dose arrêtent le phénomène.

Pour ceux qui se contentent de le retarder, il a indiqué un chiffre représentant la quantité de sucre formé, rapportée à celle que donnait un matras témoin placé dans les mêmes conditions, sauf l'absence de l'antiseptique. Ces rapports sont tous plus petits que l'unité, et ne doivent pas être confondus avec ceux qui nous ont déjà servi à évaluer l'action des antiseptiques. Ces derniers étaient les rapports des temps nécessaires pour produire une même quantité d'action. Les données fournies par Dubourg ne sont pas suffisantes pour qu'on puisse faire la traduction de son système de numération dans le nôtre. Il faut donc prendre ses chiffres tels quels.

312. Action des acides et des bases. — Dubourg a vu tous les acides minéraux et organiques, à l'exception de l'acide arsénieux et de l'acide borique, entraver complètement l'action de la diastase à la dose de 1/1000. Sur ce point, il est d'accord avec Bourquelot qui a vu que, à des doses dépassant 2/10000, l'acide sulfurique paralysait la diastase ; mais à des doses inférieures, 20 à 40 milligrammes par litre, il la favorisait au contraire.

Les alcalis ont donné le même résultat que les acides à la dose de 1/1000. Peut-être qu'en cherchant de plus près de ce côté, on aurait vu des maximums intermédiaires dans l'action. De l'ensemble on peut conclure que ce sont les liquides neutres faiblement acides qui conviennent le mieux à la diastase, quelle qu'elle soit, étudiée par M. Dubourg.

313. Action des sels. — Voici d'abord la liste des sels qui, à la dose de 1/100, n'ont pas modifié la marche du phénomène : puis viennent ceux qui l'ont retardée à la même dose, chacun avec le chiffre qui donne le rapport entre la quantité de sucre produite dans les mêmes conditions en présence de l'antiseptique et en son absence.

SELS QUI N'ONT PAS D'ACTION A 1/100e.

Chlorure de sodium.
Chlorure de calcium.
Chlorure de potassium.
Chlorhydrate d'ammoniaque.
Sulfate de soude.
Sulfate de magnésie.
Sulfate ferrique.
Sulfate d'ammoniaque.
Hyposulfite de soude.
Iodure de potassium.
Émétique.
Lactate de chaux.
Phosphate de soude.
Phosphate de potasse.
Phosphate d'ammoniaque.
Tartrate de soude.
Tartrate de potasse.
Tartrate d'ammoniaque.
Sel de Seignette.

SELS QUI RETARDENT A 1/100e.

Oxalate d'ammoniaque.......	0,70	Sulfite de soude............	0,83
Oxalate de potasse..........	0,76	Bicarbonate de soude........	0,81
Nitrate de potasse..........	0,58	Carbonate de soude..........	0.05
Acétate de potasse..........	0,47	Carbonate de potasse........	0,05
Chlorate de potasse.........	0,81	Carbonate d'ammoniaque.....	0,17
Borate de soude.............	0,61	Salicylate de soude..........	0,08
Biiodure de mercure.........	0,13	Salicylate d'ammoniaque.....	0,13
Bisulfite de soude..........	0,18		

SELS QUI RETARDENT COMPLÈTEMENT A 1/100^e

Sulfate de zinc.	Sous-acétate de plomb.
Acétate de zinc.	Crème de tartre soluble.
Chlorure de zinc.	Les trois aluns.
Sulfate ferreux.	Acétate mercureux.
Sulfate de cuivre.	Oxalate acide de potasse.
Acétate de plomb.	

314. Action des alcaloïdes. — Les alcaloïdes ont été employés à la dose de 1/1000e.

ALCALOIDES SANS ACTION RETARDATRICE A 1/1000e.

Morphine.	Thébaïne.	Caféine.	Digitaline.	Cubébine.
Vératrine.	Papavérine.	Narcotine.	Santonine.	Nicotine.

Les alcaloïdes suivants retardent, mais faiblement :

Cinchonine.............	0,84	Sulfate de quinine........	0,83
Codéine.................	0,69	Atropine.................	0,79
Aconitine...............	0.78	Strychnine.............	0,82
Picrotoxine........	0.47		

Tous ces composés ont été introduits en solutions alcooliques dans l'empois d'amidon.

315. Action des alcools et des aldéhydes. — Les essais suivants ont été faits à la dose de 1/100e.

Alcool méthylique...	0.77	Alcool allylique..........	0,76
Alcool éthylique..........	1,00	Glycol..................	0,66
Alcool propylique.........	0,88	Glycérine...............	1,00
Alcool iso —	1,00	Phénol..................	0,74
Alcool butylique..........	0,86	Aldéhyde...............	0,00
Alcool amylique..........	0,84	Acétone................	0,48

L'alcool ordinaire, l'alcool isopropylique, la glycérine sont donc sans action.

L'aldéhyde se montrant au contraire très active, l'expérience a été reprise à doses diverses ; voici les coefficients obtenus :

A la dose de 1/100e	0,00
— 1/200e	0,71
— 1/350e	0,82
— 1/500e	0,89
— 1/1000e	1,00

Dubourg ne dit pas quelle était cette aldéhyde, mais ce devait être l'aldéhyde éthylique.

316. Action des essences. — A la dose de 1/100e, les essences n'ont pas enrayé l'action de l'amylase ; il faut excepter toutefois l'essence d'amandes amères et les essences de cannelle. Ce dernier fait concorde avec les expériences de M. Chamberland, dans lesquelles il a établi que l'essence de cannelle était un excellent antiseptique.

317. Action du bichlorure de mercure. — Le sublimé est aussi un agent antiseptique très actif, bien qu'on l'introduise dans un liquide aussi chargé de matière organique que l'est l'urine. Voici pour lui les coefficients trouvés :

A la dose de 1/1000e	0,00
— 1/1500e	0,00
— 1/2000e	0,00
— 1/2500e	0,02
— 1/3000e	0,05
— 1/3500e	0,09
— 1/4000e	0,14

Il y a donc très peu d'amidon saccharifié, alors que l'empois est pourtant fluidifié presque en totalité. Même observation avec le thymol avec lequel il y a transformation presque totale de l'empois en produits solubles, alors qu'il n'existe encore que des traces de sucre réducteur. Ces faits que nous avons déjà observés à propos de l'amylase et de la dextrinase, sont d'accord avec notre interprétation qui voit dans la diastase étudiée par Dubourg un mélange de trois diastases dont chacune conserve ses propriétés dans le mélange.

318. Action du chloroforme. — Ajoutons, pour terminer ce qui est relatif à ce sujet, que, d'après Lintner et Krober, le chloroforme gêne notablement l'action de ce que nous pouvons appeler, cette fois sûrement, la maltase. De celle de leurs expériences qui se rapproche le plus des conditions d'une expérience de mesure, on peut conclure que le coefficient d'action, tel que nous l'avons déterminé ci-dessus, est représenté par 0,2 pour une solution saturée de chloroforme.

Cette action du chloroforme explique pourquoi Bourquelot n'avait pas réussi à trouver de la maltase dans la levure, où il y en a pourtant. C'est que, pour empêcher la macération de levure d'être envahie par les microbes, il y avait ajouté du chloroforme. C'est en se servant de thymol ou de toluène que Lintner, Fischer, Rohmann ont au contraire réussi. Ce qui témoigne une fois de plus que les diastases ont leurs paralysants spéciaux, de même que les microbes ont leurs antiseptiques particuliers.

319. Réversibilité de l'action de la maltase. — Il nous reste, pour terminer l'étude de la maltase, à parler d'une propriété à laquelle nous avons déjà fait allusion, et qui lui fait jusqu'ici une place à part dans le monde des diastases. C'est que son action est réversible ; c'est ce qui résulte d'un beau travail de M. A. Croft Hill, dont nous allons résumer les points essentiels.

Tout ayant de l'importance dans cette question, nous devons d'abord dire un mot de la façon dont M. Hill a préparé sa maltase.

Il s'est servi d'une bonne levure de fermentation basse, venant de Berne, broyée dans un mortier avec de l'eau distillée, lavée trois fois par décantation, filtrée ensuite, et étendue en couches minces sur des briques poreuses qu'on expose dans le vide en présence de l'acide sulfurique. La poudre blanche obtenue est broyée, tamisée au travers d'une fine mousseline, et enfermée en couche mince entre deux doubles de mousseline, dont on coiffe l'ouverture d'un bocal qu'on introduit dans une étuve chauffée à 40°. On chauffe ensuite de façon à atteindre de quart d'heure en quart d'heure 60°, 70°, 90°, 100°, et on maintient cette dernière température pendant un nouveau quart d'heure. On laisse ensuite la poudre refroidir sous l'exsiccateur, on la pèse et on la broie dans un mortier avec 10 fois son poids d'une solution contenant un millième de soude, on ajoute un peu de toluène, et on laisse reposer 3 jours environ à la température ordinaire. On filtre d'abord au papier, puis sur une bougie Chamberland stérilisée.

On obtient ainsi un liquide limpide, jaune pâle, neutre ou faiblement acide, contenant environ 0,52 0/0 de cendres et de 2,45 à 3,15 0/0 de matière solide. Avec 1 cc. de ce liquide agissant à 30° sur 20 cc. d'une solution à 2 0/0 de maltose, on hydrolyse environ 20 0/0 de ce sucre en 40 minutes. Nous pouvons en partant de ces chiffres, calculer ce que nous avons appelé (**113**), l'activité a de la matière solide de cet extrait. On voit en effet que pendant cette période de début, la quantité d'action est proportionnelle au temps, et qu'en comptant 30 millig. de matière dissoute dans 1 cc. d'extrait, ces 30 milligrammes hydrolysent en 1 minute 10 millig. de maltose, soit 1/3 de leur poids. L'activité de cette matière est donc faible, comparée à celle des autres diastases.

La maltase est en outre très sensible à la réaction de la liqueur vis-à-vis des papiers colorés. C'est en liqueur neutre qu'elle fonctionne le mieux. Un peu d'acide amène une précipitation accompagnée de la perte d'activité. Un léger excès d'alcali détruit la diastase. Il en est de même de l'alcool en présence de l'eau. Toutefois on a pu abandonner de la levure sèche ou de l'extrait sec pendant 3 jours dans de l'alcool absolu, sans leur enlever leur puissance.

M. Hill s'est assuré aussi, par des moyens un peu compliqués, qu'il est inutile de décrire, que cette maltase est gênée comme les autres diastases, par les produits de son action.

Elle s'arrête donc à un certain niveau variable avec la température, avec la proportion de maltose originel. Mais à ces notions communes à beaucoup d'autres diastases, M. Hill a ajouté celle-ci que l'action est réversible. L'hydrolysation d'une solution de maltose s'arrête à une certaine limite sous l'influence de la maltase. Si on fait agir cette maltase sur une solution de glucose où la proportion de sucre dépasse cette limite, un peu de glucose redevient du maltose jusqu'au moment où la limite est de nouveau atteinte par cette action rétrograde. Ce sont, ainsi que nous l'avons dit (**111**), les mêmes phénomènes que dans le cas de l'éthérification.

320. Procédés de dosage de M. Hill. — La démonstration de ce fait est tellement importante que nous devons entrer dans quelques détails sur les procédés de mesure qui ont servi à l'établir. Il y a deux moyens analytiques principaux qui peuvent servir à distinguer et à doser les mélanges de glucose et de maltose, c'est la mesure des pouvoirs rotatoires et celle des pouvoirs réducteurs.

Du maltose au glucose, le pouvoir rotatoire $[\alpha]_D$ passe de 138° à 52°5. Il diminue donc et d'une quantité assez grande pour que l'on puisse, même avec des liqueurs étendues, doser le maltose et le glucose dans un mélange, à la condition de se servir de polarimètres assez sensibles. Dans l'espèce, cette méthode est plus précise que le dosage au cuivre.

Celui-ci est basé sur ce que des poids égaux de glucose et de maltose ne réduisent pas la même quantité de la liqueur de Fehling. Malheureusement, la proportion des quantités réduites est variable, et dépend de la composition des liqueurs, de la durée et du mode de chauffage, etc. De là, dans l'emploi de ces méthodes de dosage, des précautions indispensables, parfois minutieuses, et dont nous devons dire un mot.

Tous les dosages de sucre par les liqueurs cupriques souffrent d'un défaut commun : ils disent bien quand deux solutions sucrées, faites avec des sucres purs, sont identiques, mais quand elles sont différentes, les quantités de cuivre réduit par des volumes égaux de solution ne sont nullement proportionnelles aux richesses en sucre de ces solutions. On ne peut guère compter sur cette proportionnalité que lorsque les compositions sont très voisines, et il résulte de là une première obligation, c'est que la solution à doser doit être rendue aussi pareille que possible, soit par dilution, soit par évaporation, à la liqueur qui a servi à établir le titre de la liqueur de Fehling. Encore dans ce cas, quand on veut de la précision, est-il préférable de chercher quels sont les volumes des deux liqueurs qui saturent la même quantité de liquide de Fehling, plutôt que les quantités de liquide de Fehling qui sont réduites par des volumes égaux des deux liqueurs à comparer. Cela est surtout utile dans le cas qui nous occupe, lorsqu'il y a dans la liqueur un mélange de deux sucres. Kjeldahl a montré que deux sucres mélangés ne conservaient chacun son pouvoir réducteur normal que lorsque la quantité totale de cuivre réduit par leur mélange est identique à celle qui a été réduite dans les expériences de titrage des solutions de chacun de ces sucres. Cette condition n'est remplie que lorsqu'on opère toujours avec la même quantité de liqueur cuprique.

Voilà pour ce qui est de la solution sucrée ; voici maintenant ce qui est relatif à la liqueur cuivrique. Nous avons vu qu'avec la liqueur de Fehling ordinaire, employée dans les conditions où elle l'est par MM. O'Sullivan, Brown et Héron, le pouvoir réducteur du maltose est de 61, alors que celui du glucose est égal à 100. C'est-à-dire que, dans les conditions que nous avons indiquées, il ne faut que 61 parties de maltose pour réduire autant de liqueur de Fehling que 100 parties de glucose. La différence est sensible, mais on peut l'augmenter par un procédé proposé par Pavy, et qui consiste à mélanger la liqueur de Fehling avec une solution d'ammoniaque. Le pouvoir réducteur du dextrose augmente, celui du maltose diminue, si bien que, comparé à celui du dextrose, il tombe alors au voisinage de 38, et la marge pour le dosage des mélanges est alors de 62 unités, au lieu d'être de

39 comme avec la liqueur de Fehling ordinaire. Il y a donc bénéfice. Mais ce n'est pas tout. La marge ainsi élargie n'est pas de largeur constante : elle varie avec le mode opératoire, avec la durée du chauffage, avec le soin qu'on met à exclure l'oxygène de l'air, etc. Voici comment M. Hill a opéré.

La liqueur cuivrique est faite en mélangeant 30 cc. d'une solution de sulfate de cuivre pur à 69 gr. 278 par litre ; 30 cc. d'une solution contenant par litre 346 gr. de tartrate double de potasse et de soude, et 103 gr. 2 d'hydrate de soude ; 250 cc. d'une solution d'ammoniaque ($D = 0,992$) et en ajoutant de l'eau jusqu'au volume de 500 cc. On introduit 20 cc. de cette solution et 20 cc. d'eau dans un petit ballon d'environ 120 cc. qu'on ferme par un bouchon à deux trous. L'un est mis en communication avec la burette contenant la solution sucrée, à l'aide d'un tube deux fois recourbé à angle droit, pour que la burette ne soit pas dans la verticale du ballon qu'on chauffe. L'autre permet de renvoyer à l'extérieur la vapeur d'eau et l'ammoniaque que dégage ce ballon. On porte et on maintient à l'ébullition le liquide qu'il contient au moyen d'une petite flamme. 30 secondes après le commencement de l'ébullition, on y verse la quantité de solution sucrée qu'on croit nécessaire pour sa décoloration, en donnant à l'écoulement une durée de une minute : on maintient encore deux minutes l'ébullition, et on laisse reposer. De deux choses l'une : ou le liquide est encore bleu, ou il a passé au jaune. On recommence une expérience avec un dixième de cent. cube de solution sucrée en plus dans le premier cas, en moins dans le second, et on s'arrête au chiffre qui donne une décoloration et qui, augmenté de 0,1 cc., laisse au liquide une teinte bleue.

Faite avec des solutions également concentrées de glucose $C^6H^{12}O^6$ et d'hydrate de maltose $C^{12}H^{22}O^{11}, H^2O$, purifiés et desséchés à 110°, cette expérience fournit des chiffres qui sont entre eux comme 38 et 100. Le rapport augmente un peu quand on fait durer l'ébullition quatre minutes au lieu de trois. Il faut donc se tenir exactement dans les conditions indiquées ci-dessus, tant en faisant le titrage de la liqueur de Fehling qu'en faisant le dosage d'un sucre ou d'un mélange de sucres dans une solution. Quand on opère avec soin, les indications fournies par le polarimètre et la liqueur cuprique concordent à un centième près, et se corroborent l'une l'autre.

321. Démonstration de la réversibilité. — Cette concordance n'est pas inutile pour donner créance au fait curieux qu'on observe lorsqu'on met en contact à 30°, un peu de la solution de diastase que nous avons appris à préparer plus haut avec une solution de glucose un peu concentrée. Voici, comme exemple, les chiffres relevés par M. Hill pour un liquide contenant pour 100, 39,24 gr. de glucose, 20 cc. de la solution de maltase, le tout additionné d'un peu de toluène. Le tableau ci-dessous donne la durée de l'expérience, évaluée en jours, le pouvoir rotatoire $[\alpha]_D$ de la liqueur à divers intervalles, son pouvoir réducteur évalué en prenant celui du glucose égal à 100, enfin les proportions centésimales de glucose transformé en maltose évaluées en A, d'après l'augmentation du pouvoir rotatoire, en B, d'après la dimiuution du pouvoir réducteur, en C, d'après leur moyenne.

Durée de l'expérience	Pouvoir rotatoire	Pouvoir réducteur	Proportion de maltose		
—	—	—	A	B	C
0	52°,5	100,5	0	0	0
5 jours	55°,0	97,7	3,0	3,5	3,2
14 »	58°,3	95,8	7.4	6,8	7,1
28 »	60°,3	94,0	10	10	10,0
42 »	62°,7	92.5	13	12	12,5
70 »	63°,6	90,6	14	15	14,5

Le pouvoir rotatoire augmente d'une façon notable, le pouvoir réducteur diminue aussi beaucoup, et les deux phénomènes témoignent tous deux d'une transformation graduelle du glucose en maltose, sous l'influence d'un liquide qui transforme d'un autre côté le maltose en glucose. Ce même liquide bouilli se montre inerte : il y a donc une diastase en jeu.

Pour plus de sûreté, M. Hill a traité par la phénylhydrazine acétique le mélange de sucres provenant de la transformation dont nous avons donné les éléments, et a séparé de la glucosazone en excès une osazone plus soluble, qui avait les propriétés et les caractères cristallins de la maltosazone. La liqueur de contrôle, où la diastase avait été introduite après chauffage, n'a rien fourni. La transformation du glucose en maltose n'est pas douteuse.

D'après la marche des nombres, traduite graphiquement dans la courbe supérieure de la figure 27, la transformation semble bien suivre la loi logarithmique, et être limitée, comme beaucoup d'autres transformations diastasiques. La limite vers laquelle elle tend visiblement correspond à envi-

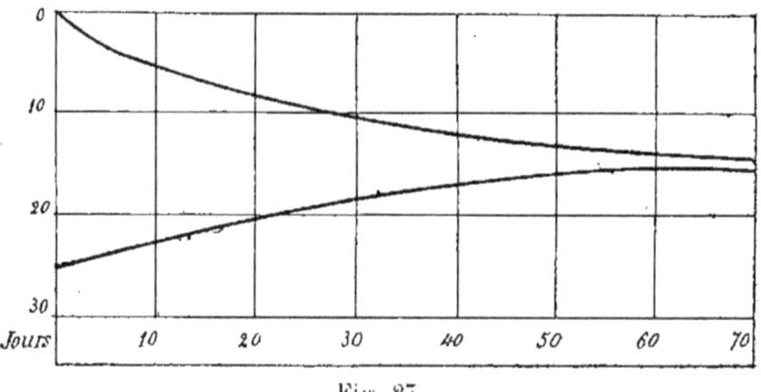

Fig. 27.

ron 15 0/0 du glucose transformé en maltose, dans une solution qui en contenait 40 0/0. Dès lors, se pose une question : Qu'arriverait-il si, à la même température, on soumettait à l'action de la même quantité de maltase une solution contenant, en mêmes proportions, du maltose au lieu de glucose.

A faire cette expérience, M. Hill a rencontré une difficulté, c'est qu'à ce degré de concentration, le maltose précipite la diastase. Mais on peut tourner la difficulté : comme on est sûr que la maltase transforme le maltose en glucose, on peut gagner du temps en la faisant agir sur une solution à 40 0/0 de sucre dont les 3/4 sont formés de glucose et le dernier quart de maltose, et voir comment marche l'action, si elle rétrograde du côté du glucose, ou si elle avance du côté du maltose, et dans ce dernier cas, à quel niveau elle s'arrête.

La seconde courbe de la figure **27** donne, sans qu'il soit besoin d'indiquer les nombres qu'elle traduit, la réponse à cette question. On voit que la transformation du maltose en glucose se poursuit de façon que le liquide s'enrichit en glucose, et que, lorsque la réaction devient très lente, la limite atteinte correspond au moment où le liquide, qui contenait à l'origine 25 0/0 de son sucre total à l'état de maltose, n'en contient plus qu'une quantité formant 16 0/0 de son sucre total, c'est-à-dire, que les deux courbes finiraient par se rejoindre ou être asymptotes à une même ligne. On peut donc dire avec M. Hill que l'on arrive au même point d'équilibre, soit qu'on parte d'une solution de glucose ou d'une solution de maltose de même concentration.

M. Hill, dans son intéressant mémoire, n'effleure même pas la question de savoir si ces deux actions opposées sont dues à la même diastase ou à deux diastases différentes. Peut-être considère-t-il comme évident qu'il n'y a qu'une diastase, et le fait qu'on arrive à la même limite dans les deux sens confirme cette interprétation. Le raisonnement que nous avons fait plus haut (**121**) conclut dans le même sens, et nous considérons comme démontré qu'il y a au moins une diastase capable de produire deux actions non pas opposées, mais inverses : une hydrolysation ou une analyse sur des solutions concentrées de maltose, une déshydratation ou une synthèse sur des solutions concentrées de glucose.

322. Conditions du phénomène de la réversibilité. — S'il en est ainsi pour la maltase, il est probable qu'il y a aussi des actions inverses avec d'autres diastases, et on peut alors se demander pourquoi on ne les a pas encore aperçues. M. Hill a trouvé une première réponse à cette question en étudiant de plus près le phénomène qu'il venait de découvrir.

En revenant à la formule fondamentale que nous avons trouvée (**106**) pour l'action des diastases, on voit que pour des liqueurs contenant environ 40 0/0 de sucre, la valeur de n est facile à calculer. On a en effet :

$$n = \frac{S}{S - s} = \frac{100}{84} = 1,20$$

quand on part d'une solution de maltose dont il reste 16 0/0 non hydrolysé. Lorsqu'on opère avec des liqueurs moins concentrées, la limite de l'action s'élève, et voici les chiffres trouvés par M. Hill, avec les valeurs de n dans chaque cas :

	Maltose hydrolysé	Valeur de n
Solution à 40 0/0	84 0/0	1,20
20	90,5	1,10
10	94,5	1,06
4	98	1,02
2	99	1,01

Dans les solutions diluées, l'hydrolyse est pratiquement complète, et M. Hill s'est trouvé récompensé ici du soin qu'il a mis dans ses expériences, car avec des méthodes de dosage moins précises, il n'eût pas hésité à attribuer à des causes d'erreur tout nombre témoignant de la persistance de 1 0/0 de maltose dans une liqueur où il y en avait eu 99 0/0 d'hydrolysé. Le phénomène, s'il est le même avec d'autres diastases, ne devient manifeste que pour des solutions concentrées, qui ne sont pas usuelles.

On voit en outre que n augmente avec la concentration et à peu près dans la même proportion qu'elle. On peut en conclure théoriquement que, dans l'espèce, l'influence du facteur $S - s$, c'est-à-dire l'influence des produits de l'action diastasique est insensible, et que, dans ce cas, la formule de l'action diastasique est la suivante :

$$- \Delta s = m \left[1 - p (S - s)\right] \Delta t,$$

où p est une nouvelle constante dont la valeur est $\frac{n}{S}$.

Cette formule est encore trop mal assurée pour qu'on ait le droit de tabler sur les conséquences théoriques qui en découlent. Contentons-nous de remarquer que nos réserves sur la constance de n sont justifiées, et qu'il y a des choses intéressantes à trouver sur la relation entre n et S. Si n varie peu avec S, on a les actions diastasiques ordinaires où n est toujours voisin de 1, et où l'action se termine constamment. Si n varie beaucoup, l'action s'arrête d'autant plus tôt qu'on opère en solutions plus concentrées, et il y aura alors à voir si l'action est réversible.

323. Hydrolysation et synthèse cellulaires. — Il nous reste une dernière question à examiner. Les richesses saccharines pour lesquelles il y a des actions inverses avec la maltase ne sont pas rares dans les sucs cellulaires; et il se peut que les diastases qui président à l'interversion du saccharose ou à la dislocation de l'amidon soient les mêmes que celles qui édifient le sucre cristallisable ou les granules d'amidon. D'ailleurs, il n'est pas nécessaire que les solutions soient concentrées, et du moment qu'une solution de glucose à 2 0/0 transforme en maltose 1 0/0 seulement de son sucre, soit seulement 200 milligrammes par litre de jus, il suffit que ce maltose formé disparaisse de l'organe qui l'a produit, soit pour aller dans un autre organe, soit pour être brûlé, soit pour être immobilisé sur place dans une synthèse nouvelle, pour que l'action inverse recommence et transforme ainsi en maltose la presque totalité du glucose présent. Là est peut-être le secret de la formation de sucre candi dans les racines de la betterave, de l'amidon dans les tubercules de la pomme de terre, etc. Nous n'insisterons pas davantage. Ce qui précède suffit pour qu'on puisse se rendre compte de l'importance de la découverte de M. Hill et des espérances qu'elle fait naitre, tant dans le domaine de la chimie que dans celui de la physiologie.

324. Tréhalase. — M. Bourquelot a désigné sous ce nom une diastase dédoublant le tréhalose en glucose, et qui a été découverte pour la première fois dans l'*aspergillus niger*, puis dans le *penicillium glaucum*, le *volvaria speciosa*, le *polyporus sulfureus*, le *morchella esculenta* et le *peziza acetabu-*

lum. Le tréhalose étant, comme ce savant l'a montré, très fréquent parmi les champignons, et pouvant être attaqué par diverses espèces de microbes, il est probable que la tréhalase est aussi très répandue. Bourquelot et Gley l'ont trouvée dans l'intestin grêle du lapin tué en pleine digestion. Il n'y en avait pas dans le pancréas. On n'en trouve pas non plus dans le sérum du chien et du cheval, ni dans l'urine humaine. Il est probable qu'elle est d'origine microbienne, comme la maltase étudiée ci-dessus, mais qu'elle est produite en quantités plus faibles et peut-être plus variables, le tréhalose n'étant pas, en somme, très répandu dans le monde végétal ou animal. On sait qu'il se transforme facilement en mannite, et que même les champignons qui en contiennent doivent être étudiés frais.

La tréhalase est détruite à 64° en solution aqueuse. L'action des acides sur elle est la même que sur la maltase.

325. Lactase. — Depuis que j'ai signalé, en 1887, une levure faisant subir au lactose une fermentation alcoolique véritable, le nombre de ces levures a beaucoup augmenté. Adametz, Kayser, Steckhofen, Weigmann, Winkler, Qvist, Marpmann et d'autres ont appris à connaître plusieurs espèces de Blastomycètes, auxquelles Hansen conteste, on ne voit pas pourquoi, leur caractère de levures, alors qu'elles font fermenter le saccharose. A ces espèces il faut sans doute ajouter la levure étudiée par Fischer et Thierfelder, qui transforme intégalement le sucre de lait en alcool et en acide carbonique, et le *Lactomyces inflans* de Bochicchio. Dans la fabrication du Kumys et du Kéfir, il y a aussi des levures du lactose qui interviennent.

Toutes ces levures, si elles se comportent comme les levures du saccharose ou du maltose, doivent secréter une diastase capable de dédoubler le lactose en *d*-glycose et *d*-galactose. Elle n'y a pas été recherchée par des moyens appropriés : c'est dans les grains de Kéfir que Fischer l'a découverte. Un lavage à l'eau n'enlève que de la sucrase : mais en desséchant à l'air et en broyant avec de la poudre de verre, on obtient une lactase dédoublant le sucre de lait. Il est probable qu'avec les autres levures du lactose, cette lactase n'est pas non plus diffusible en dehors de la cellule, et c'est pour cela qu'on ne l'a pas rencontrée dans les liquides de macération de ces levures.

BIBLIOGRAPHIE

Maltase.

CUISINIER. *La sucrerie indigène et coloniale*, XXVII, p. 226 et 241.
BROWN et HÉRON. *Ann. d. Ch. et Pharm.*, CCIV, 1880, p. 228.
DE MERING. *Zeitschr. f. phys. Chemie*, 1881.
BOURQUELOT. *Journ. de l'anat. et de la physiol.*, 1886, p. 162.
BOURQUELOT et HERISSEY. *Bull. de la Soc. mycol. de France*, t. XI, p. 235, 1895.
DUBOURG. *Ann. de l'Institut Pasteur*, 1889.
LINTNER. *Zeitschr. f. ges. Brauwesen*, 1892, p. 106.
E. FISCHER. *Berichte d. d. chem. Geselds*, t. XXVII, p. 2988, 1894.
E. FISCHER et E. LINDNER. *Id.*, t. XXVIII, p. 984, 1895.
BEYERINCK. *Centralbl. f. Bacteriol*, t. XII, n° 2, 49.
GEDULD. *Chem. Centralb.*, 91 *b*, 323.
ROHMANN. *Ber. d. d. chem. Gesells.*, t. XXVIII, p. 3654, 1892.
MORRIS. *Proced. of the Royal Soc.*, 1895, t. XLV.
LINTNER et KROBER. *Id.*, t. XXVIII, p. 1050, 1895.
A. CROFT HILL. *Journal of the chem. Soc.*, août 1898, p. 634.

Tréhalase.

BOURQUELOT. *Compt. rend.*, séance du 17 avril 1893.
BOURQUELOT. *Société de biologie*, séance du 17 juin 1893.
BOURQUELOT et GLEY. *Société de biologie*, séance du 13 juillet 1895.

Lactase.

DUCLAUX. *Ann. de l'Institut Pasteur*, t. I, p. 173, 1887.
HANSEN. *Chemisches Centralbl.*, t. LXXXVIII, p. 1209.
FISCHER et THIERFELDER. *Ber. d. d. chem. Gesells*, t. XXVII, p. 1031.
BOCHICCHIO. *Chemiker Zeitung*, t. XVIII, Rep. 108.
FISCHER. *Ber. d. d. ahem. Gesells.*, t. XXVII, 1894, p. 2481.

CHAPITRE XXX

DIASTASE GLYCOLYTIQUE

Cl. Bernard a vu le premier que si on abandonne du sang à lui-même, la quantité de sucre qu'il contient au sortir de la veine diminue peu à peu, et finit par devenir nulle au bout d'un temps assez long. Que devient ce sucre ? est-il dédoublé en deux groupements plus simples, et dans ce cas, quels sont ces groupements ? est-il oxydé dans la partie aldéhydique de sa molécule, de façon à perdre la propriété d'agir sur la liqueur de Fehling ? est-il au contraire (car cette hypothèse a le droit d'entrer en ligne de compte) transformé par synthèse en une substance, sucre ou autre, n'agissant pas sur ce réactif ? Voilà ce que nous ne savons pas encore, malgré les travaux dont cette question a été l'objet. Tout ce qu'on peut dire, et encore avec quelques réserves, c'est qu'il y a encore ici l'action d'une diastase.

326. Travaux de Lépine. — C'est M. Lépine, de Lyon, qui a le premier donné cette interprétation du phénomène, à la suite d'expériences dans lesquelles il a cherché à en préciser les conditions. Je n'ai pas à parler ici des rapports qu'il lui a assignés avec la glycémie ou le diabète pancréatique : je ne me préoccupe que des arguments mettant en jeu l'intervention d'une diastase.

Le plus probant résulte de l'étude des effets de la chaleur. La destruction du sucre dans le sang *in vitro* est d'autant plus rapide que la température est plus élevée, jusqu'à un certain maximum au delà duquel elle diminue pour devenir ensuite nulle. Le sang chauffé pendant quelques instants à 55-56° se coagule et perd la propriété de détruire le sucre qu'il contient, lorsqu'on le ramène à la température du maximum d'action, qui est de 40° environ.

C'est là l'argument principal. Pour les autres, qui, individuellement sans grande valeur, finissent pourtant par faire dans leur ensemble un faisceau respectable, ils se groupent très bien lorsqu'on rapproche, comme Arthus l'a fait le premier, la diastase glycolytique de la plasmase du sang que nous étudions plus loin. Ces deux diastases ont, en effet, même origine.

Lépine avait vu que cette diastase glycolytique était fixée sur les globules blancs, d'où elle passait par diffusion dans le sérum. En centrifugeant du sang, et en lavant les globules avec de l'eau salée physiologique, cette eau prenait des propriétés glycolytiques. Seulement, il attribuait au pancréas la production de cette diastase, il croyait qu'elle existait et fonctionnait dans le sang circulant. Les globules blancs n'en seraient que les détenteurs intérimaires.

327. Travaux d'Arthus. — Arthus montre au contraire que pas plus que la plasmase, la diastase glycolytique ne fonctionne dans le sang en circulation. Ses arguments sur ce point sont calqués sur ceux qu'on peut peut faire valoir pour la plasmase.

On trouve dans l'urine et dans les transsudats toutes les diastases qu'on sait exister dans les tissus : amylase, pepsine, présure, trypsine. Or, le transsudat péritonéal du cheval ne détruit pas son sucre. La glycolyse ne s'y produit que quand on y ajoute du sang, ou du sérum. L'urine ne contient pas non plus de ferment glycolytique. On peut le constater, soit en y ajoutant du sucre, soit en y trempant quelques filaments de fibrine qui ont la propriété de fixer les diastases par un véritable phénomène de teinture. La fibrine plongée dans du sang ou du sérum, transporte avec elle le pouvoir glycolytique dans les transsudats sucrés où on l'introduit ensuite, et elle est rendue inactive par un chauffage à 60°. Or, après un bain d'urine, même prolongé, elle ne devient pas active. La nature du bain n'y est pour rien, car si on a injecté dans les veines d'un animal du sérum ou du sang contenant de la diastase glycolytique, l'urine de cet animal prend et communique à la fibrine des propriétés glycolytiques.

328. Origine de la diastase glycolytique. — Il n'y a donc pas de diastase glycolytique dans le sang en circulation. Il y en a après que le sang a un peu séjourné en dehors des vaisseaux. La question se pose donc comme pour la plasmase, et nous avons à rechercher si elle ne se résout pas de la même façon.

Prenons avec Arthus un tronçon de jugulaire de cheval, lié à ses deux bouts et rempli de sang. Suspendons-le verticalement pendant 24 heures pour que les globules se déposent bien, et divisons-le par deux nouvelles ligatures en trois tronçons : le tronçon inférieur contenant uniquement des globules rouges; un tronçon moyen comprenant la partie supérieure des globules rouges, les leucocytes et les couches inférieures du plasma; le tronçon supérieur contenant les couches supérieures du plasma. En ajoutant ces trois liquides à du transsudat péritonéal de cheval, nous verrons que la couche des globules rouges se montrera inactive, celle du plasma très peu active. La couche moyenne, au contraire, sera très active : or, elle ne contient que les globules blancs en sus de ce que contiennent séparément chacune des deux autres.

L'expérience est jolie et bien faite. D'autres faits en appuient d'ailleurs la conclusion. Je ne relaterai pas ceux dans lesquels M. Arthus fait intervenir les agents décalcifiants tels que l'oxalate de potasse. Nous avons vu que ces phénomènes, qui semblent simples, sont au contraire très compliqués. Mais en voici de plus probants.

L'eau, qui favorise la destruction des globules blancs et la diffusion de la plasmase, favorise aussi celle de la diastase glycolytique. L'addition d'eau au sang qui contient des globules blancs, active la coagulation et la glycolyse, tandis qu'elle la retarde dans les liquides organiques dépourvus d'éléments figurés.

Enfin, si la glycolyse est due à une diastase que les leucocytes n'exsudent qu'au moment de leur mort, la disparition du sucre se devra faire lentement d'abord, dans un sang qui sort de la veine, et plus rapidement ensuite, à mesure que la diastase deviendra plus abondante; or, c'est ce que confirme l'expérience suivante où on a trouvé, pour la proportion en millièmes du sucre dans le sang, les nombres que voici. Les pertes se rapportent à des temps égaux.

	Sucre	Pertes
Au sortir du vaisseau.......	1,61	»
Après 15 minutes à 40°.....	1,60	0,01
» 30 » ».....	1,58	0,02
» 45 » ».....	1,50	0,08
» 60 » ».....	1,35	0,15
» 75 » ».....	1,16	0,19

La glycolyse va donc en augmentant, comme nous l'avions prévu. M. Lépine qui ne conteste pas le fait, l'attribue à ce que, dans les premiers moments après la saignée, la glycolyse est masquée par la production simultanée d'une petite quantité de sucre aux dépens du glycogène qui se trouve toujours dans le liquide sanguin. Mais on peut se demander comment cette formation de sucre aux dépens du glycogène a pu être débarrassée à son tour de la complication due à la glycolyse. Le parallélisme que nous signalons entre la production de la plasmase et celle de la diastase glycolytique parle au contraire nettement en faveur de l'interprétation de M. Arthus.

329. Etude de la diastase. — Il resterait, maintenant que nous savons à quelle source on peut puiser la diastase glycolytique, à la dissoudre par macération des globules blancs, et à savoir en quoi elle transforme le sucre qu'elle fait disparaître. Ce sujet n'a pas encore été abordé, et nous n'avons au sujet de l'action de la diastase que quelques renseignements incomplets dont il nous faut pourtant dire un mot, pour les préciser dans ce qu'ils ont encore de vague.

Nous avons vu que, dans les diastases les mieux connues jusqu'ici, la quantité de matière transformée, à une certaine température et dans des conditions données, ne dépendait que de la quantité de diastase présente, et non point de la quantité de matière à transformer. C'est seulement dans l'interversion par les acides que la quantité de matière transformée, toutes choses égales d'ailleurs, augmente avec la quantité de matière à transformer, et même lui devient proportionnelle, si bien que dans l'action de la sucrase, ce sont les *quantités de sucre interverti* qui décroissent en proportion géométrique, lorsque les temps croissent en progression arithmétique, tandis que dans le cas des inversions par l'acide sulfurique, ce sont les *proportions de sucre interverti* qui suivent la loi logarithmique.

La différence apparait nettement quand on étudie l'action à ses débuts, lorsqu'elle est encore proportionnelle au temps. En doublant la quantité de matière soumise à l'action d'une même quantité de diastase, on constate que la quantité transformée ne varie pas. Si on attend plus longtemps, on constate que la loi ne se vérifie plus pour des temps égaux, et pour une raison facile à saisir. C'est que l'action se ralentit pour la solution la moins riche alors qu'elle marche encore activement pour l'autre. Celle-ci a donc l'air de prendre l'avance; mais c'est là une illusion contre laquelle ne se sont peut-être pas suffisamment mis en garde les savants qui ont discuté sur la marche de la disparition du sucre sous l'influence de la diastase glycolytique.

On trouve pourtant quelques exemples de cette loi dans les nombres fournis. Ainsi M. Hédon a étudié les pertes subies après 2 heures à 40° par du sang additionné de glucose. Il a trouvé dans un cas une perte de 18 0/0 avec un sang contenant en tout 3 millièmes de sucre, et 13 0/0 avec le sang d'un autre animal contenant 4,2 millièmes de sucre. Les chiffres sont différents lorsqu'on les prend comme des proportions centésimales, mais s'identifient lorsqu'on les ramène à être des chiffres absolus, et on trouve alors que, dans ces deux cas, il s'est détruit la même quantité de sucre ($18 \times 3 = 54$; $13 \times 4,2 = 54,6$). Enfin, deux autres des nombres de M. Hédon vérifient aussi très bien la loi de proportionnalité de l'action au temps, tant qu'elle est à ses débuts. Du sang normal, contenant 2,8 millièmes de sucre, a été mis à 40°. Après 2 heures et 4 heures, on a cherché les pertes subies, elles ont été de 0,44 et de 0,88, c'est-à-dire exactement doubles l'une de l'autre.

Il est vrai qu'avec d'autres sangs, et dans d'autres conditions, ces lois précises ne se retrouvent plus, mais c'est peut-être qu'on ne les a pas recherchées. En attendant qu'on fasse à ce sujet des mesures plus précises, nous pouvons tirer de ce qui précède un argument contre un point doctrinal introduit par M. Lépine dans cette partie de la science.

En étudiant comparativement le *pouvoir glycolytique* du sang diabétique et du sang normal, M. Lépine a trouvé que le premier était moindre que le second, et il en a conclu que si le sucre s'accumulait dans le sang diabétique, c'est qu'il n'y était pas détruit avec une vitesse aussi grande que dans le sang normal.

Or, ce qu'il appelle *pouvoir glycolytique* n'est pas mesuré par la quantité absolue de sucre que peut détruire dans un temps donné, et à une température donnée, un litre de sang par exemple, mais par la proportion de son sucre que le sang fait disparaître. Comme le sang diabétique contient plus de sucre que le sang normal, la quantité absolue qu'il en détruit peut être et est en effet quelquefois plus grande, mais la proportion reste plus faible que dans le sang normal. Toute la question est donc de savoir si c'est la perte pour cent de sucre dans un temps donné, ou la valeur absolue de cette perte qui doit entrer en ligne de compte. Ce que nous savons au sujet des diastases que nous connaissons le mieux nous incline vers cette dernière opinion. Pour nous amener à nous préoccuper, non de la quantité, mais de la proportion, et à rapprocher ainsi la diastase glycolytique, non des autres diastases, mais de l'action inversive ou saccharifiante des acides, il faudrait des arguments nouveaux qui n'ont pas encore été produits, et cette objection d'ordre chimique vient s'ajouter à celles qui ont été opposées à M. Lépine sur le terrain physiologique.

BIBLIOGRAPHIE

LÉPINE. *Lyon médical*, 1889, p. 619 et 1890, p. 83. — *Comptes rendus*, 8 avril 1890.

LÉPINE et BARRAL. *Comptes rendus*, 23 juin 1890, 23 février, 22 juin et 25 mai 1891 et *Revue de médecine*, t. XII, 1892, p. 486-487.

ARTHUS. *Mém. de la soc. de biologie*, 1891, p. 65.

LÉPINE et BARRAL. *Id.*, 1891, p. 271 et 1892, p. 220.

HÉDON. *Travaux de physiologie de l'Université de Montpellier*, 1898, p. 141.

CHAPITRE XXXI

LIPASE

C'est Cl. Bernard qui a le premier montré que le suc pancréatique, agité avec de l'huile ou des graisses fondues, donnait avec elles des émulsions stables, dont l'acidité allait en augmentant par suite de la mise en liberté de quantités croissantes d'acides gras. Il avait ainsi confondu en une seule deux actions très différentes, l'émulsion et la saponification de la graisse.

330. Emulsion. — J'ai montré que l'émulsion était un phénomène de l'ordre physique, c'est-à-dire dépendant uniquement de conditions physiques, dont la plus importante est la tension superficielle. L'eau et l'huile ne s'émulsionnent pas mutuellement parce que leurs tensions superficielles sont très différentes. Lorsqu'on les agite ensemble, même avec violence, et longuement, on divise bien la matière grasse en gouttelettes, mais ces gouttelettes restent grosses, remontent par suite facilement à la surface dès que le mélange est laissé en repos, se fondent les unes dans les autres, et bientôt reparaît l'état d'équilibre primitif. Si à ce moment on ajoute dans l'eau l'un quelconque des réactifs neutres qui permettent d'abaisser sa tension superficielle au niveau de celui de l'huile surnageante, la moindre agitation suffit à produire une émulsion blanche et fine, analogue à celle des globules de beurre dans le lait.

On peut arriver au même résultat avec quelques gouttes d'une solution de soude, qui fait un savon alcalin avec les portions d'acides gras libres que toute matière grasse contient d'ordinaire. Quand il n'y a pas d'acides libres, une courte agitation provoque la saponification superficielle des globules gras qui se forment. Or, les plus faibles traces de savon suffisent à diminuer beaucoup la tension superficielle de l'eau, et sitôt qu'elle a atteint le niveau voulu, l'émulsion fine et blanche se forme, comme dans le cas précédent.

Seulement, les globules gras finement divisés, dont le mélange homogène avec le liquide ambiant forme l'émulsion, n'en restent pas moins soumis à l'action de la pesanteur qui tend à les pousser à la surface ou à les faire descendre au fond, suivant le signe de la différence de leur densité avec celle du liquide ambiant, de sorte qu'il n'y a qu'une émulsion entre deux liquides de même densité qui soit, une fois faite, indéfiniment persistante. La différence des densités peut donc provoquer la séparation du liquide émulsionné, mais sans faire cesser l'émulsion, c'est-à-dire la division en fines gouttelettes, parce que, entre ces gouttelettes réunies au fond ou à la surface, persistent des lames du liquide émulsif de même tension superficielle qu'elles.

Ces lames interposées peuvent à leur tour disparaître par écoulement de haut en bas, ou de bas en haut, sous l'influence des forces mêmes qui ont provoqué la séparation des deux liquides. Elles le font d'autant plus difficilement que le liquide agité avec de l'air devient plus mousseux, c'est-à-dire que les surfaces laminaires qui séparent les bulles d'air ont plus de résistance transverse et ressemblent plus, sous ce point de vue, à des lamelles de caoutchouc. Il s'agit là d'une propriété différente de celle qui se traduit par la tension superficielle. On peut faire avec du savon et de l'eau, et avec de l'alcool et de l'eau, deux liquides ayant même tension superficielle, et qui ne se ressembleront pourtant pas comme liquides mousseux, car la dissolution de savon se laissera facilement souffler en bulles, et la solution d'alcool donnera au contraire des surfaces moins élastiques et moins extensibles que l'eau pure. L'émulsion sera donc d'autant plus stable que le liquide émulsif, celui qui sépare les unes des autres les gouttelettes du liquide émulsionné, donnera, agité avec de l'air, des mousses plus persistantes.

Dans tout cela, on le voit, il n'y a place pour aucune propriété ni pour aucune transformation chimique dans les deux liquides en émulsion réciproque. L'émulsion est donc un phénomène physique qui peut bien faciliter la saponification en multipliant les surfaces de contact, mais qui n'a rien de commun avec le dédoublement du corps gras.

Disons tout de suite pour fixer les idées au sujet de l'augmentation de surface résultant de l'émulsion, que **1** cent. cube de graisse, mis au contact de **1** cent. c. d'eau dans un tube de **1** cent. carré de section peut, réduit seulement en gouttelettes de **1** centième de millimètre de diamètre, en fournir environ **500** millions ayant une surface totale d'environ 15 décimètres carrés, soit environ 1.500 fois la surface de contact initiale.

331. Saponification. — La saponification est un dédoublement avec hydratation. Les corps gras sont, presque tous, des éthers de la glycérine, et reconstituent en se saponifiant l'alcool triatomique et l'acide gras dont ils proviennent. Ainsi, on a pour la stéarine, par exemple :

$$C^3H^5(C^{18}H^{35}O^2)^3 + 3H^2O = (C^3H^5)(OH)^3 + 3(C^{18}H^{36}O^2)$$

Du corps gras neutre, on voit donc sortir, par dédoublement, un corps neutre, la glycérine, et un acide gras dont le dosage peut renseigner sur la marche du phénomène. Cl. Bernard avait vu l'huile émulsionnée par le suc pancréatique devenir acide, et cette découverte avait été sanctionnée par une analyse de M. Berthelot. Comme on n'obtenait rien en employant du liquide pancréatique chauffé, comme en outre Cl. Bernard montrait que les chylifères ne devenaient blancs et laiteux qu'au niveau où le suc pancréatique pouvait se mélanger à la masse dans laquelle ils puisaient, la conclusion de Bernard fut qu'on avait affaire à un ferment digestif des graisses, et cette notion est restée dans la science.

J'ai montré en effet que l'émulsion à elle seule suffit à assurer la pénétration des matières grasses dans les lymphatiques en les soustrayant aux actions d'adhésion moléculaire qui les maintiendraient au contact des parois, et les amèneraient bientôt à former bouchon sur tous les orifices capillaires. C'est surtout à l'état d'émulsion, c'est-à-dire sans avoir subi de transformation chimique préalable, que les aliments gras sont versés dans le sang. Là ils éprouvent, ou du moins ils peuvent éprouver une action nouvelle de même nature que la saponification pancréatique, et due à une diastase probablement identique à celle du pancréas. M. Hanriot, qui l'a découverte, lui a conservé le nom de lipase, proposé par M. Bourquelot. En Allemagne, où on la rapproche, je ne sais pourquoi, de la pepsine, on l'appelle stéapsine.

332. Recherches de M. Hanriot. — Pour éviter l'action complexe d'une saponification superposée à une émulsion, M. Hanriot a employé une matière grasse soluble dans l'eau, la monobutyrine de la glycérine, qui avait déjà servi à Cl. Bernard et à Berthelot pour étudier l'action du suc pancréatique. En dissolvant cette butyrine dans du sérum sanguin, on constate facilement qu'elle se dédouble, même en solution légèrement acide, et que rien ne se produit dans l'eau pure, même additionnée d'un peu de carbonate de soude. Cette activité du sérum s'affaiblit considérablement quand on l'a chauffé à 60°, elle cesse quand on le porte à 90°. De faibles quantités de sérum peuvent décomposer des quantités relativement considérables de butyrine, à la condition qu'on sature de temps en temps l'acide mis en liberté. Nous avons donc affaire à une diastase qui préfère les milieux alcalins, neutres ou légèrement acides, et il y en a en circulation dans le sérum sanguin.

La même réaction permet de la chercher dans les divers tissus de l'organisme. Le sang, le pancréas, le foie en contiennent abondamment. Les muscles, le corps thyroïde, la rate, les capsules surrénales, le testicule, l'urine, la lymphe n'en contiennent que des quantités insignifiantes.

333. Lipases végétales. — M. Hanriot a aussi cherché par la même méthode la lipase dans les graines oléagineuses en train de germer. Dans cette voie, il avait été précédé par Green et par Siegmund.

Green avait obtenu, en faisant macérer des graines de ricin en germination dans une solution de sel marin à 5 0/0, additionnée d'un peu de cyanure de potassium qui servait d'antiseptique, un liquide qui, débarrassé du sel par dialyse, et ajouté à une émulsion d'huile de ricin maintenue à 40°, la rendait très nettement acide au bout de quelque temps. Ce même liquide, porté à l'ébullition, restait inactif.

Siegmund avait fait des observations semblables sur d'autres graines, colza, pavot, ricin, chanvre, lin, et même maïs. Gérard et Camus ont de même trouvé de la lipase dans le *penicillium glaucum* et *l'aspergillus niger*. Nul doute que cette diastase ne soit, comme les autres, extrêmement répandue.

334. Extraction de la lipase. — Cette diastase peut se préparer par l'action de l'alcool sur les liquides qui en contiennent, et de préférence avec les sucs ou macérations pancréatiques ; mais elle n'a pas été isolée des autres diastases qui se précipitent en même temps qu'elle. Il arrive même qu'elle semble se perdre dans la série des opérations, soit qu'elle soit plus fragile que ses congénères, soit qu'il y ait eu erreur dans la recherche, tenant à ce qu'on a longtemps confondu l'émulsion et la saponification. Si le suc pancréatique émulsionne facilement les graisses, il n'en est pas de même pour les mélanges diastasifères dissous dans l'eau, et, du moment qu'ils sont peu émulsifs, la lipase qu'ils peuvent contenir risque de passer inaperçue. Il faudrait recommencer cette recherche en prenant comme réactif non pas des graisses insolubles, mais de la butyrine.

335. Dosage de la lipase. — C'est donc avec les liquides naturels contenant de la lipase qu'il est le plus facile d'opérer. Pour étudier les lois de l'action et arriver à un procédé de dosage, MM. Hanriot et Camus se sont servis surtout de sérum de cheval, qui s'est révélé le plus actif des sérums et qu'il est facile de se procurer en abondance. Lorsqu'on le conserve en vase clos, son activité reste longtemps la même. Comme un simple dosage acidimétrique permet de mesurer la quantité d'action, son étude est relativement facile.

Maintenant d'abord constantes la température et la durée d'action, MM. Hanriot et Camus ont cherché l'influence des quantités de lipase en faisant agir des quantités variables de sérum sur de la monobutyrine, et ils ont trouvé les nombres suivants, représentant le nombre de cc. de liqueur alcaline nécessaires pour ramener, après divers intervalles, la neutralité initiale.

	0,5 sérum	1 cc.	1,5 cc.	2 cc.
20 minutes	6	11	16	22
1 heure	12,5	25	37	48
1 h. 30 m.	20	36	53	62
2 heures	30	54	73	66

La marche de ces nombres en ligne verticale s'accorde, dans ses traits généraux, avec celle d'une logarithmique, et ceux de la première ligne horizontale témoignent que, comme pour les autres diastases, la quantité d'action au début est proportionnelle à la quantité de diastase.

L'allure logarithmique de la courbe d'action montre en outre qu'il y a action paralysante des produits formés. Nous savons en effet que l'acide produit gêne l'action de la diastase. Aussi faut-il pendant la marche du phénomène, maintenir la neutralité, autant que possible, par des additions ménagées d'alcali. Il faut éviter de dépasser la neutralité, car la soude ajoutée en excès saponifie la butyrine pour son compte et introduit une cause d'erreur. La glycérine et le butyrate de sodium sont sans action.

336. Influence de la température. — En étudiant maintenant les quantités d'acide produites avec les mêmes quantités de sérum et dans le même temps à diverses températures, on trouve les chiffres suivants, en s'arrêtant aux 10 premières minutes de l'action. Ils sont rapportés au chiffre maximum, supposé égal à 100.

à zéro	16
20°	25
25°	37
37°	50
40°	62
50°	83
60°	100
70°	83

Il y a donc un maximum d'action au voisinage de 60°, et l'activité de la lipase, à la température ordinaire du corps, n'est que la moitié de son activité maximum.

337. Mesure de l'activité. — Ceci nous permet de fixer comme nous l'avons fait pour le présure, l'unité de lipase. MM. Hanriot et Camus appellent ainsi la quantité de lipase qui met en liberté un millionnième de molécule d'acide en 20 minutes à la température de 25 degrés. Il est clair que, comme pour la présure, il vaudrait mieux choisir la température conventionnelle au voisinage de la température maximum, ou, si on veut se tenir plus près des conditions physiologiques, à la température de 37°, qui est à peu près celle du corps humain. La table relative à l'action de la température permet de passer de l'une à l'autre. Ainsi 1 cc. de sérum d'activité 37, dans le système de Hanriot et Camus, aurait une activité égale à 50 à 37°, et à 100 à 60°, c'est-à-dire qu'il mettrait en liberté à cette dernière température une quantité d'acide butyrique égale à

$$\frac{100.88}{1000.000} = \frac{88}{10.000}$$

ce qui revient à dire qu'il fournirait 8 millig. 8 d'acide butyrique, ou bien qu'il saponifierait une quantité de butyrine représentée en milligrammes par le dixième du poids moléculaire ; à 37° ce serait seulement la moitié. Comme ce chiffre est un chiffre réel, on peut en tirer une conclusion. Les cinq litres de sérum d'un homme de taille moyenne, pourraient, s'ils avaient cette activité vis-à-vis des graisses alimentaires, saponifier pendant la durée d'une digestion une quantité de stéarine dépassant 500 gr. ; c'est beaucoup plus que n'en apporte un repas, si copieux qu'il soit. Les corps gras résistent à cette action puissante parce qu'ils sont émulsionnés et ne se laissent attaquer que par leur surface.

338. Différences des lipases de diverses origines. — Nous avons vu (**283**) que M. Hanriot avait cherché à distinguer les lipases de diverses origines. Comparant celle du pancréas et celle du sérum, il a montré que si elles ont la même activité en milieu alcalin, c'est-à-dire si elles décomposent dans le même temps, à la même température, la même quantité de monobutyrine, cette identité ne persiste pas lorsqu'on laisse le milieu s'acidifier sous l'influence de l'acide formé, ou quand la température change. Il a de même comparé le sérum de cheval au sérum d'anguille, celui-ci étant environ 5 fois plus actif que celui de cheval. Ces sérums, une fois égalisés par dilution du plus fort, restent à peu près au même niveau quand on les laisse fonctionner en milieu qui s'acidifie ou en milieu qu'on neutralise constamment. Mais nous avons contesté le bien fondé de ces déductions, et montré que, pas plus pour la lipase que pour les autres diastases, on ne pouvait tirer aucune conclusion précise de cet ordre de faits.

339. Influence des acides et des bases. — Nous avons dit plus haut que la lipase ne supportait pas des doses d'acide un peu considérables, et qu'elle préférait les milieux neutres ou un peu alcalins. Nous pouvons donc nous attendre à ce que les alcalis vont se comporter vis-à-vis d'elle comme les acides en présence de la sucrase, c'est-à-dire qu'après avoir favorisé son action jusqu'à une certaine dose, ils vont la retarder pour des doses plus fortes. M. Hanriot a commencé l'étude de cette question en ajoutant des quantités croissantes de carbonate de soude à des mélanges de 1 cc. de sérum et de 10 cc. d'une solution de monobutyrine, et en cherchant ce qu'il y avait de butyrine saponifiée après 20 minutes. Il n'indique pas la température, qui était sans doute de 25°. Voici les activités trouvées dans une de ces expériences.

Carbonate en mgr.	0	2	4	6	8	10	15	20
Activité de la lipase	22	33	40	44	46	52	74	86

L'activité devient donc 4 fois plus grande en présence de 2 gr. par litre de carbonate de soude.

BIBLIOGRAPHIE

Cl. Bernard. Leçons de physiol. expérimentale, t. II.
Duclaux. *Ann. de Ch. et de Phys.* t. XXI, 1871.
Hanriot. *Soc. de biologie*, 1896 et 1897, *passim*.
Green. *Philosophical transactions*, t. LXXVIII, p. 39, 1887.
Siegmund. *Sitzungsber d. Wiener. Akad. d. Wissens*, 1890, et *Monatshefte f. Chemie*, t. XI, p. 272.
Gérard. *Comptes rendus*, 15 février 1897.
L. Camus. *Soc. de biologie*, 1897, p. 192 et 230.
Hanriot et Camus. *Id.* 1897, p. 124.

CHAPITRE XXXII

URÉASE

La découverte de la diastase qui hydrolyse l'urée est due à Musculus. Elle a suivi de près la découverte par Pasteur et l'étude faite par van Tieghem de microbes transformant l'urée en carbonate d'ammoniaque. Mais elle procède d'un tout autre ordre d'idées. Musculus trouve qu'en filtrant l'urine épaisse et trouble rendue par des malades atteints de catarrhe de la vessie, après l'avoir additionnée d'un peu d'alcool pour qu'elle n'obstrue pas les pores du filtre, il reste sur celui-ci un mucus qu'on peut redissoudre dans l'eau, et qui donne à celle-ci la propriété d'hydrater l'urée.

La matière qui se dissout se précipite par l'alcool, devient inerte à l'ébullition, et même à 80°. Précipitée et desséchée, elle conserve son pouvoir longtemps et peut produire un effet très sensible sous un poids très faible. Musculus n'hésite pas à l'assimiler à la diastase de l'orge. Il établit d'ailleurs à son sujet quelques notions que nous retrouverons tout à l'heure et qui sont très exactes.

La question n'a été reprise depuis lui que par M. Miquel, qui l'a beaucoup développée. Dans la pensée de Musculus, c'était du mucus vésical que l'uréase provenait. M. Miquel a montré que c'était, au contraire, une sécrétion commune à divers microbes pouvant faire fermenter l'urée, et rendre alcalines les liqueurs dans lesquelles ils se développent.

Ces microbes, dont M. Miquel a décrit plusieurs espèces, ne sont pas tous au même niveau comme producteurs d'uréase, et il faut naturellement choisir les plus actifs quand on veut avoir une solution de cette diastase. On rencontre un obstacle dans ce fait que le microbe producteur est gêné dans son fonctionnement par l'alcalinité produite. Il faudrait donc saturer celui-ci au fur et à mesure. On peut encore laisser macérer le microbe dans son liquide de culture. On peut ensuite filtrer ce liquide sur une bougie Chamberland, qui l'appauvrit seulement un peu. L'uréase peut en être précipitée par l'alcool ; mais il faut la laisser aussi peu que possible en contact avec ce réactif, car elle est très sensible à son influence.

340. Lois de l'action de l'uréase. — De l'ensemble des nombres fournis par M. Miquel, on peut conclure que l'uréase suit, dans son action, les lois générales des diastases. Mais il manque partout une vérification précise, et même on peut croire parfois que ces lois ne sont pas vérifiées. C'est ainsi, par exemple, que la décroissance dans les quantités d'urée transformée dans l'unité de temps, au lieu d'être régulière et de suivre la loi logarithmique, semble passer par un maximum dans quelques-unes des expériences de M. Miquel. Mais cette irrégularité tient à ce que ce savant ne maintenait pas la température constante pendant toute la durée de la réaction. D'autres irrégularités et singularités tiennent peut-être aux propriétés particulières de cette diastase, qui semble être plus sensible qu'aucune autre à certaines influences banales.

C'est ainsi, par exemple, qu'une simple dilution dans l'eau l'affaiblit beaucoup. En l'étendant, par exemple, de son volume d'eau, on devrait réduire à 50 0/0 son activité par unité de volume. On la réduit en réalité à 40 et 30 0/0. M. Miquel ne donne pas les raisons de ce déchet, qu'il attribue parfois à une oxydation, mais il montre, par ailleurs, que l'uréase est peu oxydable. Une nouvelle bizarrerie, tout aussi inexpliquée, est celle-ci : L'uréase jeune, c'est-à-dire nouvellement produite, est toujours moins résistante vis-à-vis des agents extérieurs, dilution, chaleur, oxygène, antiseptiques, qu'une uréase qu'on a conservée pendant quelques semaines ou quelques mois, dans un flacon bouché, ou en présence d'un gaz inerte. Tout cela donne à l'étude sur l'uréase quelque chose de flottant.

L'étude de ces phénomènes curieux eût été une préface fort utile à toutes les recherches sur l'uréase. M. Miquel ne l'ayant pas faite, on ne peut hasarder à ce sujet que des conjectures. En voici une qui est d'accord avec tout ce que nous savons sur ce sujet. Elle consiste à admettre que dans le liquide qui la contient, l'uréase est d'abord à l'état de dissolution, et se coagule peu à peu ensuite, soit spontanément, par suite de l'action du temps, soit en vertu de phénomènes d'oxydation se produisant sur d'autres parties du liquide. A l'origine, cette diastase dissoute est très sensible aux agents extérieurs. A mesure qu'elle se coagule, elle devient de plus en plus insensible, de plus en plus résistante, et voilà toute une catégorie de phénomènes, je ne dirai pas expliqués, puisque l'interprétation est hypothétique, mais d'accord avec cette interprétation.

En voici une autre. L'addition à la solution d'uréase de telle ou telle substance étrangère pourra empêcher, ou activer au contraire, ce phénomène de coagulation, et rendre par là la diastase plus ou moins sensible aux influences extérieures. Si la sensibilité augmente, la substance ajoutée sera à la fois un agent paralysant de la diastase et un agent destructeur. Si la sensibilité décroît, la diastase se détruira moins vite en présence de la matière ajoutée, qui sera conservatrice et par là accélératrice. En d'autres termes, nous devrons retrouver les mêmes faits que nous avons déjà observés à propos des autres diastases. Seulement ils seront un peu plus complexes, en apparence plus paradoxaux et plus difficiles à débrouiller à cause de l'introduction de ce facteur nouveau : la fragilité de la diastase jeune, l'inaltérabilité relativement plus grande de la diastase vieillie. Nous allons avoir l'occasion de rencontrer des exemples de ces deux cas.

341. Action de la chaleur. — En voici un premier exemple à propos de l'action de la chaleur. M. Miquel fixe à 50° la température du maximum d'action ; mais il cite des expériences dans lesquelles ce maximum est placé nettement vers 60°. Peut-être y a-t-il une influence des matières présentes, comme avec les autres diastases. Ce qu'il y a de sûr, c'est que, déjà à cette température de 50°, la diastase commence à souffrir des effets de la chaleur. Quand elle est chauffée seule et sans urée, elle faiblit déjà à 35 ou 40°. La présence de l'urée lui donne un peu de solidité, comme il arrive en général pour les diastases. Il faut noter ici que cette augmentation de résistance se produit sans qu'il y ait formation de précipité ou même d'un trouble quelconque dans la liqueur. Peut-être l'effet d'affermissement produit par le temps dépend-il aussi d'une coagulation graduelle dans la solution d'urée, coagulation qui peut se faire, comme nous l'avons vu, sans devenir visible.

Le froid, lorsqu'il arrive à la congélation, affaiblit aussi les liqueurs, surtout les solutions jeunes. Au voisinage de zéro, l'action est négligeable, à moins que le liquide ne soit agité au contact de l'air, ou exposé en grande surface à son action.

342. Action des acides. — Musculus avait déjà vu, non seulement que les acides entravaient l'action de l'uréase, mais même arrivaient à la détruire. Ainsi, en la laissant séjourner pendant 10 à 15 minutes dans de l'acide chlorhydrique à 4/1000°, et en saturant ensuite cet excès d'acide, on trouvait qu'elle avait disparu. Miquel a repris ce sujet de l'influence des corps étrangers, sur lequel il a multiplié les expériences. Malheureusement, au lieu de mesurer les temps nécessaires pour la production d'une même quantité d'action, ce qui fournit, comme nous l'avons vu, le meilleur moyen de mesurer l'action accélératrice ou retardatrice d'une substance, il a mesuré les quantités d'action produites dans le même temps. Pour faire la traduction des effets d'un système de mesure dans l'autre, il faut n'opérer que sur les chiffres recueillis au commencement de la réaction, c'est-à-dire, pendant la période où la quantité d'action croît proportionnellement au temps. Nous ferons cette traduction, pour résumer les résultats de M. Miquel, partout où elle sera possible, et nous indiquerons le résultat obtenu par la valeur de ce que nous avons appelé jusqu'ici le rapport R, c'est-à-dire le rapport des temps nécessaires pour produire une même quantité d'action en présence et en l'absence de la substance ajoutée. Quand elle sera accélératrice, ce rapport sera plus grand que l'unité ; plus petit quand elle sera retardatrice.

343. Action du sucre et de la glycérine. — Afin de mettre un peu d'ordre au milieu de la foule de résultats variés que M. Miquel a fournis dans ses mémoires, nous conviendrons, en outre, d'opérer sur des diastases jeunes, au moment où elles sont le plus sensibles aux agents dont nous voulons apprécier l'influence. Il sera entendu qu'à mesure qu'elles veillissent, cette influence va en diminuant de plus en plus, et peut même changer de sens.

Voici par exemple l'action du sucre. Dans une expérience, M. Miquel prend une solution d'uréase âgée de 11 jours, et la mélange avec un quart de son volume d'une solution à 20 0/0 de sucre, puis y ajoute 8 0/0 d'urée pure, et place le mélange 24 heures à 48-50°, en même temps qu'une solution d'uréase non étendue, additionnée aussi de 8 0/0 d'urée. De temps en temps on fait une analyse et on obtient les chiffres suivants pour la quantité d'urée disparue dans un litre de chacune des solutions :

	Témoin sans sucre.	Liqueur sucrée.
Après 1 heure...........	13,1	19,5
» 2 »	19,6	37,5
» 3 »	19,6	50,2
» 24 »	19,2	50,0

On voit deux choses sur ce tableau :

La première est que malgré la dilution qui n'a laissé dans le second liquide que les 4/5 de la diastase contenue dans un volume égal du premier, la seconde série de chiffres dépasse la première. Il semble donc que l'addition de sucre augmente beaucoup l'action de l'uréase. En interprétant ses résultats, M. Miquel aurait certainement eu le droit de dire qu'il y avait dans le liquide une pro-uréase, que la solution sucrée transformait en uréase.

Le second fait à remarquer est que, dans la première série de chiffres, le maximum est très inférieur à celui de la seconde série et était atteint déjà, ou à peu près, au bout de la première heure, tandis qu'il n'était pas atteint en deux heures dans l'essai en présence du sucre. Il y a donc eu de la diastase détruite dans le premier cas, car nous savons que lorsque l'effet de la substance ajoutée est accélérateur ou retardateur de l'action, sans toucher à la diastase, il ne modifie pas la valeur du maximum atteint. Dès lors, nous concluons que l'addition du sucre a eu surtout pour effet de protéger la diastase contre l'action de cette température de 48-50°, qui lui est funeste. Le sucre n'est donc peut-être pas un adjuvant ou un accélérateur de l'action, c'est un protecteur de la diastase. Il ne semble pas la protéger d'une façon absolue, puisqu'il ne lui permet pas de dépasser environ 5 0/0 de carbonate d'ammoniaque dans un liquide à 8 0/0 d'urée. Mais en retardant son oxydation ou sa coagulation, il la rend plus puissante.

La glycérine joue un rôle analogue, mais un peu plus effacé, autant qu'on peut en juger par les nombres malheureusement peu précis des mémoires de M. Miquel. Par contre, le sirop de glucose est sans action.

344. Action des antiseptiques sur l'uréase. — Ici, pour abréger, je ne donnerai qu'un seul chiffre, le rapport R correspondant à la proportion indiquée de l'antiseptique. Par exemple, pour le sel marin on trouve que la quantité d'urée disparue par litre, en une heure, à une température non indiquée, mais qui doit être de 48-50°, est de7,4 gr., dans une solution à 6,25 0/0 de NaCl, et de 8,2 dans la solution témoin, non salée. Ces nombres sont assez éloignés des chiffres obtenus au bout de 4 heures (22,1 et 24,3 gr. respectivement) pour qu'on puisse assurer qu'au bout d'une heure, l'action était encore à ses débuts ; dès lors on peut admettre que l'activité de la diastase est proportionnelle aux quantités d'urée hydrolysée dans le même temps, et qu'on a pour le rapport R :

$$R = \frac{a'}{a} = \frac{7,4}{8,2} = 0,80.$$

Nous trouvons ainsi pour le sel marin les chiffres suivants :

Proportions de sel 0/0	1,25	2,50	5,0	6,25
Valeur de R	1,00	0,90	0,80	0,80

L'action neutralisante du sel sur la diastase jeune est donc faible. Il en est de même pour le sulfate de soude et le sulfate de magnésie. Le carbonate d'ammoniaque présente de l'intérêt, parce qu'il s'accumule de plus en plus dans le liquide pendant la réaction. On voit, en l'ajoutant à l'avance, qu'il gêne l'action de l'uréase. Le rapport R est de 0,78 pour l'addition de 2 0/0 environ de ce carbonate.

Le chloroforme a été étudié en comparant une solution d'uréase pure avec la même solution agitée au contact d'un excès de chloroforme pur, sans alcool. On a trouvé R = 0,58 pour une solution d'uréase vieille de 8 jours.

L'alcool se comporte de même. On l'a ajouté par faibles quantités, à un volume *constant* de bouillon diastasique, jusqu'au moment où il a commencé à y produire un précipité. On a vu que l'activité du mélange allait en décroissant de plus en plus. Il y a là évidemment superposition de deux effets, d'abord l'effet de la dilution de la diastase, puis l'effet de l'alcool, que M. Miquel a eu tort de laisser confondus. On pourrait en faire la distraction par le calcul, mais d'une façon un peu hypothétique. Voici les nombres trouvés par M. Miquel. La première ligne donne les proportions d'alcool ajoutées à un même volume de bouillon.

	1/100	1/50	1/30	1/15	1/10	1/5
R =	0,90	0,86	0,80	0,70	0,52	0,30

Ce n'est que pour l'addition de 1/5 d'alcool absolu que la liqueur a commencé à se troubler. Jusqu'à ce moment, l'effet de l'alcool est donc nettement retardateur.

345. Antiseptiques énergiques. — Nous arrivons maintenant aux corps dont l'action est la plus marquée. Nous pouvons y rattacher les acides et les alcalis, dont Musculus avait déjà constaté la puissance destructive. Les acides sulfurique et chlorhydrique ont éteint toute hydrolysation dans les expériences de M. Miquel à des doses de 1/40000. Les acides organiques, lactique, tartrique, citrique, ont une action un peu moins énergique, ils détruisent, à la dose de 1/500, tout pouvoir hydratant.

L'acide borique est aussi très actif. Voici les valeurs de R, mises en regard des proportions en millionièmes, ou en milligrammes par litre, de cet acide.

Acide borique	2000	1000	500	333	250	200
Valeur de R	0,00	0,06	0,12	0,21	0,22	0,21

L'acide benzoïque et l'acide salicylique se rangent à côté de l'acide borique et des acides forts. Musculus avait déjà observé ce fait pour l'acide salicylique. Par contre, il avait trouvé que l'acide benzoïque est moins actif, et ce fait a été confirmé par les mesures plus précises de M. Miquel, que voici, résumées comme pour l'acide borique.

Acide phénique	40000	20000	10000	2000	1000	500
Valeur de R	0,17	0,37	0,64	0,77	0,82	0,82

De fortes doses de cet acide n'entravent donc que faiblement l'hydrolyse de l'urée.

Le sulfate de cuivre est au contraire un agent d'arrêt très puissant. Il arrête presque toute action diastasique à la dose de 50 milligrammes par litre. Les sels de mercure sont encore plus actifs. Voici les chiffres relatifs au sublimé.

Sublimé	5	2	1,25	1
Valeur de R	0	0,01	0,08	0,50

Un millionnième de sublimé réduit à la moitié de sa valeur l'activité de l'uréase, et deux millionnièmes la réduisent presque à zéro.

BIBLIOGRAPHIE

VAN TIEGHEM. Recherches sur la fermentation de l'urée, Paris 1862.
MUSCULUS. Comptes rendus, t. LXXXII, 1878, p, 333.
P. MIQUEL. *Ann. de micrographie,* t. IX, 1897, p. 302.

CHAPITRE XXXIII

DIASTASE ALCOOLIQUE OU ZYMASE

L'idée que la transformation du sucre en alcool et en acide carbonique pourrait bien être due à une action cellulaire de même nature que celle qui intervertit le sucre est déjà assez ancienne dans la science. Les deux phénomènes ont longtemps été considérés comme concomitants, et même inséparables. Quand Mitscherlich montra que le second était réalisable par une diastase, en dehors de la cellule, on eut tout de suite l'idée qu'il pourrait en être de même pour le premier.

Pasteur a chassé pendant quelque temps cette idée de la science en montrant que partout où il y avait fermentation alcoolique, il trouvait des cellules de levure vivantes et en voie de développement. Mais s'il montrait ainsi que la fermentation est corrélative d'une vie cellulaire, il n'était pas en principe hostile à l'idée que cette fermentation pouvait être une action diastasique. Il demandait seulement à voir cette diastase, et faisait en outre observer que tant que, pour la lui montrer, on la retirerait d'une cellule vivante, il continuerait à avoir raison d'ériger en principe ce que lui prouvait constamment l'expérience, à savoir la simultanéité de la fermentation alcoolique avec un développement cellulaire.

Quoi qu'il en soit, l'hypothèse d'une diastase alcoolique avait été nettement formulée par J. Traube, comme conséquence des idées de ce savant sur la fermentation ; elle était acceptée par M. Berthelot dans presque tous ses écrits sur la fermentation alcoolique. Cl. Bernard aussi lui donnait créance, et a cherché à la vérifier dans ses expériences de St Julien, publiées après sa mort. Mais c'est à Ed. Buchner que revient l'honneur d'avoir donné de cette hypothèse des preuves expérimentales.

346. Travaux de E. Buchner. — Il a découvert sa zymase dans les globules de levure. Elle n'en exsude pas naturellement comme la sucrase, et le liquide de macération de la levure n'en contient pas. Mais on savait, au moment où Ed. Buchner a commencé ses expériences, que tout ce qui est dans le protoplasma d'une cellule ne passe pas nécessairement à l'extérieur. Nous avons cité le cas du *Monilia candida* qui ne laisse pas se diffuser sa sucrase, et qu'il faut broyer pour en tirer un liquide inversif. Fernbach avait démontré, en 1889, l'utilité de cette opération de broyage de la cellule, qui avait été appliquée par MM. E. Buchner et par Koch à l'étude des toxines du bacille tuberculeux. E. Buchner eut alors l'idée d'étudier la pâte obtenue en broyant de la levure aussi fin que possible.

Il mélange pour cela 1 kil. de levure, pressée à 50 atmosphères, avec 1 kil. de sable siliceux et 200 gr. de terre d'infusoires (*Kieselguhr*). La masse bien sèche, tamisée, passe par portions de 100 grammes dans une machine à broyer, qui en fait, suivant que le broyage est plus ou moins avancé, une masse plus ou moins humide et pâteuse. Pour 1 kilogramme de levure, l'opération exige deux heures. Toute la masse, enfermée dans un double linge, est soumise à l'action d'une presse hydraulique dont on fait peu à peu monter la pression jusqu'à 500 atmosphères ; au bout de deux heures environ on obtient 320 centimètres cubes de liquide. On broie à nouveau le gâteau qui reste avec 140 cc. d'eau, et on le soumet pendant deux nouvelles heures à une pression de 500 atmosphères. On recueille encore 180 centimètres cubes de liquide, ce qui fait en tout 500 centimètres cubes pour 1 kilogramme de levure.

Pour apprécier l'effet de ces diverses opérations sur les cellules de levure, M. H. Will, de Munich, a étudié le produit à différents stades.

Après le broyage, il a trouvé au microscope qu'il y avait 31 0/0 de cellules intactes, 31 0/0 de cellules altérées, 38 0/0 d'enveloppes de cellules, c'est-à-dire de cellules vides plus ou moins lacérées.

Après la première compression, il y avait 21 0/0 de cellules intactes, 40 0/0 à un état intermédiaire, ayant perdu leurs vacuoles, et sensiblement altérées, 39 0/0 d'enveloppes cellulaires.

Après la deuxième compression, c'est-à-dire dans le gâteau restant à la fin de l'opération, il n'y avait plus que 4 0/0 de cellules intactes, 13 0/0 à un état intermédiaire, 26 0/0 altérées, 57 0/0 d'enveloppes vides. Ce dernier chiffre n'est pas toujours facile à déterminer avec exactitude, à cause des grumeaux compacts qui se forment. On voit pourtant, d'après ces chiffres, que le broyage, et encore plus la compression, vident un grand nombre de cellules.

Le liquide obtenu, troublé par les matières en suspension, devient, après passage sur un filtre à plis, un liquide opalescent, de densité 1,04 ; on le conserve dans l'eau glacée. Ce qui nous intéresse dans son étude, c'est que, mélangé à une solution de saccharose à 30 ou 40 0/0, il y provoque, au bout de quelques minutes, un dégagement d'acide carbonique, lent d'abord, mais qui s'accélère ensuite au point de former une mousse qui peut atteindre plusieurs centimètres de hauteur. Quand tout a cessé, on trouve de l'alcool dans le liquide.

On a contesté à l'origine que cela fût suffisant pour affirmer une fermentation alcoolique. On a dit que les quantités d'alcool trouvées étaient faibles, qu'elles pouvaient provenir de l'action de microbes, le liquide de broyage n'étant ni stérile, ni stérilisable par la chaleur. E. Buchner a répondu à ces objections en préparant des liquides plus actifs, et en évaluant ce qu'ils donnaient d'alcool et d'acide carbonique.

Il est revenu pour cela à l'ancienne méthode de Lavoisier : apprécier l'acide carbonique en pesant le vase à fermentation avant et après le dégagement, et l'alcool par les procédés ordinaires. En opérant ainsi avec 180 cc. de suc de levure, mis en présence de 26 gr. de saccharose et de 2 0/0 d'acide arsénieux à l'état d'arsénite de potasse, MM. Buchner et Rapp ont trouvé, dans une expérience, 8 gr. 9 d'alcool et 8 gr. 9 d'acide carbonique ; dans une autre, 8 gr. d'alcool et 8 gr. 4 d'acide carbonique. Il restait encore, à la fin de l'opération, un peu de sucre non fermenté, difficile à apprécier et à distinguer des matières réductrices apportées par le suc de levure. Dans une expérience où tout le sucre avait disparu, on a obtenu, avec 26 gr. de saccharose, 12 gr. 4 d'alcool et 12 gr. 2 d'acide carbonique.

Ces chiffres sont assez grands pour enlever tous les doutes. De plus, on voit que les poids d'alcool et d'acide carbonique sont approximativement égaux. On peut donc dire que la zymase d'Ed. Buchner réalise, en quelque sorte plus schématiquement que le globule de levure, la réaction écrite dans la formule classique :

$$C^6H^{12}O^6 = 2C^2H^6O + 2CO^2$$
$$180 \text{ gr.} \quad 92 \text{ gr.} \quad 88 \text{ gr.}$$

C'est une dislocation du sucre qui se produit, avec dégagement de chaleur.

347. La fermentation est due à une diastase. — De quelle nature est l'élément du liquide qui provoque cette dislocation ? Il est en solution dans l'eau. Il est précipitable par l'alcool. Si, après avoir obtenu ce précipité, on le sèche rapidement dans le vide, on lui trouve, après l'avoir redissous dans l'eau, les mêmes propriétés qu'au liquide primitif, un peu atténuées par l'opération, comme cela arrive pour les autres diastases. De plus, la matière active se détruit par la chaleur : en chauffant le suc de levure, on voit s'y produire, déjà vers 35 ou 40°, un précipité floconneux abondant, et dès qu'il commence, la zymase est atteinte. Un suc de levure chauffé à l'ébullition a perdu toutes ses propriétés, et on ne les retrouve plus dans le précipité. Comme les autres diastases encore, la zymase sèche supporte l'action de la chaleur beaucoup mieux que lorsqu'elle est humide. Enfin, la disproportion entre la quantité d'action et la quantité de matière active, bien que moins grande qu'avec d'autres diastases, existe néanmoins ici, de sorte qu'on a le droit de croire à ce premier exemple d'une diastase amenant une fermentation avec dégagement gazeux. On peut affirmer que cette notion est une acquisition capitale de la science.

Comme bien on pense, M. E. Buchner et ses collaborateurs ont procédé à une étude soigneuse des propriétés de cette diastase nouvelle. Voici les premiers résultats qu'ils ont obtenus.

348. Dialyse et filtration poreuse. — Lorsqu'on remplit de cette solution de zymase un boudin de papier parchemin, et qu'on plonge le tout dans une solution sucrée à 35 ou 40 0/0, on trouve que ce tube se couvre de bulles gazeuses sur sa surface extérieure. Mais il ne faudrait pas en conclure que la diastase s'est dialysée dans la solution sucrée ; c'est l'acide carbonique, formé à l'intérieur du suc, qui se dégage sur sa surface extérieure. C'est absolument comme avec la levure. La zymase du suc de levure ne semble pas plus dialysable au travers du papier parchemin qu'elle ne l'était au travers de la paroi cellulaire. Du suc de levure a été maintenu pendant 17 heures, à 0°, en couche de 2 centimètres de hauteur, en présence de dissolutions diverses, employées sous un volume de 5 litres : eau distillée, solution physiologique de sel marin, liquide contenant, pour le même volume, 5 gr. de phosphate neutre de potasse, 2 gr. de sel marin, 2 gr. de sulfate de magnésie, et 1 gr. de sulfate de chaux. On a comparé, au bout de cet intervalle, les sucs dialysés avec un volume égal du même suc conservé le même temps à la même température. Tous donnaient la même quantité d'alcool et d'acide carbonique en présence de la même quantité de sucre. La dialyse n'avait donc pas atteint sensiblement leur matière active.

Ceci donne une confirmation nouvelle du fait qu'on connaissait déjà, que la fermentation alcoolique est un phénomène intracellulaire. L'étude de la zymase permet d'en donner une autre démonstration.

On sait que la levure, introduite dans une solution sucrée, se fait, lorsque les conditions sont favorables, une réserve intérieure de glycogène, qu'elle consomme ensuite. Le glycogène est donc une matière sucrée que la levure peut transformer en alcool et en acide carbonique.

Cependant A. Koch et Hosœus ont montré que diverses levures, une levure de Frohberg, une levure de distillerie et une levure de bière, étaient incapables de faire fermenter une solution de glycogène additionnée de sels nutritifs. C'est que le glycogène n'est pas dialysable, ne peut pas entrer dans la cellule de levure, et comme la zymase n'en peut pas sortir, les deux matières sont en présence, mais séparées par un mur, et incapables d'agir l'une sur l'autre.

Mais mélangeons la solution de glycogène avec le suc de levure, nous avons un dégagement d'acide carbonique. Ceci ne veut pas dire que la diastase qui agit sur le glycogène est identique à celle qui agit sur le saccharose, mais seulement que, dans un cas comme dans l'autre, la fermentation est intracellulaire.

Au sujet de la filtration poreuse, on peut prévoir que la zymase de Buchner se comportera comme le font en général les diastases, c'est-à-dire qu'elle sera absorbée en plus ou moins grande proportion, dépendant à la fois de la nature du liquide, de celle du filtre, de la quantité de liquide qu'on y fait passer, etc. L'expérience a montré en effet que le suc de levure s'appauvrit en zymase par filtration ; c'est pour cela qu'il n'avait pas été possible de stériliser par filtration les liquides très faibles, préparés au début des études. Avec les liquides plus actifs qu'on a maintenant, il est avantageux de leur faire subir une première filtration sur un filtre à terre d'infusoires, dont les mailles, assez larges, retiennent les éléments les plus volumineux, et amènent une première épuration qu'on transforme en stérilisation par un passage au travers du filtre Chamberland.

349. Conservation du suc de levure. — Nous avons dit que le suc de levure devait être conservé au froid. La zymase qu'il contient semble en effet avoir une très grande fragilité, alors même qu'on la préserve de l'ingérence des microbes par la filtration ou par l'addition d'antiseptiques. Elle ne résiste même pas à un long séjour à la glacière. Il semble qu'elle se détruise en partie par oxydation, car elle se conserve un peu mieux lorsqu'elle est saturée d'acide carbonique, ou mise en présence d'un peu de sucre, au contact duquel elle dégage un peu de ce gaz. Mais il y a une autre raison de sa destruction rapide : M. Buchner l'attribue à sa digestion par la trypsine de la levure.

Il est certain, comme nous le verrons, que la levure fabrique une caséase ou une trypsine, capable d'amener certaines matières albuminoïdes au même état de dislocation que les diastases du pancréas, et d'en tirer de la leucine et de la tyrosine. Un liquide de macération de la levure, abandonné à lui-même à l'abri de l'air, après stérilisation par filtration poreuse, donne un dépôt de tyrosine, comme l'a montré Fernbach. On comprend qu'il puisse résulter de l'action de cette diastase, soit une digestion de la zymase, soit au moins une transformation qui en paralyse l'action. On comprend aussi que si c'est cette cause qui intervient, il n'est pas commode de l'annihiler, les deux diastases étant sensibles aux mêmes influences.

MM. Buchner et Rapp ont pourtant résolu partiellement ce problème par divers moyens. D'abord, pour éviter les difficultés qui résultent, pour l'étude, de ce qu'il est impossible de conserver longtemps un suc actif, et qu'il faut sans cesse préparer des sucs frais, différents les uns des autres, ils ont réussi à conserver le suc en le desséchant. Voici comment ils opèrent.

On commence par concentrer aussi rapidement que possible dans le vide le suc frais. A mesure que la concentration augmente, l'action de la trypsine est de plus en plus gênée. L'opération se fait à 20 ou 25°, dans un ballon où on a introduit quelques gouttes d'huile, autant pour éviter l'oxydation que pour briser la mousse. Au bout d'une demi-heure, quand le liquide est devenu sirupeux, on l'étale en couche mince sur des lames de verre, lavées à l'éther pour assurer partout une égale adhérence, et on achève de dessécher, soit dans le vide, soit dans l'air. Au bout de 24 heures, la lame est couverte d'un enduit sec qu'on gratte, qu'on pulvérise et qu'on sèche parfaitement dans le vide sec. On obtient ainsi, en partant de 500 cc. de suc, 70 gr. d'une poudre jaunâtre, rappelant l'albumine desséchée, et ayant une agréable odeur de levure. Cette poudre se redissout intégralement dans l'eau, et, ramenée à la concentration qu'elle avait dans le liquide initial, montre à très peu près la même activité que le suc primitif. Elle la perd peu à peu avec le temps, mais en somme, le procédé de conservation à sec est très notablement supérieur à la conservation dans le suc.

350. Action de la chaleur. — Nous avons dit que la zymase, comme les autres diastases, était plus sensible à l'action de la chaleur quand elle était en dissolution dans l'eau qu'à l'état sec. Ed. Buchner a fait à ce sujet une constatation intéressante. C'est que la zymase à l'état sec, à l'intérieur du globule de levure, résiste mieux à la chaleur que le globule lui-même, de sorte qu'on peut la retrouver prête à agir, en humectant la masse, tandis que la vitalité de la cellule a disparu.

Il a fondé sur cette observation, non un procédé nouveau d'isolement de la sucrase, mais un moyen de préparer une poudre capable de produire, par voie purement diastasique, les mêmes effets que la cellule vivante. Il commence par laver la levure et par la presser, pour lui enlever l'excès d'eau. Puis il l'étale en couches très minces sur des plaques de porcelaine ou de métal émaillé, et la laisse se dessécher à la température ordinaire. Il la chauffe ensuite à une température comprise entre 50 et 100°, mais il n'indique d'une façon plus précise ni la température qu'il ne faut pas dépasser, ni le minimum de teneur en eau qu'il faut atteindre. Cette levure séchée, broyée, peut remplacer avec avantage la levure de panification, si on l'ajoute à la farine dans la proportion de 8 à 10 0/0 ; c'est beaucoup, et, à cette dose, on pourrait accuser la pratique d'être une pratique de falsification. Ce qui serait intéressant, ce serait de pouvoir faire servir cette poudre à des fermentations véritables de vin ou de bière. Il serait curieux de comparer ces boissons faites par une diastase à celles qui proviennent de la fermentation ordinaire, et de voir les différences qui peuvent résulter de l'absence de la glycérine, de l'acide succinique, et des autres sous-produits de l'action cellulaire que la zymase ne peut pas fournir.

En tous cas, la persistance de la propriété diastasique de la cellule, lorsque la vie cellulaire a disparu, est un argument de plus en faveur de la zymase. On voit aussi que cette méthode permet de rechercher l'existence de zymases analogues dans d'autres microbes, par une méthode expérimentale plus facile que celle qui exige un broyage et une dilacération de cellules, parfois impossibles à réaliser.

351. Action sur les divers sucres. — MM. Buchner et Rapp ont examiné à ce point de vue les plus importants des sucres naturels. Ils ont vu que le maltose, le saccharose, le d-glucose et le d-fructose fermentent avec une égale rapidité, les deux premiers évidemment parce qu'ils trouvent aussi, dans le suc de levure, les diastases qui les dédoublent. Le raffinose fermente plus lentement. C'est un trisaccharide qui doit se dédoubler en sucres avant de fermenter. Le d-galactose et le glycogène fermentent encore plus lentement que le raffinose. Le lactose et le l-arabinose ne fermentent pas. On voit que les sucres fermentescibles par le suc de levure ne sont pas absolument les mêmes que les sucres fermentescibles par la levure. Les différences peuvent tenir à des difficultés de pénétration dans le globule, comme nous l'avons vu pour le glycogène, et on n'a pas pour le moment les éléments nécessaires pour pousser plus loin cette comparaison. Remarquons pourtant que les sucres infermentescibles par le suc, comme le lactose et l'arabinose, sont aussi infermentescibles pour la levure.

Quelques essais préliminaires semblent indiquer que la zymase agit lentement sur l'empois d'amidon, et en dégage de l'acide carbonique. Peut-être y a-t-il, mélangée à la zymase, un peu d'amylase et de dextrinase donnant du glucose.

Tous ces sucres, pour être attaqués, doivent être en solution concentrée, voisine au moins de 15 0/0 et pouvant s'élever à 30 et 40 0/0, niveau auquel la levure reste inerte. On ne sait pas encore bien pourquoi ces fortes concentrations sont nécessaires.

352. Rendement en zymase. — Remarquons, avant de quitter ce sujet, que les meilleurs procédés d'extraction sont sans doute loin de retirer de la levure toute la zymase qui y est disponible. Des nombres que nous avons donnés ci-dessus, on peut conclure que la zymase totale retirée de 1 kilog. de levure peut donner, en 40 heures et à 12°, au maximum 60 à 70 gr. d'acide carbonique, aux dépens d'une quantité double de sucre. Ce kilogramme de levure pourrait facilement dans le même temps faire fermenter 40 à 50 kilogrammes de sucre, et fournir au minimum 20 kilogr. d'acide carbonique, c'est-à-dire 300 fois plus que la zymase. On peut dire, il est vrai, que la levure ne contient pas dès l'origine, et toute formée, la zymase dont elle dispose pendant la fermentation, et qu'elle la fait peu à peu. Comme il est probable que la zymase ne se détruit pas plus en agissant que ne le font les autres diastases, et qu'à l'intérieur du protoplasma elle est bien à l'abri de l'oxygène, une masse de levure, récoltée et traitée après qu'elle vient de produire une fermentation, devrait contenir toute la zymase qu'elle a fabriquée pendant sa vie active. Comme on en retire peu, c'est que les procédés d'extraction sont encore imparfaits. Il ne faudrait donc pas juger de l'importance industrielle que pourra prendre la découverte de Buchner par celle qu'elle a maintenant.

353. Influence de l'arsénite de potasse. — A propos de cette diastase, comme à propos des autres, nous retrouvons l'influence favorisante ou dépressive de quelques substances. La plus curieuse est celle de l'acide arsénieux, employé à l'état de sel de potasse ou de soude.

Une proportion de 2 0/0 d'acide arsénieux favorise de la façon la plus nette l'action de la zymase. Je ne donne pas dans ce cas de chiffres pour la valeur de ce que nous connaissons sous le nom de rapport R, parce que, d'après les résultats de Buchner, ce rapport R est variable. De plus, il présente quelques singularités encore inexpliquées. L'arsénite, qui favorise nettement l'action du suc frais, gêne au contraire l'action du suc obtenu au moyen d'une levure qu'on a abandonnée à elle-même pendant quelques jours à la température de 5-10° avant de la mettre en œuvre. Même effet sur du suc de levure qu'on a soumis pendant quelque temps à la dialyse. Enfin, ce qui est encore plus curieux, c'est que l'action de l'arsénite dépend de la nature des sucres. Elle gêne la fermentation du d-glucose, du galactose et des sucres qui, en se dédoublant, ne fournissent que du d-glucose, tels que le maltose et le glycogène. Elle favorise au contraire, et dans des conditions en apparence identiques, la fermentation du saccharose, celle du sucre interverti, mélange équimoléculaire de d-glucose et de d-fructose, ou encore celle d'un mélange de saccharose et de glucose. Il semble donc qu'il suffise de mélanger à du d-glucose un autre sucre fermentescible, pour que l'action de l'arsénite devienne favorable, de nuisible qu'elle était. Le d-fructose fermente lui-même un peu plus lentement, en présence de l'arsénite, lorsqu'il est seul que lorsqu'il est mélangé à du d-glucose. Mais l'effet est moins marqué. Ces singularités ne peuvent pas s'expliquer par une oxydation de l'acide arsénieux, car l'arséniate de potasse est sans action favorable ou nuisible. Ce sont peut-être là des phénomènes comparables à ceux que Bertrand a relevés au sujet de la présence du manganèse dans les cendres des oxydases ; mais ce rapprochement n'est pas une explication.

354. Influence d'autres substances. — Le carbonate de potasse à la dose de 0,6 0/0 favorise l'action de la zymase. Il en est de même du sulfate, du nitrate, du chlorure et de l'azoïmidate d'ammonium à la dose de 2,2 0/0 ; en élevant la dose, l'effet utile diminue, puis disparaît. Cependant, à la dose de 6,7 0/0 le sulfate d'ammonium n'est pas encore gênant. Le fluorure d'ammonium est très défavorable ; à la dose de 0,55 0/0, il arrête toute action et amène même un trouble considérable dans la liqueur.

Le toluène a souvent été employé par M. Buchner et ses collaborateurs pour se mettre à l'abri des microbes dans les expériences. A la dose de 1 0/0, il est en effet un antiseptique microbien puissant, et non seulement il ne gêne pas, mais il semble parfois favoriser l'action de la zymase.

Les acides semblent avoir un effet retardateur. Il en est au moins sûrement ainsi pour l'acide acétique à la dose de 0,06 et de 0,13 0/0. La zymase est donc une diastase qui préfère les milieux neutres ou de préférence un peu alcalins.

BIBLIOGRAPHIE

E. Buchner. *Ber. d. d. chem. Gesells*, t. XXX, 1897, pp. 117, 1110, 2668.
E. Buchner et Rapp. *Id.*, t. XXXI, 1898, pp. 209, 1084, 1090 et 1531.

CHAPITRE XXXIV

OXYDASES

Les diastases que nous avons étudiées jusqu'ici sont destinées surtout à présider à des actes digestifs, à rendre solubles et assimilables des substances que leur structure physique ou chimique empêche d'être alimentaires : ce sont des diastases digestives. Les oxydases semblent être, au contraire, comme on va le voir, des diastases de respiration. Leur caractère essentiel, celui qui leur fait une place à part, est de permettre à l'oxygène atmosphérique de se porter rapidement à la température ordinaire, et dans des conditions qui restent physiologiques, sur des corps que, sans les oxydases, il n'attaquerait que plus lentement. On peut donc les considérer comme des agents de transport de l'oxygène, et elles font tout de suite penser aux globules du sang, ou plutôt à l'hémoglobine des globules. Nous pouvons donc les appeler diastases de respiration.

355. Oxydation respiratoire. — Il faut remarquer pourtant que la distinction que nous faisons est un peu artificielle et que, souvent, la fonction nutritive et la fonction respiratoire sont tellement confondues qu'on ne peut les séparer. Tel est le cas chez les microbes, surtout chez les anaérobies, pour lesquels, dans nos idées actuelles, le besoin d'oxygène est le principe même de l'acte nutritif. Lorsqu'on voit des levures, si avides d'oxygène dans leur vie aérobie, avoir l'air de s'en passer dans leur vie anaérobie, et pourtant produire des actes de combustion comme ceux qui se traduisent par un dégagement abondant d'acide carbonique, on est porté à se demander si ce n'est pas précisément parce qu'elles peuvent emprunter ce gaz oxygène au sucre qu'elles le décomposent, s'en nourrissent et en sont en même temps les ferments. Ce que nous disons des cellules microbiennes, nous pourrions le dire des cellules de nos tissus. Leur respiration et leur nutrition sont difficiles à distinguer l'une de l'autre. Ce qui sépare ces deux fonctions dans les animaux un peu élevés en organisation, c'est qu'elles semblent avoir des organes distincts. Mais, en allant au fond des choses, cette distinction s'efface. Le poumon et le canal digestif sont seulement des organes préparatoires fournissant l'un l'oxygène, l'autre la matière alimentaire à un état tel que les tissus puissent les utiliser, et c'est au point où ces matériaux de diverses origines se confondent, c'est-à-dire dans la cellule, que se confondent en un phénomène unique la respiration et la nutrition.

Cette nutrition, quelle que soit sa complexité, s'accompagne toujours de la combustion de certaines substances qui sont stables à la température ordinaire, et qui pourtant sont détruites par la cellule vivante. Cette combustion est-elle le résultat de ce qu'on appelait autrefois l'action vitale, c'est-à-dire d'un ensemble de forces organiques ou inorganiques, que seule la vie pouvait discipliner et faire concourir à un but? Ou bien, au contraire, est-elle réductible à une force unique, capable de fonctionner en dehors de la cellule et de l'organisme ? Il y a quelques années, la science était vitaliste, et aurait répondu oui à la première question. Aujourd'hui, elle a dû changer d'avis. Elle répond non à la première question et oui à la seconde, depuis qu'elle sait faire respirer de l'hydroquinone et de l'acide pyrogallique.

Il n'est pas sans intérêt de voir comment elle est arrivée à connaître et à préparer un corps capable de porter l'oxygène de l'air sur un autre corps et d'en tirer de l'acide carbonique, c'est-à-dire de présider à une combustion sans y prendre part lui-même, de sorte que, théoriquement, la quantité de matière qu'il peut comburer est hors de proportion avec son poids et surtout avec ce qu'il contient d'oxygène. Une oxydase n'est, en effet, pas une substance qui, comme l'eau oxygénée, l'acide chromique, l'acide hypermanganique, cède à d'autres corps son oxygène, et devient inerte quand elle est désoxydée. Elle est un agent de transport de l'oxygène, emprunté à une source quelconque, sur un corps qui devient le siège d'une oxydation définitive. Si elle détient l'oxygène pendant ce transport, et le cède par suite à la substance oxydable, il faut qu'elle ait le pouvoir de renouveler sa provision à ce point de vue. Un sel de fer ou de manganèse qui se désoxyde au contact de la matière organique et qui se réoxyde au contact de l'air est une oxydase. Il y a donc encore ici des actions chimiques qui produisent le même effet que la diastase, mais, ici encore, la diastase se montre plus active que les forces de la chimie minérale, et peut agir dans des conditions physiologiques.

356. Recherches de Schmiedeberg. — C'est Schmiedeberg qui a le premier cherché le mécanisme de l'oxydation dans le sang et les tissus. Il introduisait pour cela, dans la circulation, des substances qui devaient satisfaire à quatre conditions : 1° Elles devaient être à peu près inaltérables à l'air à la température du corps, et être facilement oxydables dans l'organisme ; 2° leur formule chimique et celle de leurs produits d'oxydation devaient être assez connues pour qu'on soit sûr du point de la molécule sur lequel se portait l'oxydation ; 3° ces substances et leurs produits d'oxydation devaient être étrangers à l'organisme, pour ne pas s'y confondre avec les éléments normaux ; 4° substance et produits devaient être faciles à isoler et à doser exactement. Certains corps de la série aromatique remplissent suffisamment ces quatre conditions. Schmiedeberg a choisi l'alcool benzylique, $C^6H^5.CH^2OH$, qui, en s'oxydant, donne de l'acide benzoïque $C^6H^5.CO^2H$, et l'aldéhyde salicylique $C^6H^4.OH.COH$, qui donne par oxydation de l'acide salicylique $C^6H^4.OH.CO^2H$.

Il a vu tout de suite que ces substances, mises en contact avec du sang artérialisé, s'oxydent, l'alcool benzylique faiblement, et l'aldéhyde salicylique pas du tout. Si, au contraire, on fait circuler du sang contenant ces produits à travers des organes isolés d'animaux fraîchement tués, l'oxydation devient pour les deux corps assez active. Ceci confirmait d'anciennes expériences faites dans une autre direction, et prouvait que le siège des oxydations organiques n'est pas dans le sang, mais dans les tissus.

357. Recherches de Jaquet. — Ces expériences ont été notablement étendues et précisées par Jaquet, qui a montré que le poumon était l'organe de choix pour les entreprendre. On le place dans une étuve à 35° et on y artérialise le sang au moyen de la respiration artificielle. Avec les autres organes, le maintien de la provision d'oxygène dans le sang ne peut se faire que par la circulation artificielle et des appareils plus compliqués. Pour donner un exemple des résultats, je dirai qu'un poumon de bœuf, dans les vaisseaux duquel on avait injecté 800 cc. de sang défibriné, contenant 1 gr. d'alcool benzylique, a donné en 5 heures 185 mgr. d'acide benzoïque. Un rein de cochon a donné dans les mêmes conditions, et par circulation artificielle de sang contenant 1 gr. d'alcool benzylique, 100 mgr. d'acide benzoïque, et avec 1 gr. d'aldéhyde salicylique, 120 mgr. d'acide salicylique.

Le sang n'est pas indispensable pour cette oxydation. Après avoir injecté dans un poumon de cheval 1 gr. 5 d'alcool benzylique, dissous dans 1.500 cc. de sérum, et fait la respiration artificielle pendant 4 heures, Jaquet a trouvé 323 mgr. d'acide benzoïque. En remplaçant le sérum par la solution physiologique de sel marin, on a trouvé en 4 heures 212 mgr. d'acide benzoïque.

L'oxygène libre est donc lui aussi un puissant oxydant, pourvu qu'on l'amène au contact de la cellule, et il n'est pas nécessaire que celle-ci soit normale. On peut la soumettre à l'action de toxiques puissants comme la quinine ou l'acide phénique, la congeler d'abord pour la dégeler ensuite, bref altérer de son mieux tout ce qui est chez elle action vitale et structure organique. On fait baisser un peu sa puissance oxydante, mais on ne la fait pas disparaître.

Jaquet est même allé plus loin. Il a trouvé qu'un poumon, laissé 12 à 14 jours dans l'alcool à 75 0/0, rincé ensuite avec la solution physiologique de sel marin, a donné encore 35 mgr. d'acide salicylique par respiration artificielle en présence de 1 gr. 1 d'aldéhyde salicylique dissoute dans 1.500 cc. de solution physiologique de NaCl. En réduisant l'organe en bouillie qu'on durcit dans l'alcool, qu'on sèche ensuite, qu'on reprend alors avec une solution tiède de chlorure de sodium, et qu'on mélange à du sang, on a encore une oxydation manifeste. Enfin, non seulement la configuration histologique de la cellule n'est pour rien dans l'affaire, mais ce n'est même pas sa matière solide qui est en jeu. On peut laver avec la solution physiologique de sel marin la pulpe de l'organe haché, soumettre cet extrait à l'action centrifuge pour le débarrasser de ses éléments histologiques ; cet extrait, mélangé à du sang, oxyde encore l'aldéhyde salicylique. On peut même ne pas le mélanger à du sang et l'aérer en le faisant couler en couche mince sur la surface interne d'un tube de verre chauffé à 35°. Dans une série de cinq expériences faites de cette façon avec des extraits de poumons ou de reins et 1 gr. d'aldéhyde salicylique, Jaquet a obtenu 11, 21, 48, 53 et 85 mgr. d'acide salicylique.

Jaquet avait cru que le sang, même artérialisé, était incapable d'oxyder l'aldéhyde salicylique. Salkowski avait obtenu au contraire de l'acide salicylique en pulvérisant au contact de l'air du sang maintenu à 40-42°, et mélangé d'un millième environ d'aldéhyde salicylique. Abelous et Biarnès arrivent au même résultat en laissant à l'étuve à 37° du sang soumis à l'influence d'un courant d'air. L'alcalinité du sang n'est pour rien dans le phénomène ; les globules rouges ni l'hémoglobine non plus. Mais l'action est beaucoup moins rapide qu'avec les tissus.

Il y a donc une substance soluble dans l'eau qui provoque ces oxydations, et cette substance siège dans le sang et surtout dans les tissus. L'expérience montre qu'elle est insoluble dans l'alcool, et qu'elle est détruite à l'ébullition. Donc, conclut Jaquet, le principe actif des oxydations dans le corps animal est une diastase. La conclusion était importante et inattendue. Les expériences de Jaquet n'en disaient pas plus long. Comment agissait cette diastase? Il semblait bien qu'elle servait d'agent de transport à l'oxygène de l'air, mais ce n'était pas prouvé; Jaquet ne citait sur ce point aucune expérience de contrôle, et la science a dû se contenter, pendant quelques années, de cette notion, que l'oxydation dans les tissus était un phénomène diastasique.

358. Expériences antérieures. — Au moment où elle a été produite, l'affirmation de Jaquet avait eu quelques précédents qui n'avaient guère frappé l'attention, tant à cause de leur incertitude que du peu d'importance apparente des phénomènes à propos desquels ils avaient été produits. On sait, par exemple, depuis bien longtemps, dans les pharmacies, que la teinture de gaïac se colore en bleu en présence de certains corps, les acides, les gommes, les farines, les tissus de certaines plantes, etc. Cette coloration ne se produit qu'en présence de l'air et peut se faire aussi sous l'influence de certains corps oxydants, le chlore, l'iode, l'acide azotique et azoteux, le permanganate de potasse, le ferricyanure de potassium, l'ozone, etc. Schönbein, rassemblant dans un énoncé unique les faits observés avant lui, avait cru pouvoir dire que le bleuissement de la teinture de gaïac était dû à une combinaison avec l'ozone. Tous les corps qui le produisent apportent de l'ozone avec eux, ou au moins ont le pouvoir d'en emprunter à l'air, en décomposant son oxygène neutre en ozone et antozone. Nous retrouvons donc à ce niveau l'idée d'une substance, commune à plusieurs corps et à plusieurs végétaux, servant d'agent de transport à l'oxygène. Planche et Schönbein avaient vu que cette propriété disparaissait quand on faisait bouillir la substance qui la possédait. Mais cela ne suffisait pas pour faire naître l'idée d'une diastase, et rien ne disait d'ailleurs que le phénomène fût partout le résultat d'une oxydation, ni que celle-ci fût autre chose qu'une oxydation simple, de la part d'une substance qui céderait son oxygène à une autre, et qui, le perdant par la chaleur, serait incapable de faire après l'ébullition ce qu'elle faisait avant.

Cette notion d'une diastase s'était pourtant précisée dans un travail d'un chimiste de Tokio, Hikorokuro Yoshida, qui avait étudié la formation de la laque japonaise. Cette laque est faite avec le suc laiteux du *Rhus vernicifera*, qu'on étale à la surface des objets, et qui, abandonné au contact de l'air humide, se transforme en une masse noire insoluble dans l'eau bouillante, l'alcool, non attaquable par les acides étendus. En précipitant ce suc frais par l'alcool, il en avait retiré une substance blanche qu'il avait assimilée à une diastase, parce que, sans elle, le suc ne se laquait pas, et qu'en l'ajoutant au suc dont on l'avait retirée, on lui restituait ses propriétés. Poursuivant cette très heureuse idée, il avait vérifié aussi que la matière noire de la laque était plus oxydée que celle du latex, et de là il avait conclu à l'existence d'une diastase oxydante. Malheureusement, rien de tout cela n'était prouvé. On n'était plus ici dans les conditions théoriques des expériences de Schmiedeberg, où on sait d'où l'on part et où l'on arrive : ni le latex, ni la laque ne sont connus chimiquement, et l'augmentation de la proportion d'oxygène dans la dernière peut être tout aussi bien attribuée à l'élimination d'un corps moins oxygéné par l'action diastasique, ou bien à une hydrolisation qui, introduisant dans la molécule le corps le plus oxygéné de la nature, l'eau, y augmente par là la proportion d'oxygène, qu'à une oxydation véritable. En outre, cette oxydation était-elle le fait d'un corps qui se désoxyde, ou à un transporteur d'oxygène. C'est ce que les expériences du savant japonais ne disaient pas.

Les recherches de M. Lindet, faites en 1883 sur les causes du noircissement du cidre, ont laissé aussi indécise la question de savoir si cette coloration, qui est un effet d'oxydation, est due à une diastase, et il faut en venir aux recherches de M. G. Bertrand pour trouver la solution nette et précise de ce problème.

359. Recherches de M. G. Bertrand. — Ces recherches ont porté sur le latex du *Rhus succedanea*, qui sert aussi à laquer. Ce suc est une crème épaisse, qu'on peut garder longtemps intacte, quand on la conserve en vases clos et bien bouchés. Mais, dès qu'elle arrive à l'air, elle brunit et se recouvre en peu d'instants d'une pellicule résistante, d'un noir intense, qui protège le reste du latex. Pour obtenir un enduit cohérent et résistant, il n'y a qu'une précaution à prendre, celle de laisser l'objet recouvert du latex dans une atmosphère humide. Quand on l'abandonne simplement à l'air, la couche devient visqueuse et rougeâtre, et l'opération est manquée.

On peut, en ajoutant à ce latex 4 à 5 fois son volume d'alcool, y produire un précipité qu'on sépare en jetant sur une toile fine. On le délaie à nouveau à plusieurs reprises dans l'alcool en filtrant à chaque fois, jusqu'à ce que le liquide de lavage ne se trouble plus par addition d'eau. Tous les liquides alcooliques sont réunis, distillés dans le vide, et agités ensuite, d'abord avec de l'eau, puis avec de l'éther. L'eau enlève un peu de glucose, des sels minéraux ; l'éther enlève un liquide huileux épais, insoluble dans l'eau, soluble en toutes proportions dans l'alcool, l'éther, le chloroforme, le benzène, émettant des vapeurs irritantes qui en rendent le maniement difficile. Cette substance se comporte vis-à-vis des réactifs, en particulier du perchlorure de fer ou de l'acétate de plomb, comme certains phénols polyatomiques. C'est le *laccol*.

Ce laccol en solution alcoolique, et précipité par l'eau, donne une émulsion blanche analogue au latex de la plante qui l'a fourni. Mais cette émulsion se conserve à l'air sans altération apparente. Mélangeons-la au contraire avec une petite quantité du précipité alcoolique du latex, elle commence de suite à brunir. Sa coloration passe rapidement au brun noir, surtout si on agite au contact de l'air. Il n'y a aucune coloration en l'absence d'oxygène. De plus, si on fait bouillir, avant de l'ajouter à l'émulsion, la solution aqueuse du précipité alcoolique du latex, rien ne se produit. Ce groupe de faits démontre donc : 1° que ce précipité est ou contient une diastase ; 2° que cette diastase amène une oxydation.

Nous voilà donc conduit à l'étude de cette diastase, que M. G. Bertrand a appelée *laccase*. C'est une substance blanche et amorphe, très soluble dans l'eau, donnant des solutions fluides, même lorsqu'elles sont à 20 ou 25 0/0 ; et cela est singulier, car cette laccase est formée, en presque totalité, d'un mélange de deux gommes, l'arabane et la galactane, qui, hydrolysées par des acides dilués, donnent de l'arabinose et du galactose. Aucune de ces deux substances, lorsqu'elles est pure, ne jouit de propriétés oxydantes. Il faut donc que, dans la laccase, il y ait en outre une diastase. Mais on ne sait sous quelle forme. Comme il y a un peu d'azote, on peut, en admettant que cet azote soit albuminoïde, calculer à combien d'albumine il correspond, et en admettant que la diastase soit de la matière albuminoïde, dire au maximum ce qu'il y en a dans la laccase.

Un échantillon de laccase, ainsi analysé par M. Bertrand, avait la composition suivante :

Humidité (dosée à 120°)	7,40 p. 100
Gomme (arabane et galactane)	84,95
Laccase (Az = 0,40 p. 100)	2,50
Cendres	5,17

Cette substance n'agit ni sur l'amidon, ni sur la pectine, le saccharose, l'amygdaline, le myronate de potassium ou la fibrine. La seule diastase qu'on y trouve est la diastase oxydante.

300. Caractères de l'oxydation produite par la laccase. — Il nous reste à étudier les caractères de cette oxydation, c'est-à-dire à savoir sur quoi elle porte et quels sont ses produits. A cette étude le laccol se prête mal ; son maniement est difficile, à cause de ses propriétés rubéfiantes.

Comme il est insoluble dans l'eau, on ne peut l'attaquer qu'à l'état d'émulsion. Enfin on ne sait pas bien qu'elle est sa constitution ni celle de sa combinaison avec l'oxygène. On gagnera à revenir aux pratiques recommandées par Schmiedeberg et à s'adresser, comme l'a fait M. Bertrand, à des phénols polyatomiques, solubles dans l'eau comme la laccase, et possédant une composition et une constitution bien connue. C'est surtout avec l'hydroquinone que les résultats sont nets.

L'expérience, dont on peut varier le dispositif de diverses manières, revient à mettre en contact, dans un ballon, un volume déterminé d'un mélange d'hydroquinone et de solution de laccase avec un volume d'air bien connu : on accélère l'action en agitant constamment. Le liquide commence à se colorer de suite et se fonce de plus en plus. Au bout d'une heure environ, il se forme un précipité cristallin, vert métallique, qui augmente rapidement. C'est de la quinhydrone, combinaison de l'hydroquinone en excès avec la quinone produite pendant la réaction, et dont le liquide présente du reste l'odeur forte et caractéristique. Dès lors, la nature de la réaction n'est pas douteuse. Les hydrogènes phénoliques de l'hydroquinone ont passé à l'état d'eau, et il s'est fait de la quinone, conformément à l'équation bien connue

$$C^6H^6O^2 + O = C^6H^4O^2 + H^2O$$

Le rendement dépasse parfois 80 0/0. Quant à l'oxygène fourni, il est sûrement emprunté à l'air, car d'un côté il n'y a pas d'action quand l'oxygène manque, de l'autre on constate la disparition de ce gaz dans l'atmosphère du gallon, enfin on peut s'arranger pour que le volume d'oxygène entré en combinaison dépasse notablement celui que contenait la laccase mise en œuvre ; celle-ci n'agit donc pas à la façon des oxydants de laboratoire, qui ne peuvent céder que l'oxygène qu'ils contiennent. Tout ce qui reste indécis, c'est si la diastase absorbe pour son compte l'oxygène de l'air pour le céder ensuite à l'hydroquinone, ou si c'est sur l'hydroquinone qu'elle le fixe directement et d'emblée. Mais cette question de mécanisme a pour le moment peu d'importance.

Avec l'acide pyrogallique, l'action de la laccase donne un autre phénomène. Il se forme au contact de l'air un précipité, formé d'une poudre sublimable en belles aiguilles rouge orangé, c'est la purpurogalline découverte par A. Girard. Mais ici, il est moins facile d'écrire l'équation de la réaction. On n'est pas très bien renseigné sur la constitution chimique de la purpurogalline, et comme le rendement est faible, il est difficile de dire s'il y a oxydation simple, ou dédoublement suivi d'une oxydation, ou tout autre phénomène. Mais ce qui est intéressant, c'est que dans ce cas, non seulement il y a de l'oxygène absorbé, mais encore il est remplacé par de l'acide carbonique.

Un exemple donnera bien le sentiment du phénomène. Une solution de 1 gr. de pyrogallol dans 60 cc. d'eau a été agitée au contact de l'air, sans addition aucune pendant 24 heures, et pendant 5 et 6 heures avec 0 gr. 1 de laccase, contenant, d'après l'analyse de plus haut, moins de 2,5 mgr. de diastase. Voici les résultats au point de vue des gaz absorbés et dégagés.

	Oxyg. abs.	CO^2 dégagé	$\frac{CO^2}{O}$
	—	—	—
1° Sans rien (24 heures).	0 cc. 5	0	0
1° Laccase (5 heures).	23 5	13 cc. 7	0,59
1° Laccase (6 heures).	29 3	16 4	0,56

Voilà le premier exemple connu d'une transformation diastasique avec échanges gazeux, analogue à un phénomène respiratoire. M. Bertrand en a trouvé d'autres. Avec l'acide gallique, le volume d'oxygène absorbé est un peu plus faible, mais le rapport de l'acide carbonique produit à cet oxygène consommé est plus élevé qu'avec l'acide pyrogallique. Pendant les quatre premières heures, alors que le ferment est très actif, il est de 0,75. Il est encore de 0,60 après une quinzaine d'heures ; avec la *Russula fœtens* il s'élève à 0,88 dans la première partie de l'expérience.

Le tanin donne des chiffres différents, et semble s'oxyder sans qu'il y ait de dédoublement préalable en acide gallique. Les absorptions sont faibles, et le rapport respiratoire ne monte pas au-dessus de 0,40. Mais il nous suffit d'avoir démontré qu'il y a des corps qui peuvent subir une combustion à l'air, dans des liquides que leur neutralité permet de considérer comme des liquides physiologiques, et dans des conditions qui rappellent d'autant plus la respiration des animaux et des plantes que nous verrons tout à l'heure la laccase exister dans un grand nombre de tissus.

361. Constitution des corps oxydables par la laccase. — Mais nous avons d'abord à terminer l'étude de la laccase au point de vue chimique. Tous les corps que nous venons de soumettre à l'étude appartiennent à la série aromatique, et ceux qui sont les plus attaquables sont ceux qui fournissent le plus facilement des dérivés quinoniques. Les plus sensibles contiennent dans leur noyau au moins deux des groupements OH ou AzH^2 situés, les uns par rapport aux autres, soit en position *ortho*, soit en position *para*. Les isomères en *méta*, ou bien les composés analogues, mais avec un seul groupement OH ou AzH^2, sont peu ou ne sont pas oxydables. Ainsi pour prendre un exemple dans le groupe qui contient l'hydroquinone.

Ainsi avec le phénol ordinaire on a eu	1 cc.	4	d'O	absorbé	en 18 heures.
« la pyrocatéchine ou diphénol ortho	17	4	»		»
« la résorcine ou diphénol méta	0	6	»		»
« l'hydroquinone ou diphénol para	32	0	»		»

et ce qui est curieux, c'est que ces substances se rangent dans le même ordre suivant leurs pouvoirs d'agents développateurs en photographie, comme l'ont montré les frères Lumière.

M. Bertrand a étudié beaucoup d'autres corps, triphénols, hexaphénols, acides-phénols, amido-phénols, amines cycliques, et a trouvé que leur oxydabilité suivait la règle générale que nous venons d'énoncer. Il est important de remarquer que cette notion est plus précise que celles qu'on a au sujet des autres diastases. Elle se résume en ceci : la laccase peut oxyder un grand nombre de corps, mais ces corps appartiennent tous à la série aromatique, et parmi les groupements variés que permet cette série, le groupement *ortho* et le groupement *para* sont plus instables que le groupement *méta*. A cet enseignement curieux, M. Bertrand en a ajouté un autre qui ne l'est pas moins.

362. Etude des cendres de la laccase. — Nous avons vu plus haut que la laccase précipitée par l'alcool est, ainsi que c'est d'ordinaire le cas, très riche en cendres. Ces cendres sont en outre très riches en manganèse ; il y en a entre 2 et 3 0/0 du poids des cendres. Or, en soumettant une solution aqueuse de cette laccase à une précipitation fractionnée par l'alcool, M. Bertrand obtint deux nouveaux échantillons dont l'un était plus actif, l'autre moins actif que la laccase primitive. Le plus actif était celui qui contenait le plus de manganèse. C'est ce que montre le tableau suivant, où l'échantillon primitif se trouve encadré entre les deux autres. Les chiffres de la seconde colonne sont les volumes d'oxygène absorbés, en une heure et demie, par 50 cc. d'une solution d'hydroquinone à 2 0/0, en présence de 0 gr. 2 de l'échantillon supposé sec. Les chiffres de la troisième colonne sont les proportions centésimales de manganèse :

	O. *abs*	Manganèse 0/0
Echantillon n° 1.........	19,1 cc.	0,159
— n° 2.........	15,5	0,126
— n° 3.........	10,6	0,098

Y avait-il là une simple coïncidence, ou bien l'activité de la diastase dépendait-elle de sa richesse en manganèse ? C'est une question que nous avons déjà effleurée (**92**), mais qui est trop importante pour que nous n'entrions pas à son sujet dans quelques détails.

Pour savoir à quoi s'en tenir, on peut essayer d'éliminer tout le manganèse de la laccase. Mais cela n'est pas facile sans altérer la diastase. M. Bertrand a heureusement pu retirer de la luzerne une laccase peu active, contenue dans un suc très pauvre en manganèse, et qui prenait de l'activité quand on l'additionnait d'un sel de ce métal. Cette laccase, obtenue aussi par l'action de l'alcool sur le suc de la plante, ne contient qu'une proportion de manganèse inférieure à 20 millionnièmes ; elle ne donne, dans une solution d'hydroquinone, même après deux ou trois jours d'agitation continue au contact de l'air, qu'une coloration rouge accompagnée d'une très faible absorption d'oxygène. L'absorption devient notable, et il y a en deux heures apparition des cristaux de quinhydrone, quand on ajoute au mélange 1 milligr. de manganèse à l'état de sulfate.

Comment agit ce manganèse ? L'expérience apprend qu'il n'est remplaçable d'une manière efficace par aucun autre métal, pas même par le fer. D'un autre côté l'expérience montre aussi que si la laccase, sans manganèse, n'a qu'un pouvoir oxydant très faible, le manganèse sans laccase est aussi presque inactif. C'est le mélange de ces deux corps qui augmente leur activité dans une proportion notable, et dès lors, nous retrouvons là, sous une autre forme, des phénomènes analogues à ceux que nous avons constatés au sujet de la présure, où du chlorure de calcium et de la présure amènent, bien plus vite ou en bien plus faibles proportions, lorsqu'ils sont réunis, la coagulation que chacun d'eux est presque impuissant à faire, lorsqu'il est isolé.

Cette notion générale s'éclaire d'un jour nouveau à propos de la laccase, quand on songe que le manganèse est, dans beaucoup de circonstances, un agent de transport de l'oxygène, qu'il peut puiser dans l'air et porter sur les corps oxydables. M. Bertrand a donc eu l'idée d'étudier les sels de ce métal. En recommençant avec eux les mêmes expériences qu'avec la laccase, c'est-à-dire en les agitant dans un ballon clos, en présence d'un volume connu d'air, avec une solution d'hydroquinone, il a vu que tous les sels manganeux employés fixent l'oxygène libre sur l'hydroquinone, le pyrogallol, le paramidophénol, la résine de gayac. Il y a même formation de quinhydrone avec l'hydroquinone. Dans tous ces cas, le sel manganeux agit en portant l'oxygène du ballon sur la substance oxydable. Mais tous les sels ne se comportent pas de la même façon. En cherchant ce que donnaient, après 24 heures d'agitation, en présence de 1 gr. d'hydroquinone dissous dans 100 cc. d'eau, des doses équiatomiques de divers sels manganeux, contenant toutes 0 gr. 100 de manganèse, on trouve les chiffres suivants pour l'oxygène absorbé :

Avec l'azotate de manganèse, de		1,5	cc.
»	sulfate »	1,6	»
»	chlorure »	1,8	»
»	formiate »	7.4	»
»	benzoate »	15,3	»
»	acétate »	15,7	»
»	salicylate »	16,3	»
»	lactate »	17,6	»
»	gluconate »	21.6	»
»	succinate »	22,1	»

Les sels les plus actifs sont donc comparables à la laccase pour leur puissance oxydante, et nous avons avec eux l'avantage de pouvoir nous expliquer comment ils agissent. Une solution d'hydroquinone, mélangée à du protoxyde de manganèse finement pulvérisé, donne au contact de l'air à la fois du bioxyde de manganèse et de la quinone. On peut s'expliquer le phénomène de plusieurs façons : soit admettre que les deux corps s'oxydent à la fois en se partageant une molécule d'oxygène libre O^2, et en la dédoublant en deux atomes non saturés qui se portent l'un sur le protoxyde de manganèse, l'autre sur l'hydroquinone. On peut aussi admettre plus simplement que le protoxyde de manganèse qui, comme on sait, s'oxyde facilement au contact de l'air, cède d'une façon continue l'oxygène qu'il absorbe ainsi à l'hydroquinone. Il y a enfin une troisième interprétation que nous retrouverons au dernier chapitre de ce livre, et sur laquelle je n'insiste pas pour le moment. Quoi qu'il en soit, l'expérience montre aussi que le bioxyde de manganèse se réduit en présence de l'hydroquinone dans un liquide acidulé. La condition d'une action continue et régulière est donc la présence d'un sel manganeux dont la base puisse être considérée à la fois comme libre et combinée : comme libre, pour qu'elle puisse s'oxyder à l'air comme le protoxyde de manganèse ; comme combinée, pour que la forme stable du sel en présence de l'hydroquinone soit le sel de protoxyde. A ce point de vue, on comprend que les sels les plus actifs soient les sels dissociables à acides faibles, lactate, gluconate, succinate, qui occupent les derniers rangs de la série ci-dessus. Il y a peut-être dans la laccase un acide encore plus faible et un sel plus dissociable, exaltant l'action du manganèse.

Là est l'idée nouvelle apportée par le travail de M. G. Bertrand. C'est la première fois qu'on peut ramener à un phénomène chimique simple l'action d'une diastase, et montrer que l'élément essentiel est non pas la matière organique, qu'on avait surtout étudiée jusqu'ici, mais bien la partie minérale. Il pourrait se faire de même que l'élément essentiel des diastases coagulantes soit la chaux, dont nous avons vu l'intervention puissante dans les phénomènes de coagulation. Mais après avoir fait ce pas en avant, il faut bien se dire qu'on n'explique pas tout. Il reste curieux que ce sel de manganèse de la laccase ne soit capable d'oxyder facilement que les composés phénoliques dont nous avons donné plus haut la constitution, et soit à peu près sans action sur les autres.

363. Recherche de la laccase. — Les réactions que nous venons d'étudier permettent de rechercher la laccase dans les sucs végétaux et animaux. Mais on peut se servir pour cela d'une réaction plus simple et très sensible, c'est la coloration bleue que prend la résine de gaïac par oxydation.

Le bleu qui se forme dans ces conditions est, d'après Doebner, le résultat de l'oxydation de l'acide gaïaconique.

$$C^{20}H^{24}O^{5} + O^{2} = C^{20}H^{20}O^{6} + 2H^{2}O$$

Il perd sa couleur par une oxydation plus avancée, ou bien encore par réduction. Dans ce dernier cas on peut le régénérer par une oxydation nouvelle, et dans l'autre cas, non. L'oxydation peut se faire de diverses manières. Schönbein, par exemple, a observé le bleuissement de la teinture en y mélangeant de la diastase ordinaire et de l'eau oxygénée. Il ne faudrait pas conclure de cette expérience à l'existence d'une oxydase dans la diastase ordinaire. Il n'y avait d'oxydation que la quantité correspondante à l'eau oxygénée, dont la diastase mettait en liberté l'oxygène disponible. Il paraît y avoir dans les végétaux des substances cédant aussi spontanément leur oxygène à l'acide gaïaconique et le colorant en bleu. Dans ce cas encore, il n'est pas nécessairement question d'oxydases. Il faut, théoriquement, que l'oxydation observée provienne de l'oxygène de l'air, et qu'on puisse constater une absorption de ce gaz. C'est ce qui n'a pas toujours été fait, et il n'est pas assuré par conséquent que toutes les fois qu'on a observé le bleuissement de la teinture de gaïac, il y ait eu des oxydases. Enfin, pour bien comprendre le caractère parfois un peu illusoire de la réaction, il faut savoir que la teinture de gaïac se colore spontanément en bleu, lorsqu'elle est exposée à l'air pendant un temps suffisant. C'est un nouvel exemple de ce fait qu'une diastase ne fait en général qu'exalter un phénomène qui peut se produire plus lentement sans elle. Il faudra donc n'attribuer de signification qu'aux réactions qui seront à la fois rapides et intenses. Si, en outre, on a la précaution d'opérer toujours avec une dissolution récente d'acide gaïaconique dans l'alcool, on pourra faire usage de ce réactif avec quelque assurance, si on n'oublie pas les réserves et les précautions dont doit être accompagné son emploi.

En versant dans le liquide, où on veut rechercher la laccase, quelques gouttes de la solution alcoolique d'acide gaïaconique, on obtient une émulsion blanche qui se colore bientôt en bleu, et qui de là, si la laccase est abondante, passe lentement par suroxydation, au vert et finalement au jaune pâle. Cette réaction est si commode qu'elle permet d'opérer sur les tissus végétaux ou animaux eux-mêmes. En badigeonnant avec de la teinture de gaïac une section fraîche, on voit apparaître une couleur bleue sur les régions occupées par la laccase.

364. Diffusion de la laccase. — On trouve ainsi que la laccase existe chez une foule de végétaux et d'animaux. M. Portier, qui a examiné sous ce point de vue un grand nombre d'espèces dans la série animale, en a trouvé partout, irrégulièrement distribuée dans les organes, plus abondantes en moyenne dans ceux où la circulation est rapide et la respiration active. G. Bertrand en a trouvé dans un grand nombre de parenchymes même incolores, les tubercules du dalhia, de la pomme de terre, le rhizome du balisier, les racines de la betterave et du navet, la tige de l'asperge, les pommes, les poires, les coings, etc. Elle est surtout abondante dans les organes en voie de développement rapide, et où les actes respiratoires sont actifs. A mesure qu'un organe vieillit, il ne fournit qu'une diastase de moins en moins active. Lorsqu'il est très âgé, il est parfois difficile d'en extraire de la laccase. Mais on en trouve encore dans les coupes de l'organe, et dans le suc qu'il fournit. En somme, cette diastase est extrêmement répandue, et il semble qu'il y en ait partout où une cellule respire.

Bertrand et Bourquelot en ont trouvé aussi dans beaucoup de champignons. Nous avons dit plus haut le quotient respiratoire élevé que fournit le suc de *Russula fœtens* Pers., ou la macération de ce champignon dans de l'eau chloroformée. Beaucoup d'autres champignons présentent les mêmes propriétés, surtout dans les genres *Russula* et *Lactarius*, où presque toutes les espèces bleuissent la teinture de gaïac, tandis que presque toutes les espèces d'autres genres (Marasmius, Hygrophorus, Cortinarius) sont sans action. Chez les espèces qui en contiennent, la laccase n'est pas non plus uniformément répandue. Chez certains Lactaires, par exemple, la coloration bleue par la teinture de gaïac se produit surtout dans les tissus internes du pied, à l'exclusion de la région corticale. Souvent les lames on les tubes du chapeau en sont dépourvus. Cela ne veut pas dire qu'il n'y ait pas là aussi de l'activité respiratoire, cela veut dire simplement que la diastase oxydante est autre que la laccase, comme nous allons nous en assurer.

365. Autres diastases oxydantes. — Tout ce que nous venons de dire se rapporte à la laccase, c'est-à dire à la diastase oxydante de la laque, de l'hydroquinone ou de l'acide pyrogallique. M. G. Bertrand en a isolé de la plupart des végétaux qu'il avait vu capables de bleuir la teinture de gaïac. Mais il n'est pas démontré que partout où la teinture de gaïac bleuit, ce soit sous l'influence de la laccase. On connaît un certain nombre de diastases oxydantes qui ne sont pas de la laccase et peuvent bleuir le gaïac. Nous allons les passer en revue en commençant par les mieux connues.

366. Tyrosinase. — Un certain nombre de sucs végétaux se colorent en noir au contact de l'air, après avoir passé par des teintes variées. Ainsi le suc de la betterave, du tubercule de dahlia, de la pomme de terre. Celui d'un champignon, voisin des agarics, la *Russula nigricans*, présente même cette propriété à un degré assez élevé pour qu'on en ait tiré son nom spécifique. M. G. Bertrand a vu que toutes ces colorations sont dues à une oxydation de la tyrosine contenue dans ces sucs, par une diastase oxydante végétale différente de la laccase, car cette laccase est tout à fait sans action sur la tyrosine.

On prépare facilement cette diastase nouvelle en partant de la Russule noircissante, gros champignon dont on exprime le jus aussitôt la récolte faite. Ce jus est ensuite additionné d'alcool, et fournit un précipité qu'on redissout encore humide dans de l'eau ordinaire. Il ne faut pas le dessécher dans l'intervalle, car on le rend inactif. Du reste, cette diastase est très fragile. Tandis que la laccase supporte pendant plus de 20 heures un chauffage à 60-70°, il suffit d'un chauffage de 10 minutes à ce niveau pour annihiler les effets de la tyrosinase. La solution aqueuse de cette diastase s'affaiblit aussi rapidement. On peut, si on veut, en conserver plus facilement une provision en se servant du tissu de la Russule qu'on débite en tranches minces, qu'on fait sécher à l'air ou mieux dans le vide sec. Au moment du besoin, on fait macérer quelques tranches dans l'eau froide et on filtre.

De cette même Russule, on peut aussi tirer la tyrosine en jetant le champignon, coupé en petits morceaux, dans l'alcool bouillant. Après un quart d'heure d'ébullition, qui détruit la tyrosinase, on laisse refroidir et on passe à la presse. Le résidu est bouilli avec de l'eau qui entraîne la tyrosinase. On concentre les eaux-mères à consistance de sirop clair. La tyrosine cristallise. On la lave à l'alcool et on la purifie par redissolution et par cristallisation dans l'eau.

Si on mélange une solution de tyrosine ainsi obtenue avec une solution de tyrosinase, on voit le mélange se colorer, et on constate une absorption d'oxygène. Si la solution de tyrosinase est bouillie au préalable, il n'y a plus d'effet. C'est donc bien encore ici une action diastasique. Son mécanisme fonctionnel est encore inconnu.

Il semble, en effet, que cette tyrosinase, bien que se rencontrant souvent associée à la laccase, ou plutôt, et d'une façon plus générale, à l'oxydase provoquant le bleuissement de la teinture de gaïac, en soit pourtant distincte. Nous avons vu plus haut que la laccase est sans action sur la tyrosine. Il en est de même des macérations de seneçon, de laitue, de pissenlit, de laiteron, qui bleuissent aussi la teinture de gaïac. Beaucoup de tissus et de sucs de champignons se colorent au contact de l'air. Les uns le font parce qu'ils contiennent à la fois de la tyrosine et de la tyrosinase. Mais il n'est pas sûr qu'il en soit de même pour tous, de sorte que nous sommes conduits à admettre l'existence de diverses oxydases.

367. Diastase de la casse du vin. — On sait que le vin, exposé à la lumière, laisse se déposer sa matière colorante soit sous forme de dépôt amorphe, soit en fouillets adhérents à la surface du verre. Il y a à la fois, comme je l'ai montré, action de coagulation et absorption d'oxygène, mais le mécanisme profond du phénomène est resté longtemps ignoré. On peut aujourd'hui le rapprocher du phénomène de la *casse* que présentent certains vins. Assez stables en tonneau, où ils sont privés à la fois de lumière et d'oxygène, ils s'altèrent rapidement au contact de l'air. Leur matière colorante forme parfois pellicule à la surface, ou s'altère dans toute l'épaisseur. Puis elle se dépose, et le vin prend un aspect trouble et une saveur analogue à celle des vins usés. En gros, la casse apparaît donc comme un vieillissement rapide et exagéré du vin.

C'est M. Gouirand qui a le premier indiqué la nature diastasique du phénomène. Il a fait voir qu'en ajoutant de l'alcool à un vin qui se casse au contact de l'air, on obtient un précipité floconneux qui, redissous dans l'eau, et ajouté en quantité assez faible à des vins sains et solides, leur donne la propriété de se casser au bout de très peu de temps.

C'est M. G. Bertrand qui montra le premier que cette diastase avait des propriétés oxydantes, ou du moins que la laccase pouvait provoquer à la fois la casse et le vieillissement. En agitant comparativement au contact de l'air, dans des flacons clos, pendant 3 jours, un vin avec un millième de son poids de laccase et le même vin sans addition, il a vu que ce dernier restait sans changement appréciable, tandis que dans le premier, la couleur virait à la pelure d'oignon, et le goût à celui d'un vin vieux. De plus, dans ce dernier, il y avait environ deux fois plus d'oxygène absorbé et d'acide carbonique produit que dans le premier. Le processus est donc, en partie du moins, sinon en totalité, un processus d'oxydation.

M. Martinand montra ensuite que la diastase oxydante du vin était probablement identique à la laccase, car des raisins mûrs donnent à l'air, avec la teinture de gaïac, l'hydroquinone et le pyrogallol, les mêmes réactions que la diastase de la laque. Chauffé à 100°, le moût coloré devient stable, mais il se décolore si on l'additionne de diastase précipitée par l'alcool dans un moût non chauffé.

Cette oxydase est surtout répartie dans les tissus ligneux, notamment autour des pépins. MM. Bouffard et Semichon ont confirmé cette observation en montrant que lorsqu'on coupe en deux un grain de raisin avec un rasoir, et qu'on badigeonne la section avec de la teinture de gaïac, en épongeant l'excès avec du papier buvard, on voit se dessiner peu après, au contact de l'air, un réseau de lignes bleues qui est le réseau vasculaire. Il n'y a donc pas de diastase à l'intérieur des cellules, et, en effet, les premières gouttes de jus limpide qu'on obtient en pressant un grain de raisin entre ses doigts n'en contiennent pas ou presque pas. Les dernières, provenant de la pulpe comprimée et broyée, en contiennent beaucoup au contraire. Un vin fortement foulé contiendra donc plus d'oxydase qu'un vin dont le foulage a été léger.

La quantité d'air nécessaire pour amener la décoloration d'un moût n'est pas grande ; un tiers environ du volume du moût. Lorsque cette proportion est dépassée, le liquide décoloré passe à la teinte paille, puis au jaune franc. A partir de ce moment, on ne sait plus bien ce qui se passe. L'oxydase semble se détruire elle-même par oxydation. Il règne, d'ailleurs, sur l'ensemble de l'action, une certaine incertitude qui tient peut-être à ce qu'on n'a jusqu'ici voulu voir qu'une diastase oxydante là où il y a peut-être plusieurs actions superposées. En résumé, l'oxygène est un ennemi de la diastase oxydante. De même l'acide sulfureux, qui la détruit peu à peu, on ne sait par quel mécanisme. Il en est de même de l'essence de moutarde.

Pendant la fermentation, la diastase disparaît aussi, ou au moins s'atténue. Il peut n'y avoir plus de dépôt de matière colorante ni de jaunissement dans un vin qui pourtant bleuit encore la teinture de gaïac. L'acide carbonique n'est pour rien dans cette atténuation d'effets. L'alcool n'a sûrement aussi, à la dose à laquelle on le trouve dans les vins, qu'un effet très peu accusé. Il en est de même de la levure produite pendant la fermentation, et même, d'après M. Laborde, des ferments de maladie. Il est probable que le phénomène de la casse dépend à la fois de la quantité d'oxydase contenue dans le vin et de la nature et de la stabilité de la matière colorante, qui certainement n'est pas partout la même. L'oxydase peut aussi varier en quantité et en qualité. Elle peut provenir dans le vin, non seulement du raisin lui-même, mais encore de certaines moisissures, dont l'une, le *Botrytis cinerea*, ou pourriture noble, donne à la vendange qu'elle a atteinte une fragilité particulière et une marche d'oxydation différente en apparence de celle qui résulte de la diastase oxydante du raisin.

368. Coloration du cidre. — La casse des vins rouges, le brunissement des vins blancs, le jaunissement des vins de clairette qui deviennent paille, puis jaune quand on les soutire à l'air, la couleur foncée que prennent les vins de Champagne faits avec les portions de moût provenant de la seconde et troisième serrée du marc à la presse, la coloration du cidre, sont des phénomènes analogues, dus à la même oxydase ou à des oxydases différentes.

Pour la pomme, encore, on trouve l'oxydase dans le fruit, et il y apparaît sans qu'on ait besoin de faire intervenir la teinture de gaïac. La tranche de la pomme se colore à l'air, et il en est de même pour le jus, qui se trouble quand on prépare le cidre. Nous avons vu plus haut que M. Lindet avait soupçonné, sans la démontrer, l'intervention d'une diastase dans ce phénomène. Après la publication des travaux de M. Bertrand, il est revenu sur ce sujet, et a montré que la diastase du cidre est voisine de celle de l'arbre à laque. En effet, du jus ou des tranches de pomme, en contact avec de l'air sous une cloche, y absorbent de l'oxygène et y dégagent de l'acide carbonique. Le jus bouilli reste incolore et ne donne lieu à aucun échange de gaz. En additionnant d'alcool le jus de pommes, on obtient un précipité qui, ajouté à du jus bouilli, en provoque l'oxydation. Ce même précipité, redissous dans l'eau, oxyde le pyrogallol en donnant de la purpurogalline. On est donc en droit d'admettre l'existence d'une laccase dans la pomme, capable d'oxyder le tannin de ce fruit.

369. Coloration du pain bis. — M. Mège Mouriès a montré depuis longtemps que la coloration du pain bis est due à une substance particulière, qu'il avait nommée céréaline, et qui était contenue dans la partie corticale du blé, sous la couche appelée à tort *couche à gluten*. En séparant cette région par des moyens convenables, on pouvait employer tout le reste du grain à faire du pain blanc. En la laissant, on n'avait que du pain plus ou moins bis.

370. Conclusions. — On voit, en résumé, qu'il doit exister beaucoup d'oxydases. En dehors des exemples qui précèdent et qui portent sur les mieux connues, on est averti de la multiplicité de ces diastases par d'autres phénomènes. Celles des champignons, qui ressemblent à celles des phanérogames par certains côtés, s'en distinguent sous d'autres. Ainsi, une macération de pissenlit, qui a des propriétés oxydantes très actives, les perd après une exposition de quelques minutes à la lumière du soleil, tandis qu'une macération de Russule, champignon aussi très riche en oxydase, supporte huit heures d'insolation sans beaucoup faiblir. Ainsi encore, l'acide cyanhydrique paralyse beaucoup plus facilement les oxydases des synanthérées que celles des champignons. Une macération de laitue à 2 0/0, additionnée de 1/2000 environ d'acide cyanhydrique, perd toute action sur la teinture de gaïac, tandis qu'avec une macération de *Russula delica* à 1,5 0/0, il en faut environ 1/100 pour produire le même résultat.

Enfin, dans cette même *Russula delica*, M. Bourquelot a

trouvé une oxydase qui, dans son action sur les phénols, semble se comporter autrement que la laccase. Tous les phénols essayés, qu'ils soient monoatomiques, biatomiques ou triatomiques, quel que soit l'arrangement des atomes dans leur molécule, sont oxydés par cette solution. L'oxydation est favorisée parfois par une légère alcalinité, d'autres fois cette addition n'est pas nécessaire. Il semble donc que la macération de cette Russule contient une oxydase différente de la laccase, ou plutôt un mélange d'oxydases. Dans les deux cas, nous concluons à la multiplicité de ces diastases.

On est encore conduit à cette conclusion, en songeant à la variété infinie des substances qui, tant dans la vie végétale que dans la vie animale, deviennent le siège de phénomènes d'oxydation, en songeant à la variété de teintes que prennent, par exemple, à l'air, les champignons dont beaucoup de principes immédiats et de chromogènes sont des composés phénoliques. Il y a de ce côté tout un monde à découvrir.

BIBLIOGRAPHIE

Schmiedeberg. *Archiv. f. exp. Pathol. u. Pharmak.*, t. VI, p. 233, 1876, et t. XIV, p. 288, 1881.

Jaquet. *Société de biologie*, 1892, p. 55.

Planche. *Bulletin de pharmacie*, t. II, p. 579, 1810.

Schönbein. *Journal f. prakt. Chemie*, t. CV, p. 198, 1868.

Kikorokuro Yoshida. *Journal of the chem. Society*, t. XLVIII, p. 472, 1883.

Lindet. *Le Cidre*, p. 150, 1893.

Bertrand. *Ann. de ch. et de phys*, 7e s., t. XII, 1897.

A. Girard. *Comptes rendus*, t. LXIX, p. 865, 1869.

Doebner. *Archives de pharmacie*, t. CCXXXIV, p. 614, 1896.

Bertrand et Bourquelot. *Société de biol.*, p. 579, 1895.

Bourquelot et Bertrand. *Comptes rendus*, t. CXXI, p. 783, 1895; t. CXXIII, p. 260, 315 et 423, 1896.

Portier. Les Oxydases, Paris, Steinheil.

Bertrand. *Ann. agronomiques*, t. XXIII, p. 385, 1897.

Gouirand. *Comptes rendus*, t. CXX, p. 877.

Martinand. *Id.*, t. CXX, p. 1426.

Bouffard et Semichon. *Revue de viticulture*, t. IX, p. 589.

Laborde. *Comptes rendus*, t. CXXI, 1898.

Lindet. *Id.*, t. CXX, p. 370.

Boutroux. *Id.*, t. CXX, p. 924.

Pawlewlsky. *Ber. d. d. chem. Gesells.*, 1897, t. XXI, p. 1313.

CHAPITRE XXXV

PRÉSURE

Après avoir étudié individuellement, dans les chapitres précédents, les diastases dont on connaît le mieux l'action, parce qu'on sait en général quelle est la constitution de la substance à laquelle elles s'adressent et de celle à laquelle elles aboutissent, nous arrivons aux diastases des matières albuminoïdes pour lesquelles nous n'avons aucun de ces deux renseignements et dont l'étude est par là beaucoup plus difficile. En revanche cette étude nous touche de plus près, car c'est celle du fonctionnement intérieur de toutes les cellules de nos tissus. Non seulement elle nous renseigne sur notre physiologie profonde, mais encore elle se rattache de près au mécanisme d'action pathologique des toxines et des venins, dont l'étude, dans ce qu'elle a de chimique, servira de couronnement à ce livre.

371. Présure animale. — On sait depuis un temps immémorial que la macération faite à l'aide de la caillette du veau, ou en général des mammifères en lactation, est capable, lorsqu'elle est mélangée à du lait à température convenable, d'en amener la coagulation. Le liquide se transforme peu à peu en une masse blanche, qui se rétracte ensuite sur elle-même, expulse le sérum et se réduit à un gateau plus ou moins ferme, pouvant prendre la forme des vases dans lesquels il s'égoutte sous ou sans pression. Ce gateau donne, par des traitements variés, les diverses espèces de fromage (*caseus formaticus*, d'où fromage).

On peut produire artificiellement et plus rapidement, sous l'action des acides, un coagulum de même aspect et ayant les mêmes propriétés rétractiles. Ces deux coagulums ne se ressemblent pas chimiquement. Le phosphate de chaux, qui reste en suspension dans le coagulum fourni par la présure, se dissout plus ou moins dans l'autre, et s'en va avec le sérum, de sorte que les cendres laissées par la calcination ne sont, dans les deux gateaux, ni les mêmes, ni en même quantité. On a pourtant confondu longtemps la coagulation par la présure et la coagulation par les acides. Cela était d'autant plus facile que dans les coagulations industrielles, les deux phénomènes se superposent d'ordinaire.

Par exemple, dans la fabrication du fromage de Brie, qui exige une coagulation très lente, faite avec très peu de présure, les ferments lactiques prennent possession du lait dès la sortie du pis, et le caillé est notablement acide, par suite de la fermentation subie par le lactose, au moment où on le distribue dans les formes. La coagulation est donc d'ordinaire à la fois une coagulation diastasique et une coagulation acide. C'est seulement lorsque l'étude des phénomènes a été portée dans les laboratoires que l'on a vu (Selmi) qu'un lait pouvait se coaguler par la présure en conservant sa réaction neutre ou amphotère.

En prenant pour guide cette coagulation du lait sans changement de réaction, on a vu que la présure, très abondante dans l'estomac des jeunes mammifères, existe aussi dans leur intestin. A mesure que l'animal grandit, elle devient de moins en moins abondante dans l'estomac : la pepsine, au contraire, rare ou absente aux premiers âges, devient de plus en plus prépondérante. Ce n'est évidemment pas une suppléance qui s'établit. Les deux sécrétions sont distinctes à l'origine et sont distinctes à la fin, mais elles n'ont pas la même activité aux diverses époques de la vie.

Les présures les plus employées sont les présures de veau et de mouton. Les vachers qui se servent de l'une et de l'autre estiment que lorsqu'elles s'équivalent vis-à-vis du lait de vache, elles ne s'équivalent pas vis-à-vis du lait de brebis, ce qui conduirait à voir entre les présures des différences analogues à celles que nous avons relevées entre les pepsines. Mais les conditions d'expérience des vachers sont tellement défectueuses qu'il faut attendre une étude précise sur cette question.

372. Présures végétales. — Un grand nombre de sucs végétaux ont la propriété de coaguler le lait comme la présure. Tel est le suc du figuier. D'après Bouchardat et Sandras, 5 grammes de fleurs d'artichaut suffisent à coaguler 100 grammes de lait à 25° ou 30°, et le coagulum, au lieu d'être ferme, est toujours gélatineux, ce qui semble indiquer la présence de la caséase. Enfin, quelques auteurs accordent, si d'autres refusent, au jus frais du *galium verum* la propriété de coaguler le lait. Leurs résultats différents s'expliquent peut-être par ce fait que les diastases, chez cette plante, n'apparaissent qu'à de certains moments de la végétation, comme la sucrase de la betterave. Cependant Green assure que le *galium verum* L. est encore très employé dans l'Ouest de l'Angleterre pour hâter la coagulation du lait.

On se sert, pour le même objet, d'après Linnée, en Laponie, et dans les Alpes italiennes, d'après Pfeffer, des feuilles du *pinguicula vulgaris* L, ou grassette, ce qui semble indiquer la présence d'une présure dans cette plante. Bouchardat et Quevenne en ont signalé aussi dans les fonds d'artichaut, et le fait a été confirmé par Ad. Mayer et par Baginski. Ce dernier en a rencontré aussi dans le suc de *carica papaya*, où Wurtz et Bouchut avaient déjà signalé l'existence de la trypsine. Nous verrons en effet, quand nous étudierons cette substance, que son association avec la présure est très fréquente dans le monde vivant. Chittenden a retrouvé la même association dans l'ananas.

On trouve aussi de la présure dans les graines. Lea en a retiré des graines de *Whitania coagulans*, arbuste de la famille des Solanées, dont le fruit est une capsule contenant un grand nombre de petites semences. De ces semences on peut extraire soit par la glycérine, soit par une solution moyennement concentrée de sel marin, une présure dont l'activité est à peu près la même que celle de la plupart des présures commerciales.

Récemment, Green a rencontré la présure végétale dans les semences du *Datura stramonium*, du *Pisum sativum*, du *Lupinus hirsutus* et du *Ricinus communis* : pour les deux premières plantes, dans les graines à l'état de repos, et pour les deux dernières, dans les semences en germination. Dans le Ricin et le Lupin cette présure est associée à de la trypsine.

Le « *Naras* » (*Acanthosicyos horrida*), plante de l'Afrique du Sud, renferme aussi de la présure dans le péricarpe, la pulpe et le suc de ses fruits mûrs. A l'inverse des plantes citées ci-dessus, il n'y en a pas dans les semences.

On peut donc, sans attendre des informations nouvelles, dire que la présure est extrêmement répandue. C'est une conclusion que nous retrouvons souvent, et qui tient à ce que les moyens d'élaboration mis en œuvre dans la digestion animale et végétale sont infiniment moins nombreux que les types ou les genres de cellules. C'est là un point acquis, sur lequel nous ne reviendrons plus.

373. Présures microbiennes. — La coagulation spontanée du lait se fait toujours en liquide acide, par suite de l'invasion rapide du lait par les ferments lactiques. C'est Pasteur qui a remarqué le premier, dans ses études sur les générations dites spontanées, qu'un lait coagulé spontanément dans un ballon était resté neutre aux papiers réactifs. J'ai fait voir ensuite que l'effet était dû à une présure sécrétée par tous les microbes qui peuvent attaquer la caséine, et qui ne la dissolvent qu'après l'avoir d'abord amenée à l'état de coagulum mou. Il serait à la fois inutile et long d'entrer ici dans le détail des espèces pouvant fournir de la présure, et nous ne pouvons que répéter à ce sujet, avec plus de force, ce que nous avons dit à la fin du paragraphe précédent. Il suffit de dire que la présure qu'on tire de cette origine est d'ordinaire beaucoup plus mélangée de caséase que celle qu'on retire des grands animaux, de sorte que c'est celle-ci qu'on utilise d'ordinaire pour la préparation de la présure commerciale.

374. Préparation de la présure commerciale. — On la retire surtout de l'estomac du mouton et du veau en lactation, mais on la rencontre aussi chez les autres mammifères, et même chez les oiseaux et les poissons. D'après M. Hansen, les estomacs d'animaux où on n'en trouve pas, lorsqu'on les prend à l'état naturel, en fournissent quand on les a mis à macérer quelque temps avec de l'acide chlorhydrique étendu. C'est ce qui a lieu avec les estomacs de brochet et de saumon. Nous avons examiné ce point de la question quand nous avons parlé des prodiastases (ch. XIX).

On emprunte d'ordinaire cette présure à la caillette de veau. Elle y est sécrétée par la muqueuse stomacale. Je me suis assuré qu'elle imprégnait, déjà pendant la vie et surtout après la mort, la tunique musculaire externe, qui peut alors coaguler le lait comme les muqueuses, mais avec moins de rapidité. Elle se répand aussi dans un autre sens, mais cette fois-ci par voie de sécrétion, dans la masse alimentaire, où elle se mélange à celle qu'y produisent les microbes dont le lait a apporté les germes avec lui. Les grumeaux coagulés que renferme l'estomac d'un jeune veau peuvent donc servir, eux aussi, de source de présure ; mais il vaut mieux les rejeter, et ne se servir que de la présure contenue dans la muqueuse stomacale.

Il n'est pas nécessaire que l'estomac soit celui d'un animal en lactation. J'ai préparé une présure très active avec la caillette d'un veau de quatre mois, tétant encore, mais très peu et à de longs intervalles, et surtout nourri d'herbe fraîche. La caillette du mouton de boucherie, pris à Paris, ne renferme d'ordinaire pas de présure, et on n'en trouve pas davantage dans les autres estomacs du même animal.

On peut donc, si l'on veut, faire servir à la préparation de la présure autre chose que des caillettes de veau très jeune. Mais celles ci la renferment toujours plus pure, plus débarrassée de pepsine et d'autres diastases, et sont toujours à préférer.

Pour en retirer la présure, on commence par les vider de tous les grumeaux qu'elles renferment, et on les lave à grande eau. On les gonfle ensuite et on les conserve alors pendant quelques semaines. La dessiccation a pour effet de coaguler, ou au moins de rendre insoluble, une matière muqueuse gluante qui rend visqueuses et mousseuses les macérations d'estomac frais, et dont les proportions sont très réduites avec l'estomac sec. Cette matière gélatineuse existe surtout en abondance dans la région de l'estomac qui avoisine le pylore, où la muqueuse de l'estomac présente un aspect particulier. On sépare cette partie, et le reste, coupé ou non en petits morceaux, constitue la matière première d'où l'on retire les solutions concentrées de présure employées dans la préparation des fromages.

Pour ces présures industrielles, la grande question est d'épuiser le plus possible de leur présure les cellules de la muqueuse stomacale. On y arrive par une macération dans de l'eau ordinaire, mais il faut la faire à 30° ou 35°. A plus basse température, il faut aider à l'action par celle des acides minéraux étendus, ou des dissolutions salines moyennement concentrées. D'après M. Soxhlet, ce sont les dissolutions de 3 à 6 p. 100 de sel marin qui conviennent le mieux pour cela : on prend deux à trois estomacs, pesant environ à l'état sec, lorsque la portion voisine du pylore a été retranchée, de 60 à 80 grammes, et on les met macérer pendant cinq jours, à la température ordinaire, dans un litre d'eau contenant 5 p. 100 de sel marin. Au bout de ce temps, on a une solution pouvant coaguler, en 40 minutes, à 35°, environ 10.000 fois son volume de lait, et l'on peut en doubler et même en tripler la force en y faisant macérer une nouvelle quantité de muqueuse stomacale.

Il arrive fréquemment que pendant sa préparation ce liquide devient un peu putride par suite de l'apparition des ferments. Pour éviter cette fâcheuse intervention, Soxhlet recommande d'ajouter au liquide ci-dessus 4 p. 100 d'acide borique, et d'y introduire l'estomac en petits morceaux de 1 centimètre carré. On agite fréquemment pendant les cinq jours que dure la macération, on ajoute ensuite de nouveau 5 p. 100 de sel marin, et on filtre. On obtient ainsi une très bonne et très active présure commerciale.

De ces dissolutions concentrées, on peut, si on veut, retirer la partie active en recourant à l'un des moyens de précipitation que nous connaissons. Ce qui serait plus intéressant serait d'en amener la purification. Les présures commerciales sont toujours mélangées de pepsine ou de caséase, dont il n'est pas facile de les séparer. Pour obtenir la présure la plus pure possible, Hammarsten recommande le procédé suivant.

On commence par faire macérer la muqueuse comme à l'ordinaire dans de l'eau acidulée avec de l'acide chlorhydrique. On neutralise ensuite l'infusion, et on l'agite à diverses reprises avec du carbonate de magnésium, qu'on renouvelle jusqu'à ce que la pepsine soit précipitée. Le liquide filtré, encore très actif sur le lait, est précipité par l'acétate de plomb, et le précipité, délayé dans de l'acide sulfurique très étendu, est jeté sur un filtre. Le liquide limpide qui coule de l'entonnoir est reçu dans une solution de savon de stéarine. La présure se précipite avec les acides gras. Ceux-ci délayés dans l'eau et agités avec de l'éther, se dissolvent et sont éliminés. La présure reste dans l'eau, et on peut la reprécipiter par l'alcool.

Rien n'assure, bien entendu, qu'elle soit pure. Cependant, on peut remarquer qu'elle ne fournit pas les réactions des matières albuminoïdes. Comme toutes les diastases, elle est d'autant plus fragile qu'elle est plus pure.

375. Action sur le lait. — L'action de la présure sur le lait dépend de divers facteurs. Le temps de la coagulation, pour une quantité donnée de lait, dépend de la quantité de présure et de la température.

L'influence de la quantité de présure a été étudiée p. 162.

Nous avons vu que les temps de coagulation sont, toutes choses égales d'ailleurs, en raison inverse des quantités de présure employées, ou bien en d'autres termes que le produit de la quantité de présure par le temps de coagulation est un nombre constant.

Nous avons vu aussi que cette loi, qui se vérifie assez exactement pour des doses moyennes de présure, ne se vérifie plus, quand il y a trop ou trop peu de diastase. Cela tient à des causes sur lesquelles il est nécessaire d'insister un moment.

Quand on exagère la dose de présure, le temps de la coagulation devrait devenir de plus en plus court. Or cette coagulation dépend d'un nouvel arrangement moléculaire qui exige toujours pour s'accomplir un temps minimum, qui n'est jamais très petit. Cela est vrai non seulement pour le cas des coagulations, de quelque nature qu'elles soient, mais aussi pour des précipitations salines comme celles du sulfate de quinine et des alcaloïdes par les sels des métaux alcalins. Quelle que soit la dose de sel précipitant, la réaction n'arrive jamais à être instantanée. La durée de la coagulation ne peut donc diminuer indéfiniment quand on augmente de plus en plus la dose de présure, de sorte que voilà une première raison générale pour que la loi ne se vérifie plus pour des doses de présure trop élevées.

De plus, la présure employée dans les expériences est de la présure commerciale qui contient des substances variées. Tant que sa proportion ne dépasse pas 1/5000 dans le lait, l'influence des matériaux qu'elle apporte (sel marin, acide borique, borax) est négligeable. Elle ne l'est plus quand la proportion de présure atteint 1/500 et au-dessus. Le mélange qui se coagule n'est plus du lait, et, en effet, on trouve que le coagulum reste mou, ne devient pas consistant, ne se colle pas aux parois du vase. Je rappelle que pour évaluer la durée de coagulation d'un lait additionné de doses variées de présure, on cherchait le moment où on pouvait renverser le lait caillé dans un tube d'environ 2 cent. de diamètre sans qu'il s'en écoule une goutte. Ce criterium fait défaut quand il y a excès de présure. Voilà une nouvelle cause d'indécision à ajouter à la première, et il n'y a pas à s'étonner que, de ce côté, la loi se vérifie mal ou pas du tout.

Une autre cause l'empêche aussi de se vérifier pour des doses très faibles de présure, c'est que, autant qu'on peut le voir, les phénomènes de coagulation dépendent d'une première impulsion qui ne peut pas rester au-dessous d'un certain minimum. Dès qu'il est commencé, le phénomène continue, mais il peut ne pas commencer, et il peut y avoir une diastase coagulante dans un liquide sans qu'il y ait coagulation.

Seulement pour le montrer, à propos du lait, il faut éviter l'ingérence des infiniment petits qui sont capables de sécréter de la présure. On y arrive en stérilisant ce lait par la chaleur, ce qui, il est vrai, le rend moins facilement coagulable, mais ne l'empêche pas d'obéir à l'action de la présure, quand on en ajoute une dose un peu plus grande que dans le lait normal. Pour la présure, on la stérilisera par filtration poreuse. Il en reste un peu dans le filtre, mais peu quand on opère en solution étendue. Or, il suffit qu'il en passe pour que l'expérience soit probante.

En faisant ainsi l'expérience, on voit que du lait dans lequel on a fait passer, par exemple, 1/1000 de présure Hansen ne se coagule pas à la température ordinaire, quelque temps qu'on lui donne pour cela, tandis qu'il se coagule quand on le porte à la température optima de coagulation. On pourrait sans doute, en diminuant la dose à cette température optima, conserver le lait liquide indéfiniment, alors pourtant qu'il contiendrait un peu de présure. Ce lait se coagulerait pourtant sous l'influence d'une très petite quantité de sel de calcium, joignant son effet à celui de la présure préexistante pour donner à la coagulation l'impulsion initiale dont elle a besoin. Le sel de chaux, dans un lait additionné intentionnellement ou naturellement de cette dose infinitésimale et inactive de présure, serait une présure, et serait une présure en sa qualité de sel de chaux. Là est peut-être une des causes qui donnent aux sels de chaux, dans les phénomènes de coagulation, une action prépondérante. Mais je n'insiste pas davantage.

Je me contente de conclure que la loi relative aux temps de coagulation ne se vérifie plus pour ces quantités infinitésimales de présure, et que, par conséquent, pas plus pour des doses très petites que pour des doses très grandes, les écarts de la loi ne doivent nous étonner.

MM. Camus et Gley, qui ont vérifié l'inactivité de la présure au-dessous de 15°, disent que la diastase a pourtant agi, car ce lait additionné de présure, n'a besoin, pour se coaguler, que d'une dose d'acide lactique inférieure à celle qui est nécessaire pour coaguler du lait normal. Ils en concluent que la diastase a commencé à agir à cette basse température, et a amené le dédoublement de la matière albuminoïde. La partie de l'interprétation relative au dédoublement ne découle nullement de l'expérience, qui s'interprète beaucoup plus simplement par les principes que nous avons posés aux §§ 196 à 198.

Avant de terminer l'étude de l'influence de la quantité, il faut remarquer la disproportion énorme qui existe, quand il s'agit de la coagulation du lait, entre l'effet apparent produit et le poids de l'élément actif. Une présure concentrée, préparée par Soxhlet, et qui coagulait 50.000 fois son poids de lait, à 35°, en quarante minutes, ne contenait pas plus de 8,1 p. 100 de matière organique en solution. Celle-ci agissait donc sur 600.000 fois son poids de lait ; or, elle n'était certainement pas formée de diastase pure, et n'en contenait peut-être pas la moitié de son poids. Il faudrait donc évaluer à plus du double l'activité spécifique de la diastase pure, et quintupler, au moins, le chiffre obtenu pour arriver au volume de lait qu'aurait pu coaguler un volume de cette présure, si on lui avait donné le temps nécessaire. On dépasse ainsi le chiffre de cinq millions. En basant ces calculs, non plus sur le poids du lait, mais sur celui de la caséine, dont le lait contient environ 5 p. 100, cela donne encore le chiffre de 250.000 pour le rapport entre le poids de caséine coagulée et le poids de diastase active. C'est un chiffre qui, tout inférieur qu'il soit à la réalité, est encore supérieur à celui qu'on relève pour toutes les autres diastases.

376. Influence de la température. — Nous avons aussi rencontré, au cours de notre exposé théorique, l'étude de l'effet de la température sur les temps de la coagulation du lait additionné de présure. La table et la courbe du § 183 donnent les temps de coagulation, à diverses températures, d'un même mélange de présure et de lait, et indiquent nettement un minimum de temps ou un maximum d'action pour les environs de 41°.

On retrouverait cette même température optima en étudiant autrement le phénomène, en cherchant les quantités de présure nécessaire pour coaguler dans le même temps une même quantité de lait. La température optima est donc, à la fois, celle du maximum de la quantité de lait coagulée dans le même temps et avec la même quantité de présure, celle du minimum de temps avec la même quantité de lait et de présure, et celle du minimum de présure pour la coagulation dans le même temps de la même quantité de lait.

Rappelons (136) que cette température optima résulte de la superposition de deux effets : 1° Un effet accélérateur, dû à la température, qui s'adresse au mélange de présure et de lait, et qui active la réaction ; 2° Un effet retardateur, dû à la coagulation, à l'oxydation, ou à la destruction de la diastase sous l'action de la chaleur, effet qui croît rapidement avec la température, et coupe toute la partie ascendante de la courbe qui représente le premier effet, et qui est à droite de la température optima. De sorte qu'au-dessous de cette température la présure ne souffre pas, et reste seulement inerte. Elle peut, par exemple, lorsqu'elle est restée inefficace pendant plusieurs jours sur un lait au-dessous de 15°, le coaguler en quelques minutes quand on chauffe le mélange à 40°. Au contraire, à droite du maximum, la présure souffre d'autant plus que la température est plus élevée et que la durée d'exposition est plus grande, si bien qu'une présure qui n'a pas agi à 55° peut rester inerte aussi quand on ramène le mélange à 40° ; elle est détruite, et cet effet dépend naturellement, non seulement de la température, mais aussi des conditions du chauffage, de la nature du liquide, de ce qu'il contient d'acide ou d'alcali.

On trouve, dans un travail de MM. Camus et Gley, quelques chiffres pouvant préciser, dans le cas particulier de la présure, ces notions générales. Ces savants ont vu, par exemple, que la présure se détruit à température plus basse lorsqu'elle est en solution neutre qu'en solution acide. La destruction par la chaleur est surtout rapide lorsqu'on ajoute à la présure, au moment de la chauffer, un peu d'eau distillée, dont on ne s'explique pas l'action autrement que par l'oxygène qu'elle apporte dans la présure. De faibles quantités d'eau distillée laissées en contact avec la présure pendant deux minutes à 40°, la laissent très affaiblie, lorsqu'on apporte ensuite le mélange dans du lait tenu à la même température. Voici, pour une expérience, les rapports R des temps de coagulation pour une présure non additionnée d'eau et pour la même présure additionnée de quantités diverses d'eau distillée :

1 vol. de présure +	1/5	vol. eau	R = 1,2
»	2/5	»	1,8
»	3/5	»	3,0
»	4/5	»	3,5
»	1	»	5,3

Cette action nuisible de l'eau distillée sur la présure neutre s'atténue à mesure qu'on descend au-dessous de 40°, et finit par disparaître. Il n'y en a par exemple presque plus de trace à 34°, après deux minutes de contact. Mais elle reparaîtrait pour une durée plus longue. Nous retrouvons ici ce que nous savons au sujet de l'influence superposée de la température et de la durée d'exposition. Il faudrait d'ailleurs se garder de croire que toutes les présures se comporteraient comme celle qu'ont étudiée MM. Camus et Gley, qui, précisément, neutralisent la leur avec du carbonate de soude. En neutralisant avec ce sel, au lieu de servir de soude caustique, on ne sait trop ce qu'on fait, à cause de la présence de l'acide carbonique, et il est probable que celle de MM. Camus et Gley devait être un peu alcaline, après que l'acide carbonique avait disparu.

Ajoutons qu'en chauffant la présure à sec, après évaporation dans le vide, ces savants ont vu que que leur présure acide, chauffée un quart d'heure entre **132** et **138°**, est sortie à peu près inaltérée de l'épreuve.

377. Force d'une présure. — L'étude que nous venons de faire nous permet d'évaluer par un chiffre conventionnel ce qu'on appelle dans l'industrie la *force d'une présure.* On appelle ainsi le nombre de litres de lait qu'un litre de présure peut coaguler en 40 minutes à la température de 35°. On a choisi cette température parce qu'elle est celle du lait sortant du pis de la vache. Il aurait mieux valu, théoriquement, choisir la température optima, car, puisqu'elle est un maximum ou un minimum, l'effet varie peu pour de petits changements à droite ou à gauche de ce maximum. Mais il aurait fallu chauffer le lait pour faire l'essai, et pratiquement sa température normale est préférable. On trouve des présures dont la force exprimée au moyen de cette unité est de **10000**, c'est-à-dire, dont **1** cent. cube coagule dans les conditions indiquées **10** litres de lait.

L'évaluation de la force d'une présure est du reste facile. Après avoir chauffé du lait à la température voulue, on l'additionne d'une dose connue de présure, et on cherche combien il met de temps à se coaguler. Supposons qu'il y mette 25 minutes pour une dose de **1/5000** de présure. D'après la loi établie plus haut, il aurait fallu y introduire, pour qu'il se coagule en 40', les $\frac{25}{40} = \frac{5}{8}$ de la quantité de présure qu'il a reçue, soit 1/8000. La force de cette présure est donc de 8000. Cette méthode est couramment employée pour la comparaison des présures commerciales.

Les dissolutions de présure présentent une particularité curieuse, c'est qu'elles subissent, après leur préparation, une rétrogradation qui dure environ deux mois, au bout desquels la force reste à peu près constante. Cette rétrogradation est plus prononcée avec les dissolutions concentrées qu'avec les présures faibles. Aussi, quand on prépare les présures industrielles, tâche-t-on d'arriver du premier coup à des liquides coagulant de 15 à 18.000 fois leur poids de lait. D'après les expériences de M. Soxhlet, ces solutions perdent 30 p. 100 de leur force dans les deux premiers mois, dans les premiers jours assez vite, plus tard plus lentement, et deviennent ensuite constantes pendant huit mois. Il faut, sans doute, attribuer ce fait à une oxydation. Le fait, mentionné quelquefois, que la perte est plus prononcée pour les présures concentrées que pour les autres, semble en désaccord avec cette explication ; mais je ne le crois pas exact, et j'ai toujours vu une dissolution étendue d'une présure quelconque s'affaiblir plus vite que la solution concentrée.

378. **Influence de la nature du lait.** — Il est clair que la *force,* ainsi mesurée, ne l'est que relativement au lait avec lequel la mesure a été faite. Les faibles différences que l'analyse chimique révèle entre les bons laits naturels suffisent pour qu'ils se comportent différemment vis-à-vis d'une même diastase. Suivant qu'ils seront plus ou moins riches en sels de chaux solubles, qui accélèrent la coagulation, ou en sels de métaux alcalins qui la retardent, ils présenteront avec la même dose de la même présure des durées de coagulation différentes. Suivant qu'ils seront devenus plus ou moins acides au moment de l'essai, ils obéiront plus ou moins vite à l'action de la diastase.

Les observations faites dans les fromageries semblent confirmer ces conclusions. On y observe fréquemment que du lait, même récolté dans des conditions convenables et en apparence toujours les mêmes, ne se comporte pas toujours de même vis-à-vis de la présure, même à 24 heures de distance. On sait aussi qu'il y a une différence entre le lait du printemps et celui de l'automne. Mais les différences relevées ne l'avaient pas été dans des conditions scientifiques, jusqu'au jour où j'ai montré, en 1883, qu'en maintenant constantes la température, la dose de présure, et en opérant sur le lait de la même ferme, chez des animaux au pâturage, le lait de deux traites, séparées par des intervalles de 24 heures, ne présentait jamais la même durée de coagulation.

L'étude des influences qui peuvent amener ce résultat nous ramène à un sujet déjà traité au point de vue général, et que nous devons reprendre dans ce cas particulier.

379. Influence des sels présents dans le lait. — Nous avons, dans la première partie de ce livre, pris la présure comme exemple d'étude de l'action des antiseptiques, ou plus généralement des matériaux divers présents dans le lait en voie de coagulation. En regard des données que nous avons fournies à ce moment (ch. XVI), et auxquelles nous renvoyons, nous avons à en mettre d'autres, plus récentes, et plus systématiques, dues à Lörcher.

Au lieu de comparer l'action de quantités pondéralement égales de divers sels, Lörcher a comparé, comme Pfleiderer l'avait fait avant lui pour les acides, l'action de quantités moléculairement égales de divers sels sur la coagulation du lait. Il a donc fait, avec ces sels débarrassés autant que possible de leur eau de cristallisation, des solutions dans du lait, contenant 1, 1/10, 1/50 du poids moléculaire du sel, et c'étaient ces solutions qui, mélangées à d'autre lait, servaient à faire les dilutions nécessaires. Dans chaque cas, on mesurait le temps de la coagulation du lait normal, qui était malheureusement un peu court, 8 à 10 minutes, ce qui faisait tomber la durée du phénomène dans la zone où il n'y a déjà plus de proportionnalité inverse entre la quantité de présure et le temps de la coagulation. Il aurait mieux valu se tenir au voisinage de 30 minutes pour la durée de la coagulation. A côté de la durée de coagulation du lait normal, Lörcher donne le retard ou l'avance dû à la présence du sel, dont la proportion est évaluée en millièmes du poids moléculaire. Pour ramener les chiffres donnés aux mêmes unités que dans le reste de ce volume, nous supposerons que le poids moléculaire indiqué à côté de chacun des sels mis en œuvre est évalué en milligrammes. Lors donc qu'un sel sera introduit à la proportion indiquée par le chiffre 1, par exemple, cela voudra dire que le nombre de milligrammes représenté par son poids moléculaire, sera dissous dans un litre de lait. Par exemple, pour le sulfate de soude Na^2SO^4 (142), il y aura 0 gr. 142 par litre de sel dissous pour la concentration 1, 0 gr. 71 pour la concentration 5, et ainsi de suite.

Cela dit, voici les résultats de Lörcher, distribués en plusieurs groupes. La coagulation avait lieu à 35°.

I. Groupe des métaux alcalins.

1° Alcalis NaOH (40) et KOH (56) ;

Concentrations	1	2	10
Valeur de R (sodium)	1,41	1,65	coag. en flocons
— (potassium)	1,82	2,24	id.

2° Carbonates alcalins Na^2CO^3 (106) et K^2CO^3 (138) ;

Concentrations	1	2	4	10
Valeur de R (sodium)	1,21	1,43	1,86	Pas de coag.
— (potassium)	1,09	1,36	2,29	id.

3° Bicarbonate de sodium $NaHCO^3$ (84) ;

Concentrations	1	2	10	20	100
Valeur de R	1,05	1,10	2,11	3,67	Pas de coag.

4° Sulfates alcalins Na^2SO^4 (142) et K^2SO^4 (174) ;

Concentrations	1	10	20	100	500
Valeur de R (sodium)	1,28	1,43	1,50	2,28	6,6
— (potassium)	1,21	1,43	1,50	2,58	>10

5° Nitrates alcalins $NaAzO^3$ (85) et $KAzO^3$ (101) ;

Concentrations..........	10	20	100	500
Valeur de R (sodium).. .	1,11	1,17	1,90	13 env.
— (potassium)..	1,06	1,17	1,83	12 env.

6° Phosphates alcalins Na^2HPO^4 (142) et K^2HPO^4 (174) ;

Concentrations..........	1	5	10	100
Valeur de R (sodium)....	1,17	1,33	3,00	Pas de coag.
— (potassium)..	0,88	0,61	0,50	0,39

On remarquera que le phosphate de soude retarde notablement la coagulation, tandis que le phosphate de potasse l'accélère. Il faut remarquer que le premier est un peu alcalin vis-à-vis de la phénolphtaléine et le second un peu acide.

7° Iodures alcalins NaI (150) et KI (166) ;

Concentrations.	10	20	40	100	500
Valeur de R (sodium)....	1,28	1,43	1,57	2,43	Pas de coag.
— (potassium)..	1,21	1,43	1,64	2,22	32 env.

8° Bromures alcalins NaBr (103) et KBr (119) ;

Concentrations..........	10	20	40	100	500
Valeur de R (sodium)....	1,03	1,12	1,24	1,70	6 env.
— (potassium)..	1,18	1,30	1,70	5,47	12 env.

9° Chlorures alcalins NaCl (58,5) et KCl (74,5) ;

Concentrations..........	10	20	100	500	1000
Valeur de R (sodium)....	1,24	1,24	1,43	2,64	4,17
— (potassium)..	1,06	1,06	1,41	3,33	4,78

Le chlorure de lithium se sépare un peu de ses congénères pour se rapprocher des sels de magnésium : il accélère d'abord, et retarde ensuite. Voici les chiffres :

Concentrations.....	1	5	10	20	100	1000
Valeurs de R......	0,94	0,94	0,97	0,97	1,12	5 env.

10° Fluorures et oxalates NaFl (42) et $K^2C^2O^4$ (166) ;

Concentrations..........	1	2	10	100
Valeur de R (fluorure)....	0	»	2,7	Pas de coag.
— (oxalate)....	2,4	8,3	52,5	Pas de coag.

On voit combien on faisait erreur quand on supposait que le fluorure et l'oxalate n'agissaient que pour précipiter la chaux dans le lait, et qu'on pouvait en ajouter impunément un petit excès. En réalité, ces sels sont très hostiles à la présure, dès que leur proportion dans le lait dépasse ce qui s'en immobilise dans le précipité insoluble de chaux formé.

Les carbonates alcalins eux-mêmes sont moins actifs que le fluorure de sodium et l'oxalate de potasse. Puis viennent les bicarbonates. Des sels neutres, les sulfates sont ceux qui agissent le plus fortement aux plus faibles concentrations. Grutzner a remarqué le même fait au sujet des digestions pepsiques. Les iodures et les bromures dépassent aussi les chlorures à ce point de vue. Dans l'ensemble on voit en outre que le potassium et le sodium diffèrent peu. Pourtant, pour des concentrations un peu fortes, le potassium se montre plus nuisible que le sodium. Voyons maintenant le groupe des métaux alcalins.

II. Groupe des métaux alcalino-terreux.

1° Terres alcalino-terreuses $Ca(OH)^2$ (74) et $Ba(OH)^1$ (171).

Concentrations..........	1	2	10
Valeur de R (calcium)....	1,18	1,50	4,75
— (baryum)...	1,25	1,50	3,00

La strontiane est intermédiaire entre la baryte et la chaux.

2° Nitrate de baryte $Ba(AzO^3)^2$ (261) ;

Concentrations....	2	10	20	100	300
Valeur de R......	1,00	0,75	0,62	0,56	0,94

3° Chlorures $CaCl^2$ (111), $SrCl^2$ (159) et $BaCl^2$ (208) ;

Concentrations..........	1	2	10	20	100	500
Valeur de R (calcium)...	0,75	0,69	0,34	0,19	0,29	3,50
— (strontium).	0,88	0,75	0,44	0,38	0,56	1,50
— (baryum)...	0,82	0,75	0,40	0,25	0,19	1,44

Nous retrouvons là l'influence accélératrice des sels de chaux et des sels homologues employés à de faibles doses : à des doses plus élevées, ils deviennent tous retardateurs.

III. Sels de magnésium et d'autres métaux voisins.

1° Chlorure de magnésium $MgCl^2$ (95) et chlorure de zinc $ZnCl^2$ (136).

Concentrations.............	1	2	10	20	100
Valeur de R (magnésium)....	1,52	1,42	1,00	0,37	0,21
— (zinc).........	0,78	0,73	0,67	0,57	2,68

Les deux sels évoluent en sens inverse quand la concentration augmente.

2° Chlorure de cadmium $CdCl^2$ (183) et d'aluminium $AlCl^3$ (139,9).

Concentrations...........	0,1	0,5	1	5	10
Valeur de R (cadmium)....	0,97	0,94	0,87	0,62	0,50
— (aluminium) .	0,94	0,87	0,75	0,50	0,44

A des doses plus fortes, il se fait une coagulation immédiate en gros flocons. On remarquera que ces sels agissent à des doses très faibles, mais ils ne sont plus neutres aux réactifs colorés.

3° Sulfate de magnésie $MgSO^4$ (120) et nitrate de baryte $Ba(AzO^3)^2$ (261).

Concentrations...........	1	2	10	100	500
Valeur de R (magnésium)..	0,94	0,87	0,62	0,87	7,50
— (baryum).....	1,00	0,94	0,75	0,57	»

Il ne ressort rien de bien net de tous ces essais au point de vue de l'influence des poids moléculaires. Non seulement des poids égaux de divers sels homologues se comportent différemment, mais encore des nombres égaux de molécules de ces sels ont des actions diverses. Au point de vue pratique, nous voyons pourtant que de très petites variations dans la composition des cendres d'un lait peuvent influencer la durée de coagulation à la même température et avec la même quantité de la même présure.

Ce n'est pas évidemment là la seule influence en jeu. La caséine du lait doit avoir aussi son rôle, suivant que son état de suspension est plus ou moins accusé. Nous savons, en effet, qu'il peut y avoir des degrés sous ce rapport. Mais de ce côté, la science n'a encore réuni aucun renseignement précis.

380. Action des antiseptiques. — M. de Freudenreich a étudié spécialement l'action de quelques antiseptiques. Il a trouvé que l'eau chloroformée, le thymol détruisent la présure au bout d'un temps très court. La glycérine n'exerce aucune atteinte. Quant à l'aldéhyde formique, Pottevin avait vu en 1894, qu'ajoutée au lait, elle retardait sa coagulation. Voici les nombres qu'il a trouvés pour les rapports R des temps de coagulation entre le lait antiseptisé et le lait normal. Les doses de formol indiquées sont des grammes par litre :

Formol	R
0,8	1,7
1	2,0
1,6	∞

M. de Freudenreich a trouvé des chiffres analogues. On voit combien il faut peu de formaldéhyde pour empêcher la coagulation. La présure maintenue au contact de solutions un peu concentrées de formol devient inactive.

BIBLIOGRAPHIE

J.-R. Green. *Ann. of. Botany*, VII, 1893, p. 112.
Ad. Mayer. Die Lehre von den chem. Fermente 1882, p. 6.
Lea. *Chem. News*, XLVIII, p. 261, 1883.
J.-R. Green. *Proc. Roy. Soc.* XLVIII, p. 391.
Camus et Gley. *Archives de Physiol.*, n° 4, oct. 1897.
Duclaux. Microbiologie. Paris, 1883.
Lorcher. *Pfluger's Archiv.*, t. LXIX, p. 141, 1897.
Pottevin. *Ann. de l'Institut Pasteur*, t. VIII, 1894.
De Freudenreich. *Annales de micrographie*, sept. 1897.

CHAPITRE XXXVI

CASÉASE

A l'étude de la présure se rattache tout naturellement l'étude de la caséase, qui détruit et liquéfie le coagulum que la présure a formé. Cette caséase a surtout été rencontrée jusqu'ici dans le monde des microbes. Chez ceux qui peuvent vivre facilement dans le lait, et y consomment la caséine, la caséase est toujours mélangée de présure, et quand on précipite par l'alcool une de leurs cultures, on a d'ordinaire un mélange des deux diastases. Pour les avoir plus pures, il est bon de se servir d'une culture dans du bouillon. Le précipité obtenu par l'alcool est redissous dans l'eau, et voici ce qu'on observe quand on mélange ce liquide à du lait frais à une température de 20 ou 25 degrés.

381. Action de la caséase. — Le lait ainsi traité se coagule, mais le coagulum n'a jamais l'aspect ferme et l'opacité qu'il présente lorsqu'il est produit sous l'action de la présure. De plus, il se liquéfie peu à peu, et, au bout de 2 à 3 heures, le lait est devenu un liquide d'aspect louche, ayant la demi-transparence de la corne, surnagé par les globules gras qui s'en séparent plus vite que du lait naturel. Il est devenu presqu'intégralement filtrable au travers d'une paroi de porcelaine, qui ne laisse passer que le 1/10 environ de la caséine du lait normal. Une nouvelle addition de présure ne le coagule plus. Enfin, les acides, même aidés de l'action de la chaleur, n'y déterminent qu'un précipité faible ou même nul. Bref, la caséine y a perdu l'état de demi-coagulation qui lui est naturel et auquel elle doit la plupart de ses propriétés. Elle est liquéfiée, et ses réactions sont les réactions confuses des peptones. On peut dire qu'elle a subi un travail digestif, et nous verrons en effet tout à l'heure que ce travail est le même que celui qui se fait sous l'action du pancréas chez les animaux supérieurs.

382. Caséase des ferments de la caséine. — Voilà la marche générale du phénomène. Mais ses actes successifs dépendent à la fois de la température et de la proportion dans laquelle la présure et la caséase sont mélangées dans la culture microbienne utilisée. Voici par exemple ce qu'on obtient en faisant arriver dans du lait, après filtration au travers d'une paroi de porcelaine, le mélange de diastases provenant d'un microbe, particulièrement actif comme producteur de caséase, et que j'ai décrit sous le nom de *Tyrothrix tenuis*. Il est voisin du *bacillus subtilis*, mais ne lui est pas identique.

Si nous ajoutons tout d'abord une faible quantité de cette diastase à du lait, ce lait se coagule comme avec la présure de veau, mais en donnant un caillot moins opaque. De plus, ce caillot, au lieu de rester ferme et cohérent, va devenir de plus en plus gélatineux et finira par se résoudre tout entier en un liquide transparent, un peu opalescent encore, ressemblant à du sérum un peu louche.

Si, après coagulation, on rajoute, par filtration au travers de la cloison poreuse, de nouvelle diastase, et si l'on agite bien de façon à mélanger le tout intimement, la transformation du coagulum est plus rapide. Si, sur un deuxième échantillon de lait identique au premier, on fait passer en une seule fois tout ce qu'on a ajouté en deux reprises au premier, il arrive fréquemment qu'ici la coagulation n'a plus lieu, que le lait se décolore en restant liquide, et on trouve qu'il n'y met ni plus ni moins de temps que lorsqu'il a subi une coagulation préalable. La formation du caillé n'entrave donc pas la redissolution de la caséine, mais à la condition que ce caillé soit complètement imprégné de son liquide digestif, car lorsqu'il est en grumeaux solides, qui doivent être attaqués de l'extérieur, sa liquéfaction devient naturellement beaucoup plus lente.

Cette décoloration du lait, sans coagulation préalable, se produira plus facilement, si, dans la diastase qu'on y introduit, la caséase est en excès sur la présure. Enfin, elle dépendra aussi de la température. La présure a besoin, comme nous le savons, d'agir au-dessus de 20° ; au-dessous, elle reste inerte. La caséase peut agir à toutes les températures, bien qu'elle préfère celles qui sont voisines de 30 à 35°. Si donc le lait est au froid, cette dernière agira seule, avec plus de lenteur, mais avec une très grande sûreté. Elle ne semble même pas avoir besoin, pour manifester son action, d'être en quantités bien grandes, lorsqu'on lui laisse le temps comme facteur.

Quand on en ajoute une quantité suffisante, l'action peut devenir très rapide. La présence de la présure passe inaperçue, et quelques minutes suffisent à la décoloration du lait, et à sa transformation en un liquide opalescent où il n'y a plus de caséine.

Si on veut avoir une idée plus nette de l'action de la caséase seule, il n'y a qu'à la faire agir sur un coagulum fait avec de la présure. A ce point de vue, il n'y a pas d'exemple plus net et plus parlant à l'œil que ce qui se passe pendant le procès de maturation du fromage de Brie.

383. Caséase dans le fromage de Brie. — Ce fromage provient de lait coagulé très lentement, à température assez basse, et avec peu de présure. Dans ces conditions, le lait devient de plus en plus acide, et les dernières portions de sérum qui s'en écoulent à la fin de l'égouttage sont tellement chargées en acide lactique qu'elles finissent par corroder les plaques de plomb dont sont recouvertes les tablettes d'égouttage dans quelques fromageries.

La masse ainsi égouttée est trop acide pour que les ferments de la caséine s'y implantent facilement. Elle forme, au contraire, un champ tout préparé pour les mucédinées, surtout pour un *penicillium* qui est acclimaté dans les fermes, où les spores sont répandues partout, et qui, se développant à la surface de la pâte, brûle peu à peu son acide lactique. Avant que l'acidité n'ait totalement disparu, on voit apparaître entre les îlots superficiels du *penicillium* une couche rougeâtre et des taches variées, formées par des microbes qui ont été séparés par M. G. Roger, et qui tous sont producteurs de caséase et aérobies. Cette caséase, produite à la surface, pénètre peu à peu le gateau en progressant d'une façon régulière vers les couches centrales. De sorte que l'on a d'ordinaire, dans un fromage non complètement mûr, une partie centrale blanche et opaque, comprise entre deux couches plus transparentes et plus molles, qui elles-mêmes confinent à la pellicule extérieure formée par les enchevêtrements mycéliens du *penicillium* et par les cultures microbiennes. La portion opaque du centre est celle où la caséase n'a pas encore pénétré, ou bien est empêchée d'agir par l'acidité encore trop grande. Les couches de bordure sont celles où la caséine est passée de l'état de coagulum à l'état de solution plus ou moins parfaite, et a repris par là une homogénéité de constitution qui lui permet de se laisser traverser par les rayons lumineux. C'est le même phénomène que lorsque la mousse se résout en eau.

Dans les fromages à pâte ferme, l'action est moins nette et se rapproche de celle que nous avons signalée plus haut à propos du *Tyrothrix tenuis*. Ce sont les ferments présents à l'origine dans le lait qui déposent dans le coagulum et dans la pâte, pendant le temps qu'ils y vivent, la caséase, dont l'action, si lente qu'elle soit, amènera peu à peu avec le temps, la solubilisation de la caséine et la transparence correspondante de la pâte. Peut-être y a-t-il pourtant, dans le lait lui-même, une petite quantité de diastases préexistantes. C'est une opinion qui a été soutenue, mais n'a pas encore, à ma connaissance, été prouvée d'une façon suffisante.

M. de Freudenreich avait attribué aux ferments lactiques le rôle prépondérant dans la maturation des fromages durs comme le fromage d'Emmenthal. Un travail récent de MM. Chodat et Hoffmann-Bang vient de montrer que là encore, ce sont des microbes producteurs de caséase et ferments de la caséine qui interviennent.

Le nombre des microbes capables de coaguler le lait et d'en redissoudre plus ou moins facilement le coagulum est du reste extrêmement considérable. Il faut pourtant distinguer ceux qui coagulent le lait en vertu de l'acidité qu'ils amènent, en vivant d'ordinaire aux dépens du sucre de lait. Ceux-là ne liquéfient pas d'ordinaire le gateau qu'ils forment et qui devient de plus en plus cohérent à mesure qu'augmente la dose d'acide. Les seuls producteurs de présure, c'est-à-dire d'une diastase coagulant le lait en milieu neutre ou légèrement alcalin, sont aussi, en même temps, producteurs de caséase. Mais tous n'ont pas la même activité. Les ferments propres de la caséine sont au premier rang. Les moisissures, en général, peuvent aussi sécréter de la caséase, mais en proportions plus faibles que les Tyrothrix. Les levures elles-mêmes peuvent vivre dans le lait, le coaguler, redissoudre le coagulum, et donner de l'ammoniaque aux dépens de la caséine. Mais leur action est en général lente et variable d'une espèce à l'autre, comme l'ont montré les résultats de M. Boullanger.

384. Caséase des levures. — M. Boullanger a ensemencé dans du lait un certain nombre de levures pures, et a vu avec quelques-unes d'entre elles une coagulation se produire, sans variation d'acidité, ce qui témoignait de la sécrétion d'une présure. Puis, le coagulum s'est dissous, et le liquide a pris l'aspect demi-transparent qui correspond à la dissolution complète de la caséine. Puis il a jauni d'abord, et bruni ensuite sous l'influence des produits ulmiques résultant de l'action sur le sucre de lait de l'ammoniaque produite par la levure vivant aux dépens de la caséine.

Au bout de 14 mois, on a analysé le contenu des divers ballons, et on a trouvé que les diverses levures ne s'étaient pas du tout comportées de même. Le sens général de leur action avait été le suivant. Elles avaient utilisé la caséine comme source d'azote, et peut-être bien aussi comme source de carbone, après l'avoir solubilisée au moyen de caséase, pour lui permettre de pénétrer à l'intérieur de la cellule et du protoplasma. A cette caséine solubilisée, elles avaient fait subir une désagrégation plus ou moins profonde jusqu'à en amener une partie à l'état d'ammoniaque.

On a suivi ces phénomènes en comparant ce qu'il y avait, au début et à la fin, de caséine totale, de caséine en suspension, de caséine en solution, d'ammoniaque. La diminution dans la quantité de caséine totale pouvait servir de mesure, grossière il est vrai, de l'intensité de l'action nutritive de la levure pendant la culture. La diminution dans la quantité de caséine en suspension donnait une mesure de l'intensité d'action de la caséase, la quantité d'ammoniaque une mesure du degré auquel avait été portée la destruction de la matière alimentaire. M. Boullanger a vu que tous ces stades du phénomène total n'étaient pas en proportion les uns des autres. Certaines levures, comme celle de Frouberg, sécrétent relativement beaucoup de caséase en donnant peu d'ammoniaque. D'autres, comme la levure de la brasserie de Lœwenbrau, font l'inverse. L'ordre des levures, suivant la quantité d'ammoniaque produite, n'est pas non plus le même que l'ordre suivant les quantités de caséine consommées. C'est que toutes ces actions sont indépendantes, quoique étant toutes des phénomènes de nutrition. Chaque levure a sa façon d'ordonnancer les siennes.

MM. Hahn et Geret sont arrivés depuis, par une autre voie, à des résultats analogues. Ils ont montré que ce travail de dissolution de la matière albuminoïde est dû à une ou plusieurs diastases, qu'on trouve dans le suc de levure obtenu comme nous l'avons vu à propos de la zymase alcoolique. Ce suc, abandonné à lui-même à 37°, fournit un précipité albuminoïde qui se redissout peu à peu, puis se reproduit au bout de 6 à 8 jours, mais sous une autre forme. Ce sont alors, non pas des masses amorphes et muqueuses, mais des cristaux de tyrosine. De plus, en évaporant le liquide au bout de 2 à 4 semaines, on voit s'y déposer des cristaux de leucine. Pareille observation avait été faite par M. Fernbach sur de l'extrait de levure obtenu par son procédé (**230**) et conservé stérile pendant plusieurs mois.

Il y a donc une véritable dégradation de la matière albuminoïde, qu'on peut suivre en déterminant à divers moments de l'expérience la quantité de matière albuminoïde encore précipitable par la chaleur, et la quantité d'azote qui reste en solution dans le liquide bouilli. La première diminue et la seconde augmente. Les chiffres trouvés témoignent d'une véritable digestion de la matière albuminoïde du globule de levure, sous l'influence d'une diastase qui devient inerte lorsqu'on chauffe le suc de levure à 60°. La température la plus favorable pour cette digestion est de 37 à 50°. Mais les sucs de toutes les levures ne se ressemblent pas sous ce rapport, et de même qu'ils ne contiennent pas tous la même proportion de zymase, de même ils se digèrent plus ou moins vite. La proportion de zymase ne varie même pas comme la puissance digestive. Ainsi, sur deux levures de grains pressées, contenant toutes deux la diastase digestive de la matière albuminoïde, l'une d'elles, très active sous ce rapport, ne contenait que très peu de zymase.

385. Diastase dissolvant la gélatine. — M. Lindner a le premier attiré l'attention sur ce fait, observé depuis longtemps, que certaines levures, ensemencées sur de la gélatine, au lieu d'y former des colonies denses et à contours bien différenciés de la masse de gélatine, peuvent s'y entourer d'une auréole de matière liquéfiée, et même amener parfois la liquéfaction de la masse. M. Boullanger a observé le même fait sur les levures qu'il a étudiées, et, de plus, a vu que celles qui solubilisaient le mieux la caséine, c'est-à-dire sécrétaient la caséase la plus active, étaient aussi celles qui mettaient le moins de temps à liquéfier la gélatine dans laquelle on les cultivait.

Will a depuis repris ce sujet et a comparé entre elles 27 races de levures au point de vue de la vitesse avec laquelle elles déterminaient la liquéfaction de la gélatine, et de l'influence qu'avaient sur ce phénomène la température et les conditions de la culture.

Il a opéré sur du moût houblonné, additionné de 10 0/0 de gélatine, et stérilisé par deux chauffages à 100°, espacés de 24 heures. Il a constaté que, dans ce milieu, les levures se comportaient de façons très différentes. Le temps au bout duquel la liquéfaction commence varie beaucoup suivant la température et suivant la race de levure. Il varie de 18 à 100 jours à 20°, et de 45 à 240 jours à 13°. A 20°, c'est le *Saccharomyces anomalus*, de Hansen, et la levure *Logos* qui liquéfient le plus vite ; ce sont les *Saccharomyces Pastorianus* I, *S. cerevisiæ* I, *S. ellipsoïdeus* II, de Hansen, qui vont le plus lentement. D'une manière générale, les levures les plus actives sous ce rapport sont les levures hautes et les plus avides en oxygène.

386. Conclusion des faits qui précèdent. — Nous venons de sortir en apparence du cadre dans lequel devait rester ce livre, consacré exclusivement à l'action des diastases, puisque nous avons abouti à une dislocation de la matière albuminoïde qui se traduit par des produits de décomposition aussi avancée que la leucine et la tyrosine. On a cru pendant longtemps que ces acides amidés étaient des résidus microbiens. Mais la chaîne de faits que nous venons d'établir montre qu'ils peuvent être aussi des produits de l'action de diastases. Les ferments de la caséine en donnent en abondance : les levures se comportent à ce point de vue comme les ferments de la caséine, et, dans le protoplasma de ces cellules de levure, nous avons trouvé une diastase qui, agissant en dehors de toute influence cellulaire, fait de la leucine et de la tyrosine aux dépens de la matière albuminoïde. On en trouverait sûrement de toute pareille dans les bacilles ferments de la caséine. Et nous avons à tirer de là deux conclusions.

La première, c'est que voici une diastase qui, pour être logiquement placée après la présure coagulante, en est pourtant bien différente en ce qu'elle disloque profondément la substance à laquelle elle s'attaque, et lui faisant subir, presque à elle seule, un procès complet de digestion.

La seconde c'est que, si nous voyons bien qu'il s'agit ici d'une action diastasique, nous ne savons pas s'il n'y en a qu'une ou s'il y en a deux ou plusieurs superposées. La question présente une certaine importance, car si elle était élucidée, elle nous conduirait à assimiler ou à séparer la caséase, la trypsine, la diastase qui liquéfie la gélatine, et un certain nombre d'autres diastases moins connues, disloquant plus ou moins profondément les matières albuminoïdes. Il est probable que la fibrine, la caséine, l'albumine coagulée, ont chacune leur diastase décoagulante distincte, comme leur diastase coagulante. Puis, il est possible qu'amenées à l'état de peptone, elles soient toutes tributaires d'une même diastase tryptique qui les disloque. Mais cela n'est pas démontré, et nous sommes obligés de faire séparément l'étude des diverses diastases que nous connaissons.

Nous venons de voir que chaque race de levure a ses allures, allures qui ne sont pas d'ailleurs fixes et qui dépendent des conditions de la culture. Mais M. Will, dans le travail que nous venons de résumer, n'a pas visé un point que l'observation de M. Boullanger, rappelée tout à l'heure, rendait intéressant. Doit-on conclure, de ce qu'il y a un certain parallélisme entre l'action individuelle des diverses levures sur la caséine et sur la gélatine, que la diastase qui dissout la gélatine est de la caséase ?

387. Travaux de Fermi. — La question est d'autant plus urgente à résoudre que dans une série de travaux, Fermi donne la diastase qui dissout la gélatine comme identique à la trypsine, et propose même de substituer la mesure des quantités de gélatine liquéfiée à celle des quantités de fibrine dissoute, lorsqu'il s'agit d'évaluer la quantité de trypsine dans un liquide organique ou un milieu de culture.

La méthode de mesure devient alors assez simple. On fait une gélatine à 5 ou 10 0/0 dans une solution de thymol ou d'acide phénique ; et on en verse des volumes égaux dans des tubes à essai, où on la laisse refroidir. Quand la prise a eu lieu, on verse à la surface le liquide à soumettre à l'épreuve, après y avoir ajouté une trace de poudre de charbon, qui tombe dans la gélatine liquéfiée jusqu'au niveau où celle-ci est encore solide, et permet de mesurer la marche de l'action dissolvante.

La simplicité n'est malheureusement pas tout dans une méthode, et celle-ci présente de nombreuses imperfections. La plus grave est que les deux milieux qui doivent agir l'un sur l'autre ne sont mis en contact que par une surface sur laquelle rien n'assure le renouvellement continu de l'action. Il résulte de ce fait divers inconvénients que nous aurons à apprécier quand nous étudierons la méthode de Mette pour la mesure des quantités de pepsine. Un autre inconvénient est qu'il faut nécessairement se placer, pour faire ces essais, à une température inférieure à celle de la fluidification spontanée de la gélatine, et par conséquent inférieure aussi à celle du maximum d'action des diastases. On est obligé aussi de neutraliser d'une façon aussi parfaite que possible le liquide qu'on veut étudier au point de vue de sa diastase, à cause de l'action liquéfiante des acides ou des alcalis sur la gélatine. Il faut aussi se mettre en garde contre la présence possible du tanin, qui existe dans la plupart des sucs végétaux, et rend la gélatine plus résistante. M. Fermi signale toutes ces difficultés et ces obstacles. Mais il néglige d'aborder le principal, qui est en quelque sorte le postulat de sa méthode : à qui ou à quoi appartient l'action qu'on mesure ainsi ; est-ce à une trypsine, analogue à la diastase pancréatique ? est-ce à une diastase ? est-ce même toujours à une diastase ?

Il ne suffit pas, pour résoudre ce problème, de montrer que

les extraits pancréatiques de l'homme, du chien, du bœuf, du pigeon, de l'oie liquéfient facilement la gélatine : il y a dans le pancréas d'autres diastases que la trypsine. Le seul moyen d'assimilation eut été de montrer que l'action de ces extraits de pancréas sur la gélatine fournit, comme avec les matières albuminoïdes, de la leucine et de la tyrosine, et cette preuve semble impossible à faire, s'il est bien démontré que la gélatine est incapable de fournir aucun de ces résidus amidés. En étudiant l'affaiblissement que subit la trypsine sous diverses influences, Fermi apporte lui-même quelques arguments qui empêchent de l'assimiler à la diastase fluidifiant la gélatine. Ainsi il trouve que, soumise à la température de 50°, la trypsine ne peut plus dissoudre la fibrine, mais peut encore liquéfier la gélatine. Il en est de même pour la trypsine maintenue 6 jours dans de l'eau distillée ou thymolisée, ou pour la trypsine agissant en présence d'une faible dose d'acide acétique.

Ceci conduit à distinguer deux diastases différentes ou, au moins, empêche de les confondre jusqu'à plus ample informé. Comme M. Fermi a constamment tablé sur leur identité, comme il a en outre souvent négligé de faire ses essais en double, l'un sur le liquide diastasifère, l'autre sur le même liquide bouilli, de façon à voir si l'action observée était ou non une action diastasique, il est difficile de faire dans la science une place à ses résultats.

388. Identité de la caséase, de la trypsine et de la diastase liquéfiant la gélatine. — Nous n'avons donc en résumé aucun argument sérieux pour distinguer ces trois diastases, toutes trois du reste assez mal connues. Nous n'en avons pas non plus pour les confondre. Il en sera ainsi tant qu'on ne sera pas mieux renseigné sur la nature des produits auxquels elles donnent naissance.

Si chacune d'elles est composée d'une diastase peptonisante et d'une diastase disloquant la peptone formée, suivant l'hypothèse que nous avons émise plus haut, les trois diastases peptonisantes ou liquéfiantes doivent nous apparaître aussi distinctes que la présure qui ne coagule que le lait et ne coagule pas le plasma, et la plasmase qui coagule le plasma et ne coagule pas le lait. Il se pourrait alors que la seconde diastase, aboutissant à la leucine et à la tyrosine, fût la même partout. Notre ignorance à ce sujet n'est qu'une conséquence de l'imperfection de nos connaissances sur les matières albuminoïdes. Si les progrès qui restent à faire sous ce rapport nous amènent à confondre les peptones de caséine et de fibrine, la caséase et la trypsine se confondront aussi. Elles resteront séparées si la caséine et la fibrine dissoutes, malgré leur ressemblance de composition et de propriétés, nous apparaissent comme appartenant à des types différents, tels par exemple que les pentanes et les hexanes que nous commençons seulement à distinguer, après les avoir longtemps confondus.

Quant à la diastase fluidifiant la gélatine, l'histoire des levures et les analogies signalées par M. Boullanger la rapprochent de la caséase. Il y a une autre raison. Les bacilles du lait, très actifs producteurs de caséase, sont aussi très liquéfiants de la gélatine. Le *Tyrothrix tenuis* et le *Bacillus subtilis*, qui sont de la même famille, occupent sous ces deux points de vue un des premiers rangs. Fermi signale une diastase fluidifiant la gélatine dans les 12 espèces suivantes : bacille du charbon, vibrion de Koch, bacille de F. Prior, *Micrococcus prodigiosus*, *Micrococcus ascoformis*, *Bacillus ramosus*, *Bacillus pyocyaneus*, bacille de Miller, *Bacillus megaterium*, *Bacillus subtilis*, spirille du fromage, *Tricophyton tonsurans*. L'ordre de ces êtres comme agents fluidifiants est à peu près le même que comme agents producteurs de caséase. C'est pour toutes ces raisons que nous avons rapproché de cette dernière diastase la diastase de Fermi, à laquelle nous n'avons pas à donner de nom, tant que nous ne sommes pas surs de son existence.

389. Caséase du pancréas. — J'ai découvert dans le pancréas une diastase produisant les mêmes effets que la caséase. Le suc pancréatique en contient, mais comme il est difficile à recueillir et à conserver intact, on peut faire l'expérience avec le tissu du pancréas lui-même. On sacrifie un animal en digestion, on découvre son pancréas le plus rapidement possible, on incise avec de fins ciseaux, qu'on vient de flamber, une portion de cet organe, qu'on porte aussitôt, avec une pince, flambée aussi, dans un matras Pasteur renfermant du lait stérilisé. On évite l'influence des germes de l'air en opérant rapidement et en tenant le col du matras tout près du point où l'on a fait l'excision de l'organe. Quant au pancréas, on pourrait craindre qu'il ne renfermât aussi des germes, en songeant que l'organe est parcouru tout entier par des vaisseaux assez volumineux, débouchant dans une portion de l'intestin où il y a toujours des microbes : ces microbes pénètrent en effet assez loin dans les conduits pancréatiques. On évite leur intervention en reséquant le morceau vers l'extrémité de la glande. En le laissant macérer dans du lait, on aperçoit les mêmes phénomènes que ceux que nous avons décrits plus haut à propos des diastases microbiennes, et elles aboutissent encore à une dissolution complète de la caséine du lait.

Cette caséase, qui se manifeste si nettement dans cette expérience, est-elle identique à la trypsine de Kuhne, qui existe aussi dans le pancréas ? ou bien y a-t-il dans le pancréas un mélange des deux diastases digestives de la caséine et de la fibrine ? C'est une question qui est impossible à résoudre pour le moment.

390. Lois de l'action de la caséase. — Il ne nous reste plus, pour terminer ce sujet, qu'à dire le peu qu'on sait au sujet de l'action de la caséase, qui n'a pas été étudiée systématiquement, comme les autres diastases, parce que la mesure de son action est difficile. On ne peut l'apprécier en ce moment que par ses caractères extérieurs, par l'accroissement de transparence, par exemple, qu'elle produit dans le lait, ou encore par l'augmentation de la quantité de la caséine filtrable au travers de la porcelaine.

Pour des mesures un peu grossières, la première méthode suffit. Si on veut par exemple étudier l'influence des doses de diastase, il suffira de mélanger à une même quantité de lait des doses diverses de caséase, de mettre ces mélanges au bain-marie, dans des tubes à essais de même diamètre. Le lait se décolore peu à peu, surtout si l'on a eu le soin de le prendre écrémé, et l'on tâche d'arriver pour les divers tubes au même degré de transparence, voisin de celui du liquide dans lequel était dissoute la caséase employée. On se met ainsi suffisamment à l'abri des causes d'erreur produites par les dilutions différentes des divers mélanges.

En opérant ainsi avec un liquide, riche en caséase, provenant d'une culture de *Tyrothrix tenuis*, j'ai trouvé que la décoloration de la masse demandait

15	minutes avec	1	volume de lait, et	1	volume de liquide diastasifère.
45	—	2	—	1	—
90	—	3	—	1	—

Il n'y a pas proportionnalité inverse entre les temps et les quantités de diastase, mais la variation est de même sens que pour la présure.

Quant à la température, je me suis assuré que l'activité de la diastase augmente d'abord quand la température s'élève, et décroît ensuite. C'est encore comme pour la présure. Mais le maximum m'a semblé être plus bas que pour cette dernière diastase, et se rapprocher de 30°. En revanche, la caséase est encore active aux températures basses où la présure n'agit pas, et se manifeste encore vers 4° ou 5°.

BIBLIOGRAPHIE

Duclaux. Mémoires sur le lait. *Ann. de l'Institut nat. agronomique*, 1882, et *Le lait*. Paris 1894.

E. BOULLANGER. *Ann. de l'Institut Pasteur*, t. X, p. 593.
HAHN. *Ber. d. deutsch. chem. Gesells*, t. XXXI, 1898, p. 200.
GERET et HAHN. *Id.* t. XXXI, 1898, page 202.
P. LINDNER. Mikroscopische Betriebscontrolle in den Gahrungsgewerben.
WILL. *Zeitschr. f. d. ges. Brauw*, t. XXI, 1898.
CL. FERMI. I fermenti peptici, *Giorn. de R. accad. di medizina di Torino*, 1890, nos 1 et 2.
FERMI et PERNOSSI. *Zeitschr. f. Hyg.* t. XVIII, 1894, no 1 et *Centrabl. f. Bact.* t. XV, p. 229.
DE FREUDENREICH. *Ann. de micrographie*, 1897.
CHODAT et HOFMAN-BANG. *Bulletin de l'Herbier Boissier*, sept. 1898, t. VI.

CHAPITRE XXXVII

PEPSINE

Dans ce qui va suivre, nous n'étudierons la pepsine qu'au point de vue chimique, réservant pour plus tard l'examen de son rôle dans la digestion.

La pepsine est la diastase de l'estomac qui agit, avec le concours des acides du suc gastrique, sur les matières albuminoïdes pour les liquéfier d'abord, les transformer ensuite. Quand on cherche à préciser cette définition, à dire plus exactement ce qu'est la pepsine et à quelles transformations elle préside, on rencontre des difficultés qui tiennent surtout à l'imperfection de nos connaissances au sujet des matières albuminoïdes. Une courte revue sur ce point est un préliminaire obligé de nos études sur la pepsine.

391. Notions sur les matières albuminoïdes. — Il y a sûrement un très grand nombre de matières albuminoïdes. Le raisonnement et l'expérience nous imposent cette conclusion. Le raisonnement d'abord. Il y a dans le monde végétal une foule de sucres différents par leur composition, et, dans les sucres de même composition, il y en a de différents par leurs structures chimiques. Il y a une foule d'amidons, présentant, en dehors des différences chimiques qui peuvent exister entre eux comme entre les sucres, des différences physiques d'agrégation. L'analogie conduit à penser que, dans le monde animal, il y a de même une foule de matières albuminoïdes dans les tissus si variés des divers organismes.

L'expérience est d'accord avec cette manière de voir. Lorsqu'on soumet à l'action d'un même réactif, par exemple, du suc gastrique naturel ou artificiel, un tissu complexe, fût-il même aussi homogène en apparence qu'un fragment de muscle, on voit, par exemple, que les sarcoprismes sont beaucoup plus vite attaqués par le suc gastrique que les disques intercalaires. Le suc pancréatique, de son côté, s'attaque tout d'abord à la substance interfibrillaire, et effiloche en long le fragment musculaire que le suc gastrique a tronçonné en large. Si on prend des substances plus différenciées, les différences d'action sont plus grandes. J'ai montré, par exemple, que la caséine n'est que très lentement attaquée par le suc gastrique, tandis qu'elle est rapidement dissoute par le suc pancréatique. La fibrine, au contraire, surtout celle du sang, est entièrement digestible dans l'estomac, pourvu qu'elle n'ait pas été trop desséchée ou trop coagulée avant le traitement.

Nous sommes donc conduits à croire à l'existence d'un nombre considérable de matières albuminoïdes, différentes entre elles par leur composition chimique et leurs modes de dislocation. Nous pouvons même nous les représenter, si nous le voulons, mais avec un peu d'arbitraire, comme formées de ce qu'on appelle en chimie un *noyau* commun, portant un nombre plus ou moins grand de *chaînes latérales* différentes. Mais quand il s'agit de donner un corps à ces conceptions et à les préciser, la science doit se déclarer impuissante.

Ce n'est pas qu'il n'ait été fait dans cette direction un effort très grand et très soutenu. La bibliographie relative aux matières albuminoïdes compte plusieurs centaines de mémoires, dont quelques-uns signés de très grands noms. Si le problème n'est pas résolu, c'est qu'il est très difficile. C'est aussi, à mon avis, qu'il a été abordé par un côté où il n'y avait guère à espérer de solution, parce qu'on y faisait de la physique croyant faire de la chimie. Je m'explique.

J'ai déjà insisté à plusieurs reprises, dans le courant de cet ouvrage, sur les questions de cohésion physique qui modifient l'état d'un corps en suspension dans l'eau ou dans un dissolvant quelconque. Si cette cohésion est plus forte entre les molécules du dissolvant et celles du corps qu'entre les molécules de ce corps lui-même, le corps reste indéfiniment en suspension : c'est le cas de l'argile fine dans de l'eau distillée. Si, au contraire, la cohésion entre les molécules du corps augmente, ou si l'autre diminue, il y a agrégation de molécules, coagulation, et l'expérience nous apprend que les forces les plus faibles peuvent amener de ces agrégations moléculaires dans des émulsions jusque-là très stables.

Cela posé, l'erreur dans laquelle on est tombé, à propos des matières albuminoïdes, a consisté à prendre ces phénomènes de coagulation physique pour des précipitations chimiques. Les matières albuminoïdes, lorsqu'on les dilue dans l'eau, peuvent y entrer en solution véritable, ou en simple suspension. La façon dont elles se comportent ne dépend pas que d'elles, du degré de dessiccation ou de coagulation qu'elles ont atteint, de la cohérence que leur ont donné les traitements divers auxquels on les a soumises. Elle dépend aussi du milieu ambiant, de sa température, de la quantité et de la nature des substances salines qu'il contient. Une addition d'un sel convenable change les rapports de cohésion entre le liquide et la matière albuminoïde présente ; elle peut l'augmenter et, par conséquent, faire disparaître un dépôt ; elle peut le diminuer, et au contraire faire apparaître des flocons et un précipité dans un liquide primitivement homogène ou même limpide. En ajoutant de nouveau sel dans un liquide où une première addition a épuisé son action, on peut faire apparaître un nouveau précipité. Mais on n'a aucune raison d'admettre que ce second précipité est différent du premier. Il peut l'être, mais ne l'est pas nécessairement, ainsi que je l'ai montré en prouvant qu'appliqué à une solution de sulfate de quinine, ce mode d'expérience et de raisonnement permettait de scinder ce corps si bien défini en plusieurs substances, distinctes en apparence par leur mode de précipitation ou de coagulation par les sels neutres, et pourtant identiques. J'ai fait la même démonstration pour la précipitation du phosphate bibasique de chaux au moyen de la chaleur et des alcalis, et je crois pouvoir en conclure que ces réactions de coagulation ne méritent aucune confiance comme moyen de séparation des espèces chimiques qui sont présentes dans une liqueur, et qu'en s'adressant exclusivement à elles pour la différenciation des matières albuminoïdes, il n'y avait aucun progrès possible, car d'un côté, un même précipité sous l'action de ces réactifs physiques pouvait contenir des matières albuminoïdes différentes, et de l'autre deux précipités consécutifs dans la même liqueur pouvaient contenir des matières identiques. Les différences que les matières albuminoïdes présentent certainement entre elles se trouvaient mélangées et troublées de différences artificielles qui étaient une cause permanente d'erreur ou d'illusion.

Pour n'en citer tout de suite qu'une, la plus apparente, nous avons vu que les mêmes solutions salines qui précipitent les matières albuminoïdes précipitent aussi les gommes, le glycogène, certains hydrates de carbone. Or le mélange de tous ces corps azotés et non azotés est constant dans le monde vivant. Dans les végétaux ce sont les corps ternaires qui dominent ; dans les animaux ce sont les corps quaternaires, mais de même qu'il est difficile d'obtenir un produit végétal, fût-ce l'amidon, exempt d'azote, il est de même impossible de trouver une sécrétion animale, fût-ce l'albumine, privée de substances hydrocarbonées. Précipitons par un sel de l'albumine diluée, nous précipiterons avec elle ce qu'elle contient de substances ternaires, et si, plus tard, analysant ce mélange, nous y trouvons des hydrates de carbone, nous n'aurons pas plus le droit de les rattacher à la molécule albuminoïde que de considérer les souliers d'un noyé comme faisant partie de son squelette.

Prenons un exemple que nous aurons à utiliser tout à l'heure. Young trouve que la méthode de précipitation par les sels s'applique de la même façon aux matières albuminoïdes et aux hydrates colloïdaux de carbone, et comme il ne s'affranchit pas des idées régnantes, il se borne à conclure que les solutions salines peuvent aussi servir à séparer ces hydrates de carbone les uns des autres.

C'est ainsi qu'il arrive à faire trois érythrodextrines I, II et III, la dernière donnant avec l'iode une réaction toute pareille à celle du glycogène, qui est précipitable aussi, mais pas pour les mêmes proportions de sels. L'inuline est aussi précipitée par les sulfates de magnésie et d'ammonium, ce dernier étant plus actif que l'autre. L'idée que nous avons développée dans ce livre nous permet de ne tenir aucun compte de ces distinctions. Elle est en revanche parfaitement d'accord avec l'ensemble des résultats de Young, quand il trouve que les achroodextrines sont beaucoup moins facilement précipitables que les érythrodextrines, et quand il conclut qu'il n'y a aucune combinaison entre la matière colloïde précipitée et le sel précipitant, ni aucun rapport entre le poids moléculaire du sel ou sa solubilité et son pouvoir précipitant. Comme nous l'avons plusieurs fois répété, ce ne sont pas des relations chimiques qui entrent en jeu, ce sont des phénomènes d'adhésion moléculaire.

J'ajoute, comme renseignement général dont nous aurons aussi à nous souvenir, que de même qu'on peut précipiter au moyen de sels des matières albuminoïdes en solution, on peut aussi redissoudre, par des actions salines antagonistes, une matière albuminoïde précipitée ou coagulée. On sait, par exemple, depuis longtemps, que de la fibrine, fraîchement extraite du sang par battage, est soluble dans certaines solutions salines, à la condition de n'avoir pas été trop coagulée par les traitements qu'elle a subis. La fibrine sèche et durcie, la fibrine vieille, la fibrine bouillie sont inattaquables dans ces conditions. C'est là un fait général dans l'histoire des coagulations. Dans ces dissolutions apparentes de fibrine, on peut précipiter en tout ou en partie, par un excès de sel ou par la chaleur, la matière albuminoïde, mais sans pouvoir tirer de ces phénomènes aucune conclusion ni contre ni pour son homogénéité.

Nous nous contenterons pour le moment de ces généralités ; nous n'entrerons dans cette étude que dans le volume consacré aux matières albuminoïdes. Mais, pour pouvoir faire utilement l'étude de la pepsine, nous avons à donner quelques détails au sujet de la peptonisation et des peptones.

392. Peptonisation. — A ce sujet, j'aurai à rappeler ce que nous avons vu dans ce volume au sujet de l'amidon. Pour l'utilisation alimentaire de cette substance, il faut deux actions superposées, une solubilisation, produite par la diastase que nous avons appelée amylase, et une saccharification, produite par la diastase que nous avons nommée dextrinase. La doctrine qui me semble le plus étroitement liée à l'ensemble des faits connus, consiste à voir dans la pepsine l'équivalent exact de l'amylase du malt pour l'amidon, et dans la peptone l'équivalent du mélange de dextrine et de maltose. Sur ce mélange, le pancréas opère pour amener des dislocations d'ordre chimique, comme la diastase alcoolique de la levure opère sur le sucre pour le disloquer en alcool et en acide carbonique.

La peptonisation par la pepsine, et la saccharification par le malt marchent, en effet, du même pas, partent toutes les deux d'une matière première coagulée et plus ou moins cohérente, commencent par lui donner la faculté de se dissoudre ou au moins de s'émulsionner dans l'eau, puis la dégradent, diminuent son volume moléculaire, et finissent par aboutir, à moins qu'on ne prenne des précautions spéciales, à des mélanges dont on connaît les éléments dans un cas, c'est la dextrine et la maltose, dont on ignore les éléments dans l'autre, et on les confond alors dans le mot de peptone. Tous les termes intermédiaires de la réaction, parapeptones, amphi et hémipeptones, albuminoses de premier et de second rang, sont, dans cette conception, les équivalents exacts des bataillons de dextrines diverses qu'on avait interposées, dans la saccharification, entre le point de départ et le point d'arrivée, et dont nous venons de voir réapparaître quelques membres dans les travaux de Young. C'est comme si, dans un remoulage de gruaux de blé, on donnait un nom spécial aux matières inégalement pulvérisées qu'on peut trouver à des distances inégales du centre de la meule.

Dans cette transition entre la matière albuminoïde et la peptone, il y a probablement un moment où une hydrolysation intervient. Mais on ne sait où. A en juger par ce qui se passe pendant la saccharification de l'amidon, où la liquéfaction est un changement d'état physique et où l'hydrolysation semble n'intervenir que pour la transformation de la dextrine en sucre, nous aurions avec les matières albuminoïdes deux actions distinctes, bien que s'accomplissant parfois simultanément : une liquéfaction, une hydrolysation. La coagulation et la décoagulation étant des phénomènes physiques, s'accompliraient sans l'adjonction d'aucune molécule d'eau. J'ai montré, en effet, qu'il en était ainsi à propos de la caséine, en prouvant qu'entre la caséine qui ne passe pas au travers des parois d'un filtre en porcelaine et la caséine coagulée, il n'y avait pas de différence de poids attribuable au changement d'état. Il est vrai que Schmidt, en desséchant côte à côte et dans le même bain-marie, du plasma du sang de cheval coagulé, et du plasma non coagulé, jusqu'à poids constant, a vu que le sang coagulé donnait une différence en plus de **1/2** 0/0 dans l'extrait sec, ce qu'il a attribué à une absorption d'eau pendant la coagulation. Mais il y a tant de matières dans le plasma que l'interprétation de ce résultat peut rester, à bon droit, douteuse.

A la liquéfaction succède, sans doute, un dédoublement de la molécule, avec adjonction d'une ou plusieurs molécules d'eau. Le poids de la molécule, tel qu'il est donné par l'abaissement du point de congélation, va en diminuant. Ici encore, comme à propos de la dextrine, les poids moléculaires, dans la liqueur dans laquelle s'accomplit la transformation, peuvent passer par tous les degrés intermédiaires entre le point de départ et le point d'arrivée. Si a est le poids moléculaire de la matière albuminoïde initiale et p le poids moléculaire de la peptone finale, au moment où il y a n molécules de la première et n' molécules de la seconde, le poids moléculaire moyen m du mélange est donné par l'équation :

$$m = \frac{na + n'p}{n + n'}$$

et varie, comme on voit, de a à p pendant la transformation en passant par tous les degrés intermédiaires, sans qu'on soit jamais autorisé à prendre m pour le poids moléculaire d'une substance homogène, existant en nature dans le liquide. Bref, nous retrouvons tout ce que nous avons dit à propos de la transformation de l'amidon, et il n'est pas nécessaire d'insister davantage.

393. Peptones. — Nous avons pourtant à définir le mieux possible le point que nous considérons comme terminal de l'action de la pepsine. La peptone sera, théoriquement, pour nous, la matière albuminoïde solubilisée et peut-être hydrolysée : ce qui implique, théoriquement aussi, que chaque matière albuminoïde a sa peptone. Les diverses peptones pourront avoir des termes communs, comme les divers glucosides, décomposés par l'émulsine, ont pour terme commun le glucose. Elles ont aussi des termes différentiels, sans quoi les matières albuminoïdes dont elles proviennent seraient identiques.

Mais tout cela est encore de la théorie. Pratiquement les divers individus de la famille des peptones nous sont encore inconnus, et nous ne savons un peu que les propriétés de la famille.

Les peptones sont solubles dans l'eau, et leurs solutions ne se coagulent ni sous l'influence de la chaleur, ni sous l'influence de l'acide nitrique. Elles sont optiquement actives et donnent une rotation gauche.

Elles montrent une indifférence complète vis-à-vis des divers sels neutres. Même le sulfate d'ammoniaque, qui précipite si facilement les matières albuminoïdes en suspension et leurs produits intermédiaires de transformation avant d'aboutir à la peptone, est sans action sur les solutions de peptones.

A l'état pur, les peptones peuvent prendre la forme de poudres amorphes, à couleur de miel, de goût amer, et extrêmement hygroscopiques. Mélangées à de l'eau, quand elles sont tout à fait sèches, elles s'y dissolvent avec dégagement de chaleur.

Elles résistent aux agents précipitants des matières albuminoïdes et des albumoses, et ne se précipitent que sous l'influence de l'alcool absolu. En solution neutre, elles donnent, avec le tanin, un précipité soluble dans un excès, et avec les acides phosphotungstique et phosphomolybdique, de même que par le bichlorure de mercure, des précipités permanents. La réaction la plus caractéristique des peptones est la réaction du *biuret*.

394. Réaction du biuret. — Lorsqu'on alcalinise une solution d'albumine, et qu'on y ajoute goute à goutte une solution de 2 0/0 de sulfate de cuivre, il n'y a pas de précipité d'oxyde de cuivre en présence de la matière organique, et le liquide devient violet. Il faut que la quantité de cuivre introduite soit proportionnée à la quantité de matière albuminoïde présente, car si on en met trop, la couleur violette est remplacée par la couleur bleue des sels de cuivre. Le nom de cette réaction lui vient de ce qu'elle apparaît dans les mêmes conditions avec un dérivé de l'urée, le biuret, qui donne pourtant une couleur plus pourpre, tournant presque au rouge. Tel est aussi le cas lorsqu'on s'éloigne de la matière albuminoïde initiale et qu'on se rapproche de la peptone. Peut-être le fait est-il dû à la mise en évidence, sinon en liberté, d'un groupement analogue à celui de l'urée $CO = (AzH^2)^2$ dans l'hydrolysation de la molécule albuminoïde. Peut-être aussi est-il dû à ce que dans la peptone, il y a, mélangés, les produits d'une dégradation plus avancée. En tout cas, on peut rapprocher cette réaction de celle de

Millon pour les matières albuminoïdes, où le groupe tyrosine joue un rôle, et on juge par la couleur du mélange du degré de peptonisation.

Nous pouvons, avec ces éléments d'appréciation, revenir à l'étude de la pepsine.

395. Pepsines végétales. — La source à laquelle on emprunte d'ordinaire la pepsine est l'estomac des animaux. Mais si on appelle pepsines les diastases qui ont la propriété de dissoudre la fibrine en liqueur acide, on trouve qu'elles sont extrêmement répandues dans la nature.

On désigne, depuis Ellis, en 1765, sous le nom de plantes insectivores, un certain nombre de plantes, représentant environ 350 espèces appartenant à des genres très variés, et qui, comme les plantes sans chlorophylle, semblent avoir besoin, pour leur nutrition, de matière organique toute faite. Elles se la procurent par un mécanisme très curieux. Elles possèdent des glandes nectarifères, capables d'attirer les insectes par leur saveur ou par leur odeur, et défendues par un système d'organes contractiles qui fonctionnent automatiquement dès que l'insecte, par sa présence, a apporté l'irritation nécessaire. Autour de l'insecte ainsi emmaillotté ou emprisonné se fait une sécrétion particulière, en général acide, qui tue et digère l'animal, dont la tunique chitineuse persiste seule. Nous dirons donc que cette sécrétion contient de la pepsine.

Il est clair qu'en concluant ainsi, nous admettons que la digestion n'est pas microbienne. Il est clair aussi qu'on a bien pu se tromper quelquefois dans la série des observations qui ont conduit à classer une plante comme plante insectivore, et attribuer au végétal la sécrétion digestive acide qui était le fait des microbes envahissant les tissus de l'insecte. Mais s'il y a eu quelques erreurs de détail, les faits n'en sont pas moins exacts dans leur ensemble.

La plante insectivore la plus connue dans nos climats est le *Drosera rotundifolia*, dont les tentacules préhenseurs sécrètent un liquide visqueux, neutre dans les conditions ordinaires, devenant acide aussitôt que l'irritation provoquée par l'insecte a amené la rétraction. A l'état neutre, il est tout à fait sans action. Acide, il se comporte comme la pepsine, avec laquelle il semble identique, comme l'a montré Hansen. On peut extraire la diastase des feuilles de *Drosera* au moyen de la glycérine et lui faire digérer la fibrine en présence d'une faible quantité d'acide chlorhydrique libre.

D'après Darwin, le suc de *Drosera*, qui dissout la fibrine, l'albumine et le tissu musculaire, est sans action sur la cellulose, l'amidon et la graisse. Je choisis dans la liste, dressée par Darwin, des substances que dissout ou respecte ce suc, et dans laquelle il y a certainement des erreurs d'expérience, dues à ce que Darwin ne se préoccupait pas assez de l'intervention des microbes. Mais ce que je prends de cette liste témoigne de l'analogie du suc de *Drosera* avec le suc gastrique.

Darwin a vu aussi que des excitations mécaniques faites avec un fragment de bois ou de verre, ou encore les excitations chimiques d'une goutte de solution gommeuse ou sucrée, pouvaient provoquer tout au plus la rétraction des tentacules, mais non la sécrétion pepsique. Pour celle-ci il faut la présence d'une substance azotée. Il semble donc qu'il y ait adaptation véritable, et ce qui confirme cette idée, c'est que des *Drosera*, nourries avec de la viande, se portent mieux et poussent davantage que celles qu'on prive de cette nourriture azotée.

Les *Dionœa muscipula* du nord de l'Amérique et les *Nepenthes* des tropiques mettent en jeu, dans le même but, un autre mécanisme. L'urne à couvercle du *Nepenthes*, qui atteint 20 à 30 centimètres de hauteur sur 6 à 8 centimètres de diamètre, peut recevoir des proies volumineuses que la fermeture automatique du couvercle fait tomber dans le liquide de l'urne. Ce liquide, produit par des glandes qui occupent le tiers inférieur des parois de l'urne, est sécrété d'une façon continue, mais à l'état neutre. L'irritation amenée par les mouvements de la proie saisie provoque la sécrétion d'un acide qui rend le suc actif. En cela, le suc de ces plantes insectivores se distingue du suc de *carica papaya* ou de figuier, qui n'agissent qu'en milieu neutre ou alcalin. Nous disons que ces derniers contiennent de la papaïne, tandis que les autres contiennent de la pepsine.

396. Pepsines microbiennes. — On ne connaît pas de microbe sécrétant de la pepsine à l'extérieur, c'est-à-dire capable de donner à son liquide de culture ou de macération la propriété de digérer la fibrine en milieu acide. Au contraire, nous verrons qu'il y a beaucoup de microbes capables de sécréter de la trypsine. Est-ce pour cela que les digestions et putréfactions de la matière organique azotée se font d'ordinaire en milieu alcalin ? Ou bien est-ce au contraire parce que la dislocation microbienne donne de l'ammoniaque que les microbes producteurs de pepsine ont dû céder la place à d'autres ou changer leurs habitudes ? C'est là une question que nous n'aborderons pas. Tout ce que je veux faire remarquer, c'est que, dans son ensemble, le protoplasma d'une espèce inférieure ne peut être donné comme acide ou alcalin. Il y a, ou il peut s'y former, pendant la digestion, des vacuoles ou des régions plus acides ou plus alcalines que le reste du protoplasma. De sorte que dans le corps d'un infusoire un peu volumineux, il peut y avoir un estomac temporaire dont le contenu est acide comme celui des grands animaux, et dont la diastase active, au lieu d'être sécrétée par des cellules différenciées, vient du protoplasma lui-même. En d'autres termes, il y a des digestions *intracellulaires* qui n'en sont pas moins des digestions de sécrétion, comme celle des animaux supérieurs.

Pour ne parler ici que des digestions en milieu acide, Engelmann a vu des grains de tournesol bleu devenir rouges dans la *Stylonychia*, le *Paramecium aurelia*, et une espèce d'amibe. Seulement, comme il croyait le fragment noyé au milieu du protoplasma, c'est au protoplasma lui-même, dans son ensemble, qu'il attribuait la réaction acide observée.

Metchnikoff a montré au contraire que les grains de matière colorante étaient entourés, dans le corps de la *Stylonychia* et de la *Vorticella convallaria*, par une vacuole dont le contenu était seul acide, tandis que le reste du protoplasma était alcalin, et Le Dantec a observé plusieurs faits du même ordre avec des Stentors, des Paramécies, des *Amphileptus*, des *Leucophrys*, des *Euplotes*.

M. F. Le Dantec a proposé depuis de remplacer la teinture de tournesol par une matière colorante plus sensible, l'alizarine sulfoconjuguée, poudre brune qui se dissout dans l'eau, et donne une liqueur rouge-brun, qui vire au violet en présence des alcalis, et au jaune en présence des acides. On voit alors que l'eau qui remplit une vacuole, au moment où elle se forme chez une amibe, est l'eau extérieure qui devient acide peu à peu, sans même que la vacuole contienne une substance nutritive. Le phénomène est encore plus net avec les infusoires à tourbillon, ou les infusoires capteurs, qui se montrent en outre très différents les uns des autres pour l'activité qu'ils impriment au phénomène.

Krukenberg a réussi du reste à retirer de la pepsine de certains plasmas de Myxomycètes. Il la considérait comme devant rester inactive dans le milieu alcalin qui l'avait fournie. Mais si, dans ce milieu, il se forme des vacuoles, la pepsine peut temporairement et sur certains points devenir active. En remontant dans la série animale nous allons voir peu à peu le mécanisme de la digestion se transformer et se modifier.

397. Pepsines animales. — Remarquons d'abord que cette digestion intracellulaire des protozoaires persiste chez tous les animaux supérieurs. Pendant le sommeil hibernal chez les marmottes, et chez certains gastéropodes hibernants, dans les animaux soumis artificiellement ou naturellement à l'inanition, dans les larves des insectes pendant les transformations en insectes parfaits, dans les œufs dans lesquels une évolution vitale s'accomplit, il n'y a pas de sécrétions digestives à proprement parler, et pourtant des transformations très actives se produisent qui ne peuvent provenir que d'un phénomène de digestion intracellulaire. Dans beaucoup de ces transformations, les leucocytes jouent un rôle actif, comme l'ont montré les travaux inspirés par Metchnikoff ; mais, là encore, c'est une digestion intracellulaire qui entre en jeu. Metchnikoff a vu lui-même, dans une larve de *Triton tœniatus*, que quelques-uns des macrophages présentaient à côté d'un grain rouge de tournesol une vacuole remplie de granules bleus de la même substance, ce qui témoigne de la localisation du suc digestif dans la cellule elle-même.

Dans l'animal supérieur en activité normale, la vie dans la profondeur des tissus s'accomplit évidemment par le même mécanisme, et soit sous l'influence des leucocytes qui pénètrent partout et apportent partout leur mécanisme de digestion, soit sous l'influence de diastases sécrétées par les cellules normales des divers tissus, il y a une foule d'actions intracellulaires, de digestions locales qui s'accomplissent en vertu de sécrétions autres que celles du canal digestif. C'est pour cela qu'on trouve les diastases actives sur tous les points de l'organisme. C'est ainsi que Brucke, Kuhn, Cohnheim ont trouvé de la pepsine, de la pyaline dans une foule d'organes qui n'ont rien à faire avec le travail de la digestion, les muscles, le poumon, le cerveau. On a le droit, il est vrai, d'admettre que, dans ces organes, les diastases trouvées viennent de la circulation, qui les a elle-même puisées dans l'estomac et les intestins, et qui les porte dans les tissus absolument comme elle les transmet à l'urine, où on les a aussi trouvées et où elles n'ont rien à faire. Mais si on fait ce raisonnement sur un animal hibernant, il faut admettre que lorsqu'il s'endort et que son appareil digestif ne fournit plus de pepsine, il vit pendant des mois sur les pepsines d'excrétion des derniers jours de sa vie active. Il faut admettre que chez l'imago d'un insecte, ce sont les diastases résiduaires de la larve qui fonctionnent d'une manière si active. Il est, du reste, démontré que même la pepsine et le ptyaline de l'urine ne proviennent pas nécessairement du canal digestif. Grutzner et d'autres savants ont vu qu'il n'y avait pas parallélisme entre la pepsine de l'urine et celle du canal digestif ; que dans l'urine les diastases diminuent après les repas, au moment où elles sont les plus abondantes dans le canal intestinal, et augmentent ensuite. C'est l'urine du matin qui est la plus riche en diastases. Concluons donc que la sécrétion de diastases diverses, et surtout de diastases des matières albuminoïdes, est sinon démontrée, du moins très probable dans les cellules des tissus ; que, par conséquent, la digestion intracellulaire des êtres inférieurs persiste à tous les degrés de l'échelle, et que le perfectionnement provient de ce que, à cette sécrétion interne, vient se superposer, chez les plus perfectionnés d'entre eux, une sécrétion externe localisée dans une région qui devient peu à peu le canal digestif.

Dans les Hydroméduses, la localisation du travail digestif de la fibrine n'est pas encore nette, bien que, d'après Krukenberg, des filaments de cette substance soient facilement digérés. Dans les Actinies, la localisation est plus apparente. Lorsqu'il introduisait dans la cavité gastrovasculaire de ces êtres un tuyau de plume rempli de fibrine, il n'y avait dissolution qu'au contact des filaments mésentériques de l'animal. Il n'a trouvé de diastases ni dans l'enduit muqueux de l'Actinie, ni dans les liquides de sa cavité gastrovasculaire.

Chez les Turbellariés, et dans diverses espèces de Tuniciers, M. Metchnikoff a trouvé, outre la digestion intracellulaire des aliments, des sécrétions digestives intestinales. Chez tous les autres animaux, Échinodermes, Annélides, Arthropodes, Mollusques, et chez tous les Vertébrés, ce qui disparaît, c'est la digestion intracellulaire de la matière alimentaire, qui est soumise, dans un organe particulier, à une digestion extracellulaire.

Cette digestion est l'œuvre de cellules étalées à la surface interne du canal ou se développant en glandes. Nous ne parlerons ici que de celles qui fournissent une pepsine dans le sens donné plus haut à ce mot. Krukenberg en a trouvé dans les mollusques, et a noté que chez ceux qui n'en présentaient pas, il n'y avait pas non plus de sécrétion acide. Par contre, chez ceux qui, comme l'*Helix pomatia*, ont un contenu intestinal toujours acide, la trypsine manque toujours. Cet acide est, du reste, le produit de glandes spéciales, versant leur sécrétion dans l'intestin. Cette sécrétion prend beaucoup d'importance chez les Prosobranches ; chez le *Dolium galea* la richesse en acide est très considérable. D'après Tröschel, la sécrétion fraîche contient entre 2,18 et 4,25 0/0 de son poids d'acide sulfurique, et entre 0,4 et 0,6 0/0 d'acide chlorhydrique.

Les poissons ont tous un estomac acide, capable de digérer l'albumine. Nous avons vu (**284**) ce qu'il faut penser des différences de leur pepsine avec celle des animaux à sang chaud. Il en est de même chez les vertébrés supérieurs : mais ici, nous devons insister un peu plus en arrivant à l'homme.

398. Suc gastrique chez l'homme. — La réaction acide du suc gastrique de l'homme et des animaux supérieurs a été attribuée dès 1824 par Proust à l'acide chlorhydrique. Mais bientôt des doutes se produisirent à ce sujet, et on attribua l'acidité à la présence de l'acide lactique. La longue discussion qui s'est établie à ce sujet semble avoir été close par un travail de Bidder et Schmidt, qui, déterminant le total des bases présentes dans un suc normal, et le total du chlore, ont trouvé un excédent de ce dernier corps qu'ils n'ont pu compter que comme acide chlorhydrique. Ces savants se servaient de teinture de tournesol pour apprécier l'acidité ou l'alcalinité. Comme il y avait des phosphates dans leur suc gastrique, l'acidité n'eût pas été la même et eût été plus forte si on l'avait mesurée avec la phtaléine du phénol, qui semble un réactif plus physiologique, c'est-à-dire traduisant mieux que la teinture de tournesol les acidités ou les alcalinités auxquelles les cellules sont sensibles. Il y a donc peut-être quelque chose à revoir dans le travail de Bidder et Schmidt, au point de vue des nombres, mais non au point de vue de la conclusion, qui semble solide. On compte qu'en moyenne le suc gastrique contient de 2 à 3 millièmes d'acide chlorhydrique. Il laisse 4 à 5 millièmes de résidu fixe, composé de sels minéraux et de matières organiques, parmi lesquelles la pepsine, la présure et la sucrase. Worm-Muller a trouvé qu'un suc gastrique normal, s'écoulant d'une fistule chez l'homme, n'intervertissait pas le sucre de cannes. Rien ne dit qu'il en soit toujours de même. Une des causes qui ont le plus entravé le progrès de nos connaissances au sujet de la digestion, c'est que l'on a cru que tous les phénomènes digestifs se passaient de la même manière chez tous les individus, et qu'on s'est accusé mutuellement d'erreur lorsqu'on ne trouvait pas les mêmes résultats. Je soutiens au contraire, depuis 1882, qu'il y a autant de digestions que d'individus : elles se ressemblent dans leurs lignes principales, elles se différencient dans leurs détails particuliers.

399. Présence de l'acide lactique. — C'est ainsi que l'acide lactique peut provenir, dans le suc gastrique, non de la sécrétion normale des cellules des glandes stomacales, mais des fermentations lactiques subies par les aliments hydrocarbonés. Ewald et Boas en ont trouvé dans l'estomac d'hommes parfaitement sains. Il y en avait surtout beaucoup pendant les 10 à 30 premières minutes suivant un repas riche en sucres ou en féculents. Il disparaissait à mesure que se manifestait la sécrétion d'acide chlorhydrique. Cet acide gêne en effet la fermentation lactique.

400. Sécrétion de la pepsine et de l'acide chlorhydrique. — Une glande à pepsine est une invagination en forme de doigts de gant de la muqueuse, dont les parois se tapissent en ce point de cellules spéciales. Nous avons vu que celles du centre et du fond du cul de sac (cellules adélomorphes de Rollet ou principales (*Hauptzellen*) de Heidenhain) sont seules capables de sécréter la pepsine. Elles sont irrégulières, ont un noyau très visible et deviennent très granuleuses au moment de la sécrétion. Au dessus d'elles, et s'étendant jusqu'à l'orifice, s'étalent d'autres cellules plus régulièrement rangées le long de la paroi du canal, et faisant même un peu saillie dans son intérieur. Ce sont les cellules délomorphes de Rollett ou pariétales (*Belegzellen*) de Heidenhain. Ces cellules, dans toute la région qui avoisine le pylore, ne sécrètent qu'une substance muqueuse légèrement alcaline. Dans tout le reste de la surface qu'elles couvrent, elles sécrètent au contraire un liquide acide par l'acide chlorhydrique, dont le mélange avec le liquide sécrété par le fond du sac donne le suc gastrique.

C'est Heidenhain qui a montré le premier cette distinction par une double expérience. Il a commencé par séparer la région du pylore de sa communication avec le reste de l'estomac, en respectant le mésentère et les vaisseaux, et l'a mise en communication avec l'extérieur par une fistule, dans laquelle il ne recueillait, au moment du repas de l'animal, qu'une sécrétion limpide, muqueuse, alcaline, digérant la fibrine quand on l'additionnait d'acide chlorhydrique. Elle contenait donc de la pepsine. D'un autre côté, en faisant de même une fistule aux dépens du fond ou d'une partie de la grande courbure de l'estomac, il trouvait une sécrétion acide et liquéfiant la fibrine ou l'albumine cuite. C'était du suc gastrique complet.

Les deux sécrétions de la diastase et de l'acide sont donc séparées. On a beaucoup discuté sur l'origine de l'acide. Il n'est pas douteux qu'il ne provienne des chlorures de l'alimentation. Kahn a nourri un chien avec des aliments débarrassés le mieux possible de leur chlore par ébullition avec de l'eau, filtration et lavages. Les chlorures disparaissent peu à peu de l'urine : quand ils y sont devenus très rares, on peut provoquer un nouveau lavage des tissus avec certains diurétiques, par exemple le nitrate de potasse, qui font réapparaître les chlorures dans l'urine. En ajoutant à cela des lavages de l'estomac, on peut appauvrir beaucoup l'organisme de son chlore. Le chien maigrit, devient de moins en moins vif. Sa sécrétion gastrique devient à peu près neutre, et incapable de dissoudre la fibrine. Elle la dissout au contraire quand on ajoute de l'acide chlorhydrique. Il y a donc de la pepsine, mais l'acide manque. Si au bout d'une vingtaine de jours, lorsque l'animal est affaibli, on lui donne une boisson faiblement salée, en deux heures, il reprend ses allures normales, et son suc gastrique devient acide.

Mais si on sait bien que l'acide chlorhydrique sécrété provient du sel consommé, on ne sait par quel mécanisme ce sel se scinde en acide chlorhydrique qui passse dans l'estomac, et en soude qui va contribuer à l'alcalinité du sang, et l'élever temporairement jusqu'au moment où l'acide chlorhydrique de la digestion, revenant par les chylifères, va refaire du sel marin. On a attribué cette dislocation stomacale du sel marin à l'électrolyse, ce qui est une explication bien vague tant qu'on ne nous dit pas où et comment s'établit une différence de potentiel électrique. Maly a fait l'hypothèse d'une décomposition double entre le phosphate bibasique de soude et les sels de chaux de l'alimentation, suivant la formule.

$$2PO^4Na^2H + 3CaCl^2 = (PO^4)^2Ca^3 + 4NaCl + 2HCl.$$

Mais il est curieux de voir du phosphate tribasique et de l'acide chlorhydrique prendre naissance dans une réaction, quand on sait que l'acide chlorhydrique dissout le phosphate tribasique de chaux, et cette explication reste encore à l'état d'hypothèse.

De plus, il y a des pays granitiques et volcaniques où les habitants digèrent bien, et n'ont pas à leur disposition la quantité de sels solubles de chaux nécessaires à cette équation. Enfin, Maly admet aussi un déplacement de l'acide chlorhydrique par un acide plus faible, tel que l'acide carbonique, ce qui est encore ne rien dire si on n'explique en même temps pourquoi cette réaction s'accomplit dans l'organisme en sens inverse du sens qu'elle prend à l'extérieur. Il vaut mieux avouer qu'il y a là un problème à résoudre. Quand on l'aura résolu, on trouvera probablement que l'explication trouvée s'applique aussi aux sécrétions gastriques, fortement acidulées par l'acide sulfurique, que nous avons signalées chez le *Dolium galea*, avec lequel il est difficile d'admettre qu'une intervention quelconque de l'acide carbonique donne une liqueur contenant, par litre, jusqu'à 40 gr. d'acide sulfurique.

On a argué parfois de cette localisation séparée de la pepsine et de l'acide chlorhydrique pour expliquer comment le suc gastrique, auquel on attribue la propriété de dissoudre toutes les matières albuminoïdes, ne dissout pas les protoplasmas des cellules qui l'ont sécrété. Il n'est constitué, dit-on, que par un mélange extracellulaire de deux sécrétions qui, individuellement, ne sont pas digestives. Cette explication me semble ne rien expliquer. L'acide chlorhydrique, aux doses auxquelles les cellules délomorphes le sécrètent, gonfle les matières albuminoïdes, lorsqu'il ne les dissout pas. On ne voit pourtant pas qu'il produise cet effet à son lieu de naissance. Il faut bien que chaque cellule résiste à l'action de ses sécrétions, ce qui revient à dire que les matières albuminoïdes qui la composent résistent au contact des liquides qui y sont contenus. Le problème qu'on s'est posé à propos du suc gastrique, et qu'on pourrait se poser aussi au sujet du suc pancréatique, date de l'époque où on croyait qu'il n'y avait qu'*une* matière albuminoïde. On sait maintenant qu'il y en a plusieurs, inégalement résistantes aux diverses diastases, et chaque cellule contient celle qui est inattaquable ou qui est peu attaquable pour ses sécrétions.

401. Préparation de la pepsine. — Spallanzani allait chercher avec de petites éponges retenues par un fil, le suc gastrique dans l'estomac des animaux à jeun ou en digestion. Depuis de Beaumont (1834), on utilise aussi les malades porteurs de fistules stomacales, et Blondlot a appris, en 1843, à faire aux animaux des fistules artificielles qui ont rendu de grands services pour l'étude de la digestion.

Quand il s'agit de préparer la pepsine, on utilise de préférence la muqueuse gastrique des animaux d'abattoir, surtout du porc. Pour assurer sa sortie des cellules, on soumet celles-ci à une autodigestion préalable dans un endroit chaud. Brucke mélange pour cela la muqueuse finement hachée avec un peu d'acide phosphorique à 37° pendant une huitaine de jours. Au bout de ce temps, la peptonisation de la bouillie est telle que la saturation de l'acide n'entraîne plus aucun précipité. On ajoute alors de l'eau de chaux. Le précipité de phosphate de chaux entraîne la pepsine, et la retient si bien qu'on peut laver la masse avec de l'eau pour en séparer les produits solubles de la digestion préalable, sans qu'il y ait de perte sensible de diastase. On redissout ensuite le précipité dans l'acide chlorhydrique étendu, et on soumet à la dialyse en remplaçant fréquemment l'acide qui se diffuse dans le liquide ambiant. Quand toute trace de sel de chaux a été ainsi éliminée, on élimine par le même moyen le reste de l'acide, et on précipite par l'alcool, en séparant par filtration le précipité aussi vite que possible. On peut aussi précipiter par une solution alcoolique de cholestérine, laquelle, en se précipitant, entraîne la diastase. On jette sur un filtre, on lave à l'eau d'abord, à l'alcool ensuite. La cholestérine se dissout seule et la pepsine reste sur filtre. Dans les deux cas, on la sèche pour la conserver, ou on la redissout pour l'usage.

Cette pepsine est naturellement un peu affaiblie par son contact avec l'alcool pendant le traitement. Kuhne a enseigné à préparer, par un autre moyen, une diastase plus active. Le produit de l'autodigestion de l'estomac de porc en présence d'un peu d'acide chlorhydrique est additionné de sulfate d'ammoniaque jusqu'à formation d'un précipité abondant qui entraîne la pepsine. Ce précipité est soumis à la presse, et on lui fait subir une autodigestion nouvelle en le dissolvant dans de l'eau additionnée d'acide chlorhydrique : on recommence la précipitation qui donne un produit moins abondant que le précédent. On arrive, après plusieurs opérations identiques, à un dernier précipité qui ne contient plus guère que de la pepsine. On la sépare par dialyse du sulfate d'ammoniaque qu'elle a retenu, et qui est beaucoup plus diffusible qu'elle, et enfin on la précipite par l'alcool, avec lequel il faut la laisser le moins possible en contact.

M. Petit a obtenu une pepsine commerciale très active, pouvant liquéfier en 7 heures 500.000 fois son poids de fibrine du sang, au moyen d'estomacs de porc, de caillettes de veau et de mouton, qu'on lave à grande eau, et dont on sépare la muqueuse par raclage au moyen d'un couteau à lame arrondie. On hache cette muqueuse et on la met macérer dans quatre fois son volume d'eau distillée, à laquelle on ajoute 5 p. 100 d'alcool. On agite fréquemment, on filtre après quatre heures de macération, et on évapore dans des vases à grande surface, à une température inférieure à 40°. M. Petit trouve que la pepsine est aussi soluble dans l'eau alcoolisée à 5 p. 100 que dans l'eau acidulée ou dans la glycérine ; à cette dose, l'alcool n'entraîne aucune perte du produit.

Sundberg emploie une méthode un peu différente. Il fait macérer avec du sel marin, en nature, la muqueuse broyée, et il ajoute ensuite assez d'eau pour dissoudre ce sel. Au bout de deux ou trois jours de contact, le mélange est filtré, le liquide filtré est débarrassé de son sel par dialyse, et il reste ainsi un liquide, très pauvre en matières albuminoïdes, que la forte salure de l'eau a empêché de se dissoudre, et riche en pepsine. Pour la purifier encore, on la précipite en l'additionnant de phosphate disodique d'abord, de chlorure de calcium et d'un peu d'ammoniaque ensuite. Le précipité de phosphate calcique est filtré, lavé à l'eau, dissous dans l'acide chlorhydrique, et dialysé jusqu'à disparition des sels.

On peut varier encore davantage les procédés, et, à ma connaissance, aucune comparaison n'a été faite pour savoir quel est le meilleur. On peut dire, en général, que ceux dans lesquels la coagulation est faite par l'alcool entraînent une perte plus grande que les autres. Mais comme, dans tous, on opère un peu à l'aveuglette, il est difficile de les classer. On les juge d'ordinaire d'après les réactions que donne le produit définitif, et on les considère comme satisfaisants lorsque celui-ci ne précipite plus que faiblement ou pas du tout par les réactifs des matières albuminoïdes. Il y a là une indication que la pepsine n'est pas elle-même une matière albuminoïde. Mais le sujet n'a pas été étudié de plus près.

402. Acidité du milieu. — Les solutions de pepsine laissent la fibrine et l'albumine intactes lorsqu'elles sont neutres. Pour les rendre actives, il faut les additionner d'acide, en proportions variables suivant la nature du corps à digérer. S'il s'agit, par exemple, de fibrine, on compte qu'il suffit de un millième d'acide chlorhydrique, il en faut deux ou trois pour l'albumine coagulée. Mais ces chiffres n'ont rien d'absolu. Petit trouve qu'il faut, au contraire, plus d'acide pour dissoudre la fibrine que pour dissoudre l'albumine. C'est qu'il y a fibrine et fibrine. De la fibrine bouillie est plus résistante que de la fibrine brute ; récemment préparée, elle est plus résistante que lorsqu'elle a vieilli. Conservée dans l'eau, elle est moins résistante que conservée dans un liquide alcoolique. Sa résistance dépend, en somme, de son degré de coagulation et de rétraction.

Ce qu'il y a à signaler, dans tous les cas, c'est la différence entre l'action de l'acide et celle de la pepsine. En milieu acide, non additionné de pepsine, la fibrine fraîche se gonfle et se gélatinise de façon à se répandre dans le liquide et à y devenir quasi-invisible. Mais elle n'est pas dissoute et se précipite quand on sature l'acide. Il suffit alors d'ajouter un peu de pepsine pour que tout se dissolve et que la liqueur ne précipite plus par les alcalis. De même, l'albumine cuite, taillée en morceaux à angles vifs, peut séjourner plusieurs heures sans éprouver de changements dans une solution à 2,4 millièmes d'acide chlorhydrique. En ajoutant alors de la pepsine, on voit les angles devenir transparents, s'écréter, et tout, ou à peu près tout, se dissoudre.

Le rôle de la pepsine semble très net dans ces expériences,

puisqu'il semble qu'elle soit nécessaire pour produire des peptones, au sens que nous avons donné à ce mot en commençant ce chapitre, c'est-à-dire des substances dissoutes ne précipitant ni par l'acide nitrique, ni par les alcalis. Mais l'expérience apprend qu'ici, comme partout, cette diastase n'est qu'un moyen plus puissant que les autres, et plus physiologique, de produire le phénomène auquel elle préside.

Nous avons vu que la fibrine, surtout la fibrine du sang non cuite, l'albumine, la caséine, peuvent perdre leur état solide ou demi-solide dans les solutions de certains sels neutres, sel marin, nitrate de potasse, etc. Avec de la fibrine cuite, la dissolution est plus longue, mais elle finit par se produire, ce qui témoigne qu'elle n'est pas due à une diastase quelconque, que la fibrine aurait rapportée du sang dont elle provient. C'est Limbourg qui a montré, le premier, que cette dissolution aboutissait à la production de peptones véritables. Denys et Marbaix ont observé depuis des phénomènes analogues sous l'action du chloroforme, du borax, de l'urée. Dastre a montré qu'un grand nombre de solutions salines jouissaient de la même propriété. Les acides étendus, à des doses inférieures à leurs doses optima, en présence de la pepsine, donnent aussi le même résultat. La peptonisation, c'est-à-dire ce que nous considérons comme la solubilisation complète de la matière albuminoïde, peut donc être produite, ou au moins commencée, par des moyens très variés, dont la pepsine acidulée semble le plus actif et le plus puissant.

403. La pepsine est-elle une diastase simple ? — Ceci nous conduit à nous demander s'il n'y a qu'une seule diastase dans la pepsine, ou s'il y en a deux, comme dans la diastase du malt, où nous avons pu distinguer une amylase, dissolvant l'amidon, et une dextrinase l'hydrolisant et le transformant en maltose. Le parallélisme entre la pepsine et la diastase du malt semble complet.

Nous avons vu, par exemple, que l'addition du malt dans un empois amène une liquéfaction très rapide de la masse, et sans aucune production de maltose. Nous avons aussi, avec la pepsine, une solubilisation très rapide des filaments de fibrine en suspension dans un liquide acidulé, et même, comme avec la diastase du malt, le pouvoir solubilisant semble hors de proportion avec le pouvoir peptonisant.

Dans un essai de Petit, une pepsine qui, en douze heures, à 50°, ne peptonisait que 600 fois son poids de fibrine dans un milieu à 4 millièmes d'acide chlorhydrique, en dissolvait, dans les mêmes conditions :

1.200	fois son poids	en	1 heure
2.400	—		1 — 10 minutes
4.800	—		1 — 15 —
9.600	—		1 — 45 —
19.200	—		2 — 10 —

Ici, nous ne trouvons même plus les lois ordinaires de l'action diastasique. Les quantités d'action, représentées ici par les quantités de fibrine dissoute, croissent beaucoup plus rapidement que les temps, au lieu de croître moins rapidement, comme dans les autres cas. Il semble que la liqueur, qui a dissous de la fibrine, devienne de plus en plus capable d'en dissoudre de nouvelle, et ajoute son action propre à celle de la diastase qui a dissous les premières portions.

Mais le phénomène n'est pas fini quand la dissolution est opérée, il commence à peine, et, comme avec l'amidon, il y a une foule de termes intermédiaires entre la fibrine dissoute et la fibrine peptonisée. Meissner avait cru pouvoir établir trois termes de transition.

Le premier, qu'il appelait peptone α, est précipitable par l'acide nitrique et le ferrocyanure de potassium en solution acide.

La peptone β ne se trouble pas par le premier de ces réactifs, mais précipite par le second.

La peptone γ ne précipite plus ni par l'un ni par l'autre et représente la fin de la réaction.

Depuis, cette classification à physionomie simple a été

beaucoup compliquée. Les termes intermédiaires entre la matière albuminoïde initiale et la matière peptonisée ont été appelés du terme commun d'albumoses, dans lequel on a échelonné des produits variés. Nous retrouverons cette question lorsque nous parlerons des matières albuminoïdes. Pour le moment, nous les considérerons comme l'équivalent des dextrines variées qu'on intercalait entre l'amidon dissous et le maltose, et auxquelles nous avons dénié toute existence réelle, n'y voyant que des mélanges à des degrés divers de dislocation. Nous en ferons de même ici. Ces albumoses diverses, les parapeptones, les dyspeptones, qu'on a imaginées, représenteront pour nous de la matière albuminoïde en voie de dislocation et d'évolution vers le terme peptone. La matière albuminoïde sur laquelle on opère, même l'albumine, même la fibrine du sang, est au moins aussi hétérogène que l'amidon sur lequel agit la diastase. De même que les amidons de diverses plantes ne se ressemblent pas dans leur procès de dextrinification ou de saccharification, de même les fibrines de divers animaux ne se ressemblent pas au point de vue de leur peptonisation. Dans chacune de ces substances qui sont plus ou moins hétérogènes, il y a des particules, parfois des fragments qui résistent plus longtemps que les autres à l'action de tel ou tel liquide de digestion artificielle et qui se comporteraient autrement dans un autre. Bref, l'unité générale du phénomène s'accommode très bien d'une infinie variété dans le détail, et si on veut établir un vocabulaire où on trouve des termes pour définir tous les cas possibles, ce sont des centaines de mots qu'il faudra créer.

Combien il eût été plus profitable qu'au lieu de se perdre dans ce dédale, et de dichotomiser à l'infini, les savants éminents qui se sont occupés de cette question eussent étudié le phénomène de la peptonisation en lui-même. S'accompagne-t-il ou non d'une hydrolysation? On le croit ; on n'en est pas sûr. D'après les analogies avec la solubilisation de l'amidon, il est probable, comme nous l'avons dit, que la liquéfaction de la fibrine est un simple changement d'état physique, n'exigeant l'adjonction d'aucune molécule d'eau. La peptonisation, c'est-à-dire la transformation en une substance soluble dans l'eau, non coagulable par la chaleur, ni précipitable par l'acide nitrique ou les alcalis, semble au contraire une hydrolysation.

De même, on ne sait à quel niveau de dislocation correspond la peptone. Kuhne prétend qu'on n'y trouve ni acides amidés, ni leucine, ni tyrosine. Hoppe Seyler, appuyé sur ce point par Hirschler, est d'un avis opposé. Neumeister estime qu'il y a eu, dans les mélanges étudiés par Hoppe-Seyler, un mélange de diastases. Je partage son avis. Je n'ai jamais trouvé ni leucine, ni tyrosine, dans des digestions artificielles faites avec de la pepsine. La seule diastase qui disloque assez la molécule albuminoïde pour en retirer ces corps est jusqu'ici la trypsine, et peut-être aussi la caséase.

404. Etude de l'action peptonisante. — En définissant momentanément le terme peptone par les quelques réactions que nous avons énumérées et qui, il faut le remarquer, sont des réactions de coagulation, par conséquent des réactions en quelque sorte extérieures à la molécule, nous pouvons pourtant considérer ce terme comme la fin de la réaction et étudier les lois relatives à la durée du phénomène. Cherchons d'abord comment varie cette durée avec la quantité de pepsine.

Sur ce point capital, nous n'avons que des expériences indécises, qui nous disent bien, il est vrai, que la durée de la peptonisation diminue à mesure qu'augmente la quantité de pepsine, mais qui n'affirment pas nettement la proportionnalité inverse que nous avons constatée à propos d'autres diastases. Petit, seul, dit formellement, mais en passant (**408**), que la transformation de la fibrine est deux fois moins longue quand on double la dose de pepsine. Si les savants n'ont pas vérifié avec plus de soin sur la pepsine cette relation de proportionnalité inverse, qui est si manifeste dans le cas de la présure, c'est pour deux raisons. La première est que la fin de la réaction n'est pas facile à saisir et exige des tâtonnements multipliés. La seconde est que lorsqu'on double la dose de pepsine pour savoir si le temps de la peptonisation deviendra deux fois plus court, on est obligé de retoucher la dose d'acide chlorhydrique, dont la dose optima dépend, comme d'autres expériences l'ont montré, de la dose de pepsine. Il n'y a donc pas que deux variables dans les expériences sur la relation entre la quantité d'action et sa durée, il y en a trois, et cela complique les phénomènes.

On sait naturellement encore moins si la marche du phénomène est logarithmique, comme avec les autres diastases mieux connues. Ce qui semble assuré, c'est que la transformation devient de moins en moins rapide et que les produits qu'elle forme en gênent la marche. Pour quelques-uns d'entre eux, nous l'avons vu, elle s'arrête avant d'être terminée, et donne un résidu qu'on a appelé dyspeptone avec autant de droit qu'il y en aurait à appeler dysmaltose le résidu de dextrine qu'on trouve dans les bières.

405. Action de la température. — La pepsine tirée de l'estomac des animaux à sang froid (grenouilles, poissons, etc.) reste assez active au voisinage de 0°. Celle des animaux supérieurs est inactive à cette température. C'est à 50°, d'après Petit, qu'a lieu le maximum d'action : à 40°, la pepsine est quatre fois moins active qu'à 50°. Pour Hammarsten, au contraire, cette température de 40° est la température optima. Il n'y a pas à s'étonner de ces divergences, qui dépendent de la nature de la substance soumise à la digestion, de la quantité d'acide, de la nature et de la proportion des sels présents. Petit a vu que la pepsine pouvait agir jusqu'à 80°.

406. Activité d'une pepsine. — En résumé, les lois de l'action de la pepsine sont trop peu connues pour que nous puissions déterminer avec précision l'*activité* d'une pepsine, en donnant à ce mot le sens que nous lui avons attribué au chapitre IX. Mais, s'il ne s'agit que de comparer entre elles les activités de deux pepsines différentes, ou l'activité d'une même pepsine dans différentes conditions, nous avons un certain nombre de méthodes fournissant d'assez bons résultats.

407. Méthode de Brucke. — Elle revient à ceci : étant données deux pepsines p et p', d'activités pas très différentes, ce dont un essai préliminaire et grossier avertit de suite, voici ce qu'il faudra faire si on veut les comparer. On en fera plusieurs dilutions en progression géométrique, par exemple :

$$p \quad \frac{p}{2} \quad \frac{p}{4} \quad \frac{p}{8} \quad \frac{p}{16} \quad \frac{p}{32}$$

et :

$$p' \quad \frac{p'}{2} \quad \frac{p'}{4} \quad \frac{p'}{8} \quad \frac{p'}{16} \quad \frac{p'}{32}$$

et dans chacune de ces dilutions, on ajoutera un millième d'acide chlorhydrique. Puis on y introduira un même poids de fibrine fraîche, ou un fragment d'albumine d'œuf cuite et découpée à l'emporte-pièce. En mettant le tout à une température convenable, et en agitant fréquemment les échantillons, on voit bientôt entre quels termes des deux séries s'établit le parallélisme. Si c'est par exemple entre le troisième, le quatrième terme de la première série, et le cinquième, le sixième terme de la seconde, c'est que :

$$\frac{p}{4} = \frac{p'}{16} \quad \text{ou} \quad \frac{p}{8} = \frac{p'}{32}, \quad \text{d'où } p' = 4p.$$

La pepsine p' est donc quatre fois plus active que la pepsine p. Cette méthode, qui revient à comparer les quantités d'action au bout du même temps, et à admettre que les quantités d'action sont proportionnelles aux quantités de diastases, n'a qu'un défaut, c'est qu'elle prend pour base la durée de la dissolution, et non pas celle de la peptonisation. Rien n'assure que les deux actions soient proportionnelles l'une à l'autre, ni même qu'elles marchent dans le même sens.

408. Méthode de Petit. — Petit a employé une autre méthode pour essayer l'activité d'une pepsine. Dans des vases contenant chacun 25 cc. d'eau acidulée avec 3 millièmes d'acide chlorhydrique, et 5 gr. de fibrine fraîche, il ajoute des quantités de pepsine allant de 0 gr. 10 à 0 gr. 60. Puis il expose le tout à 50°, en agitant toutes les demi-heures, jusqu'à solution complète de la fibrine, puis toutes les heures, jusqu'à peptonisation. « Une bonne pepsine, dit-il, ne devra plus donner de précipité par l'acide azotique après 12 heures de chauffage dans les flacons qui en contiendront 25 à 30 centigrammes, et après 6 heures dans les flacons qui en contiendront le double ». C'est la relation de proportionnalité inverse que nous avons signalée plus haut. Si nous voulons la traduire en chiffres, nous dirons qu'une bonne pepsine, dans le sens donné par Petit à ce mot, peptonise, en 6 heures, dans les conditions sus-indiquées, cent fois son poids de fibrine. Prenons cette pepsine comme terme de comparaison et son activité, que nous représenterons par 100, comme unité ; nous voyons que nous pourrions évaluer, avec ces conventions, la force d'une pepsine comme nous avons évalué la force d'une présure.

Malheureusement, après avoir ainsi solidement établi les bases d'un calcul, Petit n'a pas fait bénéficier de ce progrès les expériences qu'il a faites sur l'action des sels, et que nous allons résumer maintenant.

Tous ces essais ont été faits par le procédé que je viens de décrire, mais en notant, non pas les temps au bout desquels l'action était terminée, mais le caractère plus ou moins complet de l'action au bout du même temps. Aussi sommes-nous obligés d'indiquer en gros les résultats, au lieu de les préciser par des nombres : quelques-uns ont déjà été signalés plus haut (**168**).

409. Action des bases. — En présence de l'ammoniaque, du carbonate de soude, et en général des substances alcalines, l'action de la pepsine est nulle.

410. Action des acides. — Les doses d'acide chlorhydrique les plus favorables à la peptonisation, d'après M. A. Petit, sont de 1 à 3 millièmes pour l'albumine, de 2 à 5 millièmes pour la fibrine ; mais nous avons vu plus haut que cette différence était relative aux conditions dans lesquelles il opérait, et ne devait pas avoir de caractère général. En moyenne, M. Petit prend un millième et demi pour la digestion de l'albumine et trois millièmes pour la fibrine. C'est à cette dernière que se rapportent les essais faits sur l'action des autres acides. Nous allons les résumer en donnant pour chacun d'eux les proportions pour lesquelles l'effet produit est maximum.

Acide sulfurique	De 5 à 10 millièmes.	
— bromhydrique	*Id.*	
— phosphorique médicinal PO^3H^4	*Id.*	
— phosphorique vitreux	Aucun effet de 5 à 60 mil. Résultat curieux.	
— acétique	Aucun effet de 2,5 à 40 millièmes.	
— butyrique	*Id.*	*id.*
— valérianique	*Id.*	*id.*
— formique	Effet maximum pour 10 millièmes.	
— lactique	—	pour 20 millièmes.
— tartrique	—	de 10 à 40 millièmes.
— citrique	—	de 20 à 40 mil. action faible.
— malique	—	*id.* *id.*
— succinique	Aucun effet de 10 à 40 millièmes	

On voit que l'acide chlorhydrique du suc gastrique peut être remplacé par des acides très divers, mais qu'il est néanmoins un des plus actifs, sinon le plus actif. Remarquons pourtant que ces recherches ne disent probablement pas le dernier mot sur la question. M. A. Petit semble avoir négligé l'influence du temps, ou du moins ne dit pas s'il en a tenu compte, et il resterait à savoir si les substances marquées comme inactives ou peu actives n'arriveraient pas à produire leur plein effet, si on leur donnait le temps nécessaire pour cela.

411. Action des sels. — M. A. Petit s'est proposé ensuite d'étudier l'influence de divers sels sur une digestion peptique, accomplie, en présence de 3 millièmes d'acide chlorhydrique et de 5 centigrammes de pepsine, sur une dose de fibrine très inférieure à celle que cette quantité de pepsine aurait pu dissoudre. Le tableau suivant résume les résultats obtenus. On a séparé autant que possible les doses qui restent sans action, de celles qui retardent l'action et de celles qui l'entravent complètement, pendant le temps consacré aux expériences.

	Doses inactives.	Doses qui retardent.	Doses qui arrêtent.
	millièmes.	millièmes.	millièmes.
Chlorure de sodium.	10 à 80	»	160
Bromure de potassium	10 à 80	»	»
Iodure de potassium	10 à 80	»	»
Prussiate jaune de potasse. . . .	10 à 40	»	»
Sulfate de magnésie.	10 à 160	»	»
Chlorhydrate d'ammoniaque. . .	10 à 40	»	»
Sulfate de cuivre	10 à 40	»	»
— de zinc.	10 à 40	»	»
Acétate de soude	»	4	8 à 40
Phosphate de soude.	4	10	20
Tartrate de potasse et de soude.	10	20	40
Salicylate de soude	»	4	8
Émétique.	2	4	8
Bichlorure de mercure.	2 à 4	8 à 12	16 à 20
Protochlorure de fer.	2 à 40	»	»
Sulfate de fer	2 à 20	»	»
Lactate de fer	2	»	»
Tartrate de fer et de potasse. . .	2	4	10 à 20

On voit que le chlorure de sodium diminue un peu les effets de la pepsine. Les doses qui produisent cet effet doivent être d'autant plus grandes que la dose de pepsine est plus grande, résultat qui s'observe, d'ailleurs, aussi pour les autres sels, mais l'effet retardateur du chlorure de sodium semble certain. D'autres sels agissent comme lui. Pourtant l'effet de quelques-uns de ceux qui sont portés au tableau précédent tient peut-être à ce que l'acide chlorhydrique, en saturant leur base, met en liberté un acide moins énergique que lui.

On remarquera la faiblesse de l'action produite par le bichlorure de mercure, qui est si puissant dans d'autres cas. Les sels de plomb et d'argent semblent se comporter comme lui.

A la suite de ces corps, M. A. Petit en a étudié d'autres très divers, dont on peut résumer l'action de la façon suivante :

Le sulfate d'atropine, le chlorhydrate de morphine, le nitrate de pilocarpine, le sulfate de quinine, le sulfate de strychnine, à des doses supérieures aux doses médicinales, sont sans action sur la digestion peptique. Il en est de même des essences de térébenthine, d'anis, de bergamote, de lavande, à des doses de 200 à 800 gouttes par litre.

L'essence d'amandes amères, l'éther, la benzine sont sans action à la dose de 20 gouttes par litre ; à la dose de 40 gouttes, ces liquides paralysent l'effet de la pepsine, et l'arrêtent presque à 80. Le sulfure de carbone agit dans le même sens avec une puissance plus grande encore.

Le brome, à 20 ou 40 gouttes par litre, arrête complètement l'effet ; l'iode est moins actif. Ceci nous conduit aux antiseptiques, dont on peut résumer les effets dans le tableau suivant, construit comme celui de plus haut :

	Doses inactives. — milliènes.	Doses qui retardent. — millièmes.
Acide sulfureux	2 à 5	8 à 10
— borique	10 à 20	»
— arsénieux	5 à 20	»
— phénique	»	20 à 100
— salicylique	0,5	1 à 2
— gallotannique	»	0,5 à 4
— benzoïque	2	4 à 20
Chloral	»	10 à 100

On remarquera l'inefficacité de l'acide borique et de l'acide arsénieux. En revanche, les paralysants de la pepsine sont le brome et l'iode, sans doute par un phénomène d'oxydation, le chloral, l'acide salicylique, l'acide gallotannique, et à un moindre degré, l'acide benzoïque et le phénol.

Enfin, en ce qui concerne l'action de l'alcool, M. Petit a

vu qu'une solution de pepsine, amenée à contenir 20 0/0 d'alcool, ne perd aucune de ses propriétés digestives, et qu'au contraire de ce qui se passe quand la proportion d'alcool est assez forte pour qu'il y ait coagulation, des liquides alcooliques contenant de la pepsine en solution, comme les élixirs médicinaux de pepsine, gardent leur pepsine intacte pendant de longues années. L'alcool qui la conserve gêne son action sur les matières albuminoïdes en milieu acide, mais la laisse reparaître dès qu'il est convenablement dilué.

Wroblewski, qui a repris avec d'autres dispositifs les expériences de Petit, a observé, dans ses expériences de comparaison de diverses pepsines, que le chlorhydrate de caféine accélère la digestion de toutes les substances essayées, fibrine crue ou cuite, fibrine carminée, albumine coagulée. Mais il faut qu'il soit en proportions de 0,1 à 0,5 0/0. Il en est de même du reste pour la digestion trypsique.

Les chlorhydrates du théobromine, la codéine ont aussi une action favorable. Par contre, les chlorhydrates de coniine, de quinine, de strychnine, de narcéine ont une action fâcheuse de plus en plus marquée ; à l'état de base l'atropine, la coniine, la morphine, la vératrine ont une action de plus en plus défavorable, la codéine, la théobromine et la caféine une action favorable de plus en plus grande.

Les infusions de café et de thé, d'après Schulz-Schulzenstein, agissent au contraire pour retarder la digestion peptique, tandis que la caféine l'accélère.

BIBLIOGRAPHIE

DUCLAUX. *Comptes rendus*, t. XCIV, p. 726, 1882, et *Annales de l'Institut agronomique*, 1882.

DUCLAUX. Sur la coagulation du sulfate de quinine. *Annales de l'Institut Pasteur*, t. VI, p. 657.

HANSEN. *Arberten a. d. bot. Institut zu Würzburg*, t. III.

DARWIN. Les plantes insectivores.

LE DANTEC. *Ann de l'Institut Pasteur*, t. IV, p. 776, et V, p. 163.

METCHNIKOFF. *Physiologie d'Hermann*, 1879, t. V, p. 349.
BRUCKE. *Sitzungsber. d. Wiener Akad.*, t. XLIII.
KUHNE. *Verhandl. d. Natur-med. Vereins zu Heidelberg*, t. II.
COHNHEIM. *Virchow's Archive*, t. XXVIII.
KRUKENBERG. Grundzuge einer vergleichenden Physiologie der Verdauung, Heidelberg 1882.
METCHNIKOFF. *Zoolog. Anzeiger*, I, 1878, p. 387, et *Arb. des Zool. Instituts en Wien*, t. V.
TROSCHEL. *Pogg. Ann.*, t. XCIII. p. 614, 1853.
BIDDER et SCHMIDT. *Die Verdauungs Safte und der Stoffwechsel* 1852.
WORM-MULLER. *Pfluger's Archiv*, t. XXXIV, 1884, p. 576.
HEIDENHAIN. *Pfluger's Archiv*. t. XVIII, 1878, p. 169, et t. XIX, 1879, p. 148.
KAHN. *Zeitschr. f. phys. Chemie*, t. X, 1886, p. 522.
MALY. *Liebig's Annalen*, et t. CLXVIII, 1874 et *Zeitschr. f. phys. Chemie*, t. X, 1877, p. 184.
BRUCKE. *Sitzungsber. d. Wiener Akad.* t. XLIII, 1861, p. 601.
KUHNE et CHITTENDEN. *Zeitschr. f. Biol.* N. F. t. IV, 1886, p. 428.
PETIT. Etudes sur la pepsine. Paris 1881
SUNDBERG. *Zeitschr. f. phys. Chemie*, t. IX, p. 319.
LIMBOURG. *Zeitschr. f. phys. Chemie*, 1889, p. 450.
DENYS et MARBAIX. *La cellule*, t. V et VI, 1889 et 1890.
DASTRE. *Archives de physiologie*, 1894.
WROBLEWSKI. *Zeitschr. f. physiol. Chemie*, t. XXI, 1895.
SCHULZ SCHULZENSTEIN. *Id.* 1894.

CHAPITRE XXXVIII

TRYPSINE ET PAPAÏNE

A côté de la pepsine vient naturellement se placer une autre diastase digestive qui l'accompagne d'ordinaire chez un grand nombre d'animaux et qui en diffère en ce que, inactive ou presque inactive en milieu légèrement acide, elle exalte, au contraire, son action en milieu neutre ou alcalin. C'est la trypsine que Kuhne a isolée du suc pancréatique ou des macérations du pancréas.

412. Leucine et tyrosine. — Il existe entre la pepsine et la trypsine une autre différence qui sera bien plus importante que la première quand elle sera bien démontrée. Nous avons dit plus haut que la pepsine arrêtait son action au terme peptone. La trypsine pousse plus loin la dégradation de la matière albuminoïde qu'elle digère, et donne des acides amidés, dont les plus importants sont la leucine et la tyrosine. Cette dernière, très peu soluble dans les liquides neutres ou un peu alcalins, se dépose d'ordinaire à froid, sous forme de cristaux aiguillés, irradiant dans deux directions opposées autour d'un point à la façon d'un double panache. La leucine se dépose aussi parfois à froid, lorsqu'elle est abondante, mais on la trouvera plus facilement d'ordinaire, en concentrant la liqueur, sous forme de disques ronds portant parfois des cercles concentriques, et empiétant les uns sur les autres comme des pièces de monnaie versées sur une table.

Comme nous ne connaissons pas encore la constitution de la matière albuminoïde, il est difficile de dire par quel mécanisme s'en détachent ces deux corps dont l'un, la leucine, est l'acide amidé de l'acide caproïque normal :

$$CH^3.CH^2.CH^2.CH^2.CH(AzH^2).CO^2H$$

et appartient par conséquent à la série grasse ; dont l'autre, la tyrosine, appartient au contraire à la série aromatique, car c'est l'acide paraoxyphénylamidopropionique

$$C^6H^4 \begin{cases} OH \\ CH^2.CH(AzH^2).CO^2H \end{cases}$$

La séparation de ces deux molécules complexes et formant des édifices stables s'accompagne sans doute d'un phénomène d'hydrolysation, et on admet qu'il porte sur des chaînes latérales de la molécule d'albumine, ce qui ne change pas beaucoup les propriétés de ce corps. Quoi qu'il en soit, si cette dislocation latérale se fait, on voit qu'elle est beaucoup plus profonde que celle à laquelle préside la pepsine, et que la trypsine se range entre les diastases hydrolysantes, comme la sucrase et la maltase, et les diastases qui imposent à la molécule des groupements nouveaux, comme la zymase.

Ce qu'il y a d'intéressant, au point de vue physiologique, c'est que cette tyrosine et cette leucine sont, comme l'urée, qui est aussi un acide amidé, des substances peu propres ou impropres à l'alimentation des tissus, et s'éliminant par les voies naturelles, l'urine, par exemple, ou les excréments, qui en contiennent d'assez grande quantité. On en trouve aussi dans le foie, le pancréas, et beaucoup de liquides organiques.

413. Trypsines microbiennes. — Les procès de putréfaction de la matière albuminoïde en fournissent aussi beaucoup, et comme rien n'est plus difficile à éviter que l'intervention des microbes dans les milieux neutres ou alcalins où on fait des digestions pancréatiques, on a pu attribuer jusqu'ici la leucine et la tyrosine rencontrées dans ces milieux à la décomposition que le protoplasma microbien fait subir à sa matière alimentaire. On pouvait aussi se demander si ces matériaux de démolition ne provenaient pas du suc ou de la macération pancréatique mis en œuvre, et qui en contiennent toujours en dissolution. On a rencontré trop souvent cette leucine et cette tyrosine, et dans des digestions pancréatiques trop variées, pour qu'on puisse faire intervenir partout cette explication. Il demeure donc probable que leur production est une action diastasique propre à la trypsine, et la distinguant ainsi très nettement de la pepsine.

Quand donc on rencontrera de la leucine et de la tyrosine dans une culture microbienne, ou plus généralement dans un liquide organique en voie de décomposition, il ne faudra pas mettre tout de suite hors de cause l'action d'une diastase. On ne pourra pas davantage attribuer exclusivement à la trypsine la formation de ces produits. Il y a sur ce point une ventilation à faire, qui n'est pas encore commencée.

Tout ce qu'on peut dire, c'est que les microbes qui envahissent la matière azotée lui font tout de suite un milieu alcalin, dans lequel ils la liquéfient et le transforment. Ils doivent donc sécréter des diastases analogues ou identiques à la trypsine. Pour le savoir, il faudrait faire pour eux ce que nous avons vu faire par Hahn avec la levure de bière. En broyant les cellules avant de les soumettre à la compression nécessaire pour en retirer la zymase de Buchner, Hahn a obtenu un suc qui, abandonné à lui-même pendant quelques heures à 37°, donne un précipité muqueux de matière albuminoïde. Ce précipité disparaît peu à peu, et il est remplacé par un précipité plus blanc et plus fin, formé exclusivement de cristaux de tyrosine. Dans le liquide surnageant, on trouve de la leucine.

Simultanément, on voit augmenter la quantité d'azote qui reste en solution dans le liquide lorsqu'on coagule par l'ébullition ce qui y reste de matière albuminoïde. Le poids de cette matière albuminoïde intacte diminue donc. Tout cela témoigne d'une digestion de plus en plus complète, sous l'influence d'une diastase que ses propriétés rapprochent de la trypsine.

Ajoutons que ce suc de levure, additionné de quelques gouttes de chloroforme, et versé sur de la gélatine phéniquée solidifiée dans un tube à essai, dissout le coagulum, ce qui témoigne de l'existence d'une diastase dissolvant la gélatine. Nous avons déjà étudié cette question, et conclu que cette diastase était peut-être identique à la trypsine, peut être différente.

Hahn a découvert par le même moyen de la trypsine chez d'autres microbes, par exemple, dans ceux de la fièvre typhoïde et de la tuberculose. Ce ne sont sûrement pas les seuls.

414. Trypsines animales. — Cette trypsine existe dans le pancréas, dont l'action digestive est restée longtemps confondue avec celle de l'estomac. C'est Cl. Bernard qui a commencé à l'en séparer, en 1855. Il a été suivi dans cette voie par Corvisart, en 1858. Danilewsky a le premier enseigné, en 1862, à séparer, du suc ou des macérations pancréatiques, les diverses diastases qui y sont contenues, et qui sont au moins au nombre de quatre, une sucrase, une amylase, une trypsine et une lipase. Paschoutin a donné, en 1873, un moyen d'isoler ces diastases les unes des autres, et Koudrewstsky a montré leur indépendance en prouvant que leur sécrétion était commandée par des nerfs différents.

Chez les vertébrés à sang chaud, l'origine de la trypsine est donc tout à fait distincte de celle de la pepsine. Chez les poissons, déjà, le pancréas et le foie commencent à se confondre. Chez les mollusques, l'organe qu'on a successivement appelé des noms impropres de foie et d'hépatopancréas fournit, d'après Krukenberg, une lipase, une amylase, une pepsine, et souvent aussi une véritable trypsine. La réaction de la masse intestinale n'est plus, comme chez les animaux supérieurs, variable régulièrement d'un point à l'autre, et constante en chaque point. Elle semble un peu capricieuse et livrée au hasard, se faisant tantôt sans acide et sous l'influence de la trypsine, tantôt avec sécrétion d'acide et sous l'influence de la pepsine. Chez l'*Helix pomatia*, où la digestion est toujours peptique, la trypsine manque.

On n'a guère de notions précises sur ce qui se passe chez

les animaux encore moins élevés en organisation. Quand on arrive aux microbes, on en rencontre beaucoup qui liquéfient la viande ou la fibrine en milieu neutre ou alcalin, et qu'on doit croire capables de sécréter de la trypsine. On a aussi considéré comme producteurs de trypsine ceux qui liquéfient la gélatine. Mais, il semble, nous l'avons vu, que ce soit une assimilation tout à fait arbitraire.

415. Trypsines végétales. — Nous allons nous heurter aux mêmes incertitudes au sujet de l'assimilation à la trypsine de certaines diastases végétales qui lui ressemblent en ce qu'elles sont capables de dissoudre la fibrine en milieu neutre ou alcalin. Tel est le cas pour la papaïne, extraite, comme nous l'avons dit, du suc de *Carica papaya*, et étudiée surtout par Wurtz. Sidney Martin a vu que le jus de la plante donne avec la fibrine des acides amidés, et cependant, il ne consent pas à assimiler la papaïne à la trypsine, sous prétexte que les produits intermédiaires ne sont pas les mêmes. Si cela était bien démontré, le prétexte serait des plus valables, mais cette distinction et cette différenciation des produits intermédiaires repose sur des réactions tellement incertaines et tellement difficiles à interpréter que le doute est permis, et qu'on peut, jusqu'à plus ample informé, réunir la trypsine et la papaïne.

Le suc du figuier présente aussi la propriété de dissoudre les matières albuminoïdes, aussi bien en milieu acide qu'en milieu alcalin, et peut, par conséquent, être considéré comme contenant à la fois de la pepsine et de la trypsine. Mais cette trypsine est-elle identique à celle du pancréas ? Donne-t-elle des acides amidés en agissant sur la fibrine ? C'est une question qui n'a pas encore été assez étudiée pour qu'on puisse lui donner une réponse.

416. Méthodes de préparation de la trypsine. — C'est d'ordinaire du suc pancréatique ou des macérations de la glande qu'on la retire. Le suc pancréatique a été peu utilisé jusque dans ces dernières années, à cause de la difficulté qu'il y avait à établir sur un chien ou sur un autre animal une fistule pancréatique permanente, et fournissant constamment un suc normal, non altéré. Des perfectionnements de technique, proposés à peu près simultanément par Pavloff et par Heidenhain, permettent d'arriver à un résultat meilleur, et en nourrissant l'animal comme a appris à le faire Vassilieff, on peut le maintenir longtemps dans un état de vie normale, tout en détournant à l'extérieur la presque totalité des sécrétions de son pancréas.

Lorsqu'on veut opérer avec le suc pancréatique ainsi obtenu, comme source de trypsine, il faut savoir que la sécrétion augmente après le repas de l'animal, et atteint son maximum de quantité entre une heure et deux heures après. Mais l'activité du liquide ne varie pas dans le même sens, et son pouvoir digestif semble même en raison inverse de l'abondance de la sécrétion. D'après M. Vassilieff, ce pouvoir est du reste aussi variable en qualité, c'est-à-dire, par exemple, que la trypsine et l'amylase du suc ne sont pas toujours sécrétées en mêmes proportions. Il se fait plus de trypsine et moins d'amylase quand on remplace un régime mixte de pain et de lait par un régime de viande, et la variation est de sens inverse quand on revient au régime primitif. Cette variation est du reste inégale avec les divers animaux. Becker a trouvé que l'eau saturée d'acide carbonique, en boisson, était un moyen d'augmenter la sécrétion de suc pancréatique.

Ce suc pancréatique normal est un liquide un peu épais, limpide, incolore, de réaction légèrement alcaline, équivalente à celle de 2 à 4 millièmes de soude. Il contient plus de 10 0/0 de matières solubles et coagule abondamment par la chaleur. Il a surtout été employé tel quel par les observateurs qui avaient réussi à se le procurer. Quand on veut étudier ses diastases, on s'adresse de préférence aux macérations pancréatiques faites par les procédés ordinaires dans l'eau chloroformée, salicylée, ou dans la glycérine, pour réduire au minimum l'influence, toujours présente, des diastases microbiennes.

Kuhne a recommandé la pratique suivante. On dessèche un pancréas en le déshydratant d'abord dans de l'alcool de plus en plus concentré, puis dans l'éther, qui le prive en outre de matière grasse. L'organe ainsi desséché se conserve longtemps. Pour l'usage, on en broie une partie, qu'on laisse à digérer pendant quelques heures, à 37°, avec de l'eau contenant un millième d'acide salicylique. Les diastases se dissolvent, et aussi les produits de digestion de la glande. Tout cela se précipiterait en même temps si on ajoutait de l'alcool à la macération filtrée. Il vaut mieux laisser la digestion se continuer jusqu'à ce que les produits deviennent plus solubles. On ajoute pour cela deux millièmes de soude, et on laisse reposer une semaine. Au bout de ce temps, on ajoute du sulfate d'ammoniaque en poudre fine, jusqu'à ce qu'il se forme un précipité, ou plutôt un trouble fin qui entraîne toute la trypsine. On jette sur un filtre et on lave avec une solution concentrée de sulfate d'ammoniaque.

En redissolvant par de l'eau légèrement alcaline ce qui est resté sur le filtre, on a une solution de trypsine qui peut être très active, mais qui n'est pas pure ; elle contient encore du sulfate d'ammoniaque et de la matière organique. Si on veut la purifier, on précipite à nouveau cette solution par l'alcool. On recueille le précipité, on le lave, par dialyse, de son sel, dont on enlève les dernières parties en agitant la liqueur avec un peu de carbonate de baryte ; on filtre, et on précipite à nouveau par l'alcool. On obtient, en desséchant le précipité, une poudre blanche, amorphe, soluble dans l'eau, donnant des liquides qui se troublent avant l'ébullition en perdant tout pouvoir digestif : c'est donc bien une diastase. Mais ce n'est pas encore évidemment de la diastase pure.

417. Mesure de l'activité d'une trypsine. — Les moyens qui nous ont servi pour mesurer l'activité d'une pepsine peuvent, à la rigueur, nous servir encore ici. Il y a pourtant cette différence que, dans les digestions peptiques, la fibrine se gonfle assez pour qu'on puisse la considérer comme répartie dans toute la masse du liquide, et par suite toute la masse de la pepsine comme agissant à la fois. Il n'en est pas de même dans les digestions trypsiques. La fibrine conserve sa consistance, et n'est jamais attaquée que par la surface. Or, le rapport de la surface au volume n'est pas constant, même dans des fils cylindriques, et de plus ni toute la diastase ni toute la fibrine n'agissent l'une sur l'autre à la fois. De là deux causes d'irrégularité qu'on a essayé de faire disparaître.

La première méthode qui peut conduire à ce résultat est la méthode de Grutzner ou méthode de la fibrine colorée. On colore de la fibrine, réduite en filaments aussi fins que possible, avec une solution ammoniacale de carmin. On lave ensuite à l'eau froide et on conserve pour l'usage. Quand on met cette fibrine colorée dans un liquide où elle peut se digérer, elle s'y liquéfie d'abord, sa matière colorante se répand dans le liquide, et on juge de la rapidité du travail digestif par la teinte acquise par la macération au bout d'un temps déterminé.

Gehrig a légèrement modifié cette méthode. On coupe en petits morceaux de la fibrine soigneusement lavée, et on la laisse 48 heures dans une solution alcoolique concentrée de rouge de Magdala. Puis on lave à l'eau tant que celle-ci emporte de la matière colorante. L'alcool rétracte la fibrine ; pour lui rendre sa consistance primitive, on la conserve dans une solution de carbonate de soude à 1 p. 100. Cette fibrine peut être exposée pendant plusieurs jours, dans de l'eau à 37°, sans la colorer, mais si elle y trouve un agent dissolvant ou digestif, elle la teint d'une teinte graduellement croissante. Si on compare les teintes après une ou deux heures de séjour, on peut se faire une idée de la quantité de diastase.

Cette idée est nécessairement un peu vague, et comme la méthode confond les phénomènes de solubilisation et les phénomènes de digestion, elle ne saurait passer pour précise. Elle peut pourtant rendre des services.

Mette en a publié une meilleure. On introduit la partie la plus liquide et la moins bulleuse de l'albumine, retirée d'œufs très frais, dans une petite éprouvette qu'on remplit ensuite de tubes de verre de 1 à 2 millimètres de diamètre, coupés de longueur telle qu'ils s'immergent en entier dans le liquide. Chacun d'eux est amorcé d'avance par aspiration, de façon que le liquide en mouille bien les parois. L'éprouvette pleine est ensuite plongée pendant quelques minutes dans de l'eau bouillante. L'albumine se coagule. On choisit ceux des tubes où le cylindre d'albumine est le plus homogène et le plus adhérent aux parois ; on les coupe en fragments de 10 à 15 millimètres de longueur. Pour l'étude, on met deux de ces fragments dans le liquide à diastase, et on laisse le tout séjourner pendant 10 heures dans une étuve à 37°-40°. On mesure au bout de ce temps la longueur du cylindre gélatinisée ou dissoute aux deux extrémités du tube ; elle se distingue bien de la partie restée intacte, qui a conservé son aspect mat. De la mesure faite, on conclut à l'activité du travail digestif.

418. Etude de la méthode de Mette. — La traduction n'est pourtant pas simple et soulève deux questions. La première est de savoir si la diffusion de la diastase dans le fond de la cavité qui se creuse dans le tube est toujours aussi facile qu'au début. On peut aussi se demander comment se traduit l'action d'une quantité supposée constante de diastase sur un cylindre qui n'est jamais attaqué que par sa base.

L'expérience seule peut répondre à la première question. Si la diffusion est assez rapide, si le phénomène est régulier, les longueurs dissoutes doivent, au moins jusqu'à une certaine profondeur, croître proportionnellement au temps. Or, c'est ce qui résulte d'expériences de Vassilief qui, après avoir immergé des tubes de Mette dans une liqueur de pepsine qui en dissolvait à peu près 5 millimètres en 10 heures à 37°, a mesuré à la loupe les longueurs dissoutes au bout d'intervalles successifs de deux heures. Les nombres de chaque tube présentent quelques irrégularités, dues peut-être à ce que les diverses parties d'une albumine d'œuf coagulée ne sont pas identiques. Mais ces irrégularités, faibles du reste, disparaissent dans les moyennes, et voici les chiffres moyens trouvés pour des périodes consécutives de deux heures.

Périodes	Longueurs dissoutes
1re	1,10
2e	1,14
3e	1,12
4e	1,15
5e	1,09
6e	1,10

On peut donc admettre que dans les conditions de l'expérience les longueurs dissoutes croissent proportionnellement au temps, quelle que soit leur profondeur dans le tube, à la condition que cette profondeur ne dépasse pas beaucoup cinq millimètres.

Comment varient maintenant les longueurs dissoutes lorsque la quantité de trypsine varie ? Il est facile de trouver quelle est la loi théorique. Nous ne pouvons plus admettre. dans ce cas, la loi de proportionnalité comme dans le cas des autres procédés où la diastase et la substance qui en subit l'action sont répandues uniformément dans le même volume du liquide. Ici, c'est la diastase seule qui est répandue uniformément dans la liqueur active : le cylindre d'albumine lui est en quelque sorte extérieur, et n'est attaqué que par la base. C'est donc non pas la quantité de diastase par unité de volume, mais la quantité de diastase par unité de surface qu'il faut envisager.

Or si la quantité de diastase devient n fois plus grande par unité de volume, elle augmentera seulement, par unité de surface de la quantité $\sqrt[3]{n^2}$, et en appelant l la longueur dissoute dans le premier cas, l' la longueur dissoute dans le second, on aura, suivant toute probabilité, tout étant maintenant comparable :

$$\frac{l'}{l} = \frac{\sqrt[3]{n^2}}{1}$$

d'où :

$$\frac{l'^3}{l^3} = \frac{n^2}{1}$$

Les cubes des longueurs dissoutes devraient donc augmenter comme les carrés des quantités de diastase. Pour prendre un exemple, si la quantité de diastase devient huit fois plus grande, la longueur dissoute ne sera que quatre fois plus grande, le cube de 4 étant le même que le carré de 8.

L'expérience, faite successivement par Schulz d'abord, par Borissow ensuite, a donné une loi un peu différente. Les longueurs dissoutes dans le même temps, ou les vitesses de digestion, sont entre elles comme les racines carrées des quantités de pepsine. Dans notre exemple, la longueur dissoute lorsque la quantité de diastase devient 8 fois plus grande, devient environ 2,8 fois plus grande, au lieu de 4 fois.

La différence est imputable sûrement en partie à ce que la diffusion ne renouvelle pas assez rapidement les surfaces à l'intérieur du tube, lorsque la puissance de la diastase augmente. Mais qu'on adopte la loi théorique ou la loi empirique, on n'en a pas moins un moyen d'évaluer la puissance d'une pepsine par la longueur du cylindre d'albumine qu'elle liquéfie dans un temps donné, et cette méthode de Mette est, malgré ses imperfections, la meilleure qu'on ait encore trouvée pour évaluer la puissance d'une diastase digestive. Elle s'applique d'ailleurs aussi bien à la trypsine, pour laquelle elle a été imaginée, qu'à la pepsine.

419. Procédé d'Arthus. — Arthus propose, pour reconnaître la trypsine, de profiter de ce que seule, elle fournit des acides amidés et en particulier de la tyrosine aux dépens des matières albuminoïdes. Seulement, pour éviter la cause d'erreur qui pourrait provenir de l'invasion des microbes, producteurs eux aussi de tyrosine, il faut faire la digestion aseptiquement. On y parvient sans peine en opérant en présence de 1 0/0 de fluorure de sodium.

Voici alors comment on opère. On commence par faire une solution de fibrine en mettant de la fibrine fraîche de cheval dans une solution à 2 0/0 de fluorure de sodium employée en petite quantité. Cette solution ne se putréfie jamais, même après des mois passés à 40°, et jamais il ne s'y forme de tyrosine. Dans cette solution de fibrine, on ajoute les liquides dans lesquels on veut rechercher la trypsine, amenés à contenir 1 0/0 de fluorure de sodium, et on abandonne le mélange pendant plus ou moins longtemps à 40°. On voit, au bout de quelques jours, se former un dépôt blanc mat qui augmente par la suite. Son apparition permet de conclure, si l'expérience a été bien faite, à l'existence de la trypsine, mais ne permet pas de la doser. Il faut en outre savoir que ces précipités de tyrosine sont très capricieux. On peut conclure de leur présence, on ne peut pas conclure de leur abscence.

420. Action de la chaleur. — L'influence de la chaleur sur l'action de la trypsine est encore mal connue. On sait seulement que la digestion d'une matière albuminoïde dure d'autant moins que la température est plus voisine de 40°. Il y a à ce niveau un plateau mal étudié. Vers 60 à 70°, on trouve la zone mortelle. Il est bien entendu que l'action de la chaleur dépend de la qualité et de la quantité du liquide ambiant, et que de la poudre de pancréas bien séchée peut être chauffée à 100° sans perdre ses propriétés.

421. Action des acides et des alcalis. — La trypsine peut encore agir en milieu faiblement acide ; mais il ne faut pas que l'acidité dépasse un certain degré, variable, du reste, avec les acides mis en œuvre, et qui est de 5(.0 millionnièmes pour l'acide chlorhydrique et les acides minéraux, d'après Kuhne. Le chiffre est plus élevé pour les acides organiques.

L'action augmente d'intensité quand l'acidité baisse, et augmente encore quand le milieu devient alcalin. Nous avons vu que la proportion d'alcali la plus favorable était de 3 à 4 millièmes de carbonate de soude. On peut même aller jusqu'à 1 0/0 ; au delà, l'action faiblit à nouveau. En somme l'alcalinité est moins défavorable que l'acidité.

422. Action des sels. — Dans les digestions trypsiques, pour se préserver de l'influence des microbes, on a fait intervenir des antiseptiques divers, fluorure de sodium, borax, chloroforme, thymol, en opérant un peu au hasard, et sans se demander si les éléments ajoutés augmentaient ou diminuaient l'action à étudier. Le borax, le cyanure de potassium, les sels à réaction alcaline la favorisent ; les sels de mercure, de cuivre, l'acide salicylique semblent la contrarier. Mais je ne connais à ce sujet aucune expérience précise méritant d'être relatée.

La digestion trypsique est influencée par la présence des alcaloïdes. Voici le résumé des expériences de Wroblewski.

Caféine	favorise
Nicotine	id.
Coniine	id.
Atropine	favorise faiblement
Morphine	empêche faiblement
Vératrine	— fortement

On retrouverait évidemment, à propos de la trypsine, les mêmes phénomènes d'antagonisme et de suppléance que nous avons relevés à propos des autres diastases. C'est ce qui résulte de faits encore incomplètement connus, relatifs à ce que MM. Denys et Marbaix ont étudié sous le nom de digestion chloroformique.

423. Digestion chloroformique. — Du sang de chien, de

chat, de lapin, de porc, extrait aseptiquement et abandonné plusieurs jours à l'étuve, ne montre au bout de ce temps aucune trace de peptones, quand on y essaie la réaction du biuret après en avoir précipité tout ce qui est coagulable par l'action de la chaleur. Ce même sang fournit au contraire abondamment la réaction des peptones quand on l'a additionné, au sortir de la veine, d'un peu de chloroforme. Le sérum chloroformé dissout du reste très facilement la fibrine en milieu très faiblement acide, neutre, ou de préférence alcalin, ce qui rapproche son action de celle de la trypsine ; et ce qui augmente les ressemblances, c'est que, dans le liquide digéré, on trouve outre les peptones, de la leucine et de la tyrosine.

Toutes les fibrines ne s'équivalent pas. La fibrine de lapin exige environ 24 heures pour se dissoudre. Celles du chien, du chat, de l'homme ne demandent que quelques heures. On pourrait croire qu'elles apportent elles-mêmes leur diastase, en vertu d'une faculté analogue à celle que Wurtz et Bouchut ont trouvé à la papaïne, voisine précisément de la trypsine. Mais ces mêmes fibrines, dans de l'eau distillée chloroformée, restent intactes. Il leur faut le sérum, et dans le sérum ses sels, car dans du sérum ou du sang débarrassé d'albumine, elles se dissolvent aussi facilement que dans le sérum normal. On peut même remplacer les sels du sérum par un mélange moins complexe, tels que le chlorure ou l'acétate de sodium. De là résulte que de la fibrine fraîche se dissout dans de l'eau salée chloroformée.

Voilà donc une action, ressemblant sous plusieurs points de vue à l'action trypsique, et accomplie, en apparence au moins, en l'absence de toute espèce de diastase, absolument comme il arrive que le sucre peut s'intervertir en l'absence de toute sucrase. Faut-il dès lors considérer le chloroforme et le chlorure de sodium, ou le chloroforme et les sels du sérum, comme possédant après leur mélange une puissance chimique qu'ils n'avaient pas auparavant ? Ou bien faut-il admettre que leur effet est simplement adjuvant, et que, comme les sels de chaux dans les phénomènes de coagulation, ils se bornent à rendre visible une action présente, et qui ne se serait pas manifestée sans eux, celle de la portion de diastase que la fibrine aurait emportée en se précipitant du liquide dont on l'a retirée ? On pourrait décider la question en cherchant comment se comporte la fibrine bouillie. MM. Denys et Marbaix ont constaté qu'il n'était pas nécessaire de la faire bouillir, qu'il suffisait de la chauffer 10 à 20 minutes entre 60 et 62° pour qu'elle reste intacte dans l'eau salée chloroformée, où elle se dissout lorsqu'elle est à l'état frais. Ceci semble résoudre la question et témoignerait en faveur de l'existence d'une diastase; mais cette même fibrine chauffée reste aussi intacte dans le sérum, où on sait qu'il y a une diastase dissolvante indépendante de celle qu'y apporte éventuellement la fibrine. C'est donc une question de contraction et de densité du coagulum qui entre en jeu.

En regard de ces faits, il faut en placer d'autres, en apparence contradictoires, qui compliquent le problème. C'est ainsi, que seules la fibrine et l'hémoglobine se laissent peptoniser par le chloroforme en présence des sels. Les albumines du sérum, la substance du foie, du cerveau, du rein sont tout à fait réfractaires. Rappelons les inégalités que présentent aussi, à ce point de vue, les diverses fibrines. Nous en conclurons que ces phénomènes, très intéressants, ne sont pas encore suffisamment expliqués. Peut-être a-t-on confondu, et placé au même plan, au point de vue des arguments à en tirer, des phénomènes de décoagulation ou de liquéfaction simple, analogues à ceux par lesquels la pepsine commence son action, avec des phénomènes de dislocation moléculaire comme ceux auxquels aboutit la matière albuminoïde donnant des corps xanthiques et des acides amidés avec la trypsine. C'est une question qui réclame de nouvelles études.

BIBLIOGRAPHIE

CL. BERNARD. Leçons sur les liquides de l'organisme.
DANILEWSKY. *Archiv. f. path. Anat.*, XXV, p. 279, 1862.
PASCHOUTINNE. *Archiv. f. Anat. et Physiol.*, p. 829, 1873.
KOUDREWETSKY. Contribution à la physiologie de la glande sous-stomacale, *Thèse* (en Russe) Petersbourg, 1890.
KRUKENBERG. *Grundzuge einer vergleichenden Physiol. der Verdauung.* Heidelberg, 1882.
HAHN. *Ber. d. deutsch. chem. Gesells*, t. XXXI, 1898, p. 200.
VASSILIEFF. *Arch. de méd. expérimentale de St-Pétersbourg*, t. II, p. 219, 1893.
BECKER. *Ibid.*, p. 432.
GRUTZNER. *Archiv. f. d. gesaminte Physiol.*, t. VIII, p. 453, 1874.
GEHRIG. *Ibid.*, t. XXXVIII, 1886.
METTE. Contribution à l'étude de l'innervation de la glande sous-stomacale. *Thèse* (en Russe) 1889.
SCHULZ. *Zeitschr. f. phys. chemie*, t. IX, 1885, p. 577.
ARTHUS. *Soc. de biologie*, 1894, p. 391.
WROBLEWSKY. *Zeitschr. f. physiol. Chemie*, t. XXI, 1895.
DE MARBAIX et DENYS. *La Cellule*, t. VI, p. 1890.

CHAPITRE XXXIX

PLASMASE

Nous avons étudié la coagulation du sang dans un des chapitres qui précèdent, en vue d'étudier le mécanisme auquel elle obéit, et de montrer surtout qu'il est indépendant de la présence des sels de chaux. Nous avons maintenant à étudier la diastase qui préside à ce phénomène. C'est celle qu'en Allemagne et parfois aussi en France, on appelle *fibrin-ferment*. Ce nom bizarre est en outre en désaccord complet avec notre nomenclature : nous l'avons remplacé par celui de fibrinase ou plutôt de plasmase, parce qu'il s'agit en somme de la coagulation du plasma. Nous allons étudier la plasmase en tant que diastase, c'est-à-dire chercher, comme nous l'avons fait pour les autres, ses origines, ses propriétés, et les conditions physiques et chimiques qui en favorisent ou en gênent l'action.

424. Plasmase des tissus. — Nous avons vu que la source principale, sinon la seule, à laquelle le sang empruntait la plasmase en se coagulant, était la masse des leucocytes. C'est que nous avons surtout opéré avec du sang de mammifères. Lorsqu'on s'adresse à d'autres vertébrés, on rencontre des faits très curieux, mis en lumière par M. Delezenne.

Le sang d'oiseau, par exemple, recueilli par une plaie faite aux tissus ou par la section d'une veine, se coagule très vite, et parfois avant qu'il ne soit tombé sur le sol. Au lieu de le laisser écouler sur une blessure à vif, allons le chercher dans la veine au moyen d'une canule, une simple canule salivaire que nous aurons bouillie, séchée, flambée, et que nous introduisons dans le vaisseau en évitant le plus possible tout contact avec la plaie. Recevons le sang dans des verres à expérience que nous aurons aussi lavés avec soin, bouillis dans l'eau distillée, lavés, séchés, et maintenus à l'abri des poussières. Dès que le sang est recueilli, ces verres sont recouverts pour éviter toute chute nouvelle de poussières. L'expérience faite dans ces conditions prouve que le sang d'oiseau (poule, canard, dinde, oie, pigeon) peut rester plusieurs jours sans se coaguler.

425. Coagulation du sang d'oiseau. — La marche de la coagulation dans ce cas n'est pas en opposition avec ce que nous avons vu, mais présente pourtant quelques caractères particuliers qu'il faut signaler. Le liquide qui sort de la canule n'a rien de la demi-fluidité qu'on observe toujours dans le sang qui sort des vaisseaux : il est tout à fait liquide. De plus, au lieu de s'étaler et d'adhérer sur les parois du verre, c'est à peine s'il s'y arrête. Une fois réuni au fond et refroidi, la chute des globules commence de suite ; d'abord les globules rouges qui se réunissent au fond, puis les globules blancs qui forment à la surface du dépôt rouge une couche grise très nette. Au-dessus se réunit un plasma presque transparent, jaune orangé chez le canard, jaune clair chez la poule, blanc d'ivoire chez le pigeon et la dinde. Le sang reste en cet état plusieurs heures. Puis on voit le plasma perdre insensiblement sa limpidité et sa transparence ; de fines travées de coagulation partent de la zone la plus inférieure, celle qui est en contact avec la couche de leucocytes. Ce sont donc encore ceux-ci qui fournissent la plasmase. Mais ou bien il y en a très peu, ou bien il y a en même temps une autre substance qui en contrarie les effets, puisque ceux-ci sont très lents à se produire. De plus, on voit apparaître alors, comme dans toutes les actions lentes, l'influence accélératrice des substances étrangères, qui sont ici les parois du vase de verre. Comme elles ont été bien nettoyées et mises à l'abri des poussières, il n'y a plus de centres de coagulation. C'est toute la surface de la paroi qui agit, et c'est par elle que, tout naturellement, la coagulation commence après que la couche en contact avec les leucocytes s'est coagulée. Puis les travées de fibrine envahissent la masse. La couche de globules rouges est la dernière à former caillot.

On voit par là que les globules blancs ont toujours une action prépondérante. Si on les élimine dès l'origine par une centrifugation énergique, la coagulation dure beaucoup plus longtemps. Sans nous inquiéter pour le moment de ce qui arriverait si on pouvait extraire tous les leucocytes du sang avant qu'aucun n'ait pu mourir et laisser exsuder sa diastase, nous pouvons dire que la plasmase qui coagule le sang dans les conditions de cette expérience provient uniquement d'eux.

Mais alors, comment se fait-il, s'ils en sont si pauvres, que le sang se coagule si vite au sortir de la veine. Pour le savoir, recevons le sang, recueilli avec les précautions que nous avons dites, dans des verres dont nous aurons sali le fond en y frottant légèrement un fragment de tissu d'oiseau, de muscle, par exemple. Le sang s'y prend très rapidement en masse. On obtient le même résultat par l'addition d'une seule goutte du suc obtenu par l'expression d'un fragment de tissu, ou d'une macération de muscle dans la solution physiologique de sel marin. Il y a donc dans les tissus de l'oiseau une source de plasmase beaucoup plus puissante que dans ses leucocytes, et si le sang de la saignée d'un oiseau se coagule si vite, c'est par suite de son contact avec les bords avivés de la plaie, c'est-à-dire en somme, d'une action extérieure.

De l'extrait de muscle de chien ou de lapin activent, le dernier à peine, et le premier, très peu, la coagulation du sang d'oiseau. Voici les chiffres comparatifs. On a fait des extraits de muscles dans la proportion de 1 gr. pour 2 cc. d'eau salée physiologique, et on en a ajouté 1 goutte à 4 cc. de sang, ce qui fait environ 1/80. Voici les durées de coagulation comptées à partir du moment de la prise.

Sang normal	3 jours et demi
Sang avec muscle d'oiseau	1 minute et demie.
» » de chien	2 jours et demi.
» » de lapin	3 jours.

Nous voyons donc que chez les oiseaux, où le sang est de lui-même très lentement coagulable, il y a beaucoup de plasmase, en dehors de lui, dans les tissus. Au contraire, chez le chien ou le lapin, où les leucocytes sont beaucoup plus riches en plasmase, celle-ci est au contraire peu abondante dans les tissus.

426. Coagulation du sang des reptiles, des batraciens et des poissons. — Le sang des reptiles, des batraciens et des poissons se comporte en tout comme le sang des oiseaux. S'il est recueilli avec les précautions nécessaires pour que l'expérience ne soit troublée par rien d'extérieur, le sang de ces animaux reste liquide pendant plusieurs jours, mais il se coagule très vite si on le met en contact avec du suc ou de l'extrait des tissus de l'animal qui l'a fourni.

427. Coagulation du sang des mammifères. — Il y a donc lieu d'établir une distinction entre le sang de ces vertébrés et celui des mammifères, chez lesquels le sang, quelles que soient les précautions prises pour le recueillir, se coagule toujours dans un délai qui n'excède pas 15 à 20 minutes. Il est curieux de remarquer ici que, chez les mammifères, les globules rouges sont dépourvus de noyau, tandis que chez tous les vertébrés à globules nucléés, la coagulation se fait au contraire avec une extrême lenteur, lorsque le sang est soustrait au contact des tissus.

M. Delezenne a même poussé plus loin ce rapport singulier. Chez les embryons de mammifères, au stade de développement qui correspond à l'existence exclusive d'hématies nucléées dans le sang, la coagulation se fait comme chez les vertébrés à globules nucléés. Il y a là une relation dont le sens général nous échappe encore. Résumons en attendant les notions que nous venons d'acquérir dans cette formule très simple : Le sang de tous les vertébrés à globules rouges nucléés présente une résistance extrêmement marquée à la coagulation spontanée ; la prise en caillot est, au contraire, presque immédiate chez les mammifères dont les globules rouges sont dépourvus de noyau.

La distribution de la plasmase semble donc être très différente suivant les organismes, et les faits précédents ont de l'importance en ce qu'ils témoignent qu'un état d'équilibre instable, comme l'est celui du sang circulant, peut être obtenu par des forces très inégalement distribuées. La question va se compliquer encore, car nous allons voir qu'il y a sur différents points de l'organisme non seulement une force coagulante, mais encore, une force décoagulante ou empêchant la coagulation, celle que nous étudierons dans le prochain chapitre sous le nom de thrombase. Étudions pour cela les faits qui ont été découverts en cherchant s'il y avait chez les êtres vivants d'autres causes de coagulation du sang que celles qui proviennent des leucocytes.

428. Recherches de Lilienfeldt. — Ce que nous venons de dire au sujet du pouvoir coagulant du suc ou de l'extrait de divers tissus nous dispense d'entrer dans le détail des liquides organiques ou des organes dans lesquels on a découvert de la plasmase. Il est clair qu'il doit y en avoir partout, tantôt visible, tantôt masquée par la thrombase. Mais il y a des points sur lesquels elle semble particulièrement abondante, et Lilienfeldt a montré que les noyaux cellulaires en contenaient beaucoup.

Il est nécessaire de donner ici sur la constitution intime de ces noyaux des renseignements que nous ferons aussi courts que possible, devant les reprendre et les discuter dans une autre partie de cet ouvrage.

L'extrait aqueux des leucocytes contient une substance, qui formait la partie principale du noyau de la cellule, et que Lilienfeldt a appelée nucléohistone, à raison de cette origine.

On la précipite au moyen de l'acide acétique de l'extrait aqueux, centrifugé et filtré de façon à être débarrassé de tout débris solide. On reprend par la soude faible, et on recommence la purification. Après avoir été lavée avec de l'eau acidulée par l'acide acétique, puis par l'alcool-éther, puis desséchée, la nucléohistone est une poudre blanche, insoluble dans les acides, soluble dans les alcalis faibles et dans l'eau. On la trouve dans tous les noyaux cellulaires. Lilienfeldt a démontré sa présence dans les leucocytes du thymus, dans les cellules de la rate, du testicule, dans les spermatozoïdes et dans la tunique épithéliale de l'intestin.

Traitée par les alcalis, les acides étendus, ou l'eau bouillante, elle se scinde en deux, en donnant la leuconucléine et l'histone, cette dernière déjà découverte par Kossel en traitant par l'acide chlorhydrique étendu les corpuscules rouges du sang des oiseaux.

La leuconucléine a des réactions très nettement acides, contient des phosphates, puisqu'on y trouve environ 5 0/0 de phosphore, et donne, lorsqu'on la traite par l'alcool un peu alcalin, de l'albumine et en outre de l'acide nucléique, qui contient 10 0/0 environ de phosphore, ce qui indique qu'il a retenu les phosphates de la leuconucléine (**191**). Peut-être ceux-ci sont-ils des phosphates acides. Peut-être l'acide nucléique est-il acide lui-même. En tout cas il se comporte comme un acide encore complexe et peut subir, quand on le traite par des acides forts, d'autres dislocations dans le détail desquelles nous ne le suivrons pas.

L'histone de la nucléohistone a, au contraire, des propriétés basiques, et se combine avec les acides. L'ammoniaque la précipite de sa combinaison avec l'acide chlorhydrique et la redissout ensuite.

Pour donner une idée de la proportion de ces deux corps, il suffira de dire que, d'après Lilienfeldt, les lymphocytes contiennent 68,8 0/0 de leuconucléine et 8,7 0/0 d'histone.

429. Action coagulante de la nucléine. — Cela posé,

ce qui nous intéresse, c'est que les solutions de leuconucléine se comportent comme des solutions de plasmase, et peuvent provoquer la coagulation soit du sang, soit des solutions de fibrinogène. Quand il n'y a pas de sels de chaux, le mélange de la plasmase au fibrinogène ne donne pas une coagulation typique, mais seulement un précipité qu'on peut séparer en filtrant, et qui, redissous dans une solution faible de soude et additionné d'un peu de chlorure de calcium, donne de la fibrine typique. Lilienfeldt voit dans cette expérience une preuve que la fibrine est un sel de chaux. Nous ne pouvons pas, avec ce que nous avons vu au chapitre XV, accepter cette interprétation, qu'il n'est pas nécessaire d'aller chercher aussi loin pour un fait aussi simple : il suffit de se rappeler cette notion courante, que la forme d'un précipité dépend de la nature du milieu dans lequel il se produit.

L'acide nucléique, produit de dislocation de la leuconucléine, se comporte comme elle, ce que nous pourrions interpréter en disant qu'il a retenu la plasmase qui y était contenue. Mais il faut prendre garde que ses propriétés acides y sont peut-être pour quelque chose. Lilienfeldt a montré en effet que les solutions de fibrinogène sont précipitées par l'acide acétique, et que le dépôt qu'elles forment, lavé, et redissous dans la soude étendue, peut, en présence d'un sel de chaux, donner un dépôt de fibrine.

Ce sont là des faits analogues à ceux qu'on pourrait constater avec de la sucrase plus ou moins acide. Quand l'acide est en petites quantités, c'est la sucrase qui intervertit le sucre ; quand l'acide est plus puissant ou en plus fortes proportions, c'est lui qui agit, et la sucrase devient inactive. On est averti du changement d'action parce que l'influence de la température n'est pas la même, ni non plus la loi du phénomène. Lilienfeldt n'a pas songé à cette interprétation des phénomènes qu'il a observés, et dans les documents que fournit son travail, il n'y a rien qui puisse permettre de se faire une opinion à ce sujet. Contentons-nous donc de dire que la leuconucléine provoque la coagulation de la fibrine, et contient par conséquent de la plasmase.

430. Action antagoniste de l'histone. — L'histone a des propriétés nettement antagonistes de celles de la leuconucléine, et empêche la coagulation du sang à la fois *in vitro* et dans l'organisme. En nous rappelant qu'elle a été découverte dans les globules nucléés du sang des oiseaux, et en rapprochant de ce fait les conclusions de Delezenne que nous rappelions tout à l'heure, on voit que la non coagulabilité du sang des oiseaux, la résistance particulière de la couche des globules rouges, tient à ce que la plasmase des leucocytes est tenue en échec par la thrombase des noyaux des hémocytes. En ajoutant un peu de plasmase du suc cellulaire, on fait pencher la balance d'un côté. En ajoutant des sels neutres doués de propriétés antagonistes de celles de la plasmase, on pourrait faire pencher le fléau en sens inverse, et nous retrouvons encore ici cet état d'équilibre dynamique des forces en jeu, sur lequel nous avons si souvent appelé l'attention.

Nous pouvons du reste produire à volonté ces divers états d'équilibre. La nucléohistone, combinaison des deux substances antagonistes, coagule les solutions de fibrinogène ou le plasma de cheval, lorsqu'on l'ajoute en faibles quantités. Elle retarde au contraire la coagulation lorsqu'on en met davantage. Elle ferait peut-être l'inverse dans un autre liquide de réaction différente. C'est ainsi que dans un lait très légèrement acide, une culture de tyrothrix tenuis provoquerait une coagulation, et redissoudrait au contraire un coagulum dans un lait neutre ou très légèrement alcalin. On ne peut pas dire toujours à l'avance les raisons de ces différences, lorsqu'on les rattache, comme nous le faisons, à des phénomènes de condensation moléculaire que nous savons si instables. Mais on voit dans quelle direction on peut les rechercher. De même, l'injection dans les veines de solutions de nucléohistone donne des thrombases généralisées amenant une mort rapide, et cependant, quand l'animal résiste, le sang qui sort de la veine a perdu sa coagulabilité. Mais nous retrouverons ces phénomènes dans le chapitre prochain.

431. Propriétés de la plasmase. — Il nous resterait, pour être fidèles à notre programme d'études, à passer en revue les propriétés de la plasmase. Malheureusement elles ont été très peu étudiées. On sait seulement qu'une solution de cette diastase, chauffée à 75°, se trouble et devient tout à fait inactive. Quand la diastase est sèche, elle peut être chauffée plus haut, sans perdre son pouvoir. D'après Halliburton, c'est une globuline se distinguant de la globuline du sérum par ses propriétés fibrinoplastiques et par une autre température de coagulation. La lumière qui sort de ces notions n'est pas bien vive.

432. Préparation d'un plasma pur. — Une des causes qui ont entravé ces études est la rapidité avec laquelle le sang se coagule, lorsqu'il est sorti des vaisseaux. On ne peut le conserver liquide qu'en y ajoutant des substances diverses qui modifient la composition et les propriétés du plasma. La meilleure manière de se procurer un plasma pur, débarrassé de globules blancs ou rouges, est jusqu'ici celle qu'a indiquée Delezenne, par centrifugation du sang d'oiseau. On introduit une canule salivaire très propre dans la carotide ou l'axillaire d'un oiseau de grande taille, oie ou dindon, et on reçoit le sang directement dans les éprouvettes, bien lavées et séchées, d'une machine à centrifuger. Au bout de quelques minutes de centrifugation, on obtient une séparation très nette des éléments ; on décante la couche de plasma dans une autre éprouvette qu'on soumet de nouveau à la force centrifuge. Quand l'opération est bien conduite, elle peut donner un plasma qui se conserve liquide 10, 12 jours, et même davantage. La coagulation vient d'autant plus vite que la centrifugation a été moins prolongée.

M. Delezenne n'a pas encore publié son étude des propriétés de ce plasma. Nous n'avons sur ce point qu'un travail de M. Arthus, portant malheureusement sur un plasma oxalaté, c'est-à-dire additionné d'une quantité d'oxalate d'ammoniaque supérieure à celle qui serait nécessaire pour en précipiter la chaux, et contenant par suite un excès de sel, qui ajoute ses propriétés à celles de la thrombase, et paralyse les effets de la plasmase. En d'autres termes, celle-ci ne s'y comporte pas comme elle le ferait dans un liquide où elle serait seule, et peut présenter d'autres propriétés que ses propriétés normales. Voici celles qui lui ont été trouvées par M. Arthus.

433. Action de la chaleur. — Le plasma oxalaté, additionné d'une quantité convenable de sel de calcium, se coagule lentement aux températures voisines de 0°. La coagulation devient plus rapide quand on approche de 40° à 50°. Maintenu un quart d'heure à 55°, le plasma oxalaté se coagule quand on y ajoute du sel de calcium. A 58° pendant le même temps, le sel de calcium ne le coagule plus. Ce n'est pourtant pas que la plasmase y soit détruite, car il est capable encore de coaguler un transsudat ; c'est la matière albuminoïde, le fibrinogène qui a été modifié. C'est un phénomène de même nature que dans le lait. Seulement avec le sang, c'est la matière coagulable qui est atteinte plus vite que la diastase, tandis qu'avec le lait c'est l'inverse.

434. Action de la dilution. — La dilution ralentit la coagulation du plasma oxalaté, et d'autant plus qu'elle est plus grande. Au contraire, elle active la coagulation du sang. Hazebrook a vu qu'elle produisait cet effet tant que sa proportion ne dépasse pas 4 0/0. Au delà, elle retarde cette coagulation et peut même l'empêcher tout à fait. Ces différences d'action tiennent sûrement en partie à ce que, dans le sang, l'eau provoque la destruction des leucocytes et, par suite, l'augmentation de la plasmase.

435. Action des gaz. — Le plus intéressant est l'acide

carbonique ; on sait que le sang veineux se coagule moins vite que le sang artériel, que du sang veineux agité à l'air se coagule plus vite que du sang veineux gardé en repos ; qu'un courant d'acide carbonique dans le sang artériel le rend un peu moins coagulable. Schmidt a fait voir que de l'eau saturée d'acide carbonique retarde la coagulation du chyle, et que de l'eau saturée d'oxygène est sans action. Avec le plasma oxalaté, c'est encore l'inverse, et le plasma agité au contact de l'acide carbonique se coagule un peu plus vite que le même plasma agité au contact de l'air. Il y a là des actions analogues à celles que nous avons déjà rencontrées au sujet de l'amylase.

436. Action des sels neutres. — Étudions-les d'abord dans leur action sur le plasma oxalaté. Le NaCl, à doses moyennes, favorise la coagulation, tant que sa proportion ne dépasse pas 1 à 2 centièmes. Il en est de même pour le chlorure de potassium et le sulfate de soude. Mais nous savons qu'en augmentant la dose ces sels empêchent la coagulation.

Les sels alcalino-terreux exercent, au contraire, une action adjuvante à des doses moyennes. Le chlorure de calcium est intéressant à ce point de vue, car il commence par précipiter l'excès d'oxalate du plasma, et agit ensuite en sa qualité propre. Il commence par accélérer la coagulation et la retarde ensuite. Il y a donc une dose optima. Les sels de baryum et de magnésium, qui ne précipitent pas l'oxalate en excès, se comportent de même, ce qui prouve que cette précipitation n'a qu'un rôle secondaire dans ce phénomène.

Avec le sang, les phénomènes sont les mêmes. Mais les doses optima semblent différentes de ce qu'elles sont pour le plasma oxalaté. C'est que l'action est beaucoup plus complexe, à raison de l'intervention des leucocytes qui subissent à leur façon le contre-coup de la présence et de la dose des sels ajoutés, si bien qu'on peut trouver une proportion de chlorure de sodium qui retarde la coagulation du sang et favorise celle du plasma.

En résumé, nous trouvons dans ces phénomènes toute la complexité à laquelle nous étions en droit de nous attendre, en songeant que nous avons en action plusieurs influences superposées, toutes délicates, et de sens divers : celle de la plasmase, qui est coagulante, celle de l'oxalate ajouté, et celle de la thrombase normale, qui sont décoagulantes. Eventuellement, les leucocytes interviennent aussi avec les diastases qu'ils contiennent. La résultante définitive d'un aussi grand nombre de forces variables n'est pas facile à indiquer d'avance. Mais heureusement, il importe plus de connaître les forces actives que de savoir comment elles se combinent dans des cas particuliers. C'est cette étude des forces en jeu que nous avons à continuer dans le prochain chapitre.

BIBLIOGRAPHIE

DELEZENNE. *Archives de physiologie*, pp. 333 et 347, 1897, et *Soc. de biologie*, 8 et 22 mai 1897.

LILIENFELDT. *Zeitschr. f. phys. Chemie*, t. XVIII, 1894, p. 478; t. XX, 1895, p. 103.

KOSSEL. *Id.*, t. VIII, 1884, p. 511, et *Berl. klin Woch*, 1893, n° 21.

WOOLDRIDGE. *Du Bois Reymond's Archiv*, 1886, p. 397.

HAZEBROOK. *Zeitschr. f. Biol.*, t. XVIII.

ARTHUS. Recherches sur la coagulation du sang, *Thèse de Paris*, 1890.

CHAPITRE XL

THROMBASE

De même que la caséine coagulée par la présure a sa diastase décoagulante et dissolvante, la caséase, de même la fibrine produite par la plasmase a ce qu'on pourrait appeler aujourd'hui son anti-corps, une diastase décoagulante, non encore nommée parce qu'on ne sait pas si elle est simple ou multiple, et à laquelle nous donnerons le nom provisoire de thrombase, parce qu'elle redissout les coagulums ou thrombus formés dans les vaisseaux. Ce qui reste indécis, c'est si ces thrombus ont toujours la même origine et ne sont jamais composés que de la partie du sang la plus aisément coagulable, celle qui donne le réseau fibrineux bien connu. Il est probable que le sang contient plusieurs matières albuminoïdes diverses qui n'ont pas les mêmes diastases coagulantes ou décoagulantes, mais tant que ce n'est pas démontré, nous confondrons sous le nom de thrombases toutes celles qui amènent un procès de décoagulation. Une étude rapide va nous montrer que le cadre que nous venons ainsi de créer est un peu artificiel et hétérogène.

437. Thrombase de l'extrait de sangsue. — C'est Haycraft qui a signalé le premier l'existence, dans les sécrétions buccales de la sangsue, d'une thrombase capable de s'opposer à la coagulation du sang par mélange *in vitro*, en dehors de l'organisme. Il la prépare en laissant en digestion, pendant plusieurs jours, avec de l'alcool, des têtes de sangsues médicinales coupées environ au tiers de la longueur de l'animal. On fait ensuite sécher ces fragments, qui se durcissent, et on les réduit en poudre. Il suffit de laisser infuser un peu de cette poudre dans l'eau distillée pour avoir une liqueur qui, filtrée, possède des propriétés anticoagulantes très énergiques. Il suffit d'ajouter à 10 cc. de sang quelques gouttes de l'extrait obtenu en faisant macérer une tête de sangsue dans 2 à 3 cc. d'eau, pour que le mélange reste liquide pendant plusieurs jours.

Remarquons ici que le moyen employé pour découvrir l'existence d'une thrombase n'a jamais été de lui donner à redissoudre un caillot de fibrine, mais uniquement de l'opposer à la plasmase qu'on sait toujours exister dans le sang. Quand un sang ne se coagule pas, on dit qu'il contient de la thrombase. Quand il coagule plus lentement que le sang normal, on dit qu'il en contient peu, et pas du tout quand il se coagule dans le temps normal. Là-dessus, il importe de dire deux choses.

La première est que ce moyen ne nous dit pas si l'une ou l'autre des diastases est présente ou absente, mais seulement laquelle l'emporte. Nous retrouvons là ce que nous avons dit au sujet des sels. Il y a des sels coagulants, tels sont par exemple les sels de calcium. Il y en a qui décoagulent ou empêchent la coagulation : tels sont les sels de magnésie ou de soude. Quand ils sont présents ensemble dans un lait ou dans du sang, leur action résultante sur la coagulation dépend de leurs proportions. Il en va de même avec la plasmase et la thrombase du sang. C'est la plus forte qui l'emporte, mais il peut y avoir de la plasmase dans un sang qui ne se coagule pas, ou de la thrombase dans un sang qui se coagule. Tel est même d'ordinaire le cas, comme nous le verrons, et l'équilibre du sang est non pas un équilibre de repos, un équilibre statique, mais un équilibre de mouvement, un équilibre dynamique.

Le second point à faire remarquer est que, avec cette méthode d'observation, c'est faire une hypothèse que d'attribuer à une force antagoniste les variations d'activité de la plasmase, elles pourraient tout aussi bien s'expliquer en faisant de ce que nous appelons thrombase une sorte de substance antiseptique de la plasmase, analogue par exemple à ce que sont les alcalis pour la sucrase et l'amylase, qu'en attribuant à cette thrombase les propriétés d'une diastase. Cette remarque est importante, parce qu'on peut la renouveler avec les toxines et les antitoxines, et qu'elle met en évidence un mirage général de mots auquel il est prudent pour le moment de ne pas se laisser prendre.

Ce qui rapproche encore la thrombase des antitoxines, c'est que l'extrait de sangsue, soumis à une ébullition prolongée, conserve toutes ses propriétés. Bosc et Delezenne ont montré qu'il faut un long chauffage à 140° pour détruire complètement ses propriétés anticoagulantes. Au-dessous, elles ne font que s'affaiblir.

Le principe actif ne ressemble donc pas, au point de vue des effets de la chaleur, aux diastases ordinaires. Dickinson a essayé de l'isoler, mais il n'a pu l'obtenir que mélangé à du pigment ou à des matières albuminoïdes, dont il présente obstinément les réactions.

L'extrait de sangsue agit indifféremment sur tous les sangs (cheval, mouton, chien, lapin, chat, cobaye, etc.). Mais il est sans action sur la présure, et ne modifie ni la coagulation du lait, ni celle de la myosine musculaire.

Ce n'est pas seulement *in vitro* que cette thrombase empêche la coagulation du sang : c'est aussi *in vivo*. Lorsqu'on l'injecte dans la circulation, le sang qu'on retire d'une veine, après l'opération, est incoagulable. L'effet ne dure pas longtemps. Le sang reprend bientôt sa coagulabilité, et la reperd à la suite d'une nouvelle injection. Il n'y a donc pas accoutumance, c'est comme pour les sérums antitoxiques. Nous verrons bientôt, en étudiant les effets de la peptone, l'importance de cette remarque.

438. Thrombase de l'histone et de la cytoglobine. — On connait deux autres substances qui ressemblent à l'extrait de sangsues, et dont nous dirons, conformément à notre convention, et jusqu'à plus ample informé, qu'elles contiennent de la thrombase : c'est l'histone et la cytoglobine.

Kossel a appelé histone une substance qu'il a rencontrée dans les globules rouges du sang des oiseaux et que Lilienfeld a retrouvée, comme nous l'avons vu, dans les leucocytes, les glanglions lymphatiques, le thymus, etc. Tous ces éléments sont nucléés, et l'histone est considérée comme dérivant des noyaux cellulaires, où elle serait en combinaison avec une nucléine, donnant une nucléo-histone. C'est Lilienfeld qui a montré les propriétés anticoagulantes de cette histone, mélangée au sang *in vitro*.

On ne sait pas bien s'il faut distinguer de l'histone une autre substance, la cytoglobine, retirée par Al. Schmidt des globules rouges, des leucocytes, du foie, de la rate, des ganglions lymphatiques, et qui possède aussi le pouvoir d'empêcher la coagulation du sang *in vitro*. L'histone n'est probablement pas une substance pure ; la cytoglobine est très probablement une substance très impure. Nous ne les retenons du reste ici que comme peuve que dans les organes il peut y avoir des diastases décoagulantes aussi bien que dans le sang.

439. Action anticoagulante de la peptone. — Nous allons voir que certains organes peuvent produire de la thrombase dans certaines conditions. Schmidt-Mulheim et Albertoni ont établi, les premiers, indépendamment l'un de l'autre, que la peptone, en injection intra-veineuse chez un animal, suspend chez lui la coagulation du sang et de la lymphe, à la dose de 20 à 30 centigr. de peptone ordinaire par kilogramme d'animal, c'est-à-dire à la dose minima de 0 gr. 5 pour un lapin de moyenne taille. Le sang de l'animal injecté peut rester liquide plusieurs jours en dehors des vaisseaux, et ce qu'il y a de singulier, c'est que cette dose de peptone est absolument sans action quand on la mélange *in vitro* avec les quelques cent. cubes du sang d'une saignée. Il faut, pour obtenir un effet dans ces conditions, augmenter notablement la dose de peptone, et se rapprocher de celles auxquelles les sels de soude, le sucre ou d'autres substances sont aussi capables d'empêcher la coagulation. C'est donc le passage au travers de l'organisme qui exalte les propriétés de la peptone.

Dès lors, on a le droit de se demander par quel mécanisme. Il pourrait se faire que ce soit par voie purement chimique. Il semble, au premier abord, que l'action soit plus complexe et qu'un mécanisme physiologique entre en jeu. Il existe, en effet, des animaux réfractaires à cette action, et on peut rendre réfractaires ceux qui ne le sont pas, c'est-à-dire les immuniser.

Albertoni a montré que le lapin et le mouton sont normalement réfractaires à l'action de la peptone, c'est-à-dire que l'injection de cette substance n'empêche pas le sang de ces animaux de se coaguler. Schmidt-Mulheim a montré de son côté qu'une première injection de peptone à un animal sensible à son influence peut lui conférer l'immunité, si bien que le sang de cet animal, revenu après un certain temps à sa coagulabilité normale, reste coagulable après une nouvelle injection, à la condition que celle-ci ne soit pas faite trop longtemps après le moment où la coagulabilité normale a reparu dans le sang, ce qui revient à dire, à la condition qu'on n'ait pas laissé trop de temps entre l'inoculation préventive et l'inoculation d'épreuve.

Enfin, Fano a complété les ressemblances qu'on peut relever avec l'action des virus et des sérums, en montrant que le sang du lapin, animal réfractaire à l'injection de peptones, devient incoagulable quand on transfuse à l'animal du sang d'un chien récemment soumis à une injection de peptone. Ce sang de chien peptoné contient donc de la thrombase. Ce qui le montre mieux encore, c'est que ce sang de chien peptoné, mélangé à la moitié de son volume de sang coagulable de lapin, donne un mélange qui reste liquide.

Tout ceci peut s'interprèter de plusieurs façons, comme

nous l'avons vu (437). La plus en faveur a consisté à admettre que la peptone ne contient pas, ou ne contient qu'en très faible quantité, elle-même, une thrombase, mais qu'elle peut provoquer, chez certains animaux sensibles comme le chien, la formation d'une thrombase qui passe dans le sang de l'animal, et l'empêche de se coaguler. Le lapin est incapable de réagir en donnant de la thrombase, mais son sang n'est pas réfractaire à l'action de cette diastase.

Ces analogies ont éveillé l'attention des savants. Pollitzer, Grosjean ont montré que dans le mélange complexe et hétérogène qui porte le nom commercial de peptone, la partie la plus active était ce qu'on appelle la propeptone, c'est-à-dire celle qui est la moins éloignée de la matière albuminoïde qui sert de point de départ : mais cette notion reste vague. La matière active est-elle une propeptone ? Ou bien se précipite-t-elle en même temps que les propeptones, uniquement parce que celles-ci sont les premières à se précipiter ou à ne pas se redissoudre, suivant qu'on opère par des précipitants ou par des dissolvants ? On ne le sait. Ce qui est plus sûr, c'est que les carnivores sont surtout sensibles aux effets anticoagulants de la thrombase : les herbivores, comme le lapin et le mouton, sont en général réfractaires.

Enfin, un dernier point curieux, signalé par Schmidt-Mulheim, c'est que la peptone n'agit qu'à la condition d'entrer assez brusquement dans le courant circulatoire. En injection lente, elle n'empêche pas le sang de se coaguler, mais elle conserve ses propriétés immunisantes, c'est-à-dire, qu'elle peut préserver le sang des effets d'une injection brusque.

440. Origine de la thrombase. — Tous ces faits soulevaient un problème. La thrombase produite semble résulter d'une sécrétion. Dans quel organe se forme-t-elle ?

C'est Contejean qui a commencé à étudier ce problème, suivi par Gley et Pachon, Starling, etc. C'est Delezenne qui a apporté les expériences les plus probantes. Nous n'en retiendrons qu'une, qui les résume toutes, en montrant que chez un animal à qui on a extirpé le foie, et chez lequel on a rétabli, par une fistule d'Eck, une communication artificielle entre la veine porte et la veine cave, de façon à ne pas troubler le régime circulatoire de la masse intestinale, le sang reste coagulable, bien que les caillots qu'il fournit soient un peu mous, après injection dans la veine fémorale d'une forte dose de peptone de Witte, montant à 0 gr. 60 et même 0 gr. 75 par kilogramme d'animal. Des doses plus faibles suffisent à rendre incoagulable le sang d'un animal normal. Le foie ayant été le seul organe supprimé dans l'expérience ci-dessus, il devient difficile d'attribuer une action quelconque à l'ensemble des autres organes.

Ceci nous dit bien que le foie a un rôle tout à fait prépondérant, sinon unique, dans la formation de la substance anticoagulante, mais ne nous renseigne pas sur le mécanisme de la production. Le foie sécrète-t-il pour cela une substance nouvelle, ou bien fait-il subir à la peptone une absorption élective qui changerait ses propriétés ? Delezenne semble avoir résolu la question en soumettant le foie à une circulation artificielle, et en montrant que le liquide qui en sort possède des propriétés anticoagulantes qu'il n'avait pas à l'entrée.

Sur un chien, tué par piqûre du bulbe, on extrait rapidement le foie, on l'exprime du sang qu'il contient, et on le fait traverser, au moyen d'une canule dans la veine porte et d'une autre canule mise dans la veine cave près de l'embouchure des veines sus-hépatiques, par une solution de peptone de Witte au 1/10, dans de l'eau salée à 7 p. 1000, maintenue à 38°. On fait passer assez rapidement la solution, ou bien, après l'avoir injectée jusqu'à ce que l'organe soit modérément distendu, on l'y laisse séjourner quelques minutes. Dans tous les cas, en mettant en contact avec du sang fraîchement extrait de la fémorale d'un autre chien, le liquide de l'entrée et celui de la sortie, on constate que le premier ne ralentit sensiblement pas la coagulation, tandis que le retard peut être de plusieurs heures avec le liquide à la sortie, et d'autant plus grand que la proportion de ce liquide ajouté est plus grande.

Il y a des différences suivant les conditions dans lesquelles l'injection est poussée et retenue ; le foie d'un animal à jeun semble aussi beaucoup plus actif que le foie d'un animal en pleine digestion. Mais partout il y a manifestement apparition à la sortie d'une substance décoagulante qui n'existait pas à l'entrée. De plus cette substance, ajoutée *in vitro* au sang des animaux habituellement employés dans les laboratoires, même au sang du lapin, qui est réfractaire à l'injection directe de la peptone, le rendent plus ou moins incoagulable. Nous pouvons donc, si nous acceptons l'interprétation conventionnelle proposée plus haut, dire que le foie sécrète de la thrombase sous l'influence de la peptone, et qu'il n'en sécrète pas dans les conditions ordinaires.

Mais je répète une fois de plus que cette interprétation est purement conventionnelle, et ne s'imposerait que si on arrivait à retirer du sang peptoné ou du liquide de lavage du foie une substance dissolvant un coagulum de sang normal. Or, c'est ce à quoi Delezenne n'est pas encore arrivé, malgré ses efforts. Tout ce qu'il a pu faire, c'est de montrer, en opérant sur des liquides particulièrement actifs, qu'on pouvait retirer, du précipité de matières albuminoïdes fourni par différents réactifs, une substance soluble dans l'eau, et conservant ses propriétés anticoagulantes malgré l'ébullition. Ceci rapproche le principe formé par le foie de la matière active des têtes de sangsues, matière qui, nous l'avons vu, résiste aussi à un chauffage prolongé à 100°. Nous allons trouver une analogie nouvelle, celle du sérum d'anguille.

441. Thrombase du sérum d'anguille. — Le sérum des murénides (anguilles, murènes, congres) est toxique, et Mosso, qui a étudié cette propriété, a aussi remarqué que le sang des animaux intoxiqués par ces poisons ne se coagule pas. Delezenne a étudié ce phénomène et constaté que le sérum d'anguille se comportait en tout comme la peptone.

On obtient le sérum en recueillant le sang qui s'écoule après décapitation de l'animal. On le laisse se coaguler, et on décante le liquide, qu'on soumet à la centrifugation pour le débarrasser de ses éléments figurés. Ce sérum, employé à l'état frais après avoir été dilué dans une solution physiologique de sel marin, accélère, au lieu de la ralentir, la coagulation du sang de chien avec lequel on le mélange, et d'autant plus qu'on en met davantage. On pourrait donc dire qu'il apporte de la plasmase, si on ne savait que cette accélération peut provenir de tout autres causes. Ce qui nous intéresse surtout, c'est qu'introduit dans les veines d'un chien à la dose de 2 à 3 centièmes de cent. cube par kilogr. d'animal, il empêche la coagulation du sang de l'animal. A des doses plus faibles, il n'y a qu'un retard marqué ; à des doses plus fortes, il y a souvent mort rapide, et le sang de l'animal autopsié est incoagulable. Le sérum, en injection dans le tissu cellulaire sous-cutané et dans les séreuses, se comporte encore comme la peptone en ce qu'il n'a aucun effet sur la coagulation. On constate encore que le lapin jouit d'une sorte d'immunité naturelle, attendu que le sérum d'anguille ne diminue que très faiblement la coagulabilité de son sang. Enfin l'analogie avec la peptone se poursuit en ce que le sang d'un animal soumis à une injection de sérum d'anguille suspend *in vitro* la coagulation d'un sang normal de chien ou de lapin.

442. Origine de la thrombase. — Ici, encore, comme l'a montré Delezenne, l'origine de cette thrombase est dans le foie. L'injection de sérum d'anguille, dilué dans la proportion de 0,5 à 1 0/0 avec une solution physiologique de sel marin, au travers d'un foie récemment extirpé et lavé, permet d'en extraire de la thrombase. 10 à 20 gouttes du liquide sortant de l'organe, ajoutés à 10 cc. de sang, suffisent à en retarder la coagulation pendant plusieurs jours. La circulation artificielle du même sérum dilué au travers d'autres organes (intestin, rate, rein, muscles, pancréas, cerveau) ne donne que des résultats négatifs. Les liquides de circulation artificielle dans ces organes, au lieu de retarder la coagulation du sang, se comportent comme les liquides qu'on en extrait directement, c'est-à-dire la précipitent. C'est donc le foie qui seul paraît sécréter de la thrombase sous l'influence du sérum d'anguille, et on vérifie, en effet, que chez un animal auquel on a extirpé son foie, l'injection de sérum d'anguilles dans les veines n'exerce aucune action modificatrice sur la coagulation, à la condition que les doses ne soient pas excessives.

443. Thrombase des extraits d'organes. — Heidenhain a montré que certains extraits d'organes (muscles d'écrevisse, foie et intestin de chien) retardaient aussi la coagulation du sang et de la lymphe lorsqu'on les injectait dans les veines d'un animal. Contejean a multiplié ces exemples. Nous avons vu au chapitre précédent qu'il y a de ces extraits qui peuvent au contraire coaguler le sang dans les vaisseaux. La quantité d'extrait, le mode de préparation peuvent leur donner des propriétés inverses. Les extraits de Contejean, dont l'injection intraveineuse empêche la coagulation du sang, accélèrent tous au contraire cette coagulation *in vitro*. Delezenne a montré que le mécanisme de leur action organique était le même que celui de la peptone.

Il a opéré surtout sur l'extrait de muscles d'écrevisse, préparé suivant la méthode d'Heidenhain. On tue l'écrevisse par l'eau bouillante. Le muscle est deshydraté par l'alcool absolu, dans lequel on le laisse plusieurs jours. Puis on le sèche et on le réduit en poudre, qu'on reprend par l'eau bouillante pour en faire un extrait. Il suffit d'ordinaire d'injecter à un chien une quantité de cet extrait correspondant à 40 ou 50 centig. de muscles par kilogr. d'animal pour rendre son sang incoagulable, et cet effet persiste pendant quelques heures après l'injection. Le plasma qu'on retire de ce sang retarde également la coagulation d'un sang normal auquel on l'ajoute en faible proportion, alors que l'extrait primitif en accélère toujours la prise en masse.

Ce changement de propriétés peut être encore produit par circulation artificielle au travers du foie lavé. L'extrait qui sort de cet organe, après y avoir séjourné seulement cinq minutes, retarde la coagulation du sang, et d'autant plus qu'on y en ajoute davantage, tandis que c'est l'inverse pour l'extrait avant circulation dans le foie. Ici, pour fixer les idées, je donnerai quelques nombres, empruntés à une expérience de M. Delezenne, et donnant les temps de coagulation du sang mélangé de **1/10**, **1/13**, **1/20** et **1/40** de son volume d'extrait, avant circulation dans le foie, et après circulation dans cet organe.

	Avant circul.	Après circul.
1/10	3 minutes	2 jours
1/13	3 m. 30 s.	40 heures
1/20	4 m.	12 h.
1/40	4 m.	3 h. 30 m.

La circulation artificielle d'extraits de muscles d'écrevisse au travers d'autres organes (intestin, rein, rate, muscles) ne change rien aux propriétés de l'extrait. Enfin tous ces phénomènes ne sont pas particuliers aux muscles d'écrevisses : on les retrouve avec beaucoup d'autres organes d'autres animaux, l'extrait de foie, d'intestin, de poumon de chien, par exemple.

En résumé, la peptone, le sérum d'anguilles, les extraits d'organes, prennent des propriétés anticoagulantes en circulant au travers du même organe, dont le mécanisme d'action semble être le même dans tous les cas, et aboutir au même produit, car l'une quelconque de ces substances peut conférer l'immunité contre les effets anticoagulants de toutes les autres.

Nous avons dit que Schmidt Mulheim avait vu, chez un animal dont le sang avait été rendu incoagulable par la peptone, une nouvelle injection ne plus produire le même effet, lorsqu'elle était faite quelques heures après le retour du sang à sa coagulabilité normale. Delezenne a trouvé qu'il pouvait s'établir des suppléances, et qu'on peut immuniser un animal contre les effets anticoagulants de la peptone par une injection préalable d'extrait de muscles d'écrevisse, ou inversement.

D'autres substances, de nature très variée, jouissent des mêmes propriétés que le suc d'organes. Albertoni a montré que tel est le cas pour la pepsine et la pancréatine, Salvioli pour la diastase de l'orge, Dastre et Floresco pour la sucrase, Delezenne pour l'émulsine, Salvioli pour un certain nombre de toxines microbiennes, Wall et Albertoni, pour le venin de vipère. Toutes ces substances sont plus ou moins actives, et leur effet n'est pas toujours le même. Elles produisent, en général, des effets anticoagulants à de faibles doses, et accélèrent au contraire la coagulation quand on en ajoute davantage. Mais au point de vue de leurs effets sur la coagulation du sang, elles peuvent être rangées dans un même groupe, quand visiblement elles font partie, au point de vue chimique, de groupes tout à fait différents.

444. Thrombase chez des colloïdes artificiels. — On pourrait croire qu'elles ont emporté de l'organisme où elles ont pris naissance une substance commune, une thrombase identique leur donnant des propriétés du même ordre. Mais Halliburton et Pickering ont trouvé des propriétés coagulantes et anticoagulantes à deux colloïdes de synthèse analogues à des matières albuminoïdes, et préparés suivant la méthode de Grimaux, l'un en traitant l'acide métamidobenzoïque par le perchlorure de phosphore, et l'autre l'anhydride de l'acide aspartique par l'ammoniaque à 170°. Injectés à faibles doses, en solutions aqueuses à 1 ou 2 0/0, dans la jugulaire d'un animal dont quelques minutes après on retire du sang par la carotide, elles retardent la coagulation de ce sang, et l'accélèrent à doses plus fortes. Ici, l'expérience réussit avec le lapin, le chien, le chat, le rat, le cobaye. Le lapin blanc fait seul exception. Ces colloïdes perdent leurs propriétés lorsqu'ils sont conservés longtemps dans l'eau. Il se fait alors soit une décomposition, soit une coagulation. Mais il suffit qu'ils les possèdent pour que nous soyons autorisés à conclure que le pouvoir coagulant ou décoagulant peut résulter de toute autre chose que de la présence actuelle de la plasmase ou de la thrombase dans le liquide qui en est doué, et si jamais l'occasion a été bonne de supposer dans une liqueur l'existence d'une profibrinase ou d'une prothrombase, c'est certainement ici.

445. Origine de la thrombase. — Le mystère disparaît quand on cherche, comme le fait M. Delezenne, comment apparaît, dans le passage au travers de l'organisme, la propriété décoagulante. Il a vu d'abord, confirmant en cela des données plus anciennes, que le mélange *in vitro* de sang normal et d'une quelconque de ces substances jouissant de propriétés décoagulantes (peptone, sérum d'anguilles, extrait de muscles d'écrevisse, diastase, émulsine, toxines du staphylocoque et du pyocyanique, ricine, venin de vipère) amenaient une leucolyse très active des globules blancs contenus dans le sang, et par suite une hypoleucocytose très marquée lorsqu'ils étaient injectés dans les vaisseaux. Le parallélisme entre l'action sur le sang mort et l'action sur le sang circulant existe lorsque les mélanges sont faits à peu près dans les mêmes proportions, c'est-à-dire lorsque la dose mélangée au sang *in vitro* est la même que la dose injectée dans le sang de l'organisme, en comptant que ce sang pèse environ 1/12 ou 1/13 du poids de l'animal.

L'hypoleucocytose qu'on observe chez l'animal vivant ne résulte peut-être pas uniquement de cette action leucolytique. Comme l'injection de ces produits dans les veines amène une dilatation générale des petits vaisseaux et un ralentissement du courant sanguin, il se peut qu'il y ait des leucocytes qui émigrent dans les tissus ou qui s'arrêtent dans les capillaires. Mais il y a sûrement une destruction notable de leucocytes.

Cette destruction produite par les injections de peptone et des substances analogues est tout à fait comparable à celle qui se fait dans le sang coagulé spontanément, où il y a, d'après Heyl, 70 à 80 0/0 des globules détruits, et 50 à 60 0/0 dans le sang défibriné par le battage. Il doit donc y avoir diffusion dans le liquide des diastases contenues dans ces globules, à savoir au moins de plasmase et de thrombase.

Ces deux diastases antagonistes peuvent, comme nous l'avons remarqué plus haut, être présentes ensemble dans le même liquide, et pourtant ne pas pouvoir se manifester toutes deux par des effets extérieurs. Il y en a toujours une qui l'emporte, soit parce qu'elle est plus abondante, soit qu'elle soit plus favorisée par les conditions de température ou de milieu. Pour en revenir à la notation adoptée au chapitre IX, chacune d'elles, pendant un temps t, peut donner une quantité d'action représentée par $a.d.t$, et seule se manifestera à l'extérieur celle pour laquelle ce produit sera le plus grand. A l'extérieur de l'organisme, ce sont les propriétés coagulantes qui apparaissent. Après passage dans l'organisme, celles-ci sont affaiblies et dépassées par les propriétés anticoagulantes, et ce que nous avons appris, c'est que le foie joue un rôle dans l'action.

Il n'est pas nécessaire pour cela qu'il sécrète de nouvelle thrombase, et ce qui semble en effet montrer qu'il n'y a pas sécrétion, c'est que le foie, soumis à une circulation artificielle au moyen d'un liquide contenant de la peptone ou du sérum d'anguille, n'en fait un liquide décoagulant qu'à la condition qu'il ne soit pas trop lavé au préalable, et abandonne un peu de sang au liquide qui s'écoule. Dans ces conditions, la peptone agit évidemment sur les leucocytes de ce sang et met en liberté leur plasmase et leur thrombase. Mais pourquoi la thrombase apparaît-elle seule ? Parce que le foie retient, neutralise la plasmase, et en effet, si on fait passer à travers un foie bien lavé, jusqu'au moment où les eaux de lavage deviennent incolores, un mélange de thrombase et de plasmase emprunté par exemple à du sang défibriné, ou a du sérum sanguin, on constate que ces liquides, coagulants à l'entrée, sont décoagulants à la sortie. Rien ne nous renseigne sur le mécanisme de l'arrêt de la plasmase. Y a t-il fixation sur les éléments du tissu ? Y a-t-il un changement de réaction acide ou alcaline du liquide, du même ordre que celui qui se manifeste lorsque le sang se coagule ? On ne le sait, mais ce qui est sûr, c'est que le foie change l'ordre et la puissance d'action du mélange de diastases qui le traverse, et met au premier rang celle qui se tenait au second. Il modifie les valeurs de *a* ou de *d* de façon que le produit *ad* pour le thrombase soit supérieur au produit *ad* pour la fibrinase.

Il faudrait, pour savoir ce qui se passe, séparer les deux diastases dont nous admettons l'existence dans une foule de liquides organiques. Malheureusement, l'étude de ces diastases est à peine commencée ; nous avons vu que l'on a très peu de renseignements sur la plasmase. Sur la thrombase, Delezenne l'a retirée, péniblement et sans aucune garantie de pureté, des extraits après circulation dans le foie, en profitant de ce qu'elle résiste à l'action de la chaleur. On coagule le liquide en chauffant, et on filtre. Le dépôt albumineux doit retenir une grande partie de la thrombase. Il en reste pourtant, à laquelle on trouve les mêmes propriétés que la thrombase de l'extrait de sangsue. Elle agit indifféremment sur le sang de tous les animaux ; elle s'altère rapidement à l'air, mais conserve ses propriétés si on l'additionne de quelques gouttes de chloroforme. Elle résiste à une ébullition prolongée. Wertheimer et Delezenne ont montré qu'elle traverse difficilement le filtre placentaire, et que le sang de la mère peut être rendu incoagulable par une solution de peptone injectée dans les veines, alors que celui du fœtus conserve sa coagulabilité.

Tous ces documents sont encore épars. Ils sont surtout bons à signaler à cause des analogies qu'ils éveillent entre les substances coagulantes ou toxiques d'un côté, et les substances décoagulantes ou préventives, de l'autre. Nous allons voir que le parallélisme le plus parfait existe si on admet que toute action toxique se caractérise par une coagulation et l'existence ou l'arrivée d'une présure, d'une pectase, d'une plasmase dans le protoplasma cellulaire. Alors, la caséase, la thrombase de ces diastases coagulantes seront préventives si elles arrivent avant, ou curatives si on les y amène lorsque la coagulation est déjà commencée. C'est une notion qui forme le lien commun des derniers chapitres de ce livre.

BIBLIOGRAPHIE

HAYCRAFT. *Proc. Royal Society*, t. XXXVI, et *Archiv. für exp. Pathol. u. Pharmakol*, t. XVIII, p. 209, 1884.

BOSC et DELEZENNE. *Comptes rendus*, 14 sept. 1896.

DICKINSON. *Journal of Physiology*, t. XI, p 566.

KOSSEL. *Zeitschr. f. phys. Chemie*, t. VIII, p. 508, 1883-84.

LILIENFELD. *Archiv. f. Physiol.*, p. 167 et 550, 1892.

AL. SCHMIDT. *Centralbl. f. Physiol.*, p. 257, 1890.

FANO. *Archiv. f. Physiol.*, 1881 ; *Archivio p. l. Scienze Medische*, 1882 ; *Archives italiennes de Biologie*, 1882.

CONTEJEAN. *Archives de Physiol.*, V. S. t. VII, p. 245, 1895.

GLEY et PACHON. *Comptes rendus*, 26 août 1895, p. 383, et *Archives de Physiol.*, V. S. t. VII, p. 711, 1895.

STARLING. *Journal of Physiol.*, t. XIX, 1895.

DELEZENNE. *Comptes rendus*, 11 mars 1896, p. 1072, et *Archiv. de Physiol.*, Ve. S. t. VIII, p. 665, 1896 ; t. IX, 1897 ; et t. X, 1898, pp. 508 et 568.

HÉDON et DELEZENNE. *Comptes rendus de la Soc. de Biol.*, 1896.

MOSSO. *Archiv. ital. de Biologie*, t. X, p. 139, 1888.

HEIDENHAIN. *Archiv. f. d. gesammt. Physiol.*, p. 299, 1891.

E. WERTHEIMER et DELEZENNE. *Soc. de Biol.*, 16 mars 1895.

ATHANASIU et CARVALLO. *Archiv. de Physiol.*, t. VIII, p. 866, 1896.

ABELOUS et BILLARD. *Soc. de Biol.*, 22 janv. 1898.

ALBERTONI. *Med. Centralbalt*, 1878, p. 641 et *Lo Sperimentale*, 1879.

SALVIOLI. *Archivio p. l. scienze mediche*, t. IX, n° 12.

DASTRE et FLORESCO. *Soc. de Biol.*, 31 juillet 1897.

WALL. Indian snake poisons, their nature and effects, London, 1883.

MARTIN. *Proceedings of the Royal Soc.*, 1892, et Journ. of. Physiol., 1894.

ATHANASIU. CARNALLO et CHARRIN. *Soc. de Biolog.*, 25 juillet, 1896, p. 860.

CHAPITRE XLI

AGGLUTININES

Au point où nous en sommes de notre exposé, et avec les allures qu'il a naturellement prises, nous n'avons plus devant nous que ces corps, à allures diastasiques, qu'on désigne sous les noms vagues de toxines, d'antitoxines, de matières préventives ou immunisantes, d'agglutinines, etc. Les substances actives dans ces divers cas n'ont pas été isolées. Les seuls arguments qui permettent de les assimiler aux diastases sont d'abord la disproportion entre la cause active et l'effet produit, puis l'action de la chaleur qui, après avoir favorisé l'activité de la substance, la contrarie à partir d'une certaine température, et la fait ensuite disparaître à un niveau, souvent voisin de celui auquel s'évanouissent les actions diastasiques. Mais le premier argument s'affaiblit quand on songe qu'il peut y avoir, comme nous le montrerons au dernier chapitre, des actions chimiques, d'apparence diastasique, qui, une fois amorcées, peuvent se continuer d'elles-mêmes, et manifester ainsi naturellement cette disproportion qui nous étonne. Une allumette qui met le feu à un quartier n'est pas une diastase. Quant au second argument, il s'affaiblit aussi, quand on songe que ces températures, mortelles pour les actions diastasiques, sont parfois uniquement des températures de coagulation du liquide organique qui contient la diastase, et que le chauffage d'une solution albumineuse de bichlorure de mercure peut lui enlever toute toxicité, alors que pourtant le sublimé corrosif n'est pas une diastase.

Il faut donc être prudent dans toutes ces assimilations. D'un autre côté, la plupart des phénomènes de cet ordre ont été étudiés surtout au point de vue physiologique, et en particulier dans leurs rapports avec le phénomène de l'immunité. Or, si nous voulions aborder cette question, ce serait un nouveau livre qu'il faudrait écrire. Nous la retrouverons, avec les progrès qu'elle aura faits à ce moment, dans un des derniers volumes de cet ouvrage. Je ne veux, aujourd'hui, dans ce volume consacré aux diastases, que donner quelques orientations, en étudiant les plus connues de ces actions encore obscures, et en les faisant bénéficier de ce que nous avons appris dans les chapitres précédents.

446. Agglutination. — Je commence par un phénomène dans lequel nous allons voir apparaître des actions analogues à celles des premières diastases que nous avons étudiées, les diastases coagulantes ; c'est le phénomène de l'agglutination. Pour le simplifier, je le débarrasserai autant que possible de tout l'appareil physiologique qui l'entoure d'ordinaire, et des autres phénomènes (dissolution des bacilles ou des leucocytes) qui l'accompagnent quelquefois dans l'organisme. J. Bordet, qui l'a fait sortir de l'étude de ce que nous rencontrerons bientôt sous le nom de « Phénomène de Pfeiffer », a montré qu'on pouvait l'observer dans des tubes à essai, en dehors de l'organisme. C'est sous cette espèce que nous allons d'abord l'envisager.

Voici comment on peut faire avec les vibrions cholériques. On fait une culture d'un de ces vibrions sur gélose, et on délaie cette culture de vingt-quatre heures dans 6 à 8 cc. d'une solution physiologique de sel marin. On obtient une émulsion trouble, où les bacilles conservent leur mobilité. Mélangeons cette solution avec une très petite quantité de sérum provenant d'un animal solidement immunisé contre l'inoculation intrapéritonéale du bacille qui a servi à la culture, on voit, au microscope, au bout d'un temps très court, parfois de quelques secondes, les bacilles devenir d'abord immobiles, puis perdre leur distribution uniforme dans le champ de la préparation pour se réunir en amas plus ou moins volumineux. Ces amas deviennent eux-mêmes confluents, et on voit, à l'œil nu, le mélange d'abord trouble s'éclaircir, et se remplir de flocons qui tombent en se rétractant de plus en plus au fond du vase.

Ce phénomène d'agglutination est suivi plus tard d'un autre phénomène de dissolution et de dislocation des vibrions : nous l'étudierons tout à l'heure. Bornons-nous pour le moment à ce phénomène de l'agglutination qui peut, en effet, comme nous le verrons, en être tout à fait séparé. Dans son ensemble comme dans ses détails, il nous rappelle ce que nous avons vu et décrit, dans le chapitre consacré aux phénomènes de coagulation, sous le nom de coalescence des molécules d'un corps qui se coagule. Il est clair que c'est un phénomène de coagulation qui s'accomplit sous nos yeux, en vertu d'un changement dans les lois d'adhésion entre les corps des bacilles et le liquide qui les contient.

Ce n'est pas sous cet aspect relativement simple que le phénomène s'est présenté tout d'abord aux esprits. On a été surtout frappé de son côté physiologique. On a cru que l'immobilisation des vibrions, que nous avons signalée, correspondait à leur mort, et cela avec d'autant plus de raison apparente que l'agglutination précédait, faite *in vitro*, la dislocation des vibrions, et leur dissolution apparente dans le liquide ambiant. De plus, Gruber et Durham avaient montré que cette agglutination avait un caractère spécifique, que le bacille de la fièvre typhoïde et le *bacterium coli*, mis *in vitro* en présence de leurs sérums respectifs, se comportaient comme le vibrion cholérique, mais qu'aucun de ces trois vibrions, sensible au sérum d'un animal immunisé contre lui, n'était sensible au sérum d'un animal normal ou d'un animal immunisé contre les deux autres. Par là, la réaction devenait à la fois une réaction spécifique des divers vibrions ou des divers sérums et une réaction d'immunité. Elle semblait donc n'avoir en rien le caractère banal des réactions de coagulation.

447. L'agglutination est une coagulation. — Examinons cette question qui a de l'importance. Bordet a montré le premier que la propriété qu'ont les microbes de s'agglutiner dans ces conditions n'est pas une propriété vitale, car ils la possèdent encore après leur mort. Des vibrions cholériques, tués par le chloroforme, s'agglutinent comme des vibrions vivants. Widal et Sicard ont vu ensuite qu'il en était de même pour les bacilles typhiques tués par la chaleur ou par quelques gouttes de formol. Van de Velde a montré qu'on ne changeait rien au phénomène de l'agglutination en mélangeant aux cultures du bacille d'Eberth du thymol, du chloroforme, de l'éther, du bichlorure de mercure, ajoutés à dose antiseptique. La cellule morte était donc aussi bien agglutinable que la cellule vivante.

L'immobilisation des vibrions cholériques au début du phénomène n'est donc pas nécessairement un phénomène de mort, et nous verrons bientôt en effet qu'il n'en est pas un. En revanche, la formation des amas et la rétraction qu'ils subissent rappellent tout à fait les phénomènes qui accompagnent l'apparition des coagulums de fibrine, et comme il est impossible d'expliquer par des attractions mutuelles ces amas qui se forment au début (car de quel droit un de ces bacilles deviendrait-il un centre d'attraction plutôt qu'un autre bacille?) on se trouve conduit à penser qu'il y a, répandue dans le liquide, une matière coagulable pour laquelle les points où, par suite d'une circonstance fortuite quelconque, la coagulation débute, deviennent des centres de coagulation et de rétraction, comme nous l'avons vu dans le cas de la fibrine.

Il y avait donc à chercher si le mélange d'une goutte de sérum préventif avec une goutte de solution filtrée de la culture n'amenait pas un phénomène de coagulation. Ce pas important, dans l'étude théorique de l'agglutination, a été réalisé par Kraus. Widal et Sicard, Lévy et Bruhns, avaient bien fait apparaître le pouvoir agglutinant dans le sérum d'animaux inoculés avec des cultures filtrées de bacille typhique, mais l'interprétation de ces expériences restait plus douteuse que celle de Kraus qui, en mélangeant un sérum actif avec des cultures filtrées de vibrion cholérique, de bacille typhique et de bacille de la peste, a montré qu'il s'y formait un coagulum aussi spécifique que l'agglutination, c'est-à-dire, par exemple, que le sérum d'un animal immunisé contre la péritonite cholérique coagulait une culture filtrée de bacille cholérique, mais pas une culture filtrée de bacille typhique.

448. Matière agglutinable. — Laissons pour le moment cette question de spécificité sur laquelle nous reviendrons tout à l'heure, et étudions de plus près, avec M. M. Nicolle, la coagulation des cultures filtrées de microbes par les sérums correspondants. Ce savant a opéré avec le vibrion cholérique de Massaoua, le bacille typhique et le *bacterium coli*. Commençons par ce dernier.

En immunisant un lapin contre le *bacterium coli*, M. Nicolle a obtenu des sérums qui, étudiés par la méthode que nous indiquons plus loin, sont actifs au chiffre de 15.000, c'est-à-dire qu'une goutte de sérum peut agglutiner en deux heures 15.000 gouttes de culture vivante de *b. coli*. Faisons avec cette culture une macération prolongée, de façon à épuiser de leur contenu les corps des microbes. Filtrons sur un filtre Chamberland pour avoir un liquide à la fois stérile et limpide, et mélangeons à 10 gouttes de ce bouillon filtré une goutte de sérum, nous observerons à 37°, au bout de quelques heures, la formation de grains floconneux tellement analogues d'aspect, de couleur, et de consistance, aux amas microbiens obtenus dans les mêmes conditions avec des cultures non filtrées, qu'on est exposé à les confondre : même on voit, par places, des granulations accolées qui ressemblent à des bacilles.

Ces amas se forment plus lentement qu'avec les cultures non filtrées. On ne les observe bien qu'au bout de quinze ou vingt heures. Mais on ne saurait demander à la ressemblance d'aller jusqu'à l'identité avec des liquides aussi différents qu'une culture entière et la même culture filtrée.

Voici qui va compléter sur certains points la ressemblance. Ajoutons à notre bouillon filtré une culture d'un microbe quelconque (bacille typhique, bacille de la psittacose, *proteus*). Puis, à ce mélange qui reste trouble, ajoutons du sérum spécifique, toujours dans la proportion de 1/10. Nous verrons se former des amas plus volumineux que tout à l'heure, et qui, avec le bacille de la psittacose et le bacille typhique, morphologiquement semblables au *b. coli*, ressemblent tout à fait aux amas d'une culture de *b. coli*, agglutinée par son sérum spécifique. Les mêmes bacilles morts se comportent de même. On peut aussi les remplacer par des poudres fines, du talc, par exemple : l'agglomération se fait de même, et nous pouvons conclure que dans les conditions ordinaires de l'expérience, les bacilles sont entraînés passivement dans un coagulum d'une matière qui est sortie d'eux, mais fonctionne en dehors d'eux.

Nous voilà donc débarrassés de toute préoccupation physiologique dans notre étude du phénomène. Nous avons deux liquides, un bouillon de culture filtré et son sérum spécifique qui, inertes lorsqu'ils sont isolés, se coagulent lorsqu'ils sont mélangés en certaines proportions. Nous pouvons interpréter le phénomène en disant que l'un contient une diastase coagulante, et c'est très probablement le sérum ; que l'autre contient une substance coagulable, et c'est probablement la macération de microbes ; à moins pourtant que ce ne soit l'inverse, car, *a priori*, rien ne nous avertit du mode de distribution. Etudions donc séparément ces deux liquides, en cherchant comment ils se comportent lorsqu'on les fait agir l'un sur l'autre après avoir soumis l'un d'eux à diverses influences.

449. Etude du liquide de culture. — Les cultures de *B. coli* se comportent à très peu près de même, quel que soit le milieu sur lequel elles ont été faites. L'agglutination est seulement d'autant plus rapide et plus facile que la culture a été plus abondante. Prenons alors une culture sur bouillon de viande légèrement alcalin. Nous constatons que l'agglutination conserve tous ses caractères extérieurs tant qu'on n'a pas chauffé à plus de 80° le liquide de culture. A 90°, elle devient moins rapide, et de moins en moins jusqu'à 130°, moment où le liquide se trouble seul par chauffage et où l'étude devient plus difficile. En somme, la matière active de la culture est très résistante à la chaleur. Les conclusions sont les mêmes pour les autres bacilles étudiés par M. Nicolle. Elles ont été retrouvées dans d'autres cas par d'autres savants. On peut donc les considérer au moins comme assez générales. Un froid de — 6° appliqué à la culture, ne change rien non plus aux conditions de l'agglutination.

Cette même substance, si résistante à la chaleur et au froid, est aussi très stable à la lumière et à l'insolation. Elle supporte aussi très bien la dessiccation, l'action de diverses substances chimiques et des antiseptiques, ainsi que nous l'avons vu. Enfin, elle est soluble dans l'alcool, et même dans l'éther, d'après M. Nicolle. Un filtre épais qui avait servi à filtrer des cultures jeunes de *b. coli*, a été séché à l'étuve, puis mis en macération dans de l'alcool absolu et dans l'éther, qui, tous deux évaporés, ont laissé un résidu. Ce résidu, dissous dans un bouillon légèrement alcalin, a donné, après un mélange avec 1/10 de sérum actif, au bout d'un temps assez long, il est vrai, des amas très nets, très analogues à ceux qu'on observe avec des cultures simplement filtrées.

Les propriétés sont les mêmes avec les trois bacilles étudiés, et il est clair qu'elles concourent à montrer que s'il y a une diastase en jeu, elle ne provient pas du liquide de culture, dont la matière active n'a aucune des propriétés que nous avons reconnues aux diastases. En revanche, elle ressemble aux matières anticoagulantes que nous avons étudiées dans le dernier chapitre, et aux matières immunisantes que nous retrouverons dans le prochain.

450. Etude du sérum. — Le sérum actif a été beaucoup moins étudié. On sait seulement que son activité augmente avec la température jusqu'à 55° et même 60°. Au delà elle persiste, mais en s'affaiblissant : l'agglutination est moins nette et moins prompte. On sait aussi que sa matière active résiste à la dessiccation. On sait, enfin, qu'elle se fixe sur les précipités qu'on produit dans les liquides qui la contiennent.

Si on se contente de ces quelques notions pour conclure à l'existence d'une diastase, l'ensemble du phénomène apparaît nettement. Les vaccinations successives auxquelles a été soumis l'animal immunisé ont développé dans son sérum une diastase particulière, capable de coaguler une matière que le microbe laisse exsuder, et qu'il apporterait sûrement dans l'organisme vacciné s'il pouvait y faire une nouvelle apparition, ou même qu'il y apporte pendant un commencement de développement, s'il est capable d'en subir un.

Cette explication vise évidemment les phénomènes de l'immunité. Si cette matière est toxique, le sérum l'annihile en la coagulant. S'il la coagule à l'extérieur du bacille qui l'a fournie, il y a chances pour qu'il la coagule aussi à l'intérieur, et rende de ce fait sa vie plus difficile. On voit poindre ici l'immunité toxique et l'immunité microbienne. Mais, de ce côté, la question nous échappe un peu. Étudions-la seulement au point de vue chimique, et avec ce que nous avons appris dans le courant de ce livre. Constatons d'abord qu'il y a une sorte de contradiction apparente entre l'idée de diastase que nous nous sommes peut-être un peu hâtivement faite, et l'idée de spécificité, telle qu'elle résulte des faits que nous avons exposés plus haut. S'il faut une diastase spécifique pour chacun des bacilles capables de subir le phénomène de l'agglutination, c'est-à-dire une diastase incapable d'agir sur d'autres matières que celles que fabrique ce bacille, nous sortons du cadre des faits connus, qui montrent au contraire que les diastases sont en quelque sorte des outils communs, et forment une petite collection où les diverses cellules puisent à leur gré.

451. Diffusion de la substance agglutinante. — Étudions pourtant sans prévention cette prétendue diastase agglutinante, et comme nous la savons très développée dans le sang et le sérum d'un animal vacciné, cherchons si nous ne la trouverions pas dans d'autres humeurs.

Nous avons sur ce point un travail bien fait de Widal et Sicard, qui ne porte malheureusement que sur le bacille typhique, mais qui nous donne un renseignement que nous aurons à retenir : c'est que la réaction agglutinante existe dans le sang du typhique, non pas seulement quand il est convalescent, guéri, et qu'il possède de ce fait une certaine immunité, mais dès les premiers jours de la maladie, et pendant la période d'infection. C'est une démonstration qui est due à M. Widal, et qui, on le comprend, a une grande importance pratique, puisqu'elle permet de faire un diagnostic assez sûr de la maladie dès le début, et d'instituer de suite le traitement approprié.

Or, MM. Widal et Sicard ont constaté que cette substance agglutinante, si abondante dans le sang, ne passe guère dans les humeurs de l'organisme. Dans l'urine, la réaction agglutinante ne se fait que d'une façon inconstante, apparaît ou disparaît, parfois d'une heure à l'autre, sans qu'on puisse saisir la raison de ces variations. La bile humaine donne la réaction une fois sur deux. Il n'y en a pas avec les diverses salives, le liquide des vésicules séminales, le liquide céphalo-rachidien. Les larmes et l'humeur aqueuse la présentent quelquefois. La réaction agglutinante peut aussi passer, mais d'une façon inconstante, du sang de la mère dans celui du fœtus. Achard et Bensaude, puis Thiercelin et Lenoble ont obtenu une réaction très marquée avec le lait de nourrices atteintes de fièvre typhoïde. Bossaert a fait la même constatation pour le lait d'une chèvre immunisée contre le choléra. En somme la répartition semble inconstante. Seules les sérosites péricardique, péritonéale, pleurale, et celle des vésicatoires présentent une réaction constante, voisine parfois de celle du sérum sanguin.

Ici se pose la question intéressante de savoir si cette réaction est spéciale au sang des animaux immunisés. Des divers renseignements publiés sur ce sujet, il résulte qu'elle existe en effet chez les animaux neufs, mais qu'elle est très faible, et ne porte pas sur la totalité des microbes soumis à son action. Si faible qu'elle soit, cela lui enlève un peu de sa spécificité, et nous voilà tout de suite conduits à nous demander si elle est vraiment spécifique.

452. La réaction agglutinante est-elle spécifique ? — Elle ne le serait que si chaque sérum actif ne pouvait agglutiner que les cultures ou les produits de culture du microbe contre lequel l'animal fournisseur de sérum est immunisé, et si chaque culture microbienne n'était agglutinable que par le sérum des animaux immunisés contre ce microbe. A l'origine, dans la ferveur de la découverte, on a cru que tel était le cas. Durham, par exemple, après avoir essayé sur 19 échantillons de bacilles typhiques, de provenances variées, l'action d'un sérum provenant d'un animal immunisé contre l'infection typhique, n'avait trouvé entre eux que des différences insignifiantes, portant surtout sur le temps que l'agglutination mettait à se faire, tandis que l'agglutination était impossible avec des cultures d'autres microbes. Beaucoup d'autres constatations analogues avaient suivi. Mais on a relevé aussi des faits concluant en sens inverse, tant du côté des sérums que du côté des microbes.

Aussi le sérum de cheval normal et non immunisé agglutine énergiquement des émulsions de vibrions cholériques, un peu moins bien des cultures de *Vibrio Metchnikovi*, de bacille typhique, de *b. coli*, de bacilles du tétanos, et assez nettement encore des cultures de streptocoque. D'un autre côté MM. Metchnikoff et Bordet ont vu qu'un vibrion cholérique qui s'agglutinait rapidement sous l'influence du sérum d'un cheval vacciné contre le choléra, ne subissait plus que très incomplètement son action après avoir été injecté à un cheval sous la peau, et retiré de l'exsudat, qui était devenu purulent, après phagocytose complète. Gruber indique lui-même d'autres faits infirmant sinon la loi de spécificite, du moins son caractère absolu, et, dès lors, voici notre cadre qui s'agrandit, et nous nous rapprochons de ces phénomènes de coagulation qui sont aussi un peu spécifiques, sans l'être d'une façon complète. C'est ainsi que la présure est la diastase spécifique de la coagulation de la caséine, mais elle ne coagule pas toujours la caséine, et la caséine peut être coagulée par d'autres substances qu'elle, les acides, les sels de chaux, etc. Nous pourrions dire la même chose pour la plasmase et la fibrine.

Cherchons avec cette lumière. La présure est capable de coaguler tous les laits ; la plasmase tous les liquides contenant du fibrinogène : il doit donc, suivant toute apparence, y avoir d'autres phénomènes d'agglutination que ceux qui s'exercent entre un microbe et le sérum correspondant. L'un des plus curieux est celui qui a été découvert par M. Bordet. Du sérum de lapin, mélangé à du sérum de cobaye tenant en suspension des globules rouges, les agglomère en amas bien définis, qui apparaissent comme autant de points rouges dans un liquide limpide. Le sérum de cheval agglomère de même les globules rouges de cobaye ou de lapin, le sérum de rat les globules du lapin et *vice versa*, le sérum de chèvre les globules de cobaye. Le sérum de poule agglomère aussi les globules de rat et surtout de lapin avec une énergie vraiment surprenante. Comme dans le cas des vibrions, cette action agglutinante est due à des matières qui résistent à un chauffage à 55° ; enfin voici qui complète la ressemblance. Le sérum de cobaye n'a vis-à-vis du sang défibriné de lapin qu'une puissance agglutinante très médiocre. Il en a au contraire une très forte lorsqu'on l'emprunte à un cobaye qui a reçu cinq ou six injections successives de sang de lapin défibriné dans le péritoine. Il y a donc de ce côté là aussi, comme avec la thrombase, comme à propos des matières préventives ou des immunisines, une vaccination, une sorte de faculté créée, mais l'enseignement que cette expérience nous apporte, c'est que cette faculté n'est pas créée de toutes pièces, elle est l'exaltation d'une capacité fonctionnelle préexistante, absolument comme le pouvoir agglutinant considérable du sérum des animaux vaccinés est une exaltation notable d'une faculté existant déjà dans le sérum de l'animal normal. Or de ce côté, nous avons des références. Du lait, comme nous l'avons vu, pourrait ne pas se coaguler, même s'il contenait de la présure, à la condition d'en contenir très peu. Il se coagulerait alors, si on y ajoutait une substance non spécifique, du chlorure de calcium ou un acide. Du sang circulant contient de la plasmase, mais ne se coagule pas : il peut se coaguler, sans addition nouvelle de plasmase, si on y ajoute des sels minéraux. Bref, nous retrouvons là les notions que nous avons développées à propos de l'action des divers sels sur les diastases, et nous n'avons qu'à rappeler leur infinie délicatesse pour voir qu'elles se plient sans peine à l'interprétation des faits relatifs à l'agglutination.

453. Agglutination par des substances chimiques. — Elles conduisent à une autre conclusion qui se trouve vérifiée par l'expérience. La coagulation du lait, celle de la fibrine, peuvent être produites par d'autres actions que des actions de diastase. L'alumine soluble, l'argile en émulsion se coagulent sous l'influence de traces impondérables de sels en solution ou même en suspension. Malvoz a de même vu que le formol, l'eau oxygénée, l'alcool fort, agglutinent les bacilles typhiques à la manière du typhus-sérum. Il est vrai que la concentration du réactif doit être assez grande. L'acide acétique par exemple, d'après Bossaert, n'agglutine pas le V. de Deneke et certains vibrions cholériques à la dose de 50 0/0 ; il les agglutine à la dose de 10 0/0, et ne les agglutine plus à la dose de 1 pour mille. Mais le sublimé commence déjà à produire une agglutination à la dose de 3 pour mille dans le mélange d'émulsion typhique et de solution de bichlorure ; la safranine et la vésuvine agissent de même à la dose de 1/2000. On ne peut plus guère invoquer ici d'action spécifique, et pourtant on rencontre encore des différenciations qui semblent avoir ce caractère. Ainsi la safranine donne déjà des amas à la dose de 1/10000 dans une émulsion de bacilles typhiques, et n'en donne pas dans une émulsion de *b. coli,* même à doses 10 fois plus grandes, et un sérum inactif, additionné de safranine, se comporte comme du sérum de typhique vis-à-vis du bacille d'Eberth et du bacille du colon, c'est-à-dire qu'il agglutine très bien et très vite les cultures typhiques, tandis qu'il reste à peu près inactif sur les cultures de *b. coli.*

La spécificité de l'action n'a donc rien du caractère étroit et absolu que nous lui avions supposé. On peut faire des distinctions et des diagnostics entre des microbes très voisins avec des substances variées, spéciales à chacun des microbes, mais non spécifiques. On peut même opérer avec la même substance qui, suivant la température ou son degré de dilution, agira sur tel microbe plus activement que sur tel autre très voisin. Le même microbe ne sera pas toujours sensible à la même influence.

D'un côté comme de l'autre, du côté du sérum comme du côté des microbes, les forces en jeu peuvent changer, et le résultat rester le même. Le sérum spécifique conserve pourtant une incontestable supériorité. Mais une supériorité d'action ne constitue pas une spécificité, surtout dans un phénomène qui se passe aussi évidemment en dehors du corps du microbe que le fait celui-ci. C'est une coagulation simple, un changement d'état physique résultant d'un changement, qui peut être minime, dans les conditions d'équilibre de forces préexistantes, et c'est là une conclusion que nous aurons à rappeler dans le dernier chapitre de ce livre, car elle est très importante au point de vue théorique.

Il y a une dernière remarque à faire. Nous avons pris le

mot agglutinines dans son sens le plus vague, et non dans le sens que lui a donné Gruber. C'est que rien ne nous assure que la substance agglutinante et la substance agglutinable soient les mêmes partout dans les expériences qui précèdent. Notre mot d'agglutinines n'a pas d'autre sens que celui qu'aurait le mot coagulines, si on rangeait sous ce nom la présure, la plasmase, la pectase, les sels de chaux, de mercure, etc. Tout ce que j'ai voulu montrer, c'est que l'agglutination est un phénomène de coagulation qui n'a pas encore été assez étudié pour qu'on puisse savoir si elle contient, ou non, un élément spécifique.

Cette conclusion, bien entendu, est surtout doctrinale, et n'enlève rien de leur importance aux déductions pratiques qu'on a tirées de l'étude de l'agglutination. Nombreuses sont déjà les maladies dans lesquelles on a trouvé que le sérum de l'individu malade, guéri, ou immunisé, est agglutinant pour le microbe qui l'a envahi. On a même mesuré la puissance agglutinante en partant de ce que nous venons de dire, et voici comment opèrent MM. Widal et Sicard, par exemple.

454. Mesure du pouvoir agglutinant. — On commence par mélanger une goutte de sérum actif à 10 gouttes d'une culture jeune du bacille correspondant, et on examine au microscope une goutte du mélange. Avec un peu d'habitude, on juge, à la marche et à la rapidité de l'agglutination, si le sérum est fort, faible ou moyen.

Suivant le cas, on fait des dilutions plus ou moins fortes du sérum et de la culture jeune jusqu'à ce qu'on ait obtenu une dilution qui ne donne pas de centres agglutinatifs après 2 heures, terme aussi conventionnel ici qu'il l'a été pour les autres diastases. Stern propose que ces 2 heures soient passées à 37°. Widal et Sicard jugent cette complication inutile. On devine que cette mesure est un peu élastique, et se prête peu à l'appréciation des nuances ; elle n'en rend pas moins de grands services, parce que les nombres qu'elle fournit varient entre des limites très éloignées, tantôt inférieures à 100, tantôt dépassant 10.000.

BIBLIOGRAPHIE

BORDET. *Ann. de l'Institut Pasteur*, p. 496, 1895, et p. 208, 1896.
GRUBER et DURHAM. *Munch. med. Woch.* 31 mars 1896, p. 285.
WIDAL et SICARD. *Ann. de l'Institut Pasteur*, mai 1897.
VAN DE VELDE. *Acad. Royale de Belgique*, 27 mars 1897.
KRAUS. K. K. *Gesellschaft der Aerzte in Wien* 30 avril 1897, et *Wiener klin Wochenschr.* n° 32, p. 736, 12 août 1897.
DURHAM. *Journal of pathol. and bacteriology*, juillet 1896.
KOLLE. *Deutsche med. Woch*, 1896, p. 152.
BORDET. *Ann. de l'Institut Pasteur*, t. XII, oct. 1898.
SALIMBENI. *Id.* t. XI, p. 277, 1897.
MALVOZ. *Id.* t. XI, p. 582, 1897.
BOSSAERT. *Id.*, t. XII, 1898.

CHAPITRE XLII

LYSINES

Je désignerai, pour abréger, sous le nom de *lysines*, ce qu'on appelle d'ordinaire substances bactéricides ou microbicides, ou encore, mais bien plus improprement, substances antiseptiques, dans toutes les études sur l'immunité. Ces substances ont des origines très diverses, des natures certainement très différentes. Elles ont pour caractère commun de détruire les microbes par simple contact, ou au moins de les empêcher de pousser dans les milieux les plus appropriés. Le nom vague de lysines convient bien à leur nature vague, et disparaîtra naturellement de la science lorsque l'étude de ces corps se sera approfondie. Voici l'expérience où la nature de ces lysines se révèle le mieux.

453. Phénomène de Pfeiffer. — On introduit dans la cavité péritonéale d'un cobaye, fortement vacciné contre l'inoculation d'un des vibrions cholériques, une émulsion d'une culture de ce vibrion dans du bouillon. On peut aussi se servir d'un cobaye neuf ou normal, à la condition d'injecter dans son péritoine, en même temps que l'émulsion des vibrions, une petite quantité de sérum d'un autre cobaye immunisé contre ce vibrion. En retirant 10, 20, 30 minutes après l'injection une goutte du liquide péritonéal de l'animal ainsi traité, on voit que presque tous les vibrions mobiles sont remplacés par des granules immobiles et ronds. Ce changement de forme est on ne peut plus apparent.

On n'observe jamais dans ces conditions les phénomènes d'agglutination que nous avons examinés au chapitre précédent, et qui dépendent, nous l'avons vu, des relations de capillarité entre le liquide et les corps qui y sont suspendus. Cependant le changement de forme que nous relevons ici dépend aussi, autant qu'on peut le voir, d'actions capillaires. Un bacille oblong ou courbé ne doit, comme nous l'avons vu dans le premier volume de cet ouvrage, sa forme spéciale qu'à la rigidité de son enveloppe. Si pour une raison quelconque cette enveloppe devient molle et plastique, le microbe doit s'arrondir en vertu des mêmes forces de tension superficielle (Tome I, 68) qui arrondissent une goutte d'huile dans l'eau. Ainsi la transformation d'un vibrion cholérique en granules témoigne que son enveloppe, assez molle d'ordinaire, s'est encore ramollie dans l'expérience de Pfeiffer.

Cette induction est confirmée par ce qu'on observe ensuite. On voit, en effet, peu à peu, ces granules se désorganiser, et se délayer dans le liquide ambiant, si bien qu'ils finissent par disparaître. Ils étaient encore vivants, ou du moins un grand nombre d'entre eux, quand ils étaient à l'état de granules. Une goutte de liquide péritonéal, ensemencée à ce moment sur une gélose nutritive, y donne une foule de colonies. Mais ce nombre de colonies diminue à mesure que se fait la transformation glaireuse des granules, et devient nul au bout d'un certain temps.

Nous venons donc d'assister à une véritable dissolution, à une véritable dislocation d'un vibrion cholérique. Pfeiffer a constaté des faits analogues avec des animaux vaccinés contre le bacille de la fièvre typhoïde, et depuis lui les exemples se sont multipliés. Dans chacune de ces expériences, il est intervenu une lysine, et comme toutes ces actions sont spécifiques, c'est-à-dire, comme le sérum d'un animal immunisé contre le choléra ne peut rien contre le bacille typhique, comme le sérum d'un animal immunisé contre la fièvre typhoïde ne peut rien contre le vibrion ou les vibrions cholériques, nous sommes conduits à admettre autant de lysines qu'il y a de microbes. Or, comme ces lysines sont, suivant toute apparence, des diastases dissolvantes ou décoagulantes, l'idée d'en attribuer une à chaque espèce microbienne est encore une fois en contradiction complète avec ce que nous avons appris dans le courant de ce livre, où nous avons vu un petit nombre de diastases suffire aux actions les plus variées.

454. Forces diverses en jeu dans le phénomène. — Ceci nous invite à regarder de près dans le phénomène de Pfeiffer, et à faire la ventilation des actions diverses qui s'y trouvent superposées. Dans son ensemble, et en laissant de côté la question de spécificité à laquelle nous reviendrons tout à l'heure, il est tout à fait analogue aux phénomènes que nous avons examinés dans divers chapitres de notre premier volume, et qui se rapportent à l'état de souffrance qu'on impose à une bactérie quelconque en la changeant de milieu. On sait qu'elle en souffre quelquefois jusqu'à périr. Nous avons vu que le simple transport d'une eau dans une autre de composition légèrement différente, suffit à tuer les bactéries les moins résistantes de celles que contient la goutte d'eau qu'on ensemence. Les plus résistantes se contentent, comme premier effort, de résister à la mort. Puis, quand elles se sont acclimatées, quand elles ont mis leur protoplasma en rapport d'osmose ou de composition avec le nouveau liquide, elles commencent à pulluler, et, à partir de ce moment, repeuplent activement le liquide d'une espèce mieux appropriée à le supporter. Rappelons à ce sujet les curieuses constatations de Hankin sur les eaux de la Jumna et du Gange, où on voit une eau courante être aussi bactéricide qu'une solution de sublimé, et perdre ce pouvoir après une courte ébullition, sans qu'aucun précipité, sans que rien d'apparent explique ce changement de propriétés. Il semble difficile de voir là des actions de diastases. Ce sont des actions d'osmose ou d'oxydation, ce sont des actions de coagulation par voie chimique ou physique, comme celles que produisent les antiseptiques ou la chaleur : ce ne sont pas des actions de la nature de celles que nous étudions dans ce livre.

Il y a une autre remarque à faire, relative, non à l'essence du phénomène, mais à une espèce de fantasmagorie qui résulte de son interprétation. On met, par exemple, en expérience deux eaux, chacune enfermée dans un matras, et ensemencées toutes deux avec le même nombre des mêmes microbes. A des intervalles de temps variables, on prend une gouttelette de chacun de ces matras, et on l'ensemence sur plaques de gélatine. On voit que, dans toutes deux, le nombre de microbes commence par décroître. Il tombe, par exemple, de 10.000 à 25 dans l'une, puis il augmente à nouveau, et devient *innombrable*. Ou bien, il tombe parfois à zéro, et ensuite se relève, ce qui ne veut pas dire que les bactéries sont mortes quelques heures, puis ont revécu, mais seulement que lorsque au sortir de l'eau, on les a semées sur gélatine, elles n'étaient pas encore assez fortes pour supporter ce nouveau changement de milieu, et n'ont consenti à se développer sur gélatine que lorsqu'elles ont été mieux acclimatées dans l'eau où on les avait introduites. Parfois, enfin, le chiffre des colonies sur gélatine, tombé à zéro au bout d'un certain temps de séjour des bactéries dans l'eau, reste à ce chiffre, et on en conclut légitimement que l'eau a tué les bactéries qu'on y avait introduites. Mais ce dont on n'a pas le droit, et ce qu'on fait cependant journellement, c'est de tracer un fossé entre cette eau et sa voisine, en disant que l'une est bactéricide, et que l'autre ne l'est pas. Elles le sont toutes deux : l'une l'est seulement *un peu plus que l'autre*. La transition est continue, et si, pratiquement, il faut faire une différence entre les deux, de même qu'il faut faire un gagnant dans une course de chevaux, théoriquement, il n'y a pas de différences essentielles entre les forces mises en jeu dans les deux cas.

En dehors de ces composantes possibles, l'une physique et objective, l'autre subjective, du phénomène de Pfeiffer, et dont il faut tenir compte dans son interprétation, il y a une troisième action, d'ordre sûrement chimique, et par là déjà plus spécifique, celle qui se traduit par la gélatinisation de l'enveloppe d'abord, par la digestion ou au moins la dislocation du protoplasma ensuite. Ici, c'est certainement une diastase qui intervient, qui, en amollissant la membrane d'enveloppe, libère les actions capillaires, et leur permet de donner au protoplasma la forme sphérique, qui, ensuite, en liquéfiant la membrane, permet à ce protoplasma de se dissocier, ou même en dissout les éléments. Il se peut qu'il y ait pour tout cela une seule diastase ; il se peut qu'il y en ait deux, il se peut qu'il y en ait plusieurs Mais, pour acquérir sur ce point quelques lumières, il faut étudier le phénomène de Pfeiffer, et en général les actions où interviennent les lysines, en séparant les phénomènes qui sont d'origine différente et ne doivent pas être confondus.

455. Phénomène de Pfeiffer « in vitro ». — Commençons par lui enlever ce qu'il semble avoir de physiologique, en ce qu'il s'accomplit dans la cavité intrapéritonéale. M. Metchnikoff a vu bientôt, en l'étudiant, qu'on pouvait le réaliser *in vitro*, en empruntant une goutte de lymphe péritonéale à un cobaye neuf, qui n'a subi aucune injection préalable, et en la mélangeant avec une faible quantité d'émulsion de vibrions et de sérum préventif. On assiste, en faisant du tout une goutte pendante, à la transformation des vibrions en granules comme dans le péritoine, et à la dissolution de quelques-uns d'entre eux, si la quantité ensemencée n'est pas trop grande. Il est vrai que la majorité, après s'être transformée en boules, reprend sa forme de vibrions et même sa puissance de multiplication, ce qui prouve, en passant, ce que nous avons dit plus haut, que le vibrion transformé en granules reste quelque temps vivant sous cette forme. L'action nocive continue pour lui dans le péritoine. Il en triomphe dans la goutte pendante ; mais ceci n'empêche pas les forces en jeu d'être les mêmes partout.

La ressemblance est encore plus grande avec le mode opératoire recommandé par J. Bordet, qui remplace la goutte de lymphe péritonéale par du sérum frais d'un animal normal. On laisse tomber sur une lame une goutte de l'émulsion obtenue en délayant par exemple, une culture de vibrions cholériques, âgée de 24 heures, dans 6 cc. d'une solution physiologique de sel marin. Dans cette goutte on introduit environ le contenu d'une anse de platine de choléra-sérum. Il suffit alors de mélanger une gouttelette de ce liquide à une gouttelette de sérum neuf pour voir se dérouler tout le phénomène de Pfeiffer, y compris l'agglutination étudiée au précédent chapitre. On observe l'immobilisation, puis la réunion en amas, puis, si le choléra-sérum est frais et ajouté à dose suffisante, la formation de granules. Voilà une expérience qui élimine complètement l'organisme, elle n'exige que trois facteurs : le sérum frais, le sérum d'un animal immunisé contre le choléra, et le vibrion. Examinons successivement leur importance.

456. Rôle du choléra-sérum. — Le plus important en apparence est évidemment le choléra-sérum, et pour savoir quel rôle il joue, il n'y a qu'à le supprimer, et à chercher ce que devient le phénomène. On trouve que les vibrions ne sont modifiés que très partiellement, ou même pas du tout dans leur forme. Mais cela ne les empêche pas de mourir. Sur ce point, les découvertes faites sont bien antérieures à la première constatation du phénomène de Pfeiffer. Nous n'avons qu'à rappeler les recherches de Fodor, et surtout de Nuttall et Nissen, qui ont montré que le sang de divers animaux était bactéricide pour un grand nombre de microbes ; celles aussi de Buchner qui a fait voir que le sérum pur, débarrassé de tout élément cellulaire, avait un pouvoir bactéricide égal à celui du sang. Depuis, ces exemples se sont tellement multipliés qu'il n'y a plus aucun doute.

Que conclure de ce fait dans notre interprétation des phénomènes ? C'est que, dans l'expérience de Bordet faite avec du sérum ordinaire, l'absence du phénomène de Pfeiffer doit nous faire conclure à l'absence de la diastase dissolvant l'enveloppe, mais que la mort des vibrions sans changement apparent de forme témoigne de la présence de ces forces que nous rappelions tout-à-l'heure, et qui président à la destruction des microbes transportés dans un milieu qui n'est pas le leur ou celui auquel ils sont habitués. Mais ces forces ne sont pas spécifiques, ou plutôt n'impliquent aucun élément spécifique : elles sont banales, et la preuve, c'est que cette action bactéricide des sérums, comme celle du bouillon et de l'eau, s'exerce, je ne dirai pas indifféremment, sur les divers microbes, mais, si elle est variable de l'un à l'autre, elle est sensible sur chacun d'eux ; du reste elle n'est pas toujours la même sur la même espèce. Pfeiffer a remarqué que l'organisme neuf possède un pouvoir bactéricide faible, mais capable de détruire divers vibrions cholériques, surtout lorsque ceux-ci, cultivés longtemps sur des milieux artificiels, ont perdu toute accoutumance aux milieux et aux liquides organiques. Nous sommes là très loin des actions spécifiques.

En résumé, le phénomène de Pfeiffer comporte une part d'actions que nous avons appelées banales, c'est-à-dire dans lesquelles il n'apparaît aucune relation de spécificité bien nette. Mais il semble comporter aussi une part d'action spécifique qui se traduit par l'aspect donné à la dissolution du vibrion, et aussi par une relation étroite entre la nature du sérum et celle du vibrion vis-à-vis duquel on l'emploie.

457. Rôle du sérum normal. — Remplaçons, en effet, dans l'expérience de tout à l'heure, le sérum ordinaire par du sérum d'animal vacciné. En d'autres termes supprimons, dans l'expérience de Bordet, le sérum normal. Nous verrons que si le sérum de vacciné est frais, il immobilise d'abord les vibrions cholériques, les réunit ensuite en amas compacts, puis les transforme en boules absolument comme dans le phénomène de Pfeiffer. De plus, et chose essentielle, il se montre surtout actif sur l'espèce de vibrions cholériques contre laquelle a été vacciné l'animal auquel il a été emprunté. Il est un peu moins actif sur quelques espèces voisines de vibrions cholériques, et sans action sur les autres vibrions ou les autres microbes.

Ceci règle, dans ses traits généraux, la question que nous nous étions posée tout à l'heure. Il demeure entendu : 1° Au sujet du sérum normal, qu'il contient des lysines ; partant il transforme en granules certains vibrions de la préparation ; 2° Au sujet du sérum de vacciné, qu'il contient, outre les lysines banales, des lysines spécifiques beaucoup plus actives que le sérum normal ; 3° Au sujet du vibrion, qu'il y en a beaucoup de sensibles aux lysines banales des deux sérums, mais que le plus sensible au sérum de vacciné est le vibrion qui a servi à la vaccination.

Le sérum de vacciné diffère du sérum normal sous un autre point. Si on les chauffe à 55° environ, ils perdent tous deux leurs lysines, cessent d'être bactéricides, et deviennent au contraire de bons milieux de culture. Mais le sérum de vacciné reste préventif : c'est ce que Frankel et Sobernheim ont montré les premiers pour le choléra-sérum, et ce qui a été confirmé depuis pour une foule d'autres sérums préventifs et thérapeutiques. C'est dans la présence de cette matière préventive que réside sa spécificité, et celle que nous avons constatée tout à l'heure au point de vue bactéricide n'est en quelque sorte qu'une délégation de la première. C'est ce qui résulte des curieux résultats suivants de M. Bordet.

458. Travaux de J. Bordet. — Mélangeons à du sérum préventif chauffé à 60°, c'est-à-dire ayant perdu ses lysines, n'ayant conservé que sa substance préventive, du sérum normal frais et non chauffé, qui, lui, est faiblement bactéricide : le mélange devient fortement bactéricide, et ses lysines sont spécifiques, c'est-à-dire qu'il se comporte comme du sérum de vacciné non chauffé. La substance préventive, ce que nous pourrions appeler l'*immunisine* du sérum préventif chauffé a donné la qualité spécifique aux lysines du sérum normal, ou plutôt a beaucoup augmenté leur puissance de ce côté, car nous savons qu'elles en avaient déjà une faible.

Mélangeons de même du sérum normal, chauffé à 60°, et n'ayant plus aucune puissance bactéricide, avec du sérum de vacciné non chauffé. Le mélange reprend toutes les propriétés du sérum de vacciné. Mais ici le résultat est moins imprévu que dans l'expérience qui précède, et dans laquelle nous voyons deux sérums, l'un le sérum neuf, peu bactéricide par lui-même, l'autre le sérum vacciné chauffé, rendu non bactéricide, retrouver par leur mélange des propriétés bactéricides énergiques et en outre spécifiques.

Il est évidemment très curieux de constater l'apparition d'un fort pouvoir bactéricide par le mélange de deux liquides qui en étaient l'un très peu pourvu, l'autre totalement dépourvu. Rappelons-nous pourtant que ce phénomène n'a plus le droit de nous surprendre. Nous en avons étudié la théorie (**198**) et nous en avons rencontré souvent des exemples. Le chlorure de calcium est, par exemple, un accélérant très actif de l'action de la présure, et l'accélération augmente plus rapidement que la dose. Des doses de présure et des doses de chlorure de calcium qui, individuellement, sont sans action sur du lait, peuvent le coaguler lorsqu'on les mélange. De même pour les acides et diverses diastases. Séparés, les liquides sont sans action; mélangés en certaines proportions, ils en ont une positive; mélangés en d'autres proportions, ils en ont une négative.

J'insiste d'autant plus sur cette analogie qu'elle est sûrement moins superficielle qu'elle le paraît. Supposons un mélange de diastases agissant sur une substance sur laquelle une de ces diastases peut agir, mais n'agit que faiblement en raison des conditions du milieu. C'est, par exemple, un mélange neutre de présure, d'amylase et de sucrase agissant sur de la farine de châtaignes, qui contient à la fois du sucre et de l'amidon. Cet amidon reste intact. Arrive un peu d'acide. Le globule est corrodé. Le sucre est encore intact. La dose d'acide augmente, le globule d'amidon n'est plus attaqué, c'est le sucre qui est atteint. Si c'est le globule d'amidon dont nous souhaitons la disparition, nous appellerons *spécifique* tout mélange qui la produira, et nous voyons que, dans cette expérience, l'énergie dans l'action et la spécificité sont apportées par une substance qui, non seulement n'est pas spécifique, mais qui peut être quelconque, à condition qu'elle soit acide, et que sa dose soit proportionnée à son activité.

Or, il y a sûrement des actions de cette nature en jeu dans toutes les réactions des liquides organiques, sérums, exsudats, humeurs, sécrétions. Presque toutes, sinon toutes, renferment des phosphates, c'est-à-dire les sels les plus curieux et les plus physiologiques de la chimie minérale. Ils sont à la fois colloïdaux comme la fibrine, et dialysables comme le sel marin; leur acidité et leur alcalinité varient selon les milieux et la nature des bases qu'ils saturent (**283**). Les phosphates de chaux donnent naissance, dans des conditions convenables, à un phosphate plus basique qui se précipite, et à un sel plus acide qui reste en solution, etc. Bref, il n'y a aucune opération, physique ou chimique, faite sur une solution de phosphates, qui ne puisse amener sur eux des changements de réaction suffisants pour influer sur l'action des diastases que peut contenir le liquide.

Et nous retrouvons ici l'argument que nous avons produit en commençant ce chapitre. Si chaque sérum préventif est absolument spécifique, si, par exemple, comme dans le cas du choléra-sérum, chacun d'eux n'est capable de faire subir le phénomène de Pfeiffer qu'à l'espèce particulière de vibrion cholérique qui a servi à la vaccination de l'animal producteur de sérum, il nous faut autant de spécificités, c'est-à-dire dans l'interprétation adoptée, autant de diastases spécifiques qu'il y a d'espèces de vibrions cholériques. Cela fait déjà beaucoup, et de plus, comme tout semble se passer à peu près de la même façon pour les autres microbes pathogènes, nous voyons apparaître d'abord une multiplicité extrême des diastases, puis une spécificité pour chacune d'elles, spécificité contre laquelle proteste tout ce que nous savons le mieux. L'interprétation que je propose réduit beaucoup le nombre de ces diastases, en montrant que l'on peut produire des actions en apparence spécifiques avec des combinaisons variées d'actions banales. En particulier, si dans le sérum normal, il y a déjà l'ébauche d'une action spécifique, en ce sens qu'il peut immobiliser, transformer en granules arrondis certains vibrions d'une culture, toute cause, quelle qu'elle soit, même non spécifique, qui exaltera cette action, aura un caractère spécifique. Or, il suffit, nous l'avons vu, (**454**) qu'il l'augmente de très peu pour lui donner ce caractère.

459. Origine des lysines. — Nous voilà donc conduits à chercher l'origine de ces lysines, banales ou spécifiques, puisque, dans notre conception, les unes et les autres ne se distinguent plus nettement, et doivent être en germe quelque part. M. Metchnikoff, qui avait déjà attribué les lysines banales, mises en évidence dans les études sur le pouvoir bactéricide du sérum, à la dissolution de leucocytes qui se fait dans ce liquide dès qu'il est extrait de l'organisme, montra qu'il en est de même dans les faits curieux découverts par Pfeiffer. Il fit voir que le phénomène de Pfeiffer peut être observé en dehors de l'organisme, en mélangeant une émulsion de vibrions avec un peu de sérum préventif, et une goutte de lymphe péritonéale contenant des globules blancs. Il fit voir aussi que l'injection de sérum préventif et de vibrions dans une région où il n'y a pas de leucocytes, dans un œdème artificiel par exemple, ne produit pas de transformation en granules. M. Bordet fit voir de son côté que cette transformation, facile à observer avec le sérum préventif frais d'un cobaye vacciné, ne se faisait pas avec du liquide d'œdème provenant du même animal, et qui est pourtant en quelque sorte du plasma complet. C'est que dans ce liquide d'œdème il n'y a pas de leucocytes, tandis que le sérum est resté en contact avec eux et leurs produits de macération.

Ce sont donc les leucocytes qui fournissent, en se dissolvant dans le sérum du sang de vacciné, la diastase d'apparence si spécifique transformant les vibrions en granules.

Si nos idées sont exactes, cette diastase doit être normale ou banale. Si elle n'apparaît pas ou n'apparaît que faiblement dans le sérum normal, c'est qu'elle y est trop diluée. Mais en allant la chercher et l'observer dans les leucocytes, on doit pouvoir l'y retrouver. Metchnikoff a constaté, en effet, qu'en inoculant dans le péritoine d'un cobaye neuf, non immunisé, une dose non mortelle de vibrions cholériques, de façon à observer les péripéties de la lutte lorsqu'elle tourne en faveur de l'animal, il y a, comme avec l'animal vacciné, une destruction initiale de leucocytes, répandant leurs diastases dans le liquide ambiant. Mais la quantité en est faible, le phénomène de Pfeiffer n'apparaît pas, et les vibrions libres nagent dans le liquide pendant une heure et plus, après quoi de nouveaux leucocytes apparaissent, qui ont eu le temps de se faire à la situation nouvelle créée par l'injection, et qui commencent à englober les vibrions. Au bout de cinq à six heures, il reste encore dans le liquide quelques vibrions mobiles et non déformés, tandis qu'un grand nombre de ceux qui sont dans l'intérieur des leucocytes sont à l'état de granules ronds. Il s'agit pourtant ici des leucocytes d'un animal neuf. Mais la lysine dite spécifique est chez eux à un état de concentration qui lui permet de se manifester.

On a pu reconnaître depuis que les autres microbes (B. typhique, *B. coli*, pyocyanique, B. de Friedlander, Hog-choléra, choléra des poules, microbes de M. Danysz), reconnus susceptibles de se transformer en granulations en dehors des cellules chez les animaux vaccinés, peuvent également subir, chez des animaux neufs, la même modification. Mais ils ne la subissent alors que là où la matière bactéricide est la plus concentrée, c'est-à-dire dans les phagocytes. Concluons donc que la vaccination ne fait pas naître de toutes pièces l'élément spécifique du sérum de vacciné dans le phénomène de Pfeiffer, elle se contente soit d'en augmenter la quantité, soit de favoriser sa mise en évidence, et elle produit cette action à l'aide d'une substance qui résiste à 55°, et même à 60°, et qui, de ce fait, n'est peut-être pas une diastase.

Ajoutons, pour accentuer encore le parallélisme, que le sérum neuf peut lui-même, d'après Pfeiffer, déterminer une transformation au moins partielle en granules des vibrions cholériques, lorsque ceux-ci sont atténués et peu résistants.

Nous pourrions étendre beaucoup plus le champ de notre argumentation, montrer, par exemple, que les matières dites spécifiques, développées par la vaccination chez une espèce animale, et ne s'adressant en apparence qu'à la bactérie qui a servi à faire la vaccination, sont très développées naturellement, et par là banales dans le sang d'autres espèces animales. C'est ainsi que nous avons vu le sérum de cheval être aussi agglutinant pour le vibrion cholérique que du sérum de cobaye vacciné. Mais il nous suffira d'appuyer ce que nous venons de dire par un exemple pris en dehors de toute action microbienne et de toute pathologie, et qui, en nous ramenant aux mêmes conclusions que les faits qui précèdent, contribuera à les mettre dans leur véritable jour.

460. Agglutinines et lysines des globules rouges. — Nous venons de découvrir dans les leucocytes normaux et dans le sérum des animaux vaccinés des agglutinines et des lysines variées, moins variées pourtant que n'est grand le nombre des espèces microbiennes. Ces agglutinines et ces lysines sont distinctes et peuvent être dissociées. Le choléra-sérum un peu vieux, ou frais et chauffé à 55°, a perdu par exemple la propriété de transformer le vibrion en granules, mais a conservé celle d'en provoquer l'agglutination. De plus, dans leur ensemble, agglutinines et lysines sont d'origine différente. Les agglutinines dépendent surtout des relations de tension superficielle entre le liquide et les matières qu'il tient en suspension, et il y peut y en avoir entre un liquide et des matières minérales. Les lysines dépendent surtout de phénomènes d'osmose amenant des dislocations dans un protoplasma vivant.

Nous avons dit, dans le courant de ce livre, que tout ce qui était en suspension dans un liquide organique était soumis à ces forces. Nous avons étudié, à propos de la coagulation du sang, les effets auxquels pouvaient donner lieu les changements de forme ou la dislocation des leucocytes. Nous avons dit que les globules du sang étaient eux-mêmes des éléments en équilibre dans le plasma, et que de petits changements dans la tension superficielle ou dans les qualités osmotiques du liquide ambiant pouvaient les déformer.

On savait par Pasteur que les cultures de bacilles du charbon amenaient l'agglutination des globules. D'un autre côté, les expériences de Daremberg avaient appelé l'attention sur la destruction de globules qui accompagnait parfois le mélange de deux sangs, beaucoup plus stables individuellement. On savait aussi, par Buchner, qu'un sérum donné possède, parfois énergiquement, la propriété de détruire les hématies d'un autre animal. Tel le sérum de lapin sur les globules de cobaye. Buchner avait montré aussi que ce pouvoir globulicide disparaît comme le pouvoir bactéricide, à cette singulière température de 55° qui voit la disparition de toutes les diastases que nous savons être d'origine leucocytaire. A cette température l'agglutinine persiste comme dans le sérum des vaccinés. Ainsi nous avons vu que le sérum frais de poule agglutine, puis détruit les globules de lapin. Chauffé à 55°, il les agglomère tout aussi fortement, mais il ne les détruit plus. Les hématies restent intactes, et le liquide ambiant ne se colore pas.

Ce parallélisme a conduit M. Bordet à se demander si, en injectant à plusieurs reprises, à des animaux neufs, du sang défibriné provenant d'une espèce différente, on n'exalterait pas la puissance des agglutinines et des lysines de son sérum vis-à-vis de l'espèce de globules injectés, comme cela a lieu pour les vibrions cholériques, et l'expérience lui a montré que le parallélisme se poursuivait sur ce terrain nouveau. Voici les résultats qu'il a trouvés, mis dans un ordre tel qu'ils résument à la fois l'histoire du sérum globulicide et du sérum bactéricide qu'on trouve chez les vaccinés.

Après cinq ou six injections de 1 cc. de sang défibriné de lapin, le sérum de cobaye presente les caractères suivants :

1° Mis en contact avec du sang défibriné de lapin, il agglomère les globules avec une grande énergie. Par exemple, une partie de ce sérum agglutine très fortement les globules rouges contenus dans 15 parties de sang défibriné de lapin ;

2° Les globules, d'abord agglutinés par ce sérum, présentent ensuite des phénomènes de destruction rapide. Si l'on mélange, par exemple, une partie de sang défibriné de lapin à deux ou trois parties de sérum actif, le mélange devient rouge, clair et limpide au bout de deux ou trois minutes. Au microscope, on ne voit plus dans le liquide que des stromas de globules, plus ou moins déformés, très transparents et assez difficilement visibles.

3° Ce sérum actif de cobaye, chauffé à 55° pendant une demi-heure (ou même vers 60°), perd la propriété de détruire les globules de lapin, mais il reste puissamment agglutinant ;

4° Si à un mélange de sang défibriné de lapin et de ce sérum préalablement chauffé à 55°, on ajoute une certaine quantité de sérum frais de cobaye normal (qui n'a reçu aucune injection quelconque) ou de lapin neuf, on fait apparaître au sein du mélange, dans leur intégrité, les phénomènes de destruction. Le mélange devient limpide et rouge au bout de quelques minutes. Chose assez remarquable, l'expérience réussit aussi lorsque au mélange de sang défibriné de lapin neuf et du sérum actif de cobaye chauffé, on ajoute du sérum frais du même lapin. Les globules de ce lapin sont donc devenus sensibles à la lysine ce même lapin, cela sous l'influence d'une substance étrangère et provenant du cobaye soumis aux injections de sang défibriné ;

5° Il va sans dire que les phénomènes ci-dessus mentionnés ne se produisent pas si, au lieu d'employer du sérum de cobaye vacciné par des injections fréquentes de sang défibriné de lapin, on se sert de sérum de cobaye neuf. Le sérum de cobaye neuf n'est que faiblement agglomérant pour les globules de lapin, et son action destructive sur ces éléments peut être considérée comme nulle ;

6° Le sérum actif de cobaye traité n'exerce aucune influence sur le sang défibriné provenant d'un cobaye neuf. Il est également dénué d'action vis-à-vis des globules rouges de pigeon. Il agglomère fortement les globules de rat et de souris, mais ceux-ci sont agglomérés énergiquement aussi par le sérum de cobaye neuf. Toutefois, le sérum actif est, vis-à-vis de ces globules, supérieur au sérum neuf en ce qui concerne la propriété destructive. Cependant la destruction qui s'effectue dans un mélange du sérum actif et de globules de rat ou de souris est considérablement moins complète et moins prompte que celle des hématies de lapin additionnées du sérum. Il y a donc ici, comme plus haut, apparition de ce que nous avons appelé avec quelques réserves la spécificité.

Je laisse de côté certains détails, importants au point de vue de l'immunité, et que le cadre de ce livre nous oblige à négliger pour le moment ; ce qui précède suffit à montrer combien l'histoire du sérum antihématique est calquée sur celle du choléra-sérum. Il suffirait, pour que les pages ci-dessus décrivissent dans leurs principaux traits les propriétés de ce dernier sérum, de remplacer dans celle-ci le mot « globules » par le mot « vibrions », et les termes « destruction des globules » par l'expression « transformation granuleuse du vibrion ».

461. Immunisines. — Nous pourrions encore appuyer cette comparaison, ou plutôt cette quasi-identification, d'une autre toute pareille entre le pouvoir bactéricide et le pouvoir préventif d'un sérum, entre ses lysines et ce que nous appellerons ses immunisines. Ces deux pouvoirs, un peu schématiquement représentés par les noms de ces substances, sont distincts, nous l'avons vu. Un sérum préventif chauffé à 60° perd tout pouvoir bactéricide et conserve sa puissance préventive. Malgré cette différence, lysines et immunisines se comportent de la même façon. Sans entrer dans le détail des actions, ce qui nous conduirait à nous répéter, nous pouvons dire que le sérum de vacciné emprunte ses immunisines aux leucocytes qui viennent y mourir, et que, inoculé chez un animal neuf, il apporte ces immunisines d'abord aux humeurs de l'animal vacciné, où du reste elles ne séjournent pas longtemps, et où elles sont ensuite absorbées par les leucocytes. Chez ceux-ci, les lysines normales sont exaltées dans leur action et dans leur puissance, absolument comme dans le mélange de sérum normal et de sérum préventif. Elles y prennent aussi le caractère de spécificité sur lequel nous avons insisté plus haut, et de même qu'une goutte de sérum préventif vaccine contre l'invasion du microbe le sérum normal, de même une injection de sérum préventif vaccine l'animal contre le microbe pathogène qui a servi à vacciner l'animal fournisseur de ce sérum.

Ceci est bien démontré pour les immunisines qui protègent contre l'invasion microbienne. Pour les immunisines qui protègent contre les poisons microbiens, la démonstration n'est pas aussi nette. On voit pourtant apparaître des relations du même ordre que celles que nous avons signalées. C'est ainsi que MM. Freund et Grosz ont montré les relations qui existent entre les forces qui président à la coagulation du sang et au pouvoir toxique d'un sérum. Mais ces notions sont encore vagues, et il y a un obstacle plus grand, c'est que pour les développer, il faudrait sortir de notre cadre et étudier la cellule en elle-même, et non pas seulement comme nous l'avons fait dans ce livre, ses sécrétions diastasiques. Déjà, avec les sérums préventifs, nous voyons apparaître la cellule en tant que cellule. Les leucocytes ne se contentent pas de perfectionner leur outillage de résistance au contact du sérum préventif, ils s'habituent à son action chimiotactique, et arrivent non seulement à ne pas souffrir du contact d'une culture ou d'une injection du vibrion qui l'a fournie, mais encore à accourir plus rapidement au point envahi, à commencer la lutte plus tôt et avec de meilleures armes.

Rappelons-nous ce que nous avons dit au début de ce chapitre au sujet des faibles différences qui peuvent exister entre une eau ou un sérum bactéricide et une eau ou un sérum non bactéricide. Il en est de même dans l'organisme. Dans une bataille entre deux armées, la victoire peut tenir à quelques minutes gagnées ou perdues, à la présence d'une compagnie de soldats en plus ou en moins sur un point décisif.

Cette influence sur la cellule est physiologique et sort de notre domaine, que nous avons dû borner aux faits qui ne dépendent que des lois physiques et chimiques. Nous aurions encore davantage à nous en écarter en abordant le domaine des antitoxines ou des contre-poisons des venins. Ici, il semble que le rôle de la cellule soit prédominant. Il l'est encore davantage dans les questions de vaccination, où la cellule blanche, le leucocyte, semble se revêtir de propriétés nouvelles, persistantes, différentes en cela de celles qui lui communiquent une injection de sérum préventif, et qui disparaissent au bout de quelques jours lorsqu'a été épuisée la provision d'immunisines. Mais cela, c'est la question de l'immunité passive, de l'immunité active, c'est-à-dire, en somme, de l'immunité. Il faudrait presque recommencer un nouveau livre pour la traiter. Il nous reste pour terminer celui-ci à faire en quelque sorte la synthèse des faits qu'il contient. Ce sera notre dernier chapitre.

BIBLIOGRAPHIE

PFEIFFER. *Zeitsch. f. Hyg.*, t. XVIII, p. 187, 1894.
METCHNIKOFF. *Ann. de l'Institut Pasteur*, t. VIII, p. 716, 1894.
PFEIFFER. *Deutsche med. Woch.*, n° 48, 1894.
DUMBAR. *Id.*, n° 9, 1895.
METCHNIKOFF. *Ann. de l'Institut Pasteur*, t. IX, p. 369, 1895.
BORDET. *Id.*, t. IX, p. 462, 1895, et t. XI, 1898.
FRAENKEL et SOBERNHEIM. *Hyg.*, *Rundschau*, 1894.
FREUND et GROSZ. *Centrabl. f. inn. Med.*, 21 sept. 1895.

CHAPITRE XLIII

CONCLUSIONS GÉNÉRALES

Le moment est venu de faire une synthèse générale des notions que nous avons rencontrées dans ce livre. Les diastases qui y ont été étudiées appartiennent à des types bien différents. Les unes coagulent des substances dissoutes ou en suspension, d'autres liquéfient à nouveau ces coagulums formés, ou les empêchent de se faire. Il y a des diastases qui, en glissant une molécule d'eau au milieu d'une molécule complexe, la partagent en deux ou trois molécules plus simples, comme un coin de fer fend un tronc d'arbre. Celles-ci ont pour antagonistes d'autres diastases qui peuvent reconstituer ce tronc d'arbre en unissant à nouveau ses éléments dissociés. Il y a ensuite le groupe des diastases qui portent de l'oxygène sur les corps auxquels elles s'adressent : celles-ci, quand elles empruntent l'oxygène à l'air, sont simplement oxydantes; quand elles l'empruntent à un corps qui le retient plus ou moins fortement, elles sont désoxydantes pour ce corps et oxydantes pour un autre. Enfin, nous avons, comme dernier type connu jusqu'ici, les diastases qui disloquent complètement un composé chimique, et se comportent vis-à-vis de lui comme un pétard dans une muraille. Telle est par exemple la zymase de Buchner, qui transforme le sucre en alcool et en acide carbonique.

462. Anatomie chimique de la cellule. — Cette diastase se comporte comme la levure de bière, et nous avons soulignée, toutes les fois que nous l'avons rencontrée, cette analogie entre les diastases et les cellules microbiennes. Ce que les unes peuvent faire, les autres le peuvent aussi, et l'étrangeté apparente de cette identité d'action entre quelque chose de vivant et quelque chose de mort disparaît en partie quand on apprend que tout ce que nous pouvons appeler manifestation vitale d'un microbe se fait par l'intermédiaire d'une diastase, qui peut en être extraite et fonctionner en dehors de lui. C'est ainsi que nous pouvons en extraire une substance qui respire pour la cellule, une autre qui digère pour elle ses aliments, et ainsi de suite.

Comme nous savons, par le premier volume de cet ouvrage, que la cellule microbienne ne diffère pas foncièrement de la cellule des animaux supérieurs, nos conclusions d'aujourd'hui ont une portée générale, et les diastases nous apparaissent comme les agents essentiels du fonctionnement de nos tissus. A ce point de vue, elles ont détrôné la cellule. Ce que la cellule conserve, et qu'on n'a pas pu lui enlever jusqu'ici, c'est la direction de cet ensemble de forces, qu'elle aménage de façon à être un organe à la fois très plastique et très résistant. Elle a à sa disposition un certain nombre, probablement un grand nombre de serviteurs qu'elle fait concourir à son entretien, à son bien-être, à son besoin de multiplication, à tenir son rang et à jouer son rôle dans le monde, à se défendre de la mort. Bref, chaque cellule vivante nous apparaît en quelque sorte comme la cour d'un prince indien, avec sa hiérarchie, son cérémonial immuable et ses domestiques nombreux et tous spécialisés.

Voilà donc qu'après avoir ramené la connaissance de l'être vivant à la connaissance de la cellule, la science en arrive à chercher la connaissance de la cellule dans celle de ses unités actives. Cette cellule, qu'on a si longtemps douée de l'unité, nous apparaît à son tour une machine compliquée où interviennent, parfois harmoniquement, parfois avec des froissements ou des heurts, des forces d'origine très diverse, dont les plus importantes semblent être les actions diastasiques. Nous venons de voir, en effet, qu'elles peuvent faire à peu près tout ce que peuvent faire les cellules vivantes, quelles qu'elles soient. Arrêter au passage les aliments convenables en les coagulant ; se délivrer de ce qui est devenu inutile en le liquéfiant et lui permettant de s'écouler ; faire respirer la cellule, fabriquer du simple avec du complexe comme dans toutes les digestions, ou refaire du complexe avec du simple comme dans tous les phénomènes de synthèse organique, toutes ces fonctions capitales de la vie de la cellule sont du ressort des diastases.

Ceci donne de l'intérêt à leur mode d'action. Comme les domestiques du rajah dont nous parlions tout à l'heure, elles sont bien distinctes dans leur rôle, mais elles peuvent pourtant être comparées quant au signe et à la grandeur de l'action qu'elles accomplissent. Y en a-t-il de très actives, d'autres qui le sont moins, d'autres même qui sont passives, et ont besoin d'une énergie étrangère pour se mettre en mouvement? C'est ce dont on peut se faire une idée en les comparant au point de vue thermochimique.

463. Signe thermochimique des actions diastasiques. — Cette question, très importante, n'a pas été étudiée pour toutes les diastases, mais nous pouvons quand même la résoudre un peu en gros, à l'aide des documents existant déjà dans la science.

C'est ainsi que nous pouvons assurer, par exemple, que la zymase de Buchner, qui décompose le sucre en alcool et en acide carbonique, dégage beaucoup de chaleur dans son action, environ 34 grandes calories pour ce que nous avons appelé un gramme-molécule de glucose, c'est-à-dire pour le poids d'une molécule de glucose exprimé en grammes. Le dégagement de chaleur est encore sensible pour les diastases oxydantes. C'est ainsi que la chaleur de combustion de l'acide oxalique est d'environ 60 calories, celle de transformation de l'hydroquinone en quinone voisine de 6 calories. Ceci nous rapproche des chaleurs d'hydratation du sucre qui est d'environ 3,8 calories pour le sucre interverti (**306**), et de 0,8 calorie pour l'amidon soluble (**300**). La liquéfaction de cet amidon donne aussi, suivant toute probabilité, ainsi que nous l'avons vu, un dégagement de chaleur encore plus faible.

Ainsi, les actions diastasiques que nous connaissons le mieux dégagent des quantités de chaleur très variables, mais mais elles en dégagent toutes. Elles accomplissent toutes un travail positif. C'est sans doute là une condition de leur action. Je ne veux pas dire par là qu'il ne peut pas y avoir des actions diastasiques qui consomment de la chaleur. Ainsi, il est possible qu'il y ait une diastase, antagoniste de la zymase de Buchner, qui refasse du sucre aux dépens de l'alcool et de l'acide carbonique, c'est-à-dire qui préside à une synthèse analogue à celle qui se fait chez les végétaux chlorophylliens. Mais cette diastase, pour agir, doit emprunter une énergie étrangère, la demander par exemple à la lumière et à la chaleur solaire, absorbées et utilisées par l'intermédiaire de la chlorophylle.

464. Actions réversives. — Le même mode de raisonnement nous conduit à conclure que, seules, pourront être réversives, comme la maltase, les diastases dont l'action s'accompagnera d'un dégagement de chaleur faible ou nul. S'il est faible, on pourra espérer l'affaiblir assez en changeant les conditions de l'action, la concentration des liqueurs, la température, la qualité ou la quantité des sels présents, pour qu'il devienne nul ou même négatif. S'il devient négatif, ce sera l'action inverse qui deviendra positive, et la réversibilité pourra en résulter. Au moins est-ce en général dans ces conditions qu'on observe les phénomènes de réversibilité là où on les connaît au point de vue thermique, et il n'y a pas de raisons de croire qu'il en soit autrement à propos des diastases.

Comme confirmation de cette manière de voir, nous pouvons remarquer que partout où nous l'avons rencontrée, l'action de la maltase, la seule diastase douée de la réversibilité, s'est montrée très lente et se laissait dépasser par les autres diastases avec lesquelles elle était naturellement mélangée. Cela se comprend bien si on remarque qu'elle est faible, étant sur la limite thermique où son action peut devenir inverse.

465. Mode d'action des diastases. — A cette première notion s'en rattache à son tour une autre, relative au mode d'action des diastases. La manière la plus simple et la plus naturelle de se le représenter est de se figurer la diastase comme une matière subissant elle-même l'action qu'elle produit, puis la faisant subir à ses dépens à la substance sur laquelle agit. Ainsi une diastase hydrolysante, comme la sucrase, commencerait par s'hydrolyser elle-même, puis passerait à une molécule de saccharose la molécule d'eau qu'elle se serait attachée d'une façon instable. Une oxydase absorberait l'oxygène de l'air, et le transmettrait ensuite à une molécule d'hydroquinone. Et ainsi pour les autres. Cette manière de comprendre l'action diastasique peut avoir pour elle certains arguments. Elle explique que la diastase ne se détruise pas en agissant, puisqu'elle se reconstitue sans cesse ; elle explique aussi que les diastases oxydantes, la laccase, la tyrosinase, soient facilement oxydables. Mais cette explication ne vaut plus appliquée à la maltase. On ne se représente pas bien cette maltase fournissant tantôt de l'eau au maltose pour en faire du glucose, et tantôt reprenant cette eau au glucose pour en refaire du maltose. On ne voit pas bien non plus la zymase de Buchner commençant par devenir elle-même de l'alcool et de l'acide carbonique pour porter ensuite ce mode de dislocation sur le sucre. Il y a une autre façon de se représenter l'action d'une diastase. Mais elle exige quelques développements.

466. Diastases minérales. — L'essence d'une diastase, d'après ce que nous avons vu, et en laissant de côté quelques notions évidemment secondaires, telles que leur destruction sous l'influence de la chaleur, est celle-ci : une diastase est une substance qui, en poids très faible, préside à une transformation chimique importante sans y prendre part, et de façon à se retrouver prête à agir quand cette transformation est terminée. Or, à ce point de vue, une goutte d'acide sulfurique est une diastase, en ce qu'elle peut intervertir théoriquement des quantités illimitées de sucre. Tous les acides sont dans le même cas. Beaucoup de sels, nous l'avons vu, beaucoup de substances neutres peuvent agir comme la pepsine ou la présure : or, on ne voit pas bien tous les acides ayant la faculté de prendre une molécule d'eau à l'eau ambiante et de la céder ensuite à une molécule de saccharose, comme le voudrait l'explication que nous combattons. On ne voit pas bien non plus un sel de calcium se coagulant pour se décoaguler ensuite au contact du lait en le coagulant. Il faut chercher une autre explication.

Remarquons pour cela que ce même acide sulfurique qui est, à sa façon, une diastase, préside aussi à des actions inverses ; il peut, dans une éthérification, provoquer la formation d'un éther jusqu'à ce que la proportion de cet éther ait atteint une certaine limite, et hydrolyser, c'est-à-dire décomposer cet éther, quand la proportion est dépassée. D'un autre côté, dans une foule d'actions réversibles, accomplies sous l'influence de ce qu'on appelait autrefois un corps exerçant seulement une action catalytique ou action de présence, par exemple dans la fabrication du chlore par le procédé Deacon, l'état d'équilibre peut être réalisé en son absence, mais n'est atteint que beaucoup plus lentement. Enfin, on sait aussi que le même fait se réalise dans des actions qui ne sont pas réversibles, et qui sont seulement des réactions d'équilibre, en ce sens que l'état stable atteint ne peut l'être que dans une direction, mais non en sens inverse, ce qui rapproche évidemment ces phénomènes des actions de diastases. Par exemple, la lumière produit sur l'acide iodhydrique une dissociation, sur les solutions de chlorure d'or une décomposition qui est limitée et non réversible. Or, M. Lemoine, d'un côté, M. Foussereau, de l'autre, ont montré que la lumière n'était qu'un moyen d'arriver rapidement à cet état d'équilibre qui aurait été atteint plus lentement sans son action, à la même température.

Partant de là, nous pouvons dire que de même l'action d'une diastase ne fait que réaliser plus vite un état d'équilibre, résultant seulement des forces chimiques du corps sur lequel elle agit, état qui, réversible ou non, se serait réalisé sans elle, à la même température, mais dans un temps parfois beaucoup plus long.

Par exemple, dans le procédé Deacon, la réaction qu'on cherche à produire est la réaction

$$2HCl + O = H^2O + 2Cl$$

qui est réversible et aboutit à un certain état d'équilibre. On hâte la formation de cet état d'équilibre, sans en changer la limite en ajoutant un composé solide de cuivre, qui se retrouve théoriquement inaltéré à la fin de l'opération et peut en recommencer une nouvelle. Ce sel de cuivre est une diastase.

467. Conditions de milieu. — Il est bien entendu que je suppose que les conditions de milieu sont les mêmes en présence et en l'absence de la diastase, et ceci nous amène tout de suite à penser à ces acides, à ces bases, à ces sels, à toutes ces conditions latérales dont l'action nous semblait si problématique lorsque nous les envisagions comme adjuvantes ou paralysantes de la diastase, et qui se dépouillent un peu de leur mystère quand nous comprenons qu'elles font partie de l'action totale au même titre que la diastase elle-même. Tout ce que peut faire une diastase peut se faire en dehors d'elle, nous l'avons vu : le lait peut se coaguler, le sucre s'intervertir au contact des acides, la teinture de gaïac s'oxyder seule à l'air, le sucre donner de l'alcool et de l'acide carbonique à la lumière, etc. Même il y a des cas où l'action que nous avons appelée latérale joue un rôle prédominant, si bien qu'on pourrait soutenir que la diastase ne fait que venir à son aide.

Nous avons vu, par exemple, qu'en liqueur neutre la sucrase n'agissait presque pas sur la saccharose. Ce saccharose s'intervertit au contraire en présence d'une trace d'acide, sans sucrase. Quand on fait à la fois agir la sucrase et un acide, quelle est l'action qui aide l'autre ? Elles s'aident toutes deux, et le sucre s'intervertit en un temps beaucoup plus court que la moyenne des temps qu'il eût demandé dans chacune des liqueurs séparées.

De même pour les oxydases. L'hydroquinone peut être oxydée par des sels, même minéraux, de manganèse, ainsi que nous l'avons vu. L'action s'exalte quand on ajoute de la laccase, qui est presque inactive quand on la prive de ces sels. N'est-ce pas ici la laccase qui aide l'action du manganèse plutôt que le manganèse l'action de la laccase ?

De même encore, l'acide oxalique étendu s'oxyde lentement au contact de l'air : il s'oxyde beaucoup plus vite à la lumière, et même une solution insolée une première fois est ensuite plus oxydable à l'obscurité qu'une solution non insolée. L'action de la lumière est encore ici une diastase, et elle peut assez imprégner la molécule pour que celle-ci en subisse l'excitation alors qu'elle a cessé d'agir. Je reviendrai, dans un mémoire spécial, sur ces phénomènes curieux, dans lesquels on peut voir une action diastasique indépendante de toute diastase, c'est-à-dire de toute substance autre que celle qui subit l'action ; c'est celle-ci qui la contient en puissance dans l'arrangement de la molécule. C'est ainsi qu'une plaque photographique exposée est une plaque imbibée sur certains points de diastase lumineuse.

Concluons seulement, pour le moment, ainsi que nous en avons le droit, que le mode de transformation diastasique, quel qu'il soit, fait partie à l'avance des propriétés de la substance qui le subit. Il y est au moins en puissance, comme les autres propriétés chimiques, qu'il faut aussi l'expérience pour révéler. Ici l'expérience révélatrice, c'est la constitution d'un milieu favorable, dans lequel la diastase entre au même titre que les autres corps qui en font partie, et quand nous verrons apparaître une action diastasique dans un milieu inerte jusque-là, nous n'aurons pas le droit de dire *a priori* que c'est la diastase qui a augmenté ou qui a apparu. Il se pourra aussi que ce soit quelque chose d'autre que la diastase.

Ces considérations justifieraient, si c'était nécessaire, les détails dans lesquels nous sommes entrés au sujet de ces influences latérales qui viennent favoriser ou contrarier l'action des diastases. En réalité, elles ont la même importance que les diastases, et c'est très arbitrairement qu'on leur attribue un rôle subordonné.

On pourra dire, il est vrai, qu'entre les diastases et les acides, les sels, il y a cette différence que la cellule crée ses diastases tandis qu'elle reçoit ses sels de l'extérieur. Mais elle ne les reçoit pas tous tels qu'elle les utilise, elle les travaille et les modifie. Les phosphates de chaux ne sont pas, par exemple, dans la plante à l'état où ils sont dans le sol, et d'ailleurs il y a des influences latérales que la cellule crée elle-même, par exemple, le tanin. La cellule intervient donc activement sur tous les facteurs du phénomène, et il n'y a aucune raison de les hiérarchiser à ce point de vue. Ils sont tous les représentants de certaines capacités fonctionnelles que la science n'a pas encore appris à débrouiller, mais dont elle percera certainement un jour le mystère.

Il faut remarquer en effet que toutes ces études nous font sortir du domaine nécessairement complexe des choses de la physiologie pour nous ramener sur le terrain plus débroussaillé de la chimie. C'était beaucoup d'avoir ramené en quelque sorte la science de l'homme à celle de la cellule, devant laquelle on s'est arrêté longtemps. Mais cette cellule est un mécanisme complexe. Nous sommes en train en ce moment d'en démonter les rouages pour bien comprendre son jeu, et ici nous découvrons que ces rouages sont commandés par des forces chimiques.

Ce que nous voyons aussi, et de plus en plus nettement, c'est l'infinie complication du mécanisme. La cour du roi indien, dont nous évoquions en commençant l'image, ne donne qu'une faible idée de ce microcosme qu'est la cellule vivante, où la spécialisation est poussée à son comble, où le nombre des serviteurs égale celui des besoins, et où, comme conséquence, il y en a qui chôment pendant que d'autres travaillent. En revanche, chacun s'éveille lorsque le moment est venu d'entrer en action. Voilà pour le fonctionnement physiologique. Qu'il survienne maintenant un événement imprévu, un ennemi venant de l'extérieur, la cellule n'est pas désemparée, et ce sont encore les forces physiologiques et antérieures au danger qui agissent. Chez les animaux inférieurs, la cellule a une plasticité qui lui permet d'organiser la résistance avec ceux de ses éléments normaux qui sont les plus aptes à servir de moyens de défense. C'est une maison bloquée qui se défend. Chez les animaux supérieurs, où le perfectionnement a rendu la cellule plus délicate, il y a un corps de police chargé de pourvoir à tous les besoins imprévus, et, ici encore, ce sont des forces physiologiques, antérieurement existantes, qui, exaltées par l'usage, par l'appropriation de plus en plus parfaite à une besogne, entrent en lutte avec l'ennemi venu de l'extérieur.

C'est là la conception profonde de Metchnikoff. Chez ces leucocytes, chez ces phagocytes nous avons trouvé des diastases en abondance, et le travail de Bordet nous a montré que même celles qui semblaient le plus spécialisées, les diastases les plus spécifiques existaient à l'état de serviteurs endormis jusqu'au moment où il fallait agir. Cette prévoyance universelle qui a mis d'avance dans la cellule les moyens de conserver tous les biens et le remède éventuel à tous les maux est évidemment, dans son essence, une œuvre moins compliquée que nous nous le figurons. Nous ne voyons en ce moment que l'infini détail, et c'est lui qui nous étonne. Lorsque nous connaîtrons les lois qui le commandent, nous nous étonnerons moins, mais nous admirerons davantage.

FIN

TABLE DES MATIÈRES

PREMIÈRE PARTIE

ÉTUDE SYSTÉMATIQUE DES DIASTASES

Chapitre Ier. — Notions générales.

Chapitre II. — Diverses familles de diastases.

Chapitre III. — Sécrétion des diastases dans les graines.

Chapitre IV. — Sécrétion des diastases dans les organes foliacés.

Chapitre V. — Causes qui influent sur la sécrétion des diastases.

Chapitre VI. — Préparation des diastases.

Chapitre VII. — Individualité des diverses diastases.

Chapitre VIII. — Lois générales de l'action des diastases.

Chapitre IX. — Mesure des constantes.

Chapitre X. — Influence de la température sur les actions diastasiques.

Chapitre XI. — Influence de la chaleur sur les toxines et antitoxines.

Chapitre XII. — Influence de l'électricité sur les diastases.

Chapitre XIII. — Action de la lumière sur les diastases.

Chapitre XIV. — Influence des acides et des alcalis sur les diastases.

Chapitre XV. – Phénomènes de coagulation.

Chapitre XVI. — Coagulation de la caséine.

Chapitre XVII. — Coagulation du sang.

Chapitre XVIII. — Coagulation de la pectine.

Chapitre XIX. — Proenzymes ou prodiastases.

Chapitre XX. — Sécrétion cellulaire des diastases.

Chapitre XXI. — Paralysants des diastases.

Chapitre XXII. — Liquéfaction de l'empois d'amidon.

Chapitre XXIII. — Théories de la saccharification.

Chapitre XXIV. — Marche des phénomènes dans le brassage.

Chapitre XXV. — Marche de la transformation des dextrines.

Chapitre XXVI. — Genres et espèces dans les diastases.

DEUXIÈME PARTIE

ÉTUDE PARTICULIÈRE DES DIVERSES DIASTASES

Chapitre XXVII. — Amylase.

Chapitre XXVIII. — Sucrase.

Chapitre XXIX. — Maltase, tréhalase et lactase.

Chapitre XXX. — Diastase glycolytique.

Chapitre XXXI. — Lipase.

Chapitre XXXII. — Uréase.

Chapitre XXXIII. — Diastase alcoolique ou zymase.

Chapitre XXXIV. — Oxydases.

Chapitre XXXV. — Présure.

Chapitre XXXVI. — Caséase

Chapitre XXXVII. — Pepsine.

Chapitre XXXVIII. — Trypsine et papaïne.

Chapitre XXXIX. — Plasmase.

Chapitre XL. — Thrombase.

Chapitre XLI. — Agglutinines.

Chapitre XLII. — Lysines.

Chapitre XLIII. — Conclusions générales.

FIN

TABLE ANALYTIQUE

A

C

D

M

O

P

S

T

U

V

Z

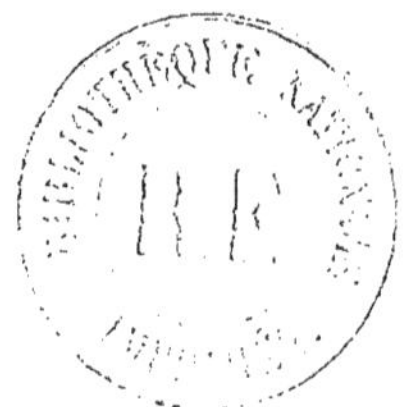

Laval. — Imprimerie parisienne L. BARNÉOUD & Cie.

A LA MÊME LIBRAIRIE

Laval. — Imprimerie parisienne L. BARNÉOUD & Cie.

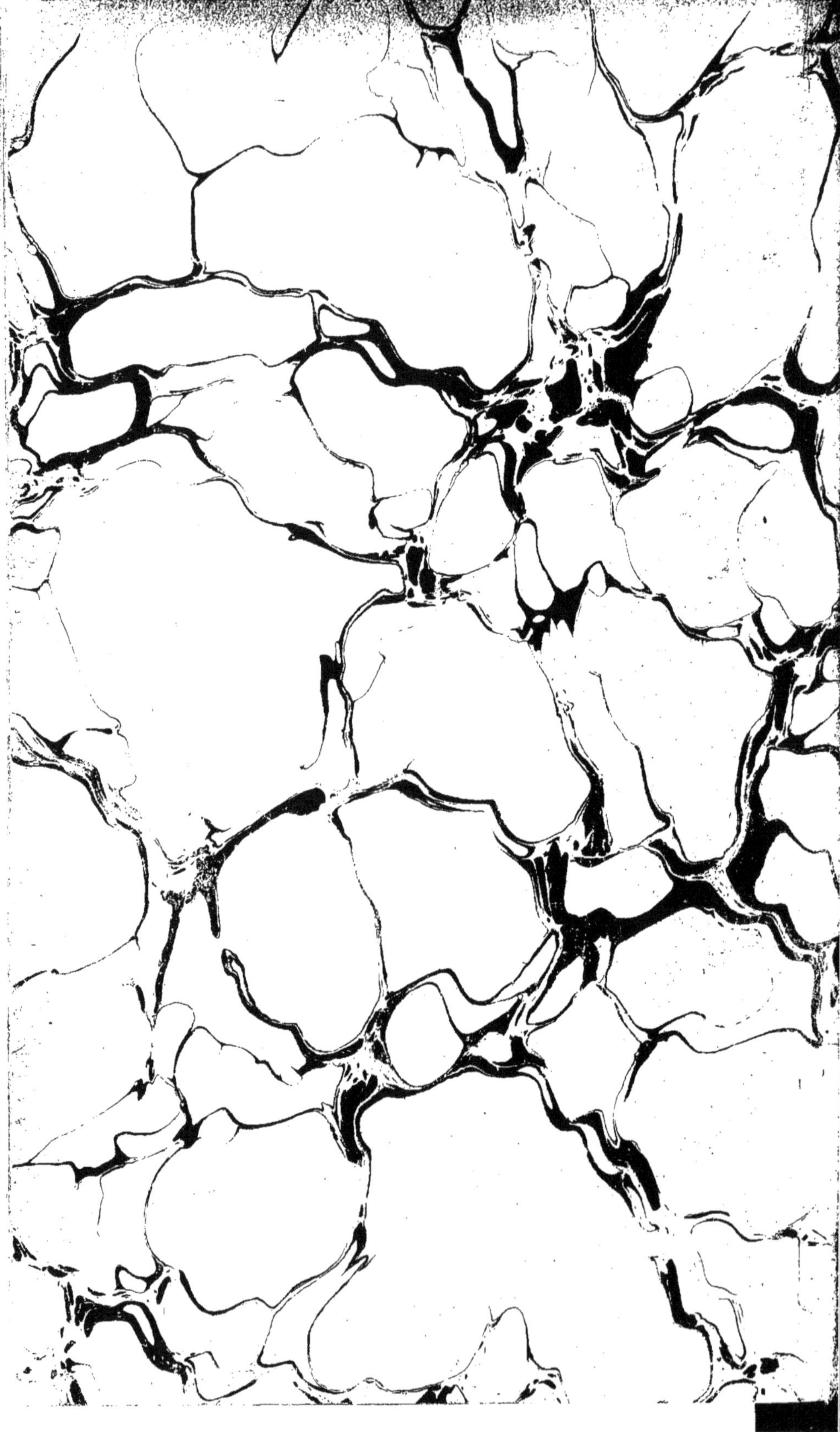

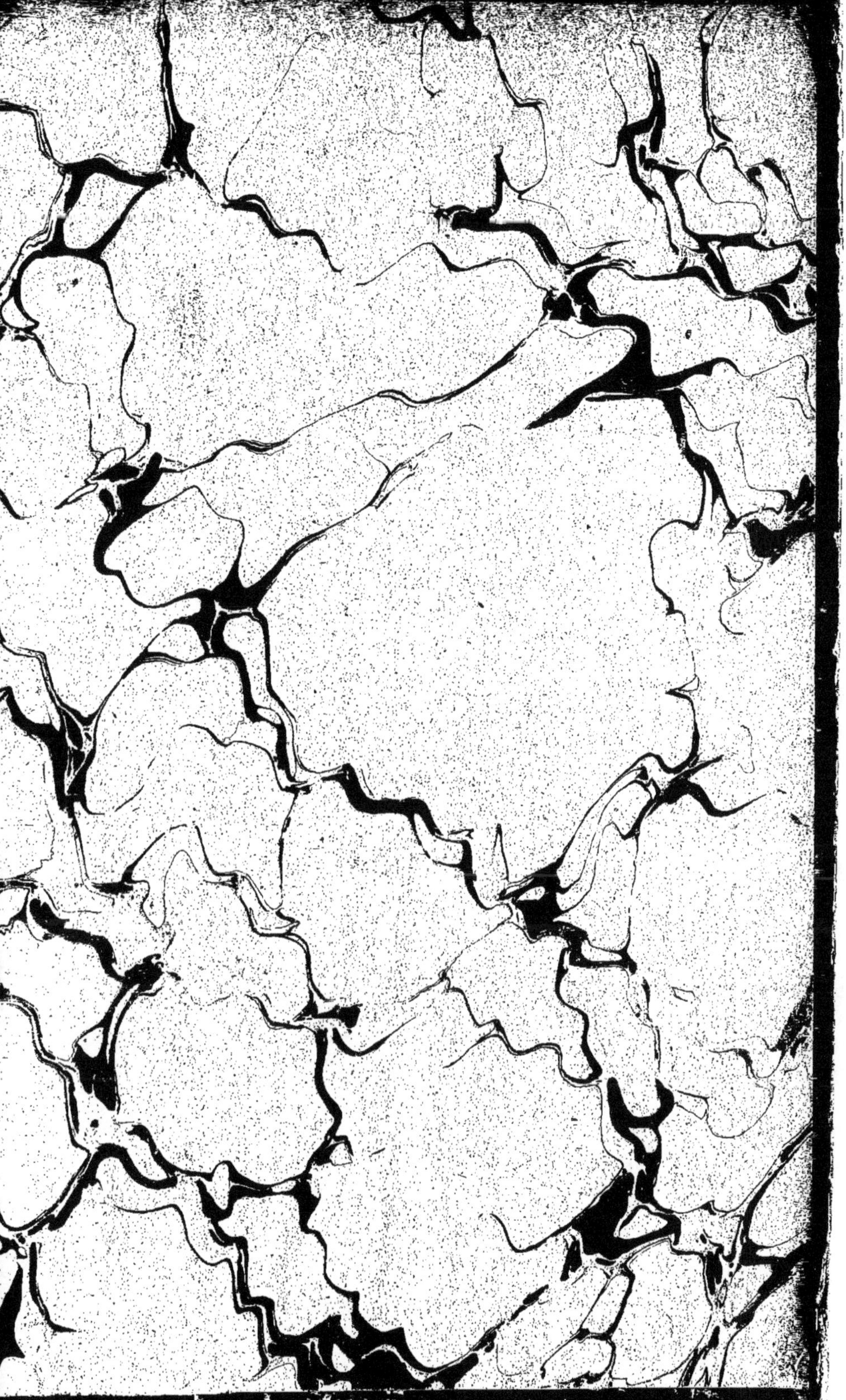

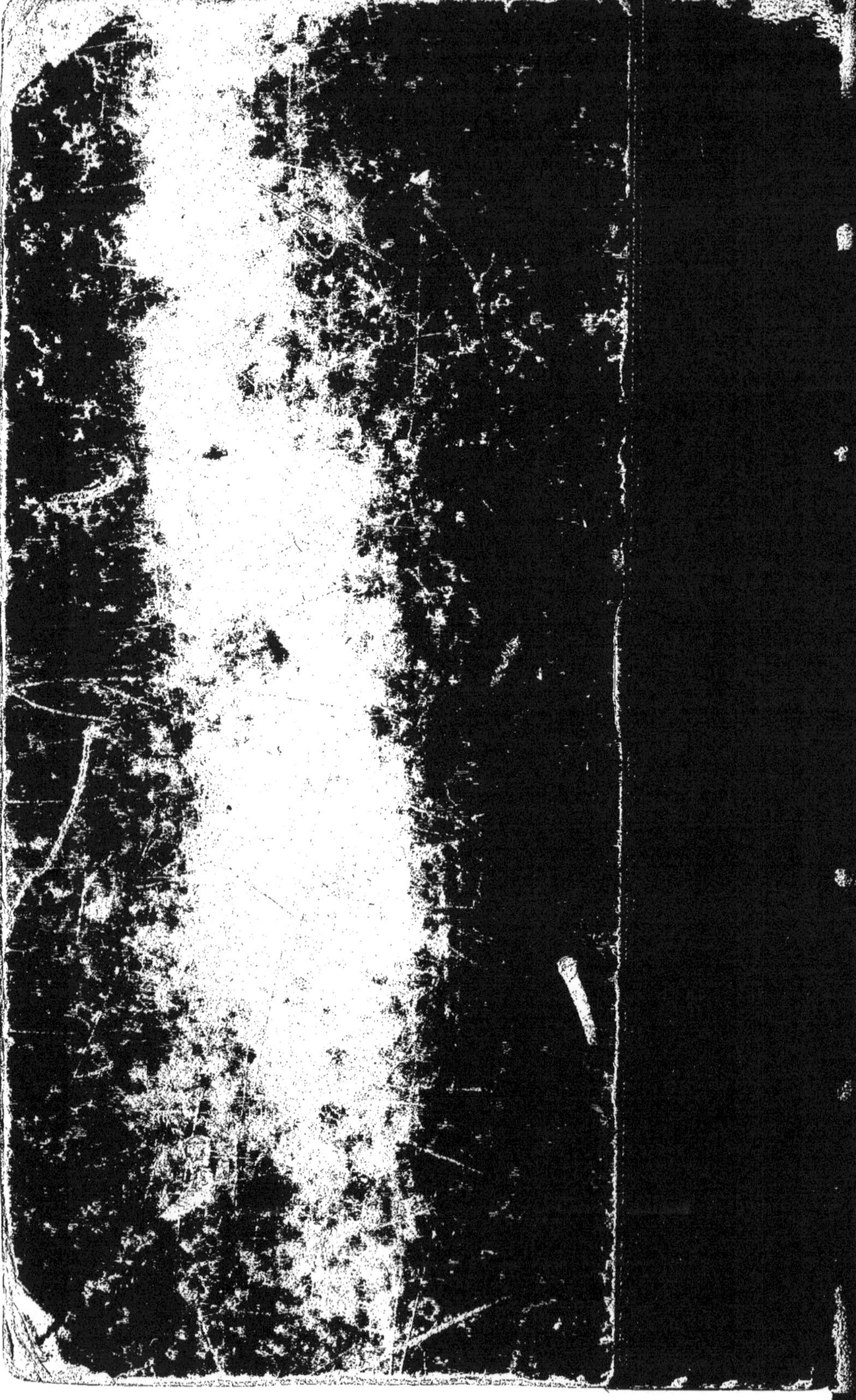

www.ingramcontent.com/pod-product-compliance
Ingram Content Group UK Ltd.
Pitfield, Milton Keynes, MK11 3LW, UK
UKHW020147250726
13967UKWH00002B/910